体外診断用医薬品
取扱い指針

第7版

編集　一般社団法人 日本臨床検査薬協会

じほう

序

医療分野において診断の用に供される体外診断用医薬品の果たす役割は益々その重要性を高めるとともに，関連科学の進歩とともに多角的に発展を遂げております。

今般，令和元年12月4日に医薬品，医療機器等の品質，有効性及び安全性の確保等に関する法律（医薬品医療機器法）の一部を改正する法律（改正医薬品医療機器法）が公布され，令和4年12月1日までに順次施行されました。体外診断用医薬品に係わる改正としては，令和3年8月1日から，これまで紙媒体で提供してきた添付文書による情報提供は原則として廃止され，注意事項等情報として医薬品医療機器総合機構（機構）のホームページでの公表といった電子的な方法による情報提供が基本となった他，令和4年12月1日からは，体外診断用医薬品の販売包装単位の容器又は被包への特定用符号（GS1バーコード）の表示が義務化され，このGS1バーコードをスマートフォン等で読み取ることで，機構のホームページ上で公表されている最新の情報を閲覧できるようになるなど，情報提供の在り方が大きく変わりました。

本書は，一般社団法人日本臨床検査薬協会において，体外診断用医薬品の製造販売承認申請の手続きを中心として，製品の開発から販売に至るまでの医薬品医療機器法に係わる関連事項等の解説書として作成され，平成2年1月に初版が発刊されて以来，製造販売業者・製造業者・販売業者をはじめ，体外診断用医薬品の関連業務に係わる多くの方にご活用いただいております。

今版では、令和元年12月4日に公布された改正医薬品医療機器法に係わる内容の説明も含め体外診断用医薬品の関連業務に係わる情報を具体的に記載しており，より実務現場で役に立つ書籍になったものと考えております。

本書が関係者の方々の手引書として活用され，薬事衛生の発展の一助となることを期待しております。

令和7年3月

第７版発刊によせて

本書は，体外診断用医薬品の取扱いに関する解説書として平成２年１月に第１版を発刊し，その後，法改正等を踏まえ平成28年５月には第６版を発刊するに至っております。

体外診断用医薬品は，疾病の診断・治療・予防・予後の経過観察等の医療行為において必要不可欠なものであり，新興感染症検査や治療薬の適応判定にも用いられるなど，医療分野における役割が一段と重要になっております。また，昨今の技術革新により，今後，益々新しい技術を伴う多様な製品の開発・上市は加速するものと考えられます。

このような状況を踏まえ，体外診断用医薬品の適切な取扱いに係わる具体的な情報を供することを目的に本指針を改訂し，第７版を発刊することになりました。

この第７版が，体外診断用医薬品の開発から販売等の各業務に係わる皆様方にとって有用な手引書として活用されることを心より願っております。

本書の発刊にあたり，ご協力をいただいた法規委員会委員，担当部会メンバーをはじめ関係の皆様に対して，深く感謝の意を表します。

令和７年３月

一般社団法人　日本臨床検査薬協会

会長　小　野　徳　哉

目　　次

第Ⅰ部　総　　論

第Ⅱ部 各　論

1. 法令等の略名

1）医薬品，医療機器等の品質，有効性及び安全性の確保等に関する法律〔医薬品医療機器法〕
2）医薬品，医薬部外品，化粧品，医療機器及び再生医療等製品の製造販売後安全管理の基準に関する省令（平成16年厚生労働省令第135号）〔GVP省令〕
3）医療機器及び体外診断用医薬品の製造管理及び品質管理の基準に関する省令（平成16年厚生労働省令第169号）〔QMS省令〕
4）医療機器又は体外診断用医薬品の製造管理又は品質管理に係る業務を行う体制の基準に関する省令（平成26年厚生労働省令第94号）〔QMS体制省令〕
5）医薬品，医薬部外品，化粧品及び再生医療等製品の品質管理の基準に関する省令（平成16年厚生労働省令第136号）〔GQP省令〕

2. 本文中の法令等の引用略号

1）医薬品，医療機器等の品質，有効性及び安全性の確保等に関する法律〔法〕⇒法第○条
2）医薬品，医療機器等の品質，有効性及び安全性の確保等に関する法律施行令〔施行令〕⇒令第○条
3）医薬品，医療機器等の品質，有効性及び安全性の確保に関する法律施行規則〔施行規則〕⇒規則第○条
4）医薬品，医療機器等の品質，有効性及び安全性の確保等に関する法律関係手数料令〔手数料令〕⇒手数料令第○条
5）厚生労働省令〔省令〕⇒令和00年厚生労働省令000号
6）厚生労働省告示〔告示〕⇒令和00年厚生労働省告示000号
7）行政通知⇒「題名」（令和00.00.00発出番号）

3. 略名

1）独立行政法人医薬品医療機器総合機構〔総合機構〕
2）医療機器及び体外診断用医薬品の製造管理及び品質管理の基準〔QMS〕

第 I 部

総　　　論

第1章　医薬品医療機器法の規制

1. 沿　　革

（1）はじめに

今日の医療にとって，臨床検査は疾病の診断や治療方針の決定，治療の経過観察を行うための判断材料を医師に提供する重要な役割を担っている。臨床検査技術の進歩は目ざましいものがあり，人体の構造，生体機能等の研究の進歩とともに発展してきた。

この臨床検査の中で体外診断用医薬品は，人に由来する試料を検体として検体中の物質等を検出又は測定する医薬品として重要な位置を占めており，生体の微量成分等の臨床的意義の解明，分析技術の進歩に伴う新原理・新検査法の開発，あるいは検査の自動化・システム化といった医学・薬学・医療テクノロジーなどの進歩と密接に関連しつつ，その種類・量とも増加の一途をたどっている。

体外診断用医薬品については多様かつ技術的改良が急速に進行することなどから，効率的な薬事法上の取扱いが望まれ，「体外診断用医薬品の取扱いについて」（昭和60.6.29薬発第662号）及び「体外診断用医薬品の承認申請上の取扱いについて」（昭和60.7.15薬審1第5号）により，体外診断用医薬品の範囲の明確化及び承認審査事務取扱いの合理化の措置がとられた。

その後，数回にわたり薬事法は改正されてきたが，平成14年の薬事法改正により，医薬品，医療機器ともにその扱いが大きく変わった。体外診断用医薬品も法律の中で定義されるとともに，リスクに応じたクラス分類（**表1**）がなされ，承認・認証・届出制度，基準の制定，QMSの適用など大幅に改正され平成17年4月1日より全面施行された。さらに，平成18年には医薬品販売業に関する制度の改正がなされた。

平成25年には，体外診断用医薬品と医療機器はその扱いが医薬品とは大きく異なるとの認識から，従来の医薬品に準じた規制から独自の条文群による規制とする薬事法の改正が行われ，法律の名称も「医薬品，医療機器等の品質，有効性及び安全性の確保等に関する法律（略称：医薬品医療機器法）」となり，平成26年11月25日に施行された。

さらに令和元年に「医薬品，医療機器等の品質，有効性及び安全性の確保等に関する法律等の一部を改正する法律（令和元年法律第63号）」が同年12月4日に公布され，令和2年9月1日，令和3年8月1日及び令和4年12月1日の3段階に分けて施行された。

表1　リスクに応じたクラス分類

分類（定義）	クラス	医療用	一般用	基準	要件
低リスク 診断情報リスク（確定診断に与える寄与）が比較的低いと考えられる測定項目を測定するもの	クラスⅠ．較正用標準物質があり，自己点検が容易なもの（約130項目） （例）ALT，AST，ALP，グルコース，LDH，HbA1c，IgG，コレステロール，エストラジオール	承認・認証不要（製造販売届）	第三者認証	承認不要基準（体外診基本要件，較正用基準物質）	QMS適用
	クラスⅡ．その他（約300項目） （例）Ht等血液形態学的検査，抗Sm抗体等自己免疫測定	第三者認証		認証基準（相関性基準，体外診基本要件）	
その他 診断情報リスクが比較的大きく，情報の生命維持に与える影響が大きいと考えられるもの及び新測定項目	クラスⅢ．診断情報リスクが比較的大きく，情報の生命維持に与える影響が大きいと考えられるもの及び新測定項目 （例）癌，HIV，HCV等感染症診断薬，NAT等遺伝子診断薬，細菌学的検査	大臣承認		体外診基本要件	

（2）医薬品医療機器法の概要

従来の薬事法からの改正のポイントは下記のとおりである。

・医薬品，医療機器等に係る安全対策の強化
　—法の目的に，保健衛生上の危害の発生・拡大防止のために必要な規制を行うことを明示
　—品質，有効性及び安全性の確保に係る責任を明確化
　—医薬品等の製造販売業者に最新の知見を盛り込んだ添付文書の作成と国への届出を義務化
・医療機器の特性を踏まえた規制の構築
　—医療機器・体外診断用医薬品の製造販売業・製造業を医薬品の章と区分
　—認証制度を高度管理医療機器へ拡大
　—医療機器・体外診断用医薬品の製造業を許可制から登録制へ変更
　—単体プログラムを医療機器として規制
　—医療機器・体外診断用医薬品の製造・品質管理方法の調査の合理化（同一の製品群・同一の製造所群である場合，基準適合証を利用した調査の省略が可能）
・再生医療等製品の特性を踏まえた規制の構築
・法律の名称の変更

医療機器・体外診断用医薬品の特性を踏まえた規制の構築について，以下に具体的な説明を示す。

1)　製造業の登録制

医療機器及び体外診断用医薬品の製造業は，許可制（国内製造業者）・認定制（外国製造業者）から登録制に改められ，医師の診断書は疎明書（診断書でも可）に，構造設備に係る資料は登録を受けようとする製造所の場所を明らかにした図面とされるなど登録要件が簡素化された。

さらに製造区分を設けず，体外診断用医薬品の製造業の登録範囲は，設計，反応系に関与する成分の最終容器への充填工程及び国内における最終製品の保管を行う場所となった（放射性体外診断用医薬品は，設計，反応系に関与する成分の最終容器への充填工程から国内における最終製品の保管を行う全ての施設）。

2)　単体プログラム

汎用 PC などにインストールすることで，医療機器としての性能を発揮するプログラムを，医療機器として取り扱うこととなった。

3)　認証の承継制度の新設

従来は承認のみ承継を可能としてきたが，認証にも範囲が広がった。手続きは承認と同様であるが，承継届は承継前と同じ登録認証機関に届ける。

承継を受けた製造販売業者が希望する登録認証機関での認証とする場合は，承継後 3 カ月以内に希望する登録認証機関へ新規認証申請を行うことができる。申請を受けた登録認証機関にて承継品目と同一であることが確認された後，速やかに認証される。このときの認証番号は，承継前の認証番号の下 3 桁に承継後他の登録認証機関に申請を行った記号が付与される。

4)　QMS 省令の改正

国際整合の観点から，QMS 省令が大きく改正された。従来，製造所単位で行われていた QMS を製造販売業単位とし，QMS 省令の構成を第 1 章に製造販売業者等の遵守事項，第 2 章に ISO13485 相当，第 3 章に追加的要求事項と変更された。QMS 省令の構成を**表 2** に示す。

表 2　QMS 省令の構成

章	内容	条項	備考
第 1 章	総則	第 1 条 ～第 3 条	製造販売業者等の遵守事項
第 2 章	医療機器等の製造管理及び品質管理に係る基本的要求事項	第 4 条 ～第 64 条	ISO13485
第 3 章	医療機器等の製造管理及び品質管理に係る追加的要求事項	第 65 条 ～第 72 条の 3	文書・記録保管 旧 GQP 関係等
第 4 章	生物由来医療機器等の製造管理及び品質管理	第 73 条 ～第 79 条	構造設備規則の内容追加
第 5 章	放射性体外診断用医薬品の製造管理及び品質管理	第 80 条 ～第 81 条	構造設備規則関係
第 6 章	医療機器等の製造業者等への準用等	第 82 条 ～第 84 条	輸出用 QMS 委託先等 QMS

5)　QMS体制省令

製造販売業の許可基準であったGQP省令から，医療機器・体外診断用医薬品は除外され，GQP省令の内容は，QMS省令とQMS体制省令に盛り込まれた。

このQMS体制省令には，品質管理監督システム体制の構築，文書化及び医療機器等総括製造販売責任者，管理監督者及び管理責任者について規定され，製造販売業許可の基準とされた。

6)　基準適合証による調査の合理化

基準適合性調査で適合が認められたときに発行される基準適合証の有効期間内であれば，同一製品群かつ同一製造所群であることで，適合性調査を省略できることとなった。

（3）医薬品医療機器法の一部改正

令和元年12月4日に公布された医薬品医療機器法の一部改正施行における，体外診断用医薬品に関連する改正事項は以下のとおりである。

1)　信頼性確保のための法令遵守体制等の整備（令和2年9月1日施行）

（1）　総括製造販売責任者の要件の明確化

医薬品の製造販売業者が，必要な能力及び経験を有する総括製造販売責任者（総責）の選任義務を果たすことができるようにするため，総責に関する要件を法制化

（2）　薬剤師以外の技術者を総括製造販売責任者とする例外規定の新設

予期しない退社等の事由により，総括製造販売責任者として必要な能力及び経験を有する薬剤師がいなくなった場合の規定が新設された。

（3）　薬事に関する義務に責任を有する役員

業許可を有する者が法人である場合，薬事に関する業務に責任を有する役員の氏名を許可申請書に記載しなければならない。

2)　医薬品，医療機器等をより安全・迅速・効率的に提供するための開発から市販後までの制度見直し

（1）　先駆け審査指定制度（令和2年9月1日施行）

世界に先駆けて開発され早期の治験段階で著名な有効性が見込まれる医薬品等を指定し，優先審査等の対象とする仕組みを法制化

（2）　条件付き早期承認制度（令和2年9月1日施行）

患者数が少ない等の事情により治験に長期間を要する医薬品等を，一定の有効性・安全性を前提に，条件付きで早期に承認する仕組みを法制化

（3）　添付文書の電子的な方法による提供の原則化（令和3年8月1日施行）

・添付文書の製品への同梱を廃止し，電子的な方法による提供を基本とする

・電子的な提供方法に加えて，製造販売業者の責任において，必要に応じて卸売販売業者の協力の下，医薬品・医療機器等の初回納品時に紙媒体による提供を行うものとする。また，添付文書情報へのアクセスを可能とする情報を製品の外箱等に表示し，情報が改訂された場合には紙媒体などにより医療機関・薬局等に確実に届ける仕組みを構築する。

（4）　医薬品等の包装等へのバーコード等の表示の義務付け（令和4年12月1日施行）

医療における医薬品の取り違え事故の防止及びトレーサビリティの確保並びに医薬品の流通の効率化を推進するため，医療用医薬品を特定するための符号（特定用

符号）の容器等への表示が義務付けられた。

2. 医薬品医療機器法の目的及び医薬品等の定義

（1）医薬品医療機器法の目的

医薬品医療機器法は，医薬品，医薬部外品，化粧品，医療機器及び再生医療等製品の品質，有効性及び安全性の確保並びにこれらの使用による保健衛生上の危害の発生及び拡大の防止のために必要な規制を行うとともに，指定薬物の規制に関する措置を講ずるほか，医療上特にその必要性が高い医薬品，医療機器及び再生医療等製品の研究開発の促進のために必要な措置を講ずることにより，保健衛生の向上を図ることが目的とされている。**（法第1条）**

（2）医薬品等の定義

医薬品等の定義については，医薬品医療機器法において次のとおり定められている。**（法第2条）**

医薬品の定義

1) 医薬品とは，次に掲げる物をいう。**（法第2条第1項）**
   ① 日本薬局方に収められている物
   ② 人又は動物の疾病の診断，治療又は予防に使用されることが目的とされている物であって，機械器具等（機械器具，歯科材料，医療用品，衛生用品並びにプログラム（電子計算機に対する指令であって，一の結果を得ることができるように組み合わされたものをいう。）及びこれを記録した記録媒体をいう。）でないもの（医薬部外品及び再生医療等製品を除く。）
   ③ 人又は動物の身体の構造又は機能に影響を及ぼすことが目的とされている物であって，機械器具等でないもの（医薬部外品，化粧品及び再生医療等製品を除く。）

医薬部外品

2) 医薬部外品とは，次に掲げることが目的とされており，かつ，人体に対する作用が緩和な物であって機械器具等でないもの及びこれらに準ずる物で厚生労働大臣の指定するものをいう。ただし，これらの使用目的のほかに，前記の医薬品の定義中，②又は③に規定する用途に使用されることもあわせて目的とされている物を除く。**（法第2条第2項）**
   ① 吐きけその他の不快感又は口臭若しくは体臭の防止
   ② あせも，ただれ等の防止
   ③ 脱毛の防止，育毛又は除毛
   ④ 人又は動物の保健のためにする，ねずみ，はえ，蚊，のみ等の駆除又は防止

化粧品

3) 化粧品とは，人の身体を清潔にし，美化し，魅力を増し，容貌を変え，又は皮膚若しくは毛髪を健やかに保つために，身体に塗擦，散布その他これらに類似する方法で使用されることが目的とされている物で，人体に対する作用が緩和なものをいう。ただし，これらの使用目的のほかに，前記の医薬品の定義中，②又は③に規定する用途に使用されることもあわせて目的とされている物及び医薬部外品を除く。**（法第2条第3項）**

医療機器

4) 医療機器とは，人若しくは動物の疾病の診断，治療若しくは予防に使用されること，又は人若しくは動物の身体の構造若しくは機能に影響を及ぼすことが目的とされてい

る機械器具等（再生医療等製品を除く。）であって，政令で定めるものをいう。**（法第2条第4項）**

医療機器の中では，リスクに応じた高度管理医療機器，管理医療機器，一般医療機器，さらには特定保守管理医療機器の定義もされている。**（法第2条第5～8項）**

再生医療等製品

5）再生医療等製品とは，次に掲げる物（医薬部外品及び化粧品を除く。）であって，政令で定めるものをいう。

① 次に掲げる医療又は獣医療に使用されることが目的とされている物のうち，人又は動物の細胞に培養その他の加工を施したもの

イ）人又は動物の身体の構造又は機能の再建，修復又は形成

ロ）人又は動物の疾病の治療又は予防

② 人又は動物の疾病の治療に使用されることが目的とされている物のうち，人又は動物の細胞に導入され，これらの体内で発現する遺伝子を含有させたもの。**（法第2条第9項）**

生物由来製品

6）生物由来製品とは，人その他の生物（植物を除く。）に由来するものを原料又は材料として製造（小分けを含む。以下同じ。）をされる医薬品，医薬部外品，化粧品又は医療機器のうち，保健衛生上特別の注意を要するものとして，厚生労働大臣が薬事・食品衛生審議会の意見を聴いて指定するものをいう。**（法第2条第10項）**

さらに生物由来製品のうち，販売し，貸与し，又は授与した後において保健衛生上の危害の発生又は拡大を防止するための措置を講ずることが必要なもので，厚生労働大臣が薬事・食品衛生審査会の意見を聴いて指定するものとして，特定生物由来製品が定義されている。**（法第2条第11項）**

製造販売

7）製造販売とは，その製造（他に委託して製造する場合を含み，他から委託を受けて製造する場合を除く。以下「製造等」という。）をし，又は輸入をした医薬品（原薬たる医薬品を除く。），医薬部外品，化粧品，医療機器若しくは再生医療等製品を，それぞれ販売し，貸与し，若しくは授与し，又は医療機器プログラム（医療機器のうちプログラムであるものをいう。）を電気通信回線を通じて提供することをいう。**（法第2条第13項）**

体外診断用医薬品

8）体外診断用医薬品とは，専ら疾病の診断に使用されることが目的とされている医薬品のうち，人又は動物の身体に直接使用されることのないものをいう。**（法第2条第14項）**

体外診断用医薬品は医薬品の②に該当するが，さらに人体に直接使用されるものではないこと，性能が重要な要素であること，技術的改良等の進歩が著しいことなど，他の医薬品とは異なる点があることから，その特性を考慮し，医薬品とは別に定義されている。

（3）医薬品の分類

1）販売規制による分類

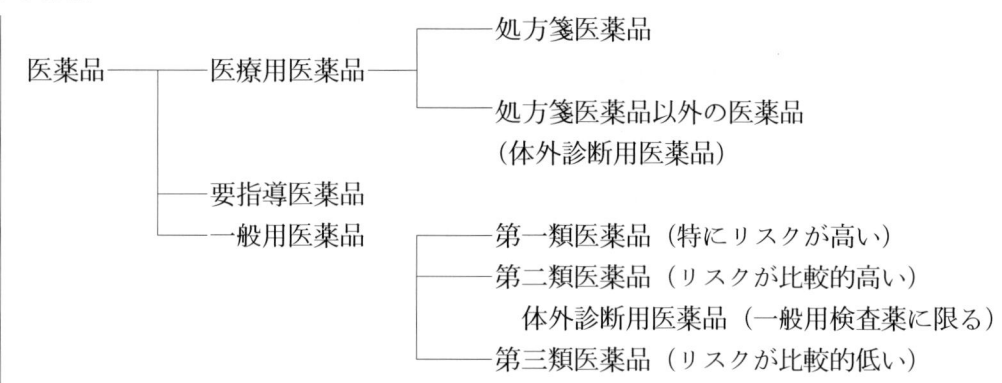

- 医薬品
  - 医療用医薬品
    - 処方箋医薬品
    - 処方箋医薬品以外の医薬品（体外診断用医薬品）
  - 要指導医薬品
  - 一般用医薬品
    - 第一類医薬品（特にリスクが高い）
    - 第二類医薬品（リスクが比較的高い）
      - 体外診断用医薬品（一般用検査薬に限る）
    - 第三類医薬品（リスクが比較的低い）

医薬品は，医療用医薬品，要指導医薬品及び一般用医薬品に分けられる。医療用の体外診断用医薬品は，平成17.2.10告示第24号で処方箋医薬品の指定から除外されているため，処方箋医薬品以外の医薬品に分類される。

一般用医薬品は，薬事法の一部を改正する法律（平成18年法律第69号）により，リスクの程度に応じて3種類に分類され，一般用検査薬は第二類医薬品とされた。ただし，近年の新型コロナウイルス感染症の拡大を受けて第一類医薬品である一般用抗原検査キットとして薬局やインターネット等にて購入可能となった。

2）感染リスクによる分類

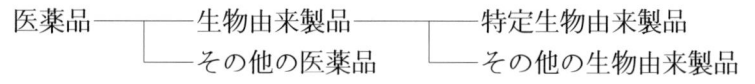

- 医薬品
  - 生物由来製品
    - 特定生物由来製品
    - その他の生物由来製品
  - その他の医薬品

体外診断用医薬品は，平成15.5.20告示第209号で生物由来製品の指定から除外されている。

3. 体外診断用医薬品の範囲

（1）製造販売承認・認証・届出の範囲

体外診断用医薬品の定義は，法第2条第14項に規定されており，その範囲については，「体外診断用医薬品の取扱いについて」（昭和60.6.29薬発第662号）において次のように示されている。

体外診断用医薬品は，人に由来する試料を検体とし，②に示す検体中の物質等を検出又は測定することにより，①に示す疾病の診断に使用されることが目的とされているものであって，人の身体に直接使用されることのないものをいう。

ただし，病原性の菌を特定する培地，抗菌性物質を含有する細菌感受性試験培地及びディスクは，これに含まれる。

① 目　的

次のいずれかを目的とするもの

（ア）各種生体機能（各種器官の機能，免疫能，血液凝固能等）の程度の診断

（イ）罹患の有無，疾患の部位又は疾患の進行の程度の診断

（ウ）治療の方法又は治療の効果の程度の診断

（エ） 妊娠の有無の診断
（オ） 血液型又は細胞型の診断
② 対 象
検体中の次の物質又は項目を検出又は測定するもの
（ア） アミノ酸，ペプチド，蛋白質，糖，脂質，核酸，電解質，無機質，水分等
（イ） ホルモン，酵素，ビタミン，補酵素等
（ウ） 薬物又はその代謝物等
（エ） 抗原，抗体等
（オ） ウイルス，微生物，原虫又はその卵等
（カ） pH，酸度等
（キ） 細胞，組織又はそれらの成分等
③ 形 態
キット
（ア） 複数の試薬（試薬を含有する紙。布等を含む。）により，上記②の物質又は項目を検出若しくは測定する形態（いわゆるキット）
なお，キットから標準試薬（例，標準血清）を除いたものは，これに含まれる。
単試薬
（イ） 単試薬により，上記②の物質又は項目を検出若しくは測定する形態

以上のように示されているが，単試薬とは，検出又は測定に必要な反応成分を調製して，他の構成試薬と組み合わせることなく，その試薬だけで目的の性能を持つような試薬のことである。他の試薬と組み合わせることによりはじめて性能を持ち使用が可能になる試薬にあっては，使用可能な形態（いわゆるキットの形態）として承認・認証申請又は届出することとなる（例えば，A，B，Cの3種の試薬を用いて測定するが，3種の試薬をそれぞれ別々に販売する場合には，A，B，Cを組み合わせたキットとして承認・認証申請又は届出をする）。この場合，製造方法欄に「各構成試薬は別途補充用として製造販売することがある。」と記載することにより，補充用として製造した単一の構成試薬のみを単独で販売することが可能である。また，反応系に関与しない成分のみからなる補助試薬（例えば溶解剤など）のみを単独で製造し販売する場合は，体外診断用医薬品に該当しない。

培地
なお，病原性の菌を特定する培地とは，病原菌の同定培地としているが，増菌用培地，選択分離用培地，個々の菌ではなく細菌群としての確認培地（例えば，ブドウ糖発酵菌確認培地等）は，体外診断用医薬品には該当しない。したがって，SS寒天培地等の細菌分離培地も体外診断用医薬品には該当しない。

（2）製造業の登録（外国製造業者の登録）の範囲

体外診断用医薬品を製造する製造所の登録を必要とする範囲は，法第23条の2の3第1項に基づき，規則第114条の8にて「設計」，「反応系に関与する成分の最終製品への充填工程」及び「国内における最終製品の保管」（放射性体外診断用医薬品は，「設計」及び「反応系に関与する成分の最終製品への充填工程以降の全ての製造工程」）と規定されており，「医療機器及び体外診断用医薬品の製造業の取扱いについて」（平成26.10.3薬食機参発1003第1号）により，登録対象となる製造工程の具体的な考え方が示されている。なお，キットとして承認を取得した体外診断用医薬品の一部であって，

補助試薬
その反応系に関与しない成分のみを含む試薬（以下「補助試薬」という。）については，その製造に関し承認・許可を要しないものであることとされている。ただし，補助試薬であっても，体外診断用医薬品である旨の表示等により，法第2条第1項に規定する体

外診断用医薬品に該当する場合には，この限りでない。(昭和61.12.22薬発第1079号)

4. 体外診断用医薬品に対する法規制

(1) 製造販売業及び製造業

体外診断用医薬品は，医薬品医療機器法による規制を受け，製造販売の前に製造販売業許可・製造業登録及び製造販売承認・認証の取得又は製造販売届出を行わなければならない。

製造販売業許可

体外診断用医薬品の製造販売業者となるには，体外診断用医薬品製造販売業の許可を受けなければならない。許可の要件として，医療機器又は体外診断用医薬品の製造管理又は品質管理に係る業務を行う体制の基準（QMS体制省令），製造販売後安全管理の基準（GVP省令），申請者の適格基準条項及び総括製造販売責任者を含むいわゆる三役（国内品質業務運営責任者，安全管理責任者）の設置があり，製造販売業者の遵守事項，総括製造販売責任者の遵守事項が定められている。**(法第23条の2，法第23条の2の2，法第23条の2の14，法第23条の2の15)**

製造業登録

製造業者となるには，製造業登録を受けなければならない。登録の要件としては，申請者の適格基準条項及び製造管理者の設置が必要である。**(法第23条の2の3，法第23条の2の14)**

外国製造業登録

また，外国において本邦に輸出される体外診断用医薬品を製造する外国製造業者は，外国製造業者の登録を受けなければならない。登録の要件としては申請者の適格基準条項がある。**(法第23条の2の4)**

製造販売業者が体外診断用医薬品の製造販売を行おうとする場合は，品目ごとに製造販売承認・認証の取得又は製造販売届出を行わなければならない。**(法第23条の2の5，法第23条の2の12，法第23条の2の23)**

選任製造販売業者

また，外国製造業者は直接製造販売業者に製造販売させることで承認・認証を得ることができる。この場合，選任製造販売業者を選任しなければならない。**(法第23条の2の17，法第23条の3)**

なお，体外診断用医薬品の製造に当たっては，品質基準等に関する法規制を遵守する必要がある。**(法第23条の2の5，法第23条の2の23，法第50条～法第52条，法第53条～法第58条)**

(2) 販売業

販売業許可

体外診断用医薬品を販売するためには，原則として店舗又は営業所ごとに医薬品の販売業の許可を都道府県知事から得る必要がある。**(法第24条～法第38条)**

なお，体外診断用医薬品の販売に当たっては，取扱いに関する法規制を遵守する必要がある。**(法第44条～法第48条，法第55条～法第58条)**

販売中に得られたデータは，評価し，必要に応じて情報提供を行わなくてはならない。**(法第23条の2の2，法第23条の2の15，法第68条の2，法第68条の9)**

（3）監視，広告及び安全対策

上記のとおり，開発段階，製造段階，流通段階，使用段階において，所定の規制が行われているが，これら全般について監視するシステムがとられている。具体的には，厚生労働省又は都道府県の薬事監視員により製造販売業事務所・製造所・店舗又は営業所への立ち入り検査，製品の収去試験等が行われ，体外診断用医薬品の品質，表示等の確保が図られるとともに，宣伝活動に対しても監視が行われ，不良医薬品，不正表示医薬品，誇大広告等が発生しないよう，また，有効かつ安全な医薬品の供給を図るべく規制されている。（法第66条～法第68条，法第69条～法第77条）

回収

医薬品の回収報告については，品質等に関する理由により回収を行う場合には，規定の事項を文書により厚生労働大臣（都道府県知事）に提出することが製造販売業者等の義務として位置付けられている。（法第68条の11）

副作用報告

また，医薬品の使用に際して，重篤な副作用又は未知で軽微でない副作用等を知ったときは，15日又は30日以内に厚生労働大臣に報告しなければならない。（法第68条の10，規則第228条の20）

5. 体外診断用医薬品の承認・許可・登録権限

医薬品医療機器法では，体外診断用医薬品製造販売業許可，製造業登録及び体外診断用医薬品の製造販売承認は，厚生労働大臣が与えることと規定している。（法第23条の2，法第23条の2の3，法第23条の2の5）

ただし，製造販売業の許可の権限は，都道府県に委任されている。また，体外診断用医薬品製造業に係る登録の権限は，国内製造所については都道府県知事に委任されている。（法第81条）

動物用医薬品

なお，医薬品（局方品を除く），医薬部外品及び医療機器であって，専ら動物のために使用されることが目的とされているものの承認・許可は農林水産大臣が与えることとされている。（法第83条）

第2章　体外診断用医薬品取扱いの概要

体外診断用医薬品を開発，製造，流通・使用するには，医薬品医療機器法上の規制があり，それぞれ必要な手続きがある。

体外診断用医薬品の開発から使用されるまでの各段階での必要な手続き等について，ここではその概要を述べる。

1. 開発段階

体外診断用医薬品の開発には，成分としてさまざまな物質を使うことから，成分によっては医薬品医療機器法以外の使用上の規制もあるので，注意が必要である。特に，「麻薬及び向精神薬取締法」，「毒物及び劇物取締法」，「遺伝子組換え生物等の使用等の規制による生物の多様性の確保に関する法律（カルタヘナ法）」，「放射性同位元素等による放射線障害の防止に関する法律」に関するものを扱う場合は，それらの法律に従う必要がある。

製造販売するためには，製造販売承認申請，製造販売認証申請，製造販売届出を行う必要があり，体外診断用医薬品基本要件に適合することを示すとともに，性能，臨床的有用性等を示すデータを収集し，製造販売承認・認証申請にはこれらの資料を添付することとされている。**（法第23条の2の5，規則第114条の19，法第23条の2の23，規則第115条）**

臨床性能試験

このうち臨床における試験成績に関する資料収集を目的とする試験の実施を，臨床性能試験という。（平成9.3.27薬発第421号）

現在，体外診断用医薬品の臨床性能試験については，医薬品，医療機器のような実施基準（GCP）はないが，必要に応じ，医薬品又は医療機器GCP，「人を対象とする医学系研究に関する倫理指針」（平成26年文部科学省・厚生労働省告示第3号）及び「体外診断用医薬品の製造販売承認申請資料における信頼性確保に関する留意事項について」（令和1.9.9医療機器審査管理課事務連絡）などを参照し，適切に実施する必要がある。

治験の依頼の基準

体外診断用医薬品はGCP基準（依頼の基準，実施の基準，管理の基準）が適用されないため，旧規則第67条「治験の依頼の基準」（平成8年厚生省令第27号）に準じて実施することとされた。（平成9.3.27薬発第421号）

なお，体外診断用医薬品の場合，臨床性能試験計画の届出は不要となっている。

輸入確認

これらの試験を行うため，試験薬を輸入する場合は，通関の手続きが必要となる。この際，輸入確認を必要とする。

2. 製造販売業許可

体外診断用医薬品の製造販売（製造（他に委託して製造をする場合を含み，他から委託を受けて製造をする場合を除く。）をし，又は輸入をした体外診断用医薬品を，それぞれ販売し，貸与し，若しくは授与する行為），すなわち市場への出荷を行うためには，製造販売業許可が必要であり，その許可を取得していることが製造販売承認・認証又は届出の条件とされている。**（法第 23 条の 2，法第 23 条の 2 の 5，法第 23 条の 2 の 12，法第 23 条の 2 の 23）**

（1）製造販売業の許可の種類

体外診断用医薬品を製造販売しようとする場合，「体外診断用医薬品製造販売業許可」を取得しなければならない。**（法第 23 条の 2）**

体外診断用医薬品の製造販売業許可は，平成 26 年の改正法施行により，それまでの第二種医薬品製造販売業許可から分かれ，体外診断用医薬品独自の許可として新設された。

（2）製造販売業許可の要件

許可の基準として，医療機器又は体外診断用医薬品の製造管理又は品質管理に係る業務を行う体制の基準に関する省令（QMS 体制省令），医薬品，医薬部外品，化粧品，

GVP 省令

医療機器及び再生医療等製品の製造販売後安全管理の基準に関する省令（GVP 省令）及び申請者の適格条項がありそれぞれ適合していなければならない。**（法第 23 条の 2 の 2）**

人的要件

人的要件として，管理監督者，管理責任者（QMS 省令）の他に，製造販売業の三役と呼ばれる医療機器等総括製造販売責任者（薬剤師）（法第 23 条の 2 の 14），国内品質業務運営責任者（QMS 省令）及び安全管理責任者（GVP 省令）を設置しなければならない。また，製造販売業者の遵守事項（法第 23 条の 2 の 15），製造販売業者の法令遵守体制（法第 23 条の 2 の 15 の 2），総括製造販売責任者の遵守事項（法第 23 条の 2 の 14，規則第 114 条の 50）が定められており，製造販売業者はこれらを遵守できる体制が必要である。

（3）製造販売業許可の申請

様式
提出先

規則様式第九の申請書と添付書類を，総括製造販売責任者がその業務を行う事業所の所在地の都道府県知事に提出する。**（規則第 114 の 2）**

（4）製造販売業許可

都道府県により，申請書及び添付書類の内容と許可基準である QMS 体制省令，GVP 省令への適合性が審査され，問題がなければ製造販売業許可証が交付される。**（令第 37 条）**

有効期間

また，製造販売業許可の有効期間は 5 年と定められており，5 年ごとに許可の更新を受けなければならない。**（法第 23 条の 2，令第 36 条）**

3. 製造業登録（又は外国製造業者登録）

製造販売しようとする体外診断用医薬品を製造する国内製造所は製造業の登録（外国製造所は外国製造業者登録）を受けなければならない。**（法第23条の2の3，法第23条の2の4）**

体外診断用医薬品の製造業は，医薬品医療機器法施行により，それまでの許可制（国内製造所）・認定制（外国製造業者）から登録制に改められ，要件が簡素化された。

（1）製造業登録（又は外国製造業者登録）を受ける製造所の製造工程

体外診断用医薬品の製造業は製造工程に応じて製造所ごとに登録を受けることとなり，次の製造工程が定められた。**（規則第114条の8）**

1)　放射性体外診断用医薬品
　ア）設計
　イ）反応系に関与する成分の最終製品への充填工程以降の全ての製造工程
　　　（反応系に関与する成分の最終製品への充填工程，および最終製品の保管を含む）
2)　体外診断用医薬品（承認品，認証品）
　ア）設計
　イ）反応系に関与する成分の最終製品への充填工程
　ウ）国内における最終製品の保管
3)　体外診断用医薬品（上記1)，2）以外の製品（届出品））
　ア）反応系に関与する成分の最終製品への充填工程
　イ）国内における最終製品の保管

（2）製造業登録（又は外国製造業者登録）の要件

申請者の適格条項

製造業登録の要件としては，申請者の適格条項があり，それぞれ適合していなければならない。**（法第23条の2の3，法第23条の2の4）**

また，QMSについては，登録要件ではないが，製造販売承認・認証及び届出要件として必要であり，適切な製造管理及び品質管理ができる体制になっていなければならない。

人的要件

製造業登録の人的要件として，体外診断用医薬品製造管理者（薬剤師）を設置しなければならない。**（法第23条の2の14）**　また，製造業者の遵守事項（法第23条の2の15），製造業者の法令遵守体制（法第23条の2の15の2），製造管理者の遵守事項（法第23条の2の14，規則第114条の53）が定められており，製造業者はこれらを遵守できる体制が必要である。

責任者の登録

外国製造業者の登録の要件としては，国内の製造業登録と同じである。**（法第23条の2の4）**ただし，人的要件としての製造管理者の設置を義務付けていないが，責任者の登録を義務付けている。**（規則第114条の16）**

（3）製造業登録（又は外国製造業者登録）の申請

登録権限

体外診断用医薬品における国内製造所の製造業の登録権限は，都道府県知事であり，規則様式第六十三の二の申請書及び添付資料を製造所の所在地の都道府県へ提出する。（規則第114条の9）

調査

また，登録条件がそろっていることの確認のため，書面による調査，及び必要に応じ，都道府県の指示に従って実地の調査を受けなければならない。

外国製造業者の登録権限は，厚生労働大臣であり，厚生労働大臣に規則様式第六十三の五の申請書と添付書類を，総合機構を通して提出する。（規則第114条の15）

（4）製造業登録（又は外国製造業者登録）

都道府県又は総合機構の確認により，登録条件を満たしていると判断された場合，製造業（又は外国製造業者）の登録証が交付される。（令第37条の8，令第37条の14）

有効期間

製造業登録（又は外国製造業者登録）の有効期間は5年と定められ，5年ごとに登録の更新を受けなければならない。（法第23条の2の3，法第23条の2の4，令第37条の7，令第37条の13）

4．製造販売承認・認証・届出

製造販売業者は，体外診断用医薬品を製造販売しようとするときには，品目に応じて製造販売承認申請，製造販売認証申請，製造販売届出を行わなければならない。

（1）承認・認証・届出の区分

体外診断用医薬品は，以下のとおり規定されており，厚生労働大臣の承認，登録認証機関の認証及び厚生労働大臣への届出の3区分に分かれている。

1)　承認品目

体外診断用医薬品（厚生労働大臣が基準を定めて指定する体外診断用医薬品及び法第23条の2の23第1項の規定により指定する体外診断用医薬品を除く。）の製造販売をしようとするものは，品目ごとにその製造販売についての厚生労働大臣の承認を受けなければならない。（法第23条の2の5）

なお，放射性体外診断用医薬品は，厚生労働大臣が基準を定めて指定する医薬品及び法第23条の2の23第1項の規定により指定する体外診断用医薬品には含まれないので，厚生労働大臣の承認を受けることになる。（平成18.5.11薬食機発第0511001号）

2)　認証品目

法第23条の2の23第1項の規定により指定する体外診断用医薬品は，平成17.3.29告示第121号により適合性認証基準及び認証品目が指定されている。指定された体外診断用医薬品は，品目ごとにその製造販売についての厚生労働大臣の登録を受けた者（以下「登録認証機関」という。）の認証を受けなければならない。（法第23条の2の23）

3)　届出品目

厚生労働大臣が基準を定めて指定するものとして，平成 17.3.29 告示第 120 号により，承認・認証不要基準及び承認・認証不要体外診断用医薬品が指定された。この品目は，あらかじめ品目ごとに，厚生労働省令で定めるところにより，厚生労働大臣に製造販売する旨を届け出なければならない。**(法第 23 条の 2 の 12)**

（2）製造販売承認

1)　承認申請の区分

体外診断用医薬品の製造販売承認申請の区分は次のとおりとされ添付する資料の範囲について規定された。(平成 28.2.22 薬生発 0222 第 5 号)

①　新規品目

新規項目（検出又は測定しようとする対象物質又は項目がわが国においてこれまで承認若しくは認証された体外診断用医薬品によって検出又は測定されたことがないもの）を検出又は測定しようとする品目。

②　承認基準外品目

承認基準（平成 27.1.20 薬食発 0120 第 1 号）の定めのないもの。

承認区分品目のうち「体外診断用医薬品の承認基準について」(平成 27 年 1 月 20 日付け薬食発 0120 第 1 号厚生労働省医薬食品局長通知）に対し，「体外診断用医薬品の一般的名称の改正等について」(厚生労働省医薬・生活衛生局長通知）の発出で局長通知別添 1 の別表 1 に追加されるまでは基準外品目同様の扱いとなる。

また，認証区分品目のうち「体外診断用医薬品の認証基準について」(平成 27 年 1 月 20 日付け薬食発 0120 第 4 号厚生労働省医薬食品局長通知）に対し，「体外診断用医薬品の認証基準の改正について」通知により局長通知の別表中認証基準の定められた品目として新たに追加されるまでは基準外品目同様の扱いとなる。

③　承認基準品目

・承認基準の定めのある品目であって，承認基準に適合するもの。

・「体外診断用医薬品の一般用検査薬への転用について」(平成26.12.25 薬食発 1225 第 1 号）に従って策定されたガイドラインに基づき承認申請された一般用検査薬であって，承認基準に適合するもの。

④　基準不適合品目

承認基準，認証基準，承認・認証不要基準の定めのある品目であって，その基準に適合しないもの。

2)　承認の条件

次のいずれかに該当するときは，承認は与えられない。**(法第 23 条の 2 の 5 第 2 項)**

①　申請者が申請品目に応じた，製造販売業の許可を受けていないとき。

②　申請品目を製造する製造所が，製造業登録を受けていないとき。

③　品質，有効性及び安全性に関する事項の審査の結果，性能を有すると認められない場合，使用価値が無いと認められる場合，体外診断用医薬品として不適当なもの。

④　申請品目の製造管理又は品質管理の方法が QMS 省令に適合していると認められないとき。

3)　承認申請

QMS 適合性調査申請

①　適合性調査申請について

様式第六十三の八（二）の申請書と添付資料を総合機構に提出する。**（規則第 114 条の 17，規則第 114 条の 19）**　申請内容及び申請資料については，「体外診断用医薬品の製造販売承認申請について」（平成 28.2.22 薬生発 0222 第 5 号）及び「体外診断用医薬品の製造販売承認申請に際し留意すべき事項について」（平成 26.11.21 薬食機参発 1121 第 16 号）に従い作成すること。

提出先

また，承認条件である QMS の適合性について，書面又は実地の調査を受けなければならない。（法第 23 条の 2 の 5 第 6 項）　この，適合性調査を受けるために適合性調査申請を行う。この QMS 適合性調査申請は，様式第六十三の十一の申請書と添付資料を総合機構に提出する。**（規則第 114 条の 28）**

さらに，外国製造業者が日本国内の選任製造販売業者に製造販売を行わせるための承認申請も認められており，申請内容及び添付資料は国内に準じたものとなり，総合機構に申請書を提出する。**（法第 23 条の 2 の 17）**

手数料

承認申請の手数料は，国及び総合機構に納付することとなり，各々の手数料額は，手数料令に定められている。また，QMS 適合性調査手数料は，手数料令に従い，総合機構に納付する。

②　定期の適合性調査について

（ア）　定期の適合性調査の申請時期等について

定期の適合性調査については，基準適合証に係る品目の承認等を取得した日から 5 年を経過した日ごとにおいて新たな基準適合証が交付されているよう，調査に要する期間に留意して申請を行うことを基本とすること。ただし，「薬事法等の一部を改正する法律の施行に伴う医療機器及び体外診断用医薬品の製造管理及び品質管理の基準に関する省令の改正について」（平成 26 年 8 月 27 日付け薬食監麻発 0827 第 4 号厚生労働省医薬食品局監視指導・麻薬対策課長通知）第 2.8. に基づき当該調査を前倒しで申請することは可能であること。また，この際，更新前の基準適合証に記載された品目以外の品目（製品群区分及び登録製造所の組合せが当該基準適合証に記載された内容と同じものに限る。）について適合性調査の申請を行うことによって，基準適合証に記載される品目を変更することも可能であること。（令和 2.8.31 薬生監麻発 0831 第 1 号・薬生機審発 0831 第 16 号）

4)　承　認

品質，有効性及び安全性について審査され，適合性調査結果とともに承認条件に適合していると認められた場合，承認される。

承認された事項の一部を変更しようとする場合は，「体外診断用医薬品製造販売承認申請に際し留意すべき事項について」（平成 26.11.21 薬食機参発 1121 第 16 号）で示された一部変更承認の範囲又は軽微な変更の範囲に基づき，それぞれの手続きを行うこととなる。

なお，QMS 適合性調査を受けなかった場合，また QMS 適合性調査により不適合と判断された場合は，承認が取り消される場合がある。

(3) 製造販売認証

1) 認証基準

体外診断用医薬品の認証基準として，対照体外診断用医薬品との相関性及び基本要件適合性が示され，また，対象となる体外診断用医薬品等について規定された。(平成17.3.29 告示第121号，平成27.1.20 薬食発0120第4号)

2) 認証の条件

次のいずれかに該当するときは，認証を与えてはならないとされている。**(法第23条の2の23)**

① 申請者（外国製造等事業者を除く）が，申請品目に応じた製造販売業の許可を受けていないとき。

② 申請者（外国製造等事業者に限る）が，申請品目に応じた製造販売業の許可を受けておらず，かつ当該許可を受けた製造販売業者を選任していないとき。

③ 申請品目を製造する製造所が，製造業の登録又は外国製造業者の登録を受けていないとき。

④ 認証基準に適合していないとき。

⑤ 申請品目の製造管理又は品質管理の方法がQMS省令に適合していると認められないとき。

3) 認証申請

様式第六十四の申請書と添付書類を添えて登録認証機関に提出する。**(規則第115条)**

申請内容及び申請資料については，「体外診断用医薬品の製造販売認証申請について」(平成26.11.21 薬食発1121第18号）及び「体外診断用医薬品の製造販売認証申請に際し留意すべき事項について」(平成26.11.21 薬食機参発1121第19号）に従い作成する。また，QMS適合性調査申請も登録認証機関に提出する。**(規則第118条)**

なお，認証の場合も外国製造販売認証申請が認められている。**(法第23条の2の23)**

手数料は各認証機関で異なるので事前に確認するとよい。

なお，登録認証機関が認証基準に適合していないと判断した場合は，認証基準不適合品としてあらためて総合機構に承認申請することになる。

4) 認　証

登録認証機関の審査とQMS適合性調査により，認証条件に適合していると判断された場合，認証される。

製造販売認証事項の一部を変更しようとする場合は，「体外診断用医薬品の製造販売認証申請に際し留意すべき事項について」(平成26.11.21 薬食機参発1121第19号）で示された一部変更認証の範囲又は軽微な変更の範囲に基づき，それぞれの手続きを行うこととなる。

なお，QMS適合性調査を受けなかった場合，又はQMS適合性調査により不適合と判断された場合は，認証を取り消される場合がある。

（4）製造販売届出

1）　承認・認証不要基準

承認・認証不要基準として，定められた較正用基準物質，標準測定法に従って較正が行われていることとされ，また，対象となる体外診断用医薬品について指定された。（平成 17.3.29 告示第 120 号）

2）　届出

様式第六十三の二十一による届書を総合機構に提出する。**（規則第 114 条の 47）**　届出の内容は「体外診断用医薬品の製造販売届出の取扱いについて」（平成 26.11.21 薬食機参発 1121 第 23 号）に従い実施する。

また，届出内容を変更したときは，30 日以内に，総合機構を経由して厚生労働大臣にその旨を届け出なければならない。**（法第 14 条の 9）**

届出品目は届出を行えば，製造販売できるが，基本要件基準及び QMS 省令への適合は必要である。

5．卸売販売業許可

業として，医薬品を販売，授与し又は販売，授与の目的で貯蔵，陳列するためには，医薬品の製造販売業者がその製造等又は輸入した医薬品を薬局開設者又は医薬品の製造販売業者又は製造業者，若しくは販売業者に，医薬品の製造業者がその製造した医薬品を医薬品の製造販売業者又は製造業者にそれぞれ販売し，授与し，又は販売・授与の目的で貯蔵・陳列する場合を除き，店舗ごとに店舗所在地の都道府県知事の許可を受ける必要がある。**（法第 24 条）**

許可権限

体外診断用医薬品の製造販売業者の場合も，通常自ら製造販売する製品を卸業者を通じて販売する場合が多いが，卸業者を通ずることなく直接病院，診療所等に販売する場合には卸売販売業の許可が必要となる。**（法第 25 条）**

卸売販売業の許可を受けるためには，その構造設備などの物的要件及び人的要件を満たす必要がある。なお，医薬品製造販売業者の支店，営業所等が，「小規模卸」，「特定品目卸」あるいは「サンプル卸」に該当する場合には，店舗の面積について特例的な取扱いが認められている。（平成 21.6.1 薬食発 0601001 号）

小規模卸
特定品目卸
サンプル卸

有効期間

卸売販売業の許可は，6 年ごとに更新の手続きが必要である。**（法第 24 条）**

6．情報の提供の実施

医薬品の製造販売業者又は卸売販売業者は，医薬品医療機器法第 68 条の 2 に基づき，医薬関係者に対し医薬品の有効性及び安全性に関する情報を提供するように努めなければならない。そのため必要な人員を配置する等社内体制を整備するとともに，必要な情報を医薬関係者に迅速・確実に提供するように努めることとされている。

7. 適正な表示，広告等に関する規制の遵守

体外診断用医薬品についても適正な表示，広告等に関し，次のような種々の規制がある。

ア．毒薬，劇薬の場合の表示，その他の規制区分による取扱い
イ．直接の容器，外箱の表示の取扱い
ウ．添付文書の取扱い
エ．虚偽又は誇大な広告等の禁止，承認前の医薬品の広告の禁止

8. 輸入検査の手続き

体外診断用医薬品を業として輸入する場合，別途関税法により輸入検査手続きが必要となる。このため，通関の時までに製造販売承認（認証）書（申請中の場合は申請書）又は製造販売届書を有していなければならない。**(規則第 114 条の 56，規則第 114 条の 57)**

なお，承認申請等前に研究等で使用する目的で輸入する場合は，輸入報告書等別途手続きを行う必要がある。(平成 27. 11. 30 薬生発 1130 第 1 号)

輸入申告に際しては，税関において製造販売承認（認証）書（申請中の場合は申請書）又は製造販売届書や輸入報告書等の書類の確認が行われる。(平成 27. 11. 30 薬生発 1130 第 1 号)　また，体外診断用医薬品等に供するために動物の血液（血清）等を輸入する場合，家畜伝染病予防法による動物検疫についての手続きが必要なものもある。

動物検疫

9. 医薬品の輸出に関する手続き

体外診断用医薬品を輸出する場合は，輸出用体外診断用医薬品製造（輸入）届書を総合機構を経由して厚生労働大臣に提出しなければならない。**(令第 74 条の 2，規則第 265 条の 2)**

なお，製造販売承認（認証）・届出を行わない又は製造販売承認（認証）の内容の一部を変更した体外診断用医薬品を輸出専用に製造しようとする場合は，3 カ月前までに提出して確認を得なければならない。(平成 4. 12. 24 薬発第 1262 号)

外国政府又は国際機関から製造所における製造管理又は品質管理の方法が QMS 省令に適合していることの証明を求められた輸出用体外診断用医薬品を製造する場合は，QMS 適合性調査申請書を総合機構へ提出し QMS 適合性の確認を受けなければならない。また，5 年ごとに QMS 適合性の確認を受けなければならない。**(法第80 条第 2 項，令第 73 条の 2，令第 73 条の 3)**

なお，輸出用体外診断用医薬品は，外国で使われるものであるから，輸出用体外診断用医薬品製造（輸入）届書を提出し，その届出の内容に従って製造する場合は，毒薬及び劇薬の表示や直接の容器，外部容器あるいは添付文書への記載事項など，医薬品医療機器法の一部の規定の適用を除外するなど，必要な特例が定められている。**(法第 80 条第 6 項)**

10. 保険への適用を希望するための手続き

体外診断用医薬品を保険で使用可能とするためには承認又は認証を受けた後，保険適用希望書の提出が必要となる。

この場合，製造販売承認（認証）申請書の備考欄に保険への適用の希望の有無等を記載することとなっている。承認及び認証不要品目については従来からある項目であるため，保険適用希望書の提出は不要とされ，届出を行った日から保険適用が行われるものとして取り扱って差し支えない。（令和6.2.14産情発0214第6号・保発0214第6号，令和6.2.14医政産情企発0214第3号・保医発0214第3号）

11. 向精神薬を含有する体外診断用医薬品に関する規制

向精神薬は，麻薬及び向精神薬取締法の規制を受けるので，向精神薬を含有する体外診断用医薬品も同法の規制を受ける。ただし，乱用のおそれがなく，有害作用がないものについては，適用除外製剤として同法の適用の一部が除外される。向精神薬を含有する体外診断用医薬品は，一般に向精神薬の濃度が低く，適用除外製剤に該当するものが多いが，適用除外製剤に該当しない場合は，通常の向精神薬と同様の規制を受ける。

適用除外製剤

12. その他

統計法に基づく基幹統計調査としての薬事工業生産動態統計調査票の提出が必要である。

第 II 部
各　論

第１章　体外診断用医薬品の製造販売業許可

1. 総括的事項

法改正により，医療機器及び体外診断用医薬品について，医薬品（体外診断用医薬品を除く。），医薬部外品及び化粧品と異なる特性を有することを踏まえ，医療機器及び体外診断用医薬品の製造販売業及び製造業について，医薬品，医薬部外品及び化粧品と章を区分して新設された。これに伴い，製造販売業の許可の種類として体外診断用医薬品製造販売業許可が新設された。**（法第 23 条の 2 関係）**

製造販売の定義は，以下のとおり。**（法第 2 条第 13 項関係）**

製造販売とは，その製造（他に委託して製造する場合を含み，他から委託を受けて製造する場合を除く。）をし，又は輸入をした医薬品（原薬たる医薬品を除く。），医薬部外品，化粧品，医療機器若しくは再生医療等製品を，それぞれ販売し，貸与し，若しくは授与し，又は医療機器プログラム（医療機器のうちプログラムであるものをいう。）を電気通信回線を通じて提供することをいう。

医療機器及び体外診断用医薬品の製造販売業の許可の定義は以下のとおり。**（法第 23 条の 2，第 23 条の 2 の 2，第 23 条の 2 の 14 関係）**

医療機器又は体外診断用医薬品の種類に応じ，厚生労働大臣の許可を受けた者でなければ，業として，医療機器又は体外診断用医薬品を製造販売してはならない。

当該許可の要件として，製造管理又は品質管理に係る業務を行う体制及び製造販売後安全管理の方法が，厚生労働省令で定める基準に適合しなければならない。また製造管理及び品質管理並びに製造販売後安全管理を行う者として医療機器等総括製造販売責任者の設置が義務付けられている。

また，製造販売業者は，以下の事項を遵守する必要がある。**（法第 23 条の 2 の 15 第 1 項，規則第 114 条の 54 関係）**

ア　薬事に関する法令に従い適正に製造販売が行われるよう必要な配慮をすること。

イ　製造販売しようとする製品の製造管理及び品質管理を適正に行うこと。

ウ　製造販売しようとする製品の製造販売後安全管理を適正に行うこと。

エ　医療機器等総括製造販売責任者，国内品質業務運営責任者及び医療機器等安全管理責任者がそれぞれ相互に連携協力し，その業務を行うことができるよう必要な配慮をすること。

オ　医療機器等総括製造販売責任者がその遵守すべき事項を果たすために必要な配慮をすること。

カ　医療機器等総括製造販売責任者の意見を尊重すること。

選任製造販売業については，「第 3 章 11.（3）選任製造販売業者について」を参照すること。

(1) 区分，許可権限

体外診断用医薬品の製造販売を行おうとするものは，体外診断用医薬品製造販売業許可の取得が必要となる。**(法第23条の2第1項)** また，製造販売業の許可は，都道府県知事が行う。**(令第80条)**

(2) 許可要件に係る省令 (法第23条の2の2)

法改正に伴い，医療機器及び体外診断用医薬品の製造管理及び品質管理の基準については，製造販売業者を主体とした製品ごとの品質管理監督システムについて調査を行う新たな規制体系が適用され，これを受けて，体外診断用医薬品の製造販売業の許可要件を見直し，製造管理又は品質管理に係る業務を行う体制が，「医療機器又は体外診断用医薬品の製造管理又は品質管理に係る業務を行う体制の基準に関する省令」(平成26年厚生労働省令第94号) に適合していることを許可要件の一つとすることとなった。これに合わせ従来のGQP省令から体外診断用医薬品製造販売業者に係る基準が削除された。

本許可を取得するためには，以下の省令の基準に適合することが必要である。

1) 医療機器又は体外診断用医薬品の製造管理又は品質管理に係る業務を行う体制の基準に関する省令 (QMS体制省令)
2) 医薬品，医薬部外品，化粧品，医療機器及び再生医療等製品の製造販売後安全管理の基準に関する省令 (GVP省令)

詳細は，「第4章GVP，QMS，QMS体制省令について」を参照すること。

(3) 人的要件

体外診断用医薬品製造販売業の人的要件は以下のとおりである。

1) 申請者 (法人であるときは，その業務を行う役員を含む) が，法第5条第3号イからへに該当しない。**(法第23条の2の2)**
2) 製造販売業者は，体外診断用医薬品の製造管理及び品質管理並びに製造販売後安全管理を行わせるために，医療機器等総括製造販売責任者 **(法第23条の2の14)**，国内品質業務運営責任者 (QMS省令) 及び医療機器等安全管理責任者 (GVP省令) を設置しなければならない。(製造販売業の三役の設置)

医療機器等総括製造販売責任者

三役の設置

なお，体外診断用医薬品製造販売業者の医療機器等総括製造販売責任者は薬剤師でなければならない。ただし，その製造管理及び品質管理並びに製造販売後安全管理に関し薬剤師を必要としないものとして厚生労働省令で定める体外診断用医薬品についてのみその製造販売をする場合においては，厚生労働省令の定めるところにより，薬剤師以外の技術者をもってこれに代えることができるとされているが，現時点では厚生労働省令で定められた体外診断用医薬品はない。**(法第23条の2の14)**

その他，国内品質業務運営責任者及び医療機器等安全管理責任者についても各々QMS省令，GVP省令において資格要件が規定されている。

また，医療機器等総括製造販売責任者その他責任者等の兼務に関しては次の事項が可能とされている。(平成26.8.6薬食発0806第3号，平成16.7.9薬食発第0709004号) **(図1及び図2)**

責任者等の兼務

① 医療機器等総括製造販売責任者と国内品質業務運営責任者及び医療機器等安全管

総括製造販売責任者		総括製造販売責任者
↕	又は	↕
国内品質業務運営責任者		安全管理責任者

※医療機器等総括製造販売責任者，国内品質業務運営責任者及び医療機器等安全管理責任者が同一所在地にいる場合に限る。

図１　体外診断用医薬品製造販売業者における医療機器等総括製造販売責任者の兼務の範囲

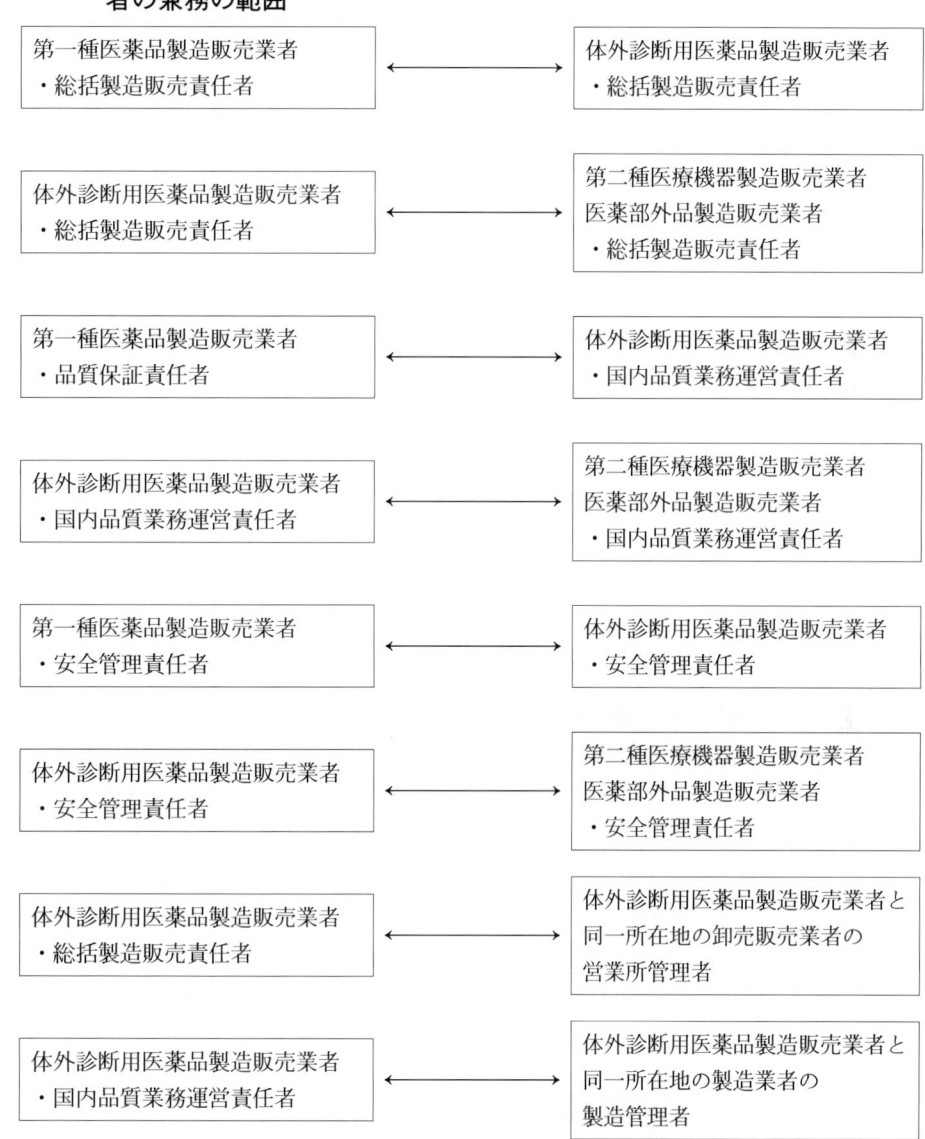

第一種医薬品製造販売業者 ・総括製造販売責任者	↔	体外診断用医薬品製造販売業者 ・総括製造販売責任者
体外診断用医薬品製造販売業者 ・総括製造販売責任者	↔	第二種医療機器製造販売業者 医薬部外品製造販売業者 ・総括製造販売責任者
第一種医薬品製造販売業者 ・品質保証責任者	↔	体外診断用医薬品製造販売業者 ・国内品質業務運営責任者
体外診断用医薬品製造販売業者 ・国内品質業務運営責任者	↔	第二種医療機器製造販売業者 医薬部外品製造販売業者 ・国内品質業務運営責任者
第一種医薬品製造販売業者 ・安全管理責任者	↔	体外診断用医薬品製造販売業者 ・安全管理責任者
体外診断用医薬品製造販売業者 ・安全管理責任者	↔	第二種医療機器製造販売業者 医薬部外品製造販売業者 ・安全管理責任者
体外診断用医薬品製造販売業者 ・総括製造販売責任者	↔	体外診断用医薬品製造販売業者と同一所在地の卸売販売業者の営業所管理者
体外診断用医薬品製造販売業者 ・国内品質業務運営責任者	↔	体外診断用医薬品製造販売業者と同一所在地の製造業者の製造管理者

図２　製造販売業の異なる区分における総括製造販売責任者等の兼務可能な範囲について（例示）

理責任者との兼務については，同一所在地に勤務するものであって，それぞれの業務に支障を来さない等，兼務することに合理性がある範囲において可能とされている。具体的には，次のとおりである。

ア　第一種医療機器製造販売業者については，医療機器等総括製造販売責任者と国内品質業務運営責任者との兼務を可能とすること。

イ　第二種医療機器製造販売業者及び体外診断用医薬品製造販売業者については，

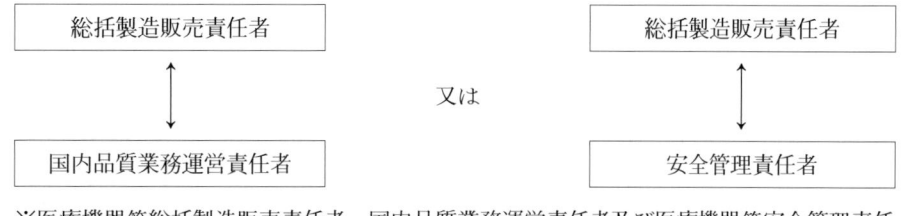

医療機器等総括製造販売責任者と国内品質業務運営責任者の兼務を可能とするとともに，国内品質業務運営責任者を兼務していない場合に限り，医療機器等総括製造販売責任者と医療機器等安全管理責任者との兼務を可能とすること。

ウ　第三種医療機器製造販売業者については，医療機器等総括製造販売責任者，国内品質業務運営責任者及び医療機器等安全管理責任者の三者の兼務を可能とすること。

② 一の法人の同一の所在地において，医薬品等を含む複数の種類の製造販売業を併せて行う場合にあっては，異なる種類の製造販売業間において，総括製造販売責任者同士，安全管理責任者同士，国内品質業務運営責任者同士，又は国内品質業務運営責任者と品質保証責任者の兼務ができるとされている。この場合において，異なる責任者間の兼務を併せ行う場合は，全ての許可の種類において兼務が認められている範囲においてのみ兼務できるものであること。

③ 一の法人において，製造販売業及び製造業を併せて行う場合であって，国内品質業務運営責任者がその業務を行う事務所と同一施設内に製造所を有する場合には，国内品質業務運営責任者と製造管理者又は責任技術者との兼務を可能とすること。

④ 体外診断用医薬品製造販売業者の医療機器等総括製造販売責任者（第一種医薬品製造販売業者の総括製造販売責任者を兼務する場合を除く。）と卸売販売業の営業所管理者の兼務については，当該製造販売業の主たる機能を有する事務所と卸売販売業を行う事務所が同一所在地であって，それぞれの業務に支障を来さない等，兼務することに合理性がある範囲において可能であること。

⑤ その他の管理者等の兼務については，「薬事法及び採血及び供血あつせん業取締法の一部を改正する法律等の施行について」（平成16.7.9薬食発第0709004号）の第26の1に示す取扱いに準じること。

遵守事項

3) 医療機器等総括製造販売責任者の遵守事項

医療機器等総括製造販売責任者の遵守事項は以下のとおり。**（法第23条の2の14第2項，規則第114条の50）**

① 製造管理及び品質管理並びに製造販売後安全管理に係る業務に関する法令及び実務に精通し，公正かつ適正に当該業務を行うこと。

② 当該業務を公正かつ適正に行うために必要があると認めるときは，製造販売業者に対し文書により必要な意見を述べ，その写しを5年間保存すること。

③ 医療機器又は体外診断用医薬品の国内における品質管理に関する業務の責任者（国内品質業務運営責任者）及び製造販売後安全管理に関する業務の責任者（医療機器等安全管理責任者）との相互の密接な連携を図ること。

2. 製造販売業許可申請

製造販売業許可は，医療機器等総括製造販売責任者が所在する主たる機能を有する事務所が対象となる。また，異なる許可区分について同一企業の別の事務所が許可を取得することも可能である。

許可申請書様式

許可申請の方法は，様式第九を用い，次に示す添付書類を添付し申請する。

申請書記載事項

・製造販売業の許可申請書の記載事項

（1） 製造販売業を行う主たる機能を有する事務所の名称

（2） 製造販売業を行う主たる機能を有する事務所の所在地

（３）　許可の種類
（４）　(法人にあっては）薬事に関する業務に責任を有する役員（責任役員）の氏名
（５）　総括製造販売責任者（氏名・資格・住所）
（６）　法第 23 条の 2 の 14 第 1 項ただし書第 2 号に該当する場合であって，医療機器等総括製造販売責任者として薬剤師以外の技術者を置くときは，医療機器等総括製造販売責任者補佐薬剤師の氏名，資格，及び住所
（７）　申請者の欠格条項
（８）　申請者が他の種類の製造販売業の許可を取得している場合は，備考欄に当該製造販売業の許可の種類及び許可番号を記載
（９）　備考

添付書類

・添付書類

添付資料については，規則第 114 条の 2 第 3 項及び「薬事法及び採血及び供血あつせん業取締法の一部を改正する法律の施行について」(平成 16.7.9 薬食発第 0709004 号）に従い，以下のとおりの書類を添えなければならない。ただし，申請等の行為の際，当該申請書の提出先とされている都道府県知事に提出され，又は当該都道府県知事を経由して厚生労働大臣に提出された書類については，当該申請書にその旨を付記したときはこの限りでない。**(規則第 114 条の 2 第 4 項)**

(様式第九)

（１）　申請者が法人であるときは，登記事項証明書
（２）　申請者（申請者が法人であるときは，薬事に関する業務に責任を有する役員）が精神の機能の障害により業務を適正に行うに当たつて必要な認知，判断及び意思疎通を適切に行うことができないおそれがある者である場合は，当該申請者に係る精神の機能の障害に関する医師の診断書
（３）　申請者が現に製造販売業の許可を受けている場合にあっては，取得したすべての当該製造販売業の許可証の写し
（４）　申請者が法人であるときは，その組織図 **(法第 23 条の 2 第 3 項)**
（５）　申請者以外の者がその総括製造販売責任者であるときは，雇用契約書の写し，その他申請者のその総括製造販売責任者に対する使用関係を証する書類

なお，役員がその総括製造販売責任者である場合は，当該者が当該法人の役員であることを証する書類

（６）　総括製造販売責任者が法第 23 条の 2 の 14 第 1 項に規定する者であることを証する書類

申請時に薬剤師免許証の原本を持参し，申請書の記載内容と一致していることの確認を受ける必要がある。

（７）　法第 23 条の 2 の 14 第 1 項ただし書第 2 号に該当する場合であって，医療機器等総括製造販売責任者として薬剤師以外の技術者を置くときは，
イ　医療機器等総括製造販売責任者が第 114 条の 49 の 2 第 1 項各号に規定する者であることを証する書類
ロ　医療機器等総括製造販売責任者として薬剤師以外の技術者を置く理由を記載した書類
ハ　医療機器等総括製造販売責任者補佐薬剤師の雇用契約書の写しその他の使用関係を証する書類
ニ　医療機器等総括製造販売責任者として法第 23 条の 2 の 14 第 2 項に規定する能力及び経験を有する薬剤師を置くために必要な措置に関する計画

様式第九（第十九条，第百十四条の二，第百三十七条の二関係）

医薬品
体外診断用医薬品
医薬部外品
化粧品
医療機器
再生医療等製品
製造販売業　許可申請書

主たる機能を有する事務所の名称				
主たる機能を有する事務所の所在地				
許可の種類				
（法人にあつては）薬事に関する業務に責任を有する役員の氏名				
総括製造販売責任者（総括製造販売責任者補佐薬剤師を置く場合にあつては，その者を含む。）	氏名		資格	
	住所			
申請者（法人にあつては，薬事に関する業務に責任を有する役員を含む。）の欠格条項	(1) 法第75条第1項の規定により許可を取り消され，取消しの日から3年を経過していない者			
	(2) 法第75条の2第1項の規定により登録を取り消され，取消しの日から3年を経過していない者			
	(3) 禁錮以上の刑に処せられ，その執行を終わり，又は執行を受けることがなくなつた後，3年を経過していない者			
	(4) 法，麻薬及び向精神薬取締法，毒物及び劇物取締法その他薬事に関する法令で政令で定めるもの又はこれに基づく処分に違反し，その違反行為があつた日から2年を経過していない者			
	(5) 麻薬，大麻，あへん又は覚醒剤の中毒者			
	(6) 精神の機能の障害により製造販売業者の業務を適正に行うに当たつて必要な認知，判断及び意思疎通を適切に行うことができない者			
	(7) 製造販売業者の業務を適切に行うことができる知識及び経験を有すると認められない者			
備考				

上記により，医薬品／体外診断用医薬品／医薬部外品／化粧品／医療機器／再生医療等製品の製造販売業の許可を申請します。

年　月　日

住所（法人にあつては，主たる事務所の所在地）

氏名（法人にあつては，名称及び代表者の氏名）

都道府県知事
保健所設置市市長　殿
特別区区長

（注意）

1　用紙の大きさは，Ａ４とすること。

2　字は，墨，インク等を用い，楷書ではつきりと書くこと。

3　許可の種類欄には，医薬品，体外診断用医薬品，医薬部外品，化粧品又は医療機器の製造販売業にあつては法第12条第1項又は法第23条の2第1項に掲げる許可の種類のうち該当するもの，再生医療等製品の製造販売業にあつては再生医療等製品製造販売業許可と，薬局製造販売医薬品製造販売業にあつては薬局製造販売医薬品製造販売業許可と記載すること。

4　総括製造販売責任者の資格欄には，医薬品又は体外診断用医薬品の製造販売業にあつてはその者が薬剤師であるときはその者の薬剤師名簿の登録番号及び登録年月日を，その者が薬剤師以外の者であるときはその者が第86条第1項第1号イ若しくはロ，第2号イからハまで，第3号イ若しくはロ又は第114条の49の2第1項第1号若しくは第2号のいずれに該当するかを，医薬部外品，化粧品，医療機器又は再生医療等製品の製造販売業にあつてはその者が第85条の2第1項及び第2項，第114条の49第1項及び第2項又は第137条の50第1項の各号のいずれに該当するかを記載すること。

5　総括製造販売責任者の氏名，住所及び資格欄には，総括製造販売責任者補佐薬剤師を置く場合にあつては，「総括製造販売責任者／総括製造販売責任者補佐薬剤師」の氏名，住所及び資格をそれぞれ記載すること。この場合，資格欄には，上記4の総括製造販売責任者の資格／総括製造販売責任者補佐薬剤師の薬剤師名簿の登録番号及び登録年月日を記載すること。

6　申請者の欠格条項の(1)欄から(7)欄までには，当該事実がないときは「なし」と記載し，あるときは，(1)欄及び(2)欄にあつてはその理由及び年月日を，(3)欄にあつてはその罪，刑，刑の確定年月日及びその執行を終わり，又は執行を受けることがなくなつた場合はその年月日を，(4)欄にあつてはその違反の事実及び違反した年月日を記載すること。また，(6)欄に該当するおそれがある者については，同欄に「別紙のとおり」と記載し，当該申請者に係る精神の機能の障害に関する医師の診断書を添付すること。

7　薬局製造販売医薬品の製造販売業にあつては，備考欄にその薬局の開設許可番号及び許可年月日を記載すること。

8　令第20条第2項に規定する医薬部外品の製造販売業にあつては，備考欄に「新指定医薬部外品」と記載すること。

9　申請者が現に製造販売業の許可を取得している場合には，備考欄に当該製造販売業の許可の種類及び許可番号を記載すること。

（８）　製造管理又は品質管理に係る業務を行う体制に関する書類（**法第 23 条の 2 第 3 項**）

（９）　製造販売後安全管理に係る体制に関する書類（**法第 23 条の 2 第 3 項**）

・製造販売業許可の基準

許可の基準

製造販売業の許可の基準は，法第 23 条の 2 の 2 に定められている。すなわち，製造管理又は品質管理に係る業務を行う体制が，厚生労働省令で定める基準に適合しないとき，製造販売後安全管理の方法が，厚生労働省令で定める基準に適合しないとき，もしくは，申請者（申請者が法人であるときは，薬事に関する業務に責任を有する役員を含む。）が欠格条項に該当する場合は，許可が与えられないことがある。

業者コード

なお，新規に業許可申請を行う場合には，業者コード登録票を，原則として e-Gov 電子申請サービス（https://shinsei.e-gov.go.jp/）を利用し，e-Gov により難い場合はファクシミリにより，厚生労働省医薬局医療機器審査管理課宛て提出し，業者コードを取得すること。

手数料

手数料に関しては，都道府県ごとにその金額，納入方法に規定があるため，当該都道府県に確認の上，申請を行うこと。

3. 許可の有効期間及び更新

許可の有効期間

製造販売業の許可の有効期間は，5 年間とされている（**法第 23 条の 2 第 2 項，令第 36 条関係**）ため，その許可の期限が切れるまでに更新する必要がある。更新申請の申請時期については都道府県に確認を行う必要がある。

更新申請書様式

許可更新申請については，申請の様式は，様式第十一を使用する。また，製造販売業の許可の更新申請書に添付すべき書類は，更新に係る許可の許可証とされている。（**規則第 114 条の 6 第 2 項**）

手数料

手数料に関しては，都道府県ごとにその金額，納入方法に規定があるため，当該都道府県に確認の上，申請を行うこと。

4. 変更届

届出時期

様式

法第 23 条の 2 の 16 第 1 項の規定により，次に示す事項を変更するときは変更届を変更後 30 日以内に提出しなければならない。（**規則第 114 条の 69 第 1 項**）変更届の様式は，様式第六を使用すること。

変更届出事項

（１）　製造販売業者の氏名及び住所（法人の場合にあってはその法人の同一性にかかわらない氏名及び住所の変更に限る。）

（２）　主たる機能を有する事務所の名称及び所在地（所在地に関しては同一都道府県内での移転にかかる変更に限る。）

（３）　製造販売業者が法人であるときは，薬事に関する業務に責任を有する役員の氏名

（４）　医療機器等総括製造販売責任者の氏名及び住所

（５）　法第 23 条の 2 の 14 第 1 項ただし書第 2 号に該当する場合であって，医療機器等総括製造販売責任者として薬剤師以外の技術者を置くときは，医療機器等総括製造販売責任者補佐薬剤師の氏名及び住所

（６）　当該製造販売業者が，他の種類の製造販売業の許可を受け，又は当該許可に係る

様式第十一（第二十三条，第百十四条の六，第百三十七条の六関係）

医薬品／体外診断用医薬品／医薬部外品／化粧品／医療機器／再生医療等製品　製造販売業　許可更新申請書

許可番号及び年月日				
主たる機能を有する事務所の名称				
主たる機能を有する事務所の所在地				
許可の種類				
（法人にあつては）薬事に関する業務に責任を有する役員の氏名				
総括製造販売責任者（総括製造販売責任者補佐薬剤師を置く場合にあつては，その者を含む。）	氏名		資格	
	住所			
申請者（法人にあつては，薬事に関する業務に責任を有する役員を含む。）の欠格条項	(1) 法第75条第1項の規定により許可を取り消され，取消しの日から3年を経過していない者			
	(2) 法第75条の2第1項の規定により登録を取り消され，取消しの日から3年を経過していない者			
	(3) 禁錮以上の刑に処せられ，その執行を終わり，又は執行を受けることがなくなつた後，3年を経過していない者			
	(4) 法，麻薬及び向精神薬取締法，毒物及び劇物取締法その他薬事に関する法令で政令で定めるもの又はこれに基づく処分に違反し，その違反行為があつた日から2年を経過していない者			
	(5) 麻薬，大麻，あへん又は覚醒剤の中毒者			
	(6) 精神の機能の障害により製造販売業者の業務を適正に行うに当たつて必要な認知，判断及び意思疎通を適切に行うことができない者			
	(7) 製造販売業者の業務を適切に行うことができる知識及び経験を有すると認められない者			
備考				

上記により，医薬品／体外診断用医薬品／医薬部外品／化粧品／医療機器／再生医療等製品の製造販売業の許可の更新を申請します。

年　月　日

住所（法人にあつては，主たる事務所の所在地）

氏名（法人にあつては，名称及び代表者の氏名）

都道府県知事／保健所設置市市長／特別区区長　殿

（注意）

1　用紙の大きさは，A4とすること。

2　字は，墨，インク等を用い楷書ではつきりと書くこと。

3　許可の種類欄には，医薬品，体外診断用医薬品，医薬部外品，化粧品又は医療機器の製造販売業にあつては法第12条第1項又は法第23条の2第1項に掲げる許可の種類のうち該当するもの，再生医療等製品の製造販売業にあつては再生医療等製品製造販売業許可と，薬局製造販売医薬品製造販売業にあつては薬局製造販売医薬品製造販売業許可と記載すること。

4　総括製造販売責任者の資格欄には，医薬品又は体外診断用医薬品の製造販売業にあつてはその者が薬剤師であるときはその者の薬剤師名簿の登録番号及び登録年月日を，その者が薬剤師以外の者であるときはその者が第86条第1項第1号イ若しくはロ，第2号イからハまで，第3号イ若しくはロ又は第114条の49の2第1項第1号若しくは第2号のいずれに該当するかを，医薬部外品，化粧品，医療機器又は再生医療等製品の製造販売業にあつてはその者が第85条の2第1項及び第2項，第114条の49第1項及び第2項又は第137条の50第1項の各号のいずれに該当するかを記載すること。

5　総括製造販売責任者の氏名，住所及び資格欄には，総括製造販売責任者補佐薬剤師を置く場合にあつては，「総括製造販売責任者／総括製造販売責任者補佐薬剤師」の氏名，住所及び資格をそれぞれ記載すること。この場合，資格欄には，上記4の総括製造販売責任者の資格／総括製造販売責任者補佐薬剤師の薬剤師名簿の登録番号及び登録年月日を記載すること。

6　申請者の欠格条項の(1)欄から(7)欄までには，当該事実がないときは「なし」と記載し，あるときは，(1)欄及び(2)欄にあつてはその理由及び年月日を，(3)欄にあつてはその罪，刑，刑の確定年月日及びその執行を終わり，又は執行を受けることがなくなつた場合はその年月日を，(4)欄にあつてはその違反の事実及び違反した年月日を記載すること。また，(6)欄に該当するおそれがある者については，同欄に「別紙のとおり」と記載し，当該申請者に係る精神の機能の障害に関する医師の診断書を添付すること。

7　薬局製造販売医薬品の製造販売業にあつては，備考欄にその薬局の開設許可番号及び許可年月日を記載すること。

8　令第20条第2項に規定する医薬部外品の製造販売業にあつては，備考欄に「新指定医薬部外品」と記載すること。

9　申請者が現に製造販売業の許可を取得している場合には，備考欄に当該製造販売業の許可の種類及び許可番号を記載すること。

事業を廃止したときは，当該許可の種類及び許可番号

なお，変更届の添付書類については，規則第 114 条の 69 第 3 項の規定により以下のように定められている。

1.　製造販売業者の氏名及び住所を変更する場合の添付書類
製造販売業者の戸籍謄本，戸籍抄本又は戸籍記載事項証明書（製造販売業者が法人の場合にあっては，登記事項証明書）

2.　製造販売業者が法人であるときは，薬事に関する業務に責任を有する役員の氏名
新たに役員となった者が精神の機能の障害により業務を適正に行うに当たって必要な認知，判断及び意思疎通を適切に行うことができないおそれがある者である場合は，当該役員に係る精神の機能の障害に関する医師の診断書

3.　医療機器等総括製造販売責任者の氏名及び住所

（1）　雇用契約書の写しその他の使用関係を証する書類

（2）　法第 23 条の 2 の 14 第 1 項に規定する者であることを証する書類

（3）　法第 23 条の 2 の 14 第 1 項ただし書第 2 号に該当する場合であって，医療機器等総括製造販売責任者として薬剤師以外の技術者を置くときは，

イ　医療機器等総括製造販売責任者が第 114 条の 49 の 2 第 1 項各号に規定する者であることを証する書類

ロ　医療機器等総括製造販売責任者として薬剤師以外の技術者を置く理由を記載した書類

ハ　医療機器等総括製造販売責任者補佐薬剤師の雇用契約書の写しその他の使用関係を証する書類

ニ　医療機器等総括製造販売責任者として法第 23 条の 2 の 14 第 2 項に規定する能力及び経験を有する薬剤師を置くために必要な措置に関する計画

4.　医療機器等総括製造販売責任者補佐薬剤師に係る届書

（1）　雇用契約書の写しその他の使用関係を証する書類

（2）　医療機器等総括製造販売責任者として法第 23 条の 2 の 14 第 2 項に規定する能力及び経験を有する薬剤師を置くために必要な措置に関する計画

また，製造販売業者はその事業を廃止し，休止し，若しくは休止後再開した場合にも，法第 23 条の 2 の 16 第 1 項の規定により，休止・廃止・再開届書を 30 日以内に提出しなければならない。**（規則第 114 条の 85 第 1 項で準用する規則第 18 条）** 届出様式は，様式第八を使用する。

5. その他

（1）同一法人における複数の製造販売業許可

医薬品については同一法人等において第一種医薬品製造販売業許可，第二種医薬品製造販売業許可及び体外診断用医薬品製造販売業許可を取得可能である。また，医薬品と体外診断用医薬品，医薬部外品，化粧品及び医療機器等異なる種類については同一法人等が複数の許可を取得することが可能である。（平成 16.7.9 薬食発第 0709004 号）

様式第六（第十六条，第十六条の二，第十六条の三，第九十九条，第百条，第百十四条の六十九，第百十四条の七十，第百二十七条，第百三十七条の六十五，第百三十七条の六十六，第百七十四条，第百七十六条，第百九十五条，第二百六十五条，第二百六十五条の二，第二百六十五条の三関係）

変　更　届　書

業務等の種別				
許可番号，認定番号又は登録番号及び年月日				
薬局，主たる機能を有する事務所，製造所，店舗，営業所又は事業所	名称			
	所在地			
変更内容	事項		変更前	変更後
変更年月日				
備考				

上記により，変更の届出をします。

年　月　日

住　所（法人にあつては，主たる事務所の所在地）

氏　名（法人にあつては，名称及び代表者の氏名）

厚生労働大臣
地方厚生局長
都道府県知事　　殿
保健所設置市市長
特別区区長

（注意）

1　用紙の大きさは，A４とすること。

2　字は，墨，インク等を用い，楷書ではつきりと書くこと。

3　業務等の種別欄には，薬局，地域連携薬局，専門医療機関連携薬局，第１種医薬品，第２種医薬品，医薬部外品，化粧品，第１種医療機器，第２種医療機器，第３種医療機器，体外診断用医薬品，再生医療等製品若しくは薬局製造販売医薬品の製造販売業，医薬品，医薬部外品，化粧品，医療機器，体外診断用医薬品，再生医療等製品若しくは薬局製造販売医薬品の製造業，認定外国製造業者若しくは登録外国製造業者，登録認証機関，店舗販売業，配置販売業若しくは卸売販売業，高度管理医療機器等の販売業若しくは貸与業（指定視力補正用レンズ又はプログラム高度管理医療機器のみの販売業又は貸与業を除く。），指定視力補正用レンズ若しくはプログラム高度管理医療機器のみの販売業若しくは貸与業，特定管理医療機器の販売業若しくは貸与業（補聴器，家庭用電気治療器又はプログラム管理医療機器以外の特定管理医療機器を販売又は貸与する場合に限る。），補聴器，家庭用電気治療器若しくはプログラム管理医療機器のみの販売業若しくは貸与業，管理医療機器（特定管理医療機器を除く。）の販売業若しくは貸与業又は医療機器の修理業の別を記載すること。

4　医薬品等の製造業者若しくは認定外国製造業者又は医療機器の修理業者については，この届書は地方厚生局長に提出する場合にあつては正本１通及び副本２通を，厚生労働大臣，都道府県知事，保健所を設置する市の市長又は特別区の区長に提出する場合にあつては正本１通を提出すること。

5　管理医療機器の販売業又は貸与業にあつては，許可番号，認定番号又は登録番号及び年月日欄にその販売業又は貸与業の届出を行つた年月日を記載すること。

6　配置販売業にあつては，所在地欄に営業区域を記載し，名称欄の記載を要しないこと。

7　管理者の変更の場合は，変更後の管理者が薬剤師又は登録販売者であるときはその者の薬剤師名簿登録番号及び登録年月日又は販売従事登録番号及び登録年月日を，責任技術者の変更の場合は，変更後の責任技術者が第 91 条第１項若しくは第２項，第 91 条の２又は第 114 条の 53 第１項から第３項までの各号のいずれに該当するかを，医薬品又は体外診断用医薬品の総括製造販売責任者の変更の場合は，変更後の総括製造販売責任者が薬剤師であるときは薬剤師名簿登録番号及び登録年月日を，薬剤師以外の者であるときはその者が第 86 条第１項第１号イ若しくはロ，第２号イからハまで，第３号イ若しくはロ又は第 114 条の 49 の２第１項第１号若しくは第２号のいずれに該当するかを，医薬品又は体外診断用医薬品の総括製造販売責任者補佐薬剤師の変更の場合は，変更後の総括製造販売責任者補佐薬剤師の薬剤師名簿登録番号及び登録年月日を，営業所管理者の変更の場合は，変更後の営業所管理者が薬剤師であるときは薬剤師名簿登録番号及び登録年月日を，薬剤師以外の者であるときはその者が第 154 条各号のいずれに該当するかを，高度管理医療機器等営業所管理者の変更の場合は，変更後の高度管理医療機器等営業所管理者が第 162 条第１項から第４項までの各号のいずれに該当するかを，特定管理医療機器営業所管理者等の変更の場合は，変更後の特定管理医療機器営業所管理者等が第 175 条第１項各号のいずれに該当するかを，再生医療等製品営業所管理者の変更の場合は，変更後の再生医療等製品営業所管理者が第 196 条の４第１項各号のいずれに該当するかを変更後欄に付記すること。

8　医薬品又は体外診断用医薬品の総括製造販売責任者の変更の場合のうち，新たに総括製造販売責任者として薬剤師以外の者を置く場合には，総括製造販売責任者補佐薬剤師の氏名，住所，薬剤師名簿登録番号及び登録年月日を変更後欄に付記すること。

9　管理者以外の薬剤師又は登録販売者に変更があつた場合のうち，新たに薬事に関する実務に従事する薬剤師又は登録販売者となつた者がいる場合には，その者の薬剤師名簿登録番号及び登録年月日又は販売従事登録番号及び登録年月日を変更後欄に付記すること。

10　薬事に関する業務に責任を有する役員の変更の場合は，備考欄に，変更後の役員が法第５条第３号イからトまでのいずれかに掲げる者に該当するときはそのいずれに該当するかを記載し，該当しないときは「なし」と記載すること。

11　登録外国製造業者又は認定外国製造業者にあつては，外国語により申請者の住所及び氏名を並記すること。

12　様式第 114，様式第 114 の２又は様式第 114 の３による届出に記載された事項に変更を生じた場合における令第 74 条第１項，令 74 条の２第１項又は令 74 条の３第１項の規定による届出の場合は，正副２通を提出すること。

様式第八（第十条の八，第十八条，第百三十二条，第百五十九条の二十三，第百七十七条，第百九十六条の十三関係）

休　止
廃　止　届　書
再　開

業　務　等　の　種　別		
許可番号，認定番号又は登録番号及び年月日		
薬局，主たる機能を有する事務所，製造所，店舗，営業所又は事業所	名　称	
	所在地	
休止，廃止又は再開の年月日		
備　　考		

上記により，休止／廃止／再開の届出をします。

年　　月　　日

住　所（法人にあつては，主たる事務所の所在地）

氏　名（法人にあつては，名称及び代表者の氏名）

厚生労働大臣
地方厚生局長
都道府県知事　　殿
保健所設置市市長
特別区区長

（注意）
1　用紙の大きさは，A4とすること。
2　字は，墨，インク等を用い，楷書ではつきりと書くこと。
3　業務等の種別欄には，薬局，地域連携薬局，専門医療機関連携薬局，第1種医薬品，第2種医薬品，医薬部外品，化粧品，第1種医療機器，第2種医療機器，第3種医療機器，体外診断用医薬品，再生医療等製品若しくは薬局製造販売医薬品の製造販売業，医薬品，医薬部外品，化粧品，医療機器，体外診断用医薬品，再生医療等製品若しくは薬局製造販売医薬品の製造業，認定外国製造業者，登録外国製造業者，登録認証機関，店舗販売業，配置販売業，卸売販売業，高度管理医療機器等の販売業若しくは貸与業，管理医療機器の販売業若しくは貸与業又は医療機器の修理業の別を記載すること。
4　医薬品等の製造業者又は医療機器の修理業者については，この届書は地方厚生局長に提出する場合にあつては正本1通及び副本2通，都道府県知事，保健所を設置する市の市長又は特別区の区長に提出する場合にあつては正本1通提出すること。
5　管理医療機器の販売業又は貸与業にあつては，許可番号，認定番号又は登録番号及び年月日欄に，その販売業又は貸与業の届出を行つた年月日を記載すること。
6　休止の場合には，休止，廃止又は再開の年月日欄に「○年○月○日まで休止の予定」と付記すること。
7　配置販売業にあつては，所在地欄に営業区域を記載し，名称欄の記載を要しないこと。
8　登録外国製造業者又は認定外国製造業者にあつては，外国語により申請者の住所及び氏名を並記すること。

(2) 製造販売業許可の失効（令第37条の6第3項）

体外診断用医薬品の製造販売業者が次に該当する場合には，その者に係る従前の許可は，その効力を失う。

現に受けている製造販売業の許可と同一種類の許可を，現に受けている許可の許可権者たる都道府県知事と異なる都道府県知事から受けた場合。ただし，医療機器等総括製造販売責任者がその業務を行う事務所（以下「主たる機能を有する事務所」という。）の所在地が同一都道府県内で移転をする場合においては，新規の製造販売業の許可申請を要しない（変更届を提出する）。

なお，このために失効した許可に係る許可証については返納すること。

(3) 製造販売業者の所在地の取扱い

製造販売業者の遵守事項として，医療機器等総括製造販売責任者，国内品質業務運営責任者及び安全管理責任者については，それぞれ相互に連携協力することが求められている。三者が相互に適切かつ迅速に連携協力するためには，主たる機能を有する事務所内に当該三者が所在することが望ましいが，情報技術の活用などにより相互の適切かつ迅速な連携が可能な状況を担保しつつ，その連携の状況が外形的に確認できる場合は，必ずしも同一事務所内に三者全員が所在していなくても差し支えない。なお，査察の際には必要に応じ，製造販売業者は医療機器等総括製造販売責任者以外の者が保持・保存すべき記録等の文書を，主たる機能を有する事務所に移動させるなど，適切に対応できるようにしておく。（平成16.7.9薬食発第0709004号）

(4) 製造販売業者において実施できる業務

製造販売業者が製造に係る出荷判定を完了し，かつ製造販売前の製品を卸売販売業者等に販売するために，製造販売業の許可を得た事務所の所在地において自ら保管することについては，製造業又は販売業の許可は要しない。その際には，製造販売業の許可の申請において，保管場所，保管設備等に関する図面を提出する。なお，構造設備等については，別途定める法第23条の2の5第2項第4号に規定する基準（QMS）に従うこととされている。（平成16.7.9薬食発第0709004号）

第2章　体外診断用医薬品の製造業登録及び外国製造業者の登録

Ⅰ．国内製造業の登録

1．総括的事項

製造業については，平成14年改正薬事法（平成17年4月1日施行）により品目ごとの許可から区分ごとの許可体系に移行し，体外診断用医薬品の製造業では3種類の許可・認定区分（放射性医薬品区分，一般区分および包装等区分）が適用されてきたが，医薬品医療機器法の施行（平成25年法律第84号。平成26年11月25日施行）により，許可制から登録制に改められ，同様に，外国の製造業についても認定制から登録制へ移行した。**(法第23条の2の3，第23条の2の4，規則第114条の8)**

また，登録制への移行に伴い，薬局等構造設備規則（昭和36年厚生省令第2号）に定める構造設備要件が除外され，許可・認定区分の取扱いも廃止され，製造所ごとに「体外診断用医薬品の製造業の登録」を受けることになった。なお，登録の有効期間は5年であり，登録申請又は登録更新申請に当たっては，必要に応じて登録権者が製造所の場所等を実地に確認する。

(1) 登録対象となる製造業の範囲

体外診断用医薬品又は放射性体外診断用医薬品の製造を業として行おうとする者は，都道府県知事に体外診断用医薬品製造業を登録する必要がある。

登録対象となる製造所の範囲（製造工程）は，法第23条の2の3第1項に基づき，規則第114条の8で以下のとおり規定されており，また，「医療機器及び体外診断用医薬品の製造業の取扱いについて」（平成26.10.3薬食機参発1003第1号）により登録対象となる製造工程の具体的な考え方が示されている。

1)　規則第114条の8（製造業の登録を受ける製造所の製造工程）

法第23条の2の3第1項の厚生労働省令で定める製造工程は，次の各号に掲げる医療機器又は体外診断用医薬品の種類に応じ，それぞれ当該各号に掲げるものとする。

一～五　省略

六　放射性医薬品である体外診断用医薬品（以下「放射性体外診断用医薬品」という。）次に掲げる製造工程

イ　設計

ロ　反応系に関与する成分の最終製品への充填工程以降の全ての製造工程

七　法第23条の2の5（医療機器及び体外診断用医薬品の製造販売の承認）第1項及び法第23条の2の23（指定高度管理医療機器等の製造販売の認証）第1項に規定する体外診断用医薬品（前号に掲げるものを除く。）（注：製造販売承認品目および認証品目）

次に掲げる製造工程

イ　設計

ロ　反応系に関与する成分の最終製品への充填工程

ハ　国内における最終製品の保管

八　前二号に掲げる体外診断用医薬品以外の体外診断用医薬品（注：製造販売届出品目）

次に掲げる製造工程

イ　反応系に関与する成分の最終製品への充填工程

ロ　国内における最終製品の保管

2)　登録対象となる製造工程の具体的な考え方（平成26.10.3薬食機参発1003第1号）

（A）体外診断用医薬品（放射性体外診断用医薬品は除く。）

設計

①　設計

イ　承認又は認証を要する体外診断用医薬品の設計開発に関して責任を有する者がいる施設であって，当該設計開発に係る記録を管理している場所を登録すること。なお，当該登録すべき製造所は，QMS省令第30条から第36条までの設計開発に係る規定の適合性について調査を受けることに留意すること。

ロ　イにより選定した設計開発を行う施設が当該体外診断用医薬品の製造販売業の主たる機能を有する事務所と同一である場合については，当該施設における製造業の登録は必要としないこと。この場合において，QMS省令の設計開発の規定の適合性については当該製造販売業の主たる機能を有する事務所を対象として調査が行われること。

ハ　承認又は認証が不要な体外診断用医薬品についてのみ設計開発を行う施設は，登録を要しないこととしたこと。

最終容器への充填工程

②　反応系に関与する成分の最終容器への充填工程

反応系に関与する成分を直接の容器等へ充填する製造工程を行う施設を登録すること。なお，法施行前に既に製造販売している品目に関しては，旧規則第26条第2項第2号の製造区分の許可又は第36条第2項第2号の認定製造所が登録対象になると考えられること。

最終製品の保管

③　国内における最終製品の保管

最終製品を保管する施設のうち，市場への出荷判定時に製品を保管している施設を登録すること。なお，法施行前に既に製造販売している体外診断用医薬品に関しては，旧規則第26条第2項第3号の製造区分の許可を有する製造所であって，包装又は表示を行った後に他の製造所において市場への出荷判定を行う場合は，包装及び表示を行う製造所は新法下では登録対象とならず，市場への出荷判定を行う製造所を登録することになると考えられること。

（B）放射性体外診断用医薬品

①　設計

上記（A）①と同様であること。

②　反応系に関与する成分の最終容器への充填工程以降の全ての製造工程

上記（A）②の製造工程から上記（A）③の最終製品を出荷するために保管するま

での工程における全ての施設を登録すること。なお，法施行前に既に製造販売している品目に関しては，旧規則第26条第2項第1号の製造区分の許可又は第36条第2項第1号の認定製造所が登録対象になると考えられること。

3）その他

① 製造業の登録については体外診断用医薬品製造業として登録されるため，登録対象となる製造工程のうち複数の製造工程を行う施設であっても，製造所の責任者は1人置くことでよいこと。

② 法附則第4条及び第7条により体外診断用医薬品の製造業の登録を受けたものとみなされる者（以下「みなし体外診断用医薬品製造業者」という。）における製造業登録番号については，「体外診断用医薬品の製造販売業又は製造業を行う旨の届出等について」（平成26.8.21薬食機参発0821第1号・薬食安発0821第1号）で示された新たに付番された登録番号を用いること。

（2）人的要件

申請者

1）申請者（法人であるときは，薬事に関する業務に責任を有する役員）はイ～ヘに該当しないこと。**（法第23条の2の3第6項，第5条第3号）**

イ　法第75条第1項の規定により許可を取り消され，取り消しの日から3年を経過していない者

ロ　法第75条の2第1項の規定により登録を取り消され，取消しの日から3年を経過していない者

ハ　禁錮以上の刑に処せられ，その執行を終わり，又は執行を受けることがなくなった後，3年を経過していない者

ニ　イからハまでに該当する者を除くほか，医薬品医療機器法，麻薬及び向精神薬取締法，毒物及び劇物取締法その他薬事に関する法令で政令で定めるもの又はこれに基づく処分に違反し，その違反行為があった日から2年を経過していない者

ホ　成年被後見人又は麻薬，大麻，あへん若しくは覚醒剤の中毒者

ヘ　心身の障害により薬局開設者（製造販売業者・製造業者）の業務を適正に行うことができない者として厚生労働省令で定めるもの。厚生労働省令で定める者は，精神の機能の障害により薬局開設者の業務を適正に行うに当たって必要な認知，判断及び意思疎通を適切に行うことができない者とする。**（規則第8条）**

製造管理者

2）体外診断用医薬品の製造業者は，自ら薬剤師であってその製造を実地に管理する場合のほか，その製造所を実地に管理させるために製造所ごとに製造管理者（薬剤師）を配置しなければならない。**（法第23条の2の14第10項）**

体外診断用医薬品の製造工程のうち設計のみを行う製造所の管理者については，他の体外診断用医薬品の製造所の管理者との兼務が可能である。ただし，設計のみを行う製造所及び他の製造所における業務に支障を生じない範囲とする。（平成26.10.3薬食機参発1003第1号）

3）製造業の登録については体外診断用医薬品製造業として登録されるため，登録対象となる製造工程のうち複数の製造工程を行う施設であっても，製造所の責任者は1人置くことでよい。（平成26.10.3薬食機参発1003第1号）

2. 製造業登録申請

（1）登録申請の方法

様式
提出先
業者コード

体外診断用医薬品の製造業の登録は規則第114条の9に定められた様式第六十三の二による申請書（正本1通）を製造所所在地の都道府県知事に提出することによって行われる。新規に業登録申請を行う場合には，事前に都道府県を通じて業者コードの登録を行うこと。

（2）手数料

各都道府県により定められた額を手数料として，証紙又は現金あるいは専用振込用紙による銀行からの振込みなど，各都道府県で指定された方法で納付する。証紙にて納付する場合，登録申請書の正本にその手数料に相当する額の証紙を貼付する。なお，証紙には申請者自身が消印をしてはならない。

（3）申請書の記載方法

1)　製造所の名称欄

体外診断用医薬品製造業の製造所の名称を正確に記載する。

2)　製造所の所在地欄

製造所の所在地を登記上の地名で正確に記載する。

3)　管理者又は責任技術者欄

製造管理者となる者の氏名及び住所を記載し，資格欄へは薬剤師名簿の登録番号及び登録年月日を記載する。

4)　申請者（法人にあっては，薬事に関する業務に責任を有する役員を含む。）の欠格条項欄

申請者の欠格条項の（1）欄から（7）欄には，当該事実がないときは「（全員）なし」と記載する。

当該事実があるときは，（1）及び（2）欄にあってはその理由及び年月日を，（3）欄にあってはその罪，刑，刑の確定年月日及びその執行を終わり，又は執行を受けることがなくなった場合はその年月日を，（4）欄にあってはその違反の事実及び違反した年月日を，（5）欄にあっては「ある」と記載すること。

5)　備考欄

設計の業務を行う製造所である場合は「設計」と記載する。

移転による製造所の新規登録の場合には旧製造所との関係などを記載する。

6)　申請書の簡略記載

体外診断用医薬品製造業の登録申請に際し，当該製造所について当該申請に係る登録

以外の許可又は登録を受けている場合等一定の要件に合致する場合には，申請書の各欄について簡略記載が認められる。

（4）申請書の添付資料（規則第114条の9）

1)　申請者が法人であるときは，登記事項証明書

登記事項証明書の事業目的には，医薬品の製造を行いうる旨が記載されていること。

申請者の診断書
自己宣言書

2)　申請者（申請者が法人であるときは，薬事に関する業務に責任を有する役員全員）が法第5条第3号ホ及びへに該当しないことを疎明する書類。規定の様式は無いが，自己宣言書又は医師の診断書を添付することでよい。

法第5条第3号

ホ　成年被後見人又は麻薬，大麻，あへん若しくは覚醒剤の中毒者

へ　心身の障害により薬局開設者の業務を適正に行うことができない者として厚生労働省令で定めるもの

3)　申請者以外のものがその製造所の体外診断用医薬品製造管理者であるときは，雇用契約書の写しその他，申請者のその体外診断用医薬品製造管理者に対する使用関係を証する書類

4)　体外診断用医薬品製造管理者が薬剤師であることを証する書類

申請時に薬剤師免許証の原本を持参し，申請書の記載内容と一致していることの確認を受ける必要がある。

5)　登録を受けようとする製造所の場所を明らかにした図面

敷地内の登録対象となる範囲がわかるものや建物内の登録対象となる特定の階を示す図面などを添付する。

6)　申請者が他の製造業の許可又は登録を受けている場合にあっては，当該製造業の許可証又は登録証の写し

7)　申請者が法人であるときは，その「薬事に関する業務に責任を有する役員」の範囲を具体的に示す定款，組織規定（図）又は業務分掌表等

法人の「薬事に関する業務に責任を有する役員」の範囲は，株式会社の場合「会社を代表すべき取締役（代表取締役，複数の場合も有）及び医薬品医療機器法の許可に係る業務を担当する取締役」とされている。

8)　その他必要な書類；各都道府県が指定した書類など

9)　添付書類の省略

体外診断用医薬品製造業の登録申請時において，同一の資料が既に製造所所在地の都道府県知事に提出されている場合には，上記添付資料の省略が認められる場合がある。

（5）製造所を移転する場合の登録申請手続き

製造所を移転する場合には，新規の体外診断用医薬品製造業の登録を受ける必要がある。移転により業務が中断することなく行えるよう事前の登録申請が認められており，この申請に当たっては申請書の内容の一部について簡略記載が認められる。

様式第六十三の二（第百十四条の九関係）

医療機器／体外診断用医薬品 製造業 登録申請書

製造所の名称				
製造所の所在地				
（法人にあつては）薬事に関する業務に責任を有する役員の氏名				
管理者又は責任技術者	氏名		資格	
	住所			
申請者（法人にあつては，薬事に関する業務に責任を有する役員を含む。）の欠格条項	(1)	法第75条第１項の規定により許可を取り消され，取消しの日から３年を経過していない者		
	(2)	法第75条の２第１項の規定により登録を取り消され，取消しの日から３年を経過していない者		
	(3)	禁錮以上の刑に処せられ，その執行を終わり，又は執行を受けることがなくなつた後，３年を経過していない者		
	(4)	法，麻薬及び向精神薬取締法，毒物及び劇物取締法その他薬事に関する法令で政令で定めるもの又はこれに基づく処分に違反し，その違反行為があつた日から２年を経過していない者		
	(5)	麻薬，大麻，あへん又は覚醒剤の中毒者		
	(6)	精神の機能の障害により製造業者の業務を適正に行うに当たつて必要な認知，判断及び意思疎通を適切に行うことができない者		
	(7)	製造業者の業務を適切に行うことができる知識及び経験を有すると認められない者		
備考				

上記により，医療機器／体外診断用医薬品 の製造業の登録を申請します。

年　月　日

住　所（法人にあつては，主たる事務所の所在地）

氏　名（法人にあつては，名称及び代表者の氏名）

都道府県知事　　殿

（注意）

1　用紙の大きさは，Ａ４とすること。

2　この申請書は，正本１通提出すること。

3　字は，墨，インク等を用い，楷書ではつきりと書くこと。

4　管理者又は責任技術者の資格欄には，管理者にあつてはその者が薬剤師であるときはその者の薬剤師名簿の登録番号及び登録年月日を，責任技術者にあつてはその者が第114条の52第１項から第３項までの各号のいずれに該当するかを記載すること。

5　申請者の欠格条項の(1)欄から(7)欄までには，当該事実がないときは「なし」と記載し，あるときは，(1)欄及び(2)欄にあつてはその理由及び年月日を，(3)欄にあつてはその罪，刑，刑の確定年月日及びその執行を終わり，又は執行を受けることがなくなつた場合はその年月日を，(4)欄にあつてはその違反の事実及び違反した年月日を記載すること。

6　設計の業務を行う製造所である場合は備考欄に「設計」と記載すること。

（6）体外診断用医薬品製造業登録証の交付

体外診断用医薬品製造業の登録を申請し，これが登録されると，都道府県知事から登録証が交付される。**（令第37条の8，規則第114条の10）**

体外診断用医薬品製造業者は，交付された登録証を製造所の見やすい場所に掲示しておかなければならない。**（規則第114条の85第2項，規則第3条）**

3. 製造業の登録の更新

（1）手続きの概要

1)　登録の更新申請

様式
提出先

規則第114条の13に従い，登録更新の申請は，様式第六十三の四による申請書（正本1通）に登録証を添えて，製造所所在地の都道府県知事に提出することによって行われる。

更新時期

法第23条の2の3第3項及び令第37条の7により，「体外診断用医薬品の製造業の登録は，5年ごとに更新を受けなければその期間の経過によって，その効力を失う。」との旨が規定されている。

2)　手数料

手数料は，各都道府県により定められた額を，証紙又は現金あるいは専用振込用紙による銀行からの振込みなど，各都道府県で指定された方法で納付する。証紙にて納付する場合，登録申請書の正本にその手数料に相当する額の証紙を貼付する。なお，証紙には申請者自身が消印をしてはならない。

（2）申請書の提出時期

更新の場合，有効期間を過ぎてから申請をしても受付けられないので，そのときは改めて業の登録申請を行わなければならない。登録更新申請書は，製造所所在地の都道府県において定めている登録更新に係る標準的事務処理期間を考慮して，有効期間の終期の前に都道府県知事に提出しなければならない。

（3）申請書の記載方法

1)　登録番号及び年月日欄

業登録番号及び登録年月日を記載すること。登録年月日は現在手元にある登録証に記載されている有効期間の始期年月日とすること。なお，登録証のほぼ中央に記載されている発行年月日を登録年月日と間違えることのないよう注意すること。

2)　製造所の名称欄

登録されている製造所の名称を記載すること。なお，申請書の作成提出時期にそれらの名称を変更し，登録証の書換えを申請中である場合は，変更後の製造所名称を記載し，備考欄に「書換え申請中」と付記すること。

3)　製造所の所在地欄

登録されている製造所の所在地を記載すること。なお，住居表示に関する法律等に基づき市町村名，地名，番地等に変更を生じたときは，変更後の所在地を記載し，備考欄に「住居表示に関する法律等による変更」と付記し，市区町村長の発行する証明書を添付すること。申請者の住所が変更になったときも同様とする。

4)　管理者又は責任技術者欄

製造管理者となる者の氏名及び住所を記載し，資格欄へは薬剤師名簿の登録番号及び登録年月日を記載する。

5)　申請者（法人にあっては，薬事に関する業務に責任を有する役員を含む。）の欠格条項欄

体外診断用医薬品製造業の登録の項の申請者の欠格条項欄の記載事項と同じ。

6)　備考欄

設計の業務を行う製造所である場合は「設計」と記載する。

4. 製造業の変更届

（1）変更届の概要及び届書の提出時期

提出時期

体外診断用医薬品製造業者は，法第23条の2の16第2項の規定による規則第114条の70の規定により，次の場合には変更の日から30日以内に様式第六による変更届書（正本1通）を製造所所在地の都道府県知事に提出しなければならない。この届書は，全て最初の受理機関，例えば都道府県又は保健所等に30日以内に届書が到達しなければならない。したがって変更が行われたときは速やかに届出の手続きをとることが必要である。

変更届出事項

1)　製造業者の氏名又は住所，体外診断用医薬品製造所管理者（以下「管理者」という。）の氏名及び住所を変更したとき。
2)　製造業者が法人であるときは，薬事に関する業務に責任を有する役員の氏名を変更したとき。
3)　製造所の名称を変更したとき。
4)　製造業者が他の製造業の許可，認定若しくは登録を受け，又はその製造所を廃止したときは，当該許可の区分及び許可番号，当該認定の区分及び認定番号又は当該登録の登録番号。

登録証の書換え

以上の変更事項のうち製造業者の氏名，製造所の名称を変更したときは，同時に登録証の書換え交付申請も行うことができる。製造業者の氏名の変更とは，同一人であって婚姻，襲名，改名等により姓あるいは名を変更した場合をいい，法人ではその法人の同一性を失わず単に商号を変更した場合をいい，たとえ商号が同じであっても一度解散して新たに設立されたような法人は別法人と考えることは商法の規定から明らかである。別の法人に切替えられた場合，あるいは親から子に相続された場合は新規の製造業の登録を受ける必要がある。また，法人格の変更（企業合併等）により製造所（又は外国製造業者）の名称が変更される場合は，新規に製造業登録（又は外国製造業者登録）を取得する必要がある。ただし，法人の場合で，有限会社から株式会社へ，合名会社から合

様式第六十三の四（第百十四条の十三関係）

医療機器／体外診断用医薬品　製造業　登録更新申請書

登録番号及び年月日				
製造所の名称				
製造所の所在地				
（法人にあつては）薬事に関する業務に責任を有する役員の氏名				
管理者又は責任技術者	氏名		資格	
	住所			
申請者（法人にあつては，薬事に関する業務に責任を有する役員を含む。）の欠格条項	(1)	法第75条第1項の規定により許可を取り消され，取消しの日から3年を経過していない者		
	(2)	法第75条の2第1項の規定により登録を取り消され，取消しの日から3年を経過していない者		
	(3)	禁錮以上の刑に処せられ，その執行を終わり，又は執行を受けることがなくなつた後，3年を経過していない者		
	(4)	法，麻薬及び向精神薬取締法，毒物及び劇物取締法その他薬事に関する法令で政令で定めるもの又はこれに基づく処分に違反し，その違反行為があつた日から2年を経過していない者		
	(5)	麻薬，大麻，あへん又は覚醒剤の中毒者		
	(6)	精神の機能の障害により製造業者の業務を適正に行うに当たつて必要な認知，判断及び意思疎通を適切に行うことができない者		
	(7)	製造業者の業務を適切に行うことができる知識及び経験を有すると認められない者		
備考				

上記により，医療機器／体外診断用医薬品の製造業の登録の更新を申請します。

年　月　日

住所（法人にあつては，主たる事務所の所在地）
氏名（法人にあつては，名称及び代表者の氏名）

都道府県知事　殿

（注意）

1　用紙の大きさは，Ａ４とすること。

2　この申請書は，正本１通提出すること。

3　字は，墨，インク等を用い，楷書ではつきりと書くこと。

4　管理者又は責任技術者の資格欄には，管理者にあつてはその者が薬剤師であるときはその者の薬剤師名簿の登録番号及び登録年月日を，責任技術者にあつてはその者が第114条の52第１項から第３項までの各号のいずれに該当するかを記載すること。

5　申請者の欠格条項の(1)欄から(7)欄までには，当該事実がないときは「なし」と記載し，あるときは，(1)欄及び(2)欄にあつてはその理由及び年月日を，(3)欄にあつてはその罪，刑，刑の確定年月日及びその執行を終わり，又は執行を受けることがなくなつた場合はその年月日を，(4)欄にあつてはその違反の事実及び違反した年月日を記載すること。

6　設計の業務を行う製造所である場合は備考欄に「設計」と記載すること。

資会社への変更，あるいはその逆の場合は会社法の規定により同一性が失われない変更とされているので，氏名の変更とすることができる。

添付資料

また，1）に係る変更の場合は当該製造業者の戸籍謄本，戸籍抄本又は戸籍記載事項証明書（法人の場合は登記事項証明書）を添付する。また，製造所の管理者を変更した場合は，変更後の管理者が製造業者自身以外の者であるときは，雇用契約書の写し，あるいは製造業者と変更後の管理者に対する使用関係を証する書類及び，新たに管理者となった者が薬剤師であることを証する書類を添付する。

2）に係る変更の場合は変更後の新たに役員となった者について，法第5条第3号ホ及びヘに該当しないことを疎明する書類及び登記事項証明書，組織規定（図）又は業務分掌表を添付しなければならない。

（2）変更届書の記載方法

1） 業務の種別欄

「体外診断用医薬品製造業」と記載すること。

2） 許可番号，認定番号又は登録番号及び年月日欄

登録証の該当欄を参照のこと。

3） 薬局，主たる機能を有する事務所，製造所，店舗，営業所又は事業所（名称，所在地）

登録証の該当欄を参照のこと。

4） 変更内容欄

氏名，住所及び製造所の名称を変更した場合は，申請者の氏名，住所及び製造（営業）所の名称欄に記載する事項はそれぞれ変更後の事項を記載すること。

管理者を変更した場合は変更後欄に変更後の管理者の住所及び氏名を記載し，管理者が薬剤師のときは薬剤師名簿登録番号及び登録年月日を付記する。変更前欄には変更前の者の住所，氏名を記載する。

5） 変更年月日欄

変更した実際の年月日を記載する。

6） 備考欄

変更の理由等参考となる事項がある場合には簡単に記載するほか，薬事に関する業務に責任を有する役員の変更の場合は，変更後の役員が法第5条第3号イからヘまでのいずれかに該当するときは，そのいずれに該当するかを記載すること。該当しないときは個人の場合は「なし」，法人の場合は「（全員）なし」と記載すること。

様式第六（第十六条，第十六条の二，第十六条の三，第九十九条，第百条，第百十四条の六十九，第百十四条の七十，第百二十七条，第百三十七条の六十五，第百三十七条の六十六，第百七十四条，第百七十六条，第百九十五条，第二百六十五条，第二百六十五条の二，第二百六十五条の三関係）

変　更　届　書

業務等の種別			
許可番号，認定番号又は登録番号及び年月日			
薬局，主たる機能を有する事務所，製造所，店舗，営業所又は事業所	名称		
	所在地		
変更内容	事項	変更前	変更後
変更年月日			
備考			

上記により，変更の届出をします。

年　　月　　日

住　所（法人にあつては，主たる事務所の所在地）

氏　名（法人にあつては，名称及び代表者の氏名）

厚生労働大臣
地方厚生局長
都道府県知事　　殿
保健所設置市市長
特別区区長

（注意）

1　用紙の大きさは，A４とすること。

2　字は，墨，インク等を用い，楷書ではつきりと書くこと。

3　業務等の種別欄には，薬局，地域連携薬局，専門医療機関連携薬局，第１種医薬品，第２種医薬品，医薬部外品，化粧品，第１種医療機器，第２種医療機器，第３種医療機器，体外診断用医薬品，再生医療等製品若しくは薬局製造販売医薬品の製造販売業，医薬品，医薬部外品，化粧品，医療機器，体外診断用医薬品，再生医療等製品若しくは薬局製造販売医薬品の製造業，認定外国製造業者若しくは登録外国製造業者，登録認証機関，店舗販売業，配置販売業若しくは卸売販売業，高度管理医療機器等の販売業若しくは貸与業（指定視力補正用レンズ又はプログラム高度管理医療機器のみの販売業又は貸与業を除く。），指定視力補正用レンズ若しくはプログラム高度管理医療機器のみの販売業若しくは貸与業，特定管理医療機器の販売業若しくは貸与業（補聴器，家庭用電気治療器又はプログラム管理医療機器以外の特定管理医療機器を販売又は貸与する場合に限る。），補聴器，家庭用電気治療器若しくはプログラム管理医療機器のみの販売業若しくは貸与業，管理医療機器（特定管理医療機器を除く。）の販売業若しくは貸与業又は医療機器の修理業の別を記載すること。

4　医薬品等の製造業者若しくは認定外国製造業者又は医療機器の修理業者については，この届書は地方厚生局長に提出する場合にあつては正本１通及び副本２通を，厚生労働大臣，都道府県知事，保健所を設置する市の市長又は特別区の区長に提出する場合にあつては正本１通を提出すること。

5　管理医療機器の販売業又は貸与業にあつては，許可番号，認定番号又は登録番号及び年月日欄にその販売業又は貸与業の届出を行つた年月日を記載すること。

6　配置販売業にあつては，所在地欄に営業区域を記載し，名称欄の記載を要しないこと。

7　管理者の変更の場合は，変更後の管理者が薬剤師又は登録販売者であるときはその者の薬剤師名簿登録番号及び登録年月日又は販売従事登録番号及び登録年月日を，責任技術者の変更の場合は，変更後の責任技術者が第91条第１項若しくは第２項，第91条の２又は第114条の53第１項から第３項までの各号のいずれに該当するかを，医薬品又は体外診断用医薬品の総括製造販売責任者の変更の場合は，変更後の総括製造販売責任者が薬剤師であるときは薬剤師名簿登録番号及び登録年月日を，薬剤師以外の者であるときはその者が第86条第１項第１号イ若しくはロ，第２号イからハまで，第３号イ若しくはロ又は第114条の49の２第１項第１号若しくは第２号のいずれに該当するかを，医薬品又は体外診断用医薬品の総括製造販売責任者補佐薬剤師の変更の場合は，変更後の総括製造販売責任者補佐薬剤師の薬剤師名簿登録番号及び登録年月日を，営業所管理者の変更の場合は，変更後の営業所管理者が薬剤師であるときは薬剤師名簿登録番号及び登録年月日を，薬剤師以外の者であるときはその者が第154条各号のいずれに該当するかを，高度管理医療機器等営業所管理者の変更の場合は，変更後の高度管理医療機器等営業所管理者が第162条第１項から第４項までの各号のいずれに該当するかを，特定管理医療機器営業所管理者等の変更の場合は，変更後の特定管理医療機器営業所管理者等が第175条第１項各号のいずれに該当するかを，再生医療等製品営業所管理者の変更の場合は，変更後の再生医療等製品営業所管理者が第196条の４第１項各号のいずれに該当するかを変更後欄に付記すること。

8　医薬品又は体外診断用医薬品の総括製造販売責任者の変更の場合のうち，新たに総括製造販売責任者として薬剤師以外の者を置く場合には，総括製造販売責任者補佐薬剤師の氏名，住所，薬剤師名簿登録番号及び登録年月日を変更後欄に付記すること。

9　管理者以外の薬剤師又は登録販売者に変更があつた場合のうち，新たに薬事に関する実務に従事する薬剤師又は登録販売者となつた者がいる場合には，その者の薬剤師名簿登録番号及び登録年月日又は販売従事登録番号及び登録年月日を変更後欄に付記すること。

10　薬事に関する業務に責任を有する役員の変更の場合は，備考欄に，変更後の役員が法第５条第３号イからトまでのいずれかに掲げる者に該当するときはそのいずれに該当するかを記載し，該当しないときは「なし」と記載すること。

11　登録外国製造業者又は認定外国製造業者にあつては，外国語により申請者の住所及び氏名を並記すること。

12　様式第114，様式第114の２又は様式第114の３による届出に記載された事項に変更を生じた場合における令第74条第１項，令74条の２第１項又は令74条の３第１項の規定による届出の場合は，正副２通を提出すること。

Ⅱ部　2章

Ⅱ．外国製造業者の登録

1．総括的事項

日本に輸出される医薬品，医療機器について，国内に流通する製品の安全性を確保し，保健衛生上の危害の発生の防止を図るため，当該製品を製造する外国製造業者に対する厚生労働大臣の関与のあり方を見直し，平成14年改正薬事法（平成17年4月1日施行）により外国製造業者の認定制が導入され，3種類の認定区分（放射性医薬品区分，一般区分および包装等区分）が適用されてきたが，平成25年改正薬事法（平成25年法律第84号。平成26年11月25日施行）により，医療機器及び体外診断用医薬品の外国製造業者に関しては国内製造業者と同じく認定制から登録制に移行した。（法第23条の2の4）　具体的には，外国において本邦に輸出される体外診断用医薬品を製造しようとする外国製造業者は，製造所ごとに，厚生労働大臣の登録を受けることができることとする（法第23条の2の4第1項）とともに，当該製造業者が登録を受けていることを，製造販売業者の製造販売の承認等の要件とした。（法第23条の2の5第2項）

また，国内製造業と同様に，外国製造業者の登録についても認定区分の取扱いが廃止された。なお，登録の有効期間は5年であり，変更等の手続きについても国内製造業の登録に準ずる。また，外国製造業者の当該製造所における製造管理及び品質管理の方法はQMS省令に適合させなければならない。

この登録の手続きについては，当該外国製造業者の製造する体外診断用医薬品の国内の製造販売業者が代行して行うことができる。

（1）登録対象となる製造業の範囲（規則第114条の8）

1)　外国製造業者の登録

外国製造業者の登録は，国内製造業の登録対象となる製造所の範囲（製造工程）に準じて製造所ごとに登録を受けることができる。（法第23条の2の4）（本章「Ⅰ．国内製造業の登録」の項を参照）

2)　登録権限

外国において日本に輸出する体外診断用医薬品を製造しようとする者は，製造所ごとに，様式第六十三の五による体外診断用医薬品外国製造業者登録申請書を総合機構を経由して厚生労働大臣に提出することによって行う。（法第23条の2の4，規則第114条の15）

（2）人的要件

申請者（法人であるときは，その業務を行う役員）は，イ～トに該当しないこと。（法第23条の2の4第2項，第5条第3号）

イ　法第75条第1項の規定により許可を取り消され，取消しの日から3年を経過して

いない者
ロ　法第75条の2第1項の規定により登録を取り消され，取消しの日から3年を経過していない者
ハ　禁錮以上の刑に処せられ，その執行を終わり，又は執行を受けることがなくなった後，3年を経過していない者
ニ　イからハまでに該当する者を除くほか，医薬品医療機器法，麻薬及び向精神薬取締法，毒物及び劇物取締法その他薬事に関する法令で政令で定めるもの又はこれに基づく処分に違反し，その違反行為があった日から2年を経過していない者
ホ　麻薬，大麻，あへん又は覚醒剤の中毒者
ヘ　心身の障害により薬局開設者の業務を適正に行うことができない者として厚生労働省令で定めるもの。(厚生労働省令で定める者は，精神の機能の障害により薬局開設者の業務を適正に行うに当たって必要な認知，判断及び意思疎通を適切に行うことができない者とする。**(規則第8条)**)
ト　薬局開設者の業務を適切に行うことができる知識及び経験を有すると認められない者

2. 外国製造業者の登録申請

(1) 登録申請の方法

外国製造業者の登録については，法第23条の2の4第1項の規定に基づき，厚生労働大臣が製造所ごとに与えることとなっている。当該外国製造業者の製造する医療機器等の国内の製造販売業者が代行することができるが，申請者は当該外国製造業者である。当該外国製造業者の製造する医療機器等の国内の製造販売業者ではないものが代行する場合は，申請書に委任状（契約書の写し）および関係製造販売業者が代行できない理由書を添付する。規則第114条の15に定められた様式第六十三の五による登録申請書を総合機構を経由して厚生労働大臣に正副2通提出することにより登録申請を行う。

代行申請
申請書様式

なお，新規に登録申請を行う場合には，申請の前に，「医薬品等の製造業許可事務等の取扱いについて」(令和3.4.26薬生薬審発0426第6号）に従い，原則としてe-Gov電子申請サービスを利用し，e-Govにより難い場合はファクシミリにより，厚生労働省医薬局医療機器審査管理課宛てに業者コード登録票を提出して，当該外国製造業者及び製造所の業者コードの登録を行うこと。業者コードの登録においても原則として代行者が手続を行い，その場合，付与した業者コードは代行者宛てに連絡される。

業者コード

(2) 手数料

登録手数料

手数料として，登録免許税を「登録免許税の課税に伴う国が行う医薬品，医療機器等の製造販売業の許可等に係る事務処理について」(平成18.3.31薬食審査発第0331025号・薬食安発第0331012号）及び「国が行う医薬品，医療機器等の製造業の許可等に対する登録免許税の課税等について」(平成18.2.23審査管理課事務連絡）に従い厚生労働省の所在地を管轄する税務署に納付し，申請時に領収証書の原本を申請書の裏面に貼付して提出する。規則第114条の15に定められた様式第六十三の五「外国製造業者登録申請書」に収入印紙を貼付する欄があるが，当該欄に収入印紙を貼付する必要はない。

様式第六十三の五（第百十四条の十五関係）
Form No. 63-5 (related to Article 114-15)

収入印紙 revenue stamp

医療機器／体外診断用医薬品 外国製造業者 登録申請書

Application for the registration of foreign medical device / in vitro diagnostic manufacturer

製造所の名称 Name of the manufacturing establishment		
製造所の所在地 Location of the manufacturing establishment		
製造所の責任者 The person responsible for the manufacturing establishment	氏名 Name	
	住所 Address	
申請者の欠格条項（法人にあつては，薬事に関する業務に責任を有する役員を含む。） Applicant's disqualifications (including those of the executives responsible for the services of pharmaceutical affairs in case of a corporation)	(1) 法第75条の４第１項の規定により認定を取り消され，取消しの日から３年を経過していない者 Applicant whose accreditation was canceled pursuant to the provision of Article 75-4, Paragraph 1 and who is awaiting a lapse of 3 years from the date of said rescission	
	(2) 法第75条の５第１項の規定により登録を取り消され，取消しの日から３年を経過していない者 Applicant whose registration was canceled pursuant to the provision of Article 75-5, Paragraph 1 and who is awaiting a lapse of 3 years from the date of said rescission	
	(3) 禁錮以上の刑に処せられ，その執行を終わり，又は執行を受けることがなくなつた後，３年を経過していない者 Applicant who has a history of a court sentence of imprisonment on severer punishment and has not passed 3 years since the execution was completed or no longer received	
	(4) 法，麻薬及び向精神薬取締法，毒物及び劇物取締法その他薬事に関する法令で政令で定めるもの又はこれに基づく処分に違反し，その違反行為があつた日から２年を経過していない者 Applicant who has a history of violation of Law, Narcotics and Psychotropics Control Law, Poisonous and Deleterious Substances Control Law or other laws and regulations related to pharmaceutical affairs specified by Cabinet Order and has not passed 2 years since its date of the disposition	
	(5) 麻薬，大麻，あへん又は覚醒剤の中毒者 Addict on narcotics, cannabis, opium or stimulant	
	(6) 精神の機能の障害により外国製造業者の業務を適正に行うに当たつて必要な認知，判断及び意思疎通を適切に行うことができない者 Applicant who cannot properly perform the necessary recognition, judgement and communication to perform the work of foreign manufacturers properly due to mental dysfunction	
	(7) 外国製造業者の業務を適切に行うことができる知識及び経験を有すると認められない者 Applicant who is not recognized as having knowledge and experience to properly carry out the work of foreign manufacturers	
備考 Remarks		

上記により，医療機器／体外診断用医薬品の外国製造業者の登録を申請します。

I hereby apply for the registration of the foreign medical device / in vitro diagnostic manufacturer indicated above.

年 月 日
Year Month Day

住所 Address
邦文 Japanese
外国文 Foreign language
（法人にあつては，主たる事務所の所在地
Location of the head office in case of a corporation）

氏名 Name
邦文 Japanese
外国文 Foreign language
（法人にあつては，名称及び代表者の氏名
Name and name of its representative in case of a corporation）

厚生労働大臣 殿
To Minister of Health, Labour and Welfare

（注意）
(Notes)

1 用紙の大きさは，Ａ４とすること。
Use paper of Japanese Industrial Standards Size A4.

2 この申請書は，正副２通提出すること。
Applicant should submit one original and one copy of it.

3 字は，墨，インク等を用い，邦文にあつては，楷書ではつきりと書くこと。
Fill in the form with clear writing with inks, etc.,.

4 収入印紙は，正本にのみ貼り，消印をしないこと。
Put revenue stamp only on the original and do not cancel it.

5 申請者の欠格条項の(1)欄から(7)欄までには，当該事実がないときは「なし」と記載し，あるときは，(1)欄及び(2)欄にあつてはその理由及び年月日を，(3)欄にあつてはその罪，刑，刑の確定年月日及びその執行を終わり，又は執行を受けることがなくなつた場合はその年月日を，(4)欄にあつてはその違反の事実及び違反した年月日を記載すること。
Describe "No" in each column of (1), (2), (3), (4), (5), (6)and (7) if an applicant doesn't meet any conditions of its disqualifications. If an applicant meets one or more conditions of its disqualifications, describe as below.
Column (1) and (2): The date (year, month, day) and its ground for the cancellation.
Column (3) : The date (year, month, day) of the final judgment of the crime, sentence and the date (year, month, day) of the completion of its execution.
Column (4) : The fact and the date (year, month, day) of its violation(s).

領収証書の写しが必要な場合は，申請時に別途領収証書の写しを総合機構に提出すれば，原本を受領した旨の受領印を当該写しに押印して返却されるので，これを保管する。（平成 20.6.16 審査管理課医療機器審査管理室事務連絡［訂正：平成 20.7.10 審査管理課医療機器審査管理室事務連絡］）

（3）申請書の記載方法

1)　製造所の名称欄

登録する外国製造所の名称を正確に記載する。

2)　製造所の所在地欄

登録する外国製造所の所在地を正確に記載する。

3)　製造所の責任者欄

製造所の責任者の氏名及び住所を記載する。

なお，製造所の責任者の住所は，責任者に連絡が取れる住所を記載すること。（平成 18.7.27 審査管理課医療機器審査管理室事務連絡）

4)　申請者（法人にあっては，薬事に関する業務に責任を有する役員を含む。）の欠格条項欄（法第5条）

様式第六十三の五の申請者の欠格条項の（1）欄から（7）欄には，当該事実がないときは「なし」，と記し，あるときは（1）欄及び（2）欄にあってはその理由及び年月日を，（3）欄にあってはその罪，刑，刑の確定年月日及びその執行を終わり，又は執行を受けることがなくなった場合はその年月日を，（4）欄にあってはその違反の事実及び違反した年月日を記載する。

5)　備考欄

この申請に際し，参考となる事項を簡単に記載する。移転による製造所の新規登録の場合には旧製造所との関係などを記載する。

6)　申請者の住所，氏名

法人にあっては主たる事務所の所在地，名称及び代表者の氏名を記載する。なお，海外と本邦の法制度が異なり代表者の考え方が不明な場合は，個別に厚生労働省医薬局医療機器審査管理課に相談すること。（平成 18.7.27 審査管理課医療機器審査管理室事務連絡）

（4）添付資料

登録申請時（**規則第 114 条の 15 第 3 項**）

1)　当該製造所の責任者の履歴書

責任者の履歴書

責任者は，当該製造所における製造管理及び品質管理に直接的な責任を有する者とし，責任者の氏名，当該製造所への入社年，当該製造所での現在までの所属及び業務内容を記載する等，当該製造所における製造管理及び品質管理を管理できることを判断するために必要十分な情報が記載されるものであって，当該製造所への入社年限が短い場合は，前職の内容を付記する必要がある。

別添２

【様式例】

製造所の責任者の履歴
Personal History of Responsible Person

作成日 Date	
責任者氏名 Name	
職名 Title	
製造所の名称 Name of Facility	

上記の者の（　　）社における履歴は、以下のとおり
This is to state the personal history of the person above.
Employment History in （Company name）

期間 From-To	職位／担当 Status/Responsibility

（別添２）

2）登録を受けようとする製造所の場所を明らかにした図面
製造所の範囲が示され，周辺の道路など正確に状況が確認できるものを添付する。

3）その他
製造所の責任者の履歴書については外国語でもかまわないが，和訳文も併せて提出する。なお，英語以外の場合は翻訳を行った者の証明も添付する。

（５）製造所の所在地を変更する場合の登録申請手続き

製造所の所在地を変更する場合は，新規の外国製造業者の登録を受ける必要がある。

移転により業務が中断することなく行えるよう事前の登録申請が認められており，この申請に当たっては申請書の内容の一部について簡略記載が認められる。

3. 外国製造業者の登録の更新

（1）手続きの概要

更新時期

法第23条の2の4第2項及び令第37条の13により，「外国製造業者の登録は，5年ごとにその更新を受けなければ，その期間の経過によって，その効力を失う。」との旨が規定されている。

更新申請書様式

外国製造業者登録の更新の申請は，規則第114条の16で読み替えて準用する規則第114条の13に従い，様式第六十三の七による申請書に申請に係る登録の登録証及び製造所の場所を明らかにした図面（製造所の範囲が示され，周辺の道路など正確に状況が確認できるもの）を添えて，総合機構を経由して厚生労働大臣宛て正副2通提出することによって行われる。原本がない場合，外国製造業者名義の「登録証を添付できない理由（書）」（別添様式1）を提出すること。（平成24.7.23審査管理課事務連絡）

手数料

手数料は申請書の正本にのみ，総合機構のホームページに掲載されている手数料に相当する収入印紙を貼付する。

（2）申請書の提出時期

申請時期については，有効期限の5カ月前を目処に総合機構に提出すること。

更新の場合，有効期限を過ぎてから申請をしても受付けられないので，そのときは改めて登録申請を行わなければならない。

（3）申請書の記載方法

1）登録番号及び年月日欄

登録番号及び登録年月日を記載すること。登録年月日は現在手元にある登録証に記載されている有効期間の始期年月日とすること。なお，登録証のほぼ中央に記載されている発行年月日を登録年月日と間違えることのないよう注意すること。

2）製造所の名称欄

登録されている外国製造所の名称を記載すること。なお，申請書の作成提出時期にそれらの名称を変更し，登録証の書換えを申請中である場合は，変更後の製造所名称を記載し，備考欄に「書換え申請中」と付記すること。

3）製造所の所在地欄

登録されている外国製造所の所在地を記載すること。

4）製造所の責任者欄

製造所の責任者となる者の氏名及び住所を記載する。

なお，製造所の責任者の住所は，責任者に連絡が取れる住所を記載すること。（平成

様式第六十三の七（第百十四条の十六関係）
Form No.63-7 (related to Article 114-16)

収入印紙 revenue stamp

医療機器／体外診断用医薬品 外国製造業者 登録更新申請書

Application for the registration renewal of the foreign medical device / in vitro diagnostic manufacturer

登録番号及び年月日 Number and date of the registration		
製造所の名称 Name of the manufacturing establishment		
製造所の所在地 Location of the manufacturing establishment		
製造所の責任者 The person responsible for the manufacturing establishment	氏名 Name	
	住所 Address	
申請者（法人にあつては，薬事に関する業務に責任を有する役員を含む。）の欠格条項 Applicant's disqualifications (including those of the executives responsible for the services of pharmaceutical affairs in case of a corporation)	(1)法第75条の4第1項の規定により認定を取り消され，取消しの日から3年を経過していない者 Applicant whose accreditation was canceled pursuant to the provision of Article 75-4, Paragraph 1 and who is awaiting a lapse of 3 years from the date of said rescission	
	(2)法第75条の5第1項の規定により登録を取り消され，取消しの日から3年を経過していない者 Applicant whose registration was canceled pursuant to the provision of Article 75-5, Paragraph 1 and who is awaiting a lapse of 3 years from the date of said rescission	
	(3)禁錮以上の刑に処せられ，その執行を終わり，又は執行を受けることがなくなつた後，3年を経過していない者 Applicant who has a history of a court sentence of imprisonment on severer punishment and has not passed 3 years since the execution was completed or no longer received	
	(4)法，麻薬及び向精神薬取締法，毒物及び劇物取締法その他薬事に関する法令で政令で定めるもの又はこれに基づく処分に違反し，その違反行為があつた日から2年を経過していない者 Applicant who has a history of violation of Law, Narcotics and Psychotropics Control Law, Poisonous and Deleterious Substances Control Law or other laws and regulations related to pharmaceutical affairs specified by Cabinet Order and has not passed 2 years since its date of the disposition	
	(5)麻薬，大麻，あへん又は覚醒剤の中毒者 Addict on narcotics, cannabis, opium or stimulant	
	(6)精神の機能の障害により外国製造業者の業務を適正に行うに当たつて必要な認知，判断及び意思疎通を適切に行うことができない者 Applicant who cannot properly perform the necessary recognition, judgement and communication to perform the work of foreign manufacturers properly due to mental dysfunction	
	(7)外国製造業者の業務を適切に行うことができる知識及び経験を有すると認められない者 Applicant who is not recognized as having knowledge and experience to properly carry out the work of foreign manufacturers	
備考 Remarks		

上記により，医療機器／体外診断用医薬品の外国製造業者の登録の更新を申請します。

I hereby apply for the registration renewal of the foreign medical device / in vitro diagnostic manufacturer indicated above.

年　月　日
Year Month Day

住所 Address
邦文 Japanese
外国文 Foreign language
（法人にあつては，主たる事務所の所在地 Location of the head office in case of a corporation）

氏名 Name
邦文 Japanese
外国文 Foreign language
（法人にあつては，名称及び代表者の氏名 Name and name of its representative in case of a corporation）

厚生労働大臣　殿
To Minister of Health, Labour and Welfare

（注意）
(Notes)

1　用紙の大きさは，A４とすること。
Use paper of Japanese Industrial Standards Size A4.

2　この申請書は，正副２通提出すること。
Applicant should submit one original and one copy of it.

3　字は，墨，インク等を用い，邦文にあつては，楷書ではつきりと書くこと。
Fill in the form with clear writing with inks, etc.,.

4　収入印紙は，正本にのみ貼り，消印をしないこと。
Put revenue stamp only on the original and do not cancel it.

5　申請者の欠格条項の(1)欄から(7)欄までには，当該事実がないときは「なし」と記載し，あるときは，(1)欄及び(2)欄にあつてはその理由及び年月日を，(3)欄にあつてはその罪，刑，刑の確定年月日及びその執行を終わり，又は執行を受けることがなくなつた場合はその年月日を，(4)欄にあつてはその違反の事実及び違反した年月日を記載すること。
Describe "No" in each column of (1), (2), (3), (4), (5), (6)and (7) if an applicant doesn't meet any conditions of its disqualifications. If an applicant meets one or more conditions of its disqualifications, describe as below.
Column (1) and (2): The date (year, month, day) and its ground for the cancellation.
Column (3) : The date (year, month, day) of the final judgment of the crime, sentence and the date (year, month, day) of the completion of its execution.
Column (4) : The fact and the date (year, month, day) of its violation(s).

18.7.27 審査管理課医療機器審査管理室事務連絡）

5)　申請者（法人にあっては，薬事に関する業務に責任を有する役員を含む。）の欠格条項欄

外国製造業者の登録の，申請者の欠格条項欄の記載事項と同じ。

6)　備考欄

設計の業務を行う製造所である場合は「設計」と記載する。

4. 外国製造業者登録の変更届

（1）変更届の概要及び届書の提出時期

提出時期

体外診断用医薬品外国製造業者は，法第23条の2の16第2項の規定による規則第114条の70の規定により，次の場合には変更の日から30日以内に様式第六による変更届書の正本1通を総合機構を経由して厚生労働大臣に提出しなければならない。なお，変更の日から30日以上経過している場合，遅延理由書（別添様式3）を提出すること。（平成24.7.23審査管理課事務連絡）

変更届出事項

変更事項

1)　外国製造業者の氏名又は住所，製造所の責任者の氏名及び住所を変更したとき。

2)　外国製造業者が法人であるときは，薬事に関する業務に責任を有する役員の氏名を変更したとき。

3)　製造所の名称を変更したとき。

業者コード登録内容に係る変更の場合は，業者コードの変更手続きも行うこと。

（2）変更届書の記載方法

外国語により申請者の住所及び氏名を並記すること。

1)　業務の種別欄

登録外国製造業者と記載すること。

2)　許可番号，認定番号又は登録番号及び年月日欄

登録証の登録番号及び年月日の欄を参照して記載すること。

3)　薬局，主たる機能を有する事務所，製造所，店舗，営業所又は事業所（名称，所在地）

登録証の製造所の名称及び製造所の所在地の欄を参照して記載すること。

4)　変更内容欄

氏名，住所及び製造所の名称を変更した場合は，申請者の氏名，住所及び製造（営業）所の名称欄に記載する事項はそれぞれ変更後の事項を記載すること。

管理者を変更した場合は変更後欄に変更後の管理者の住所及び氏名を記載し，変更前欄には変更前の者の住所，氏名を記載する。

Ⅱ部 2章

5) 変更年月日欄

変更した実際の年月日を記載する。

6) 備考欄

製造所移転ではない単なる住居表示の変更の場合，備考欄に「住居表示の変更による」等，その旨が分かる内容を記載する。変更の理由等参考となる事項がある場合には簡単に記載するほか，薬事に関する業務に責任を有する役員の変更の場合は，変更後の役員が法第５条第３号イからトまでのいずれかに該当するときは，そのいずれに該当するかを記載すること。該当しないときは「なし」，と記載すること。

（ひな形の参考。法律名，条文番号等は適宜適切なものを記載すること。）

別添様式第３ Attachment Form 3

平成　年　月　日 Date: YY/MM/DD

厚生労働大臣　殿
To: Minister of Labour, Health and Welfare

届出者Submitted By:
（住　所）Address
（氏　名）Name　㊞又は署名 [Seal or Signature]

遅延理由書
Reason for Delay

薬事法（昭和３５年第１４５号）第１９条第２項に規定する届出について、以下の理由により期限内に届け出ることができませんでしたが、よろしくお取り計らいいただきますようお願いいたします。

We were unable to submit the notification designated by Pharmaceutical Affairs Law (1960 Law No. 145) Article 19 Paragraph 2 by the deadline due to the following reason. Thank you for your consideration.

（理由）

Reason:

第3章　体外診断用医薬品の製造販売承認・認証・届出

1. 総括的事項

(1) 体外診断用医薬品の製造販売に必要な手続き等

体外診断用医薬品を市場に出荷又は上市する行為（以下「製造販売」という。）を行う場合，製造販売業者は，個別の品目ごとに，製造販売承認，製造販売認証又は製造販売届出のいずれかの手続きを行う必要がある。

また，全ての体外診断用医薬品について，市場に出荷又は上市する場合は，法第41条第3項の規定により厚生労働大臣が定める体外診断用医薬品の基準（平成17年厚生労働省告示第126号）」（以下「基本要件基準」という。）に適合（後述）していなければならない。

さらに，体外診断用医薬品の製造管理又は品質管理の方法は，QMS省令に適合していなければならず，製造販売承認・認証申請を行う品目は，QMS省令への適合性が確認（後述）される。

(2) 体外診断用医薬品の一般的名称

医薬品医療機器法では，体外診断用医薬品の取扱いについて，体外診断用医薬品の一般的名称を定め，その一般的名称ごとにクラス分類（後述）を定め，必要な規制を行うこととしている。

GMDN

体外診断用医薬品の一般的名称については，ISO／TC210[注]におけるGMDN（国際的な名称の統一化）プロジェクトにおいて定められている体外診断用医薬品の名称等を参考にして「体外診断用医薬品の一般的名称について」（平成17.4.1薬食発第0401031号）及び「体外診断用医薬品の一般的名称の改正等について」等において示されている。なお，体外診断用医薬品の一般的名称の一覧は総合機構のウェブサイトに掲載されている。

(https://www.std.pmda.go.jp/stdDB/index.html)

任意の体外診断用医薬品の一般的名称は，当該体外診断用医薬品の測定項目及び使用目的が，上述の一覧表の「検査項目」及び「定義」のいずれに該当するかによって判断される。

注　ISO/TC210:「医療機器の品質管理と関連する一般事項」を取扱う専門委員会であり，医療機器の品質マネジメントシステム（ISO13485），リスクマネジメント，一般的名称システムの国際規格作りなどの活動を行っている。

(3) 体外診断用医薬品のクラス分類と審査

体外診断用医薬品が製造販売承認，製造販売認証又は製造販売届出のいずれに該当するかについては，原則として定められた体外診断用医薬品のクラス分類及びそれぞれに定められた基準に基づき判断される。

体外診断用医薬品のクラス分類は，体外診断用医薬品の一般的名称ごとに定められている。体外診断用医薬品の各クラス分類の考え方は以下のとおり。

・クラスⅢ：体外診断用医薬品を疾病の診断等に使用した際，その診断情報リスクが比較的大きく，情報の正確さが生命維持に与える影響が大きいと考えられるもの。

・クラスⅡ：体外診断用医薬品を疾病の診断等に使用した際，その診断情報リスクが比較的小さく，情報の正確さが生命維持に与える影響がクラスⅢと比較して小さいと考えられるもの，及び一般用検査薬（OTC）であるもの。

・クラスⅠ：体外診断用医薬品を疾病の診断等に使用した際，その診断情報リスクが比較的小さく，情報の正確さが生命維持に与える影響がクラスⅢと比較して小さいと考えられるもののうち，告示で定められた較正用標準物質や標準測定方法が存在するものであって，体外診断用医薬品の製造管理及び品質管理の一環として行う較正が比較的容易であると認められ，自己点検が容易なもの，かつ一般用検査薬（OTC）以外のもの。

なお，個別の体外診断用医薬品のクラス分類及び一般的名称は，一般的名称通知及び総合機構のウェブサイトを参考に確認する。

GHTF

ただし，体外診断用医薬品のクラス分類に対する基本的な考え方については，医療機器規制国際整合化会議（Global Harmonization Task Force；GHTF）において議論された結果を踏まえ，今後見直しを行う予定があることに留意すること。

また，体外診断用医薬品はクラス分類ごとに基準が定められている。

すなわち，クラスⅢ体外診断用医薬品は承認基準，クラスⅡ体外診断用医薬品は認証基準，クラスⅠ体外診断用医薬品は承認・認証不要基準が各々定められている。

以上，体外診断用医薬品を製造販売する際には，製造販売しようとする品目のクラス分類のみならず，各クラスに定められた基準への適合性も判断して手続きを行う必要がある。

製造販売承認，製造販売認証及び製造販売届出とクラス分類及びそれぞれに定められた基準及び審査機関等との関連は次に示すとおりである。

クラス分類	基準への適合性	手続き	審査機関
クラスⅢ	新規品目	製造販売承認	総合機構
	承認基準品目	製造販売承認	総合機構
	承認基準外品目	製造販売承認	総合機構
	基準不適合品目	製造販売承認	総合機構
クラスⅡ	認証基準品目	製造販売認証	登録認証機関
	基準不適合品目	製造販売承認	総合機構
クラスⅠ	承認・認証不要基準品目	製造販売届出	審査なし※
	基準不適合品目	製造販売承認	総合機構

※　総合機構へ製造販売届書を提出

（4）基本要件基準

1）基本要件基準

平成17年4月1日施行の薬事法改正により，体外診断用医薬品には旧基本要件基準が設けられ，その後，一部を改正した基本要件基準が法第41条第3項の規定に基づき設けられた。基本要件基準は国内で製造販売される全ての体外診断用医薬品（クラスを問わない）に適用される基準である。

したがって，製造販売業者又は製造業者は製品の設計・開発から市場で実際に使用されるまで，次に示す要求事項に適合させなければならない。

・第一章：一般的要求事項（第1条から第6条）
　全ての体外診断用医薬品に適用
・第二章：設計及び製造要求事項（第7条から第15条）
　本章における一部の要求事項は，以下の例に示すように全ての体外診断用医薬品について，必ずしも該当しないものもある。
　（例）
　・滅菌に関する要求事項（第8条第5項及び第6項）
　　滅菌を表示する体外診断用医薬品のみに適用
　・放射線に対する防御に関する要求事項（第11条）
　　放射性体外診断用医薬品のみに適用
　・機械的危険性に対する配慮に関する要求事項（第12条）
　　機械的な構造を持つ体外診断用医薬品のみに適用
　・自己検査用体外診断用医薬品に対する配慮に関する要求事項（第13条）
　　自己検査用体外診断用医薬品に対してのみに適用

運用については，「医療機器及び体外診断用医薬品の基本要件基準の適用について」（平成20.3.28薬食機発第0328001号）及び「医薬品，医療機器等の品質，有効性及び安全性の確保等に関する法律第41条第3項の規定により厚生労働大臣が定める医療機器及び体外診断用医薬品の基準の取扱いについて」（平成26.11.5薬食機参発1105第5号）を参照すること。

2）基本要件基準適合性チェックリスト

基本要件基準への適合性は前述したとおり製品の設計・開発段階から要求される事項であることから，製造販売業者は製品の承認（認証）申請に際して必要に応じて審査側から確認を求められた場合は，基本要件基準適合性チェックリストに基づき基準への適合性を説明することになる。

なお，基本要件基準適合性チェックリスト[注]は「体外診断用医薬品の基本要件基準適合性チェックリストについて」（令和3.8.18薬生機審発0818第2号），「指定体外診断用医薬品基本要件基準適合性チェックリスト訂正の件」（平成27.3.4臨薬協発26第121号）により定められている。

注：本指針付録1「体外診断用医薬品・承認（認証）基準品目基本要件基準適合性チェックリスト（例示）」参照

（5）リスクマネジメント

体外診断用医薬品の設計及び製造に係る製造販売業者又は製造業者は，最新の技術に立脚して体外診断用医薬品の安全性を確保しなければならない。

したがって，危険性（リスク）の低減が要求される場合，製造販売業者又は製造業者は各危害について，残存する危険性が許容される範囲内（残存するリスクが許容されない場合は，危険性が製品の臨床的有用性を上回らない範囲）にあると判断されるように危険性を管理しなければならない。

リスクマネジメントとは，あらかじめ製造販売業者又は製造業者が定めた規格（認知規格）に従ってリスク管理が計画・実施されていることを示すものである。

JIS T 14971

なお，体外診断用医薬品の基本要件基準では，リスク分析を JIS T 14971（医療機器—リスクマネジメントの医療機器への適用）の基準で行うことを求めている。

さらにリスク分析により明らかになった危険性は，可能な限り低減する必要があり，危険性の除去を行った後に残存する危険性（残留リスク）で受容できると判断した場合は，危険性に関する情報を適切に使用者等に提供しなければならない。情報の提供手段としては，次に示すような手段が考えられる。

・情報の提供手段（例示）

1.　製品への表示：毒薬・劇薬等の表示
2.　添付文書への記載：使用上の注意事項等への記載

また，医薬品医療機器法その他の法令・通知等で示されている体外診断用医薬品の安全性について要求される事項についても，その対応はリスク分析に基づき適切な対応を求めている。

・厚生労働省等から安全対策上の対応を求められたハザード（例示）

1.　ヒト及び動物の血液成分を原料とした体外診断用医薬品等の HBs 抗原，HIV 抗体及び HCV 抗体に関する取扱い
2.　アジ化ナトリウムに関する取扱い上の注意

・その他関係法令

毒物劇物取締法，化審法，消防法，安衛法他

体外診断用医薬品としての適用を受けない試薬（例，溶解剤等）中に「毒物及び劇物取締法」及び「毒物及び劇物指定令」により指定される物質が含まれる場合，その取扱いは毒物及び劇物取締法により規制される。

（６）製造販売承認・認証・届出の方法

1)　製造販売承認申請の方法

製造販売承認の申請は，規則の様式第六十三の八（二）による申請書の正本１通，副本２通を総合機構を経由して厚生労働大臣へ提出することによって行われる。電子申請ソフトにより申請する場合は「医薬品等電子申請ソフト」で作成した電磁的記録媒体も提出する。ゲートウェイを利用したオンライン提出の場合は，「申請電子データシステム」を利用して申請を行う。詳細は当該システムウェブサイト及び「申請書等のオンライン提出に係る取扱い等について」（令和 5.3.22 薬生薬審発 0322 第１号・薬生機審発 0322 第２号・薬生安発 0322 第１号・薬生監麻発 0322 第２号）を参照すること。

体外診断用医薬品の製造販売承認審査に関する手数料は国及び総合機構に納付するが，各々の手数料は，手数料令に定められている。各手数料額，振込先指定口座，振込方法等については，総合機構のウェブサイトに掲載されているので参照すること。

（https://www.pmda.go.jp/review-services/drug-reviews/user-fees/0001.html）

また，製造販売承認申請の際に行われるQMS適合性調査は，製造販売承認申請後遅くとも10日以内に製造販売業者が総合機構に申請する。ただし，有効な基準適合証の交付を受けている場合は，その限りではない。

2)　製造販売認証申請の方法

登録認証機関

製造販売認証の申請は，規則の様式第六十四（二）による申請書の正本1通，副本1通を書面によりあらかじめ認証を受けようとする登録認証機関へ提出することによって行われる。また，申請書のオンライン提出については，「医薬品医療機器等法登録認証機関協議会の作成した「電子データを用いた認証申請及び審査上の取り扱いに関するガイドライン」について」（令和5.8.8医療機器審査管理課事務連絡）が発出されているが，登録認証機関ごとに要件が異なる可能性があるため，利用する際には事前に登録認証機関に問い合わせることが望ましい。

なお，認証申請に係る審査手数料等は個別の登録認証機関により異なるので，各登録認証機関に確認すること。また認証を受けようとする品目のQMS適合性調査申請書については，製造販売業者が認証申請書を提出した登録認証機関へ提出することになる。ただし，有効な基準適合証の交付を受けている場合は，その限りではない。

3)　製造販売届出の方法

製造販売の届出は，規則の様式第六十三の二十一（二）による届書の正本1通，副本1通を総合機構へ提出することによって行われる。電子申請ソフトにより届出する場合は「医薬品等電子申請ソフト」で作成した電磁的記録媒体も提出する。ゲートウェイを利用したオンライン提出の場合は，「申請電子データシステム」を利用して申請を行う。詳細は当該システムウェブサイト及び「申請書等のオンライン提出に係る取扱い等について」（令和5.3.22薬生薬審発0322第1号・薬生機審発0322第2号・薬生安発0322第1号・薬生監麻発0322第2号）を参照すること。

なお，製造販売届出を行った品目については，輸出用としてQMS証明書の発給を申請する場合を除き，別途QMS適合性調査を申請する必要はない。

様式第六十三の八（二）（第百十四条の十七関係）

収入印紙

体外診断用医薬品製造販売承認申請書

名称	一般的名称		
	販売名		
使用目的			
形状、構造及び原理			
反応系に関与する成分			
品目仕様			
使用方法			
製造方法			
保管方法及び有効期間			
製造販売する品目の製造所		名称	登録番号
備考			

上記により、体外診断用医薬品の製造販売の承認を申請します。

年　月　日

住所（法人にあつては、主たる事務所の所在地）

氏名（法人にあつては、名称及び代表者の氏名）

厚生労働大臣　　殿

（注意）

1　用紙の大きさは、A4とすること。
2　この申請書は、正本1通及び副本2通、提出すること。
3　字は、墨、インク等を用い、楷書ではつきりと書くこと。
4　収入印紙は、正本にのみ貼り、消印をしないこと。
5　保管方法及び有効期間欄には、特定の保管方法によらなければその品質を確保することが困難である体外診断用医薬品又は特に有効期間を定める必要のある体外診断用医薬品についてのみ記載すること。
6　製造販売する品目の製造所欄について、当該製造所が複数あるときは、それぞれについて記載すること。
7　薬局開設者にあつては、備考欄にその薬局の名称、許可番号及び許可年月日を記載すること。
8　法第23条の2の6の2第1項又は第23条の2の8第1項の規定より法第23条の2の5第1項の承認を申請しようとするときは、備考欄にその旨を記載すること。

様式第六十四（二）（第百十五条関係）

指定体外診断用医薬品製造販売認証申請書

名称	一般的名称		
	販売名		
使用目的			
形状、構造及び原理			
反応系に関与する成分			
品目仕様			
使用方法			
製造方法			
保管方法及び有効期間			
製造販売する品目の製造所		名称	登録番号
備考			

上記により、指定体外診断用医薬品の製造販売の認証を申請します。

年　月　日

住所（法人にあつては、主たる事務所の所在地）

氏名（法人にあつては、名称及び代表者の氏名）

登録認証機関　殿

（注意）

1　用紙の大きさは、A4とすること。
2　この申請書は、正副2通提出すること。
3　字は、墨、インク等を用い、楷書ではつきりと書くこと。
4　製造販売する品目の製造所欄について、当該製造所が複数あるときは、それぞれについて記載すること。
5　各欄に記載する事項の全てを記載することができないときは、それぞれの欄に「別紙のとおり」と記載し、別紙を添付すること。

様式第六十三の二十一（二）（第百十四条の四十七関係）

体外診断用医薬品製造販売届書

製造販売業の許可番号及び年月日			
名称	一般的名称		
	販売名		
使用目的			
形状、構造及び原理			
反応系に関与する成分			
品目仕様			
使用方法			
製造方法			
保管方法及び有効期間			
製造販売する品目の製造所		名称	登録番号
備考			

上記により、体外診断用医薬品の製造販売の届出をします。

年　月　日

住　所（法人にあつては、主たる事務所の所在地）

氏　名（法人にあつては、名称及び代表者の氏名）

独立行政法人医薬品医療機器総合機構理事長　殿

（注意）

1　用紙の大きさは、Ａ４とすること。

2　この届書は、正副２通提出すること。

3　字は、墨、インク等を用い、楷書ではつきりと書くこと。

(7)承認番号，認証番号及び届出番号

体外診断用医薬品の製造販売承認，製造販売認証及び製造販売届出に際して，承認番号，認証番号及び届出番号は次のとおり付与される。

1) 承認番号

承認番号は，平成26年11月25日以降申請して承認された体外診断用医薬品は以下のとおり表示される。

承認した年号（1桁），承認した年（2桁），厚生労働大臣の権限にかかる承認を示すコード00（2桁），承認の種類の符号（3桁），当該年における承認の一連番号（5桁）及びサブ番号（3桁）を組み合わせた16桁の番号で表示される。

（例示）

・ 3 06 00 EZX 12345 000
令和 年 大臣 種類 一連番号 サブ

承認の種類の符号

承認の種類	符 号
製造販売承認	EZX
外国製造販売承認	EZI

2) 認証番号

認証番号は，認証した年号（1桁），認証した年（2桁），登録認証機関の登録番号（2桁），認証の種類の符号（3桁），当該年における当該登録認証機関による認証の一連番号（5桁）及びサブ番号（3桁）を組み合わせた16桁の番号で表示される。

（例示）

・ 3 06 AZ EZX 12345 000
令和 年 認証機関コード 種類 一連番号 サブ

認証の種類の符号

認証の種類	符 号
製造販売認証	EZX
外国製造販売認証	EZI

※なお，平成17年3月31日以前に承認された体外診断用医薬品のうち，認証品目に移行した製品については，新規に認証番号は付与されず，移行前の承認番号がそのまま使用されている。

3) 届出番号

届出番号は，届出者自身が製造販売業許可番号（10桁）の後に品目届出順に000001（6桁）番から連番で付番するなど16桁の品目固有の番号となるように付番すること。

なお，6桁で番号が不足する場合などにおいては，数字の代わりにアルファベットを使用しても差し支えない。

（例示）

・ 17E1X80001 123456
製造販売業許可番号 任意の番号

（8）研究用試薬について

研究用試薬の区別

体外診断用医薬品と研究用試薬の区別については難しい点はあるが，現在基本的には次のように考えられている。

専ら動物試験等の医学・薬学等の基礎実験に使用されている薬品類については当然ながら研究用試薬と解して差し支えない。しかし，法第２条に「体外診断用医薬品とは専ら疾病の診断に使用されることが目的とされている医薬品のうち，人又は動物の身体に直接使用されることのないものをいう」と定義されている。臨床の場で診断又はその補助を目的として使用される薬品については体外診断用医薬品ということになり，実際の流通，使用の面よりいずれに類するものであるかが個々に判断されることになる。すなわち，その製品が診断若しくはその補助を目的として流通し，使用されているか否かによって判断され，臨床上の有用性が全くわからないうちに臨床検査に使用されることはないので，実際に患者由来の検体を用いてその患者の疾病の診断に，又はその一助として使用されはじめたときから体外診断用医薬品となるわけであるが，流通，使用の実態並びにメーカーがどのような意図で市場に提供しているかといった点を総合的に勘案し，体外診断用医薬品に該当するか否かが判断されるものである。診断的有用性の確認は，突然今日から確認されるということではなく，まず，研究的に基礎実験から始まって，研究用に使用されていたものが学会発表等を通じながら，次第に臨床の場に広がっていくのが実態である。メーカーが体外診断用医薬品として市場に提供する場合はもちろんであるが，診断的有用性が推定されはじめてきたということは，メーカーが最も早く察知できるはずであるので，診断についての有用性を積極的，かつ，早急に確立し速やかに医薬品として承認申請を行うべきで，診断的有用性があるにもかかわらずいつまでも研究用と称して市場に流通することのないよう，特に注意が必要である。

また，研究用の試薬については流通面にも特に留意する必要があり，研究用試薬である旨を明確に表示する必要がある。また，各流通先における使用の実態に常に注意し研究用に使用されているか，診断用に使用されているかを把握するように努めなければならない。

研究用試薬における区分として，認定検査試薬がある。認定検査試薬とは，現時点で臨床的有用性が明確でないものの，将来的に体外診断用医薬品としての承認の取得を目指す研究用試薬のうち，その分析学的妥当性及び製造工程における品質等を第三者によって評価・確認されたものである。第三者による評価は「研究用試薬の確認申請に関する自主基準」に基づき実施され，定められた基本要求事項及び適合性調査に適合した研究用試薬が「認定検査試薬」として供給される。なお，認定検査試薬として評価・確認する仕組みは，研究用試薬を販売する企業が認定検査試薬として流通を希望する場合に任意で活用することを想定したものであり，すべての研究用試薬に適用されるものではない。

なお，研究用，研究用試薬等と表示してあり，診断的有用性がある旨の表示が全くなく，また，口頭あるいは別刷文献等を利用して製品の紹介をする場合において，診断的有用性等につき説明がなされていないものであっても，病院等に流通し，診断あるいはその補助を目的として広く使用されている実態があれば，体外診断用医薬品に該当すると判断される場合もあろう。臨床的有用性を認めて承認申請を行った後，承認までの供給は，法第55条第２項に違反する可能性がある。ただし，認定検査試薬の確認を受けた製品については，承認申請から承認までの間も供給が認められている。

以上が基本的なことであるが，個々に事情が異なる点もあり，臨床研究法を踏まえ，必要に応じ厚生労働省医薬局監視指導・麻薬対策課又は都道府県の薬事監視指導担当官に当該製品の実態を十分説明し，その取扱いについて相談することも考えるべきであろう。

(9) カルタヘナ法

(遺伝子組換え生物等の使用等の規制による生物の多様性の確保に関する法律)

1) 遺伝子組換え技術応用医薬品に関する取扱い

拡散防止措置

カルタヘナ法は，遺伝子組換え生物等の使用等における生物多様性への影響を防止するための基本的事項を定めており，使用形態に応じた措置を実施することを義務付けている。

第一種使用等（環境中への拡散を防止しないで行う使用等）は，遺伝子組換え生物等の使用等に先立ち，遺伝子組換え生物等の種類ごとに使用規程を定め，生物多様性影響評価書等を添付して第一種使用規定承認申請を行い，主務大臣の承認を受ける義務がある。

第二種使用等（環境中への拡散を防止しつつ行う使用等）は，拡散防止措置（施設の対応等）が主務省令で定められている場合は，当該措置をとる義務，定められていない場合は，第二種使用等拡散防止措置確認申請（以下確認申請）を行い，主務大臣の確認を受けた拡散防止措置をとる義務がある。主務省庁は，研究開発段階においては文部科学省，産業上の使用等においては，医薬品等の場合は厚生労働省，鉱工業分野に係る試薬等の場合は経済産業省，その他用途に応じて財務省・農林水産省・環境省が該当する。

体外診断用医薬品についても，遺伝子組換え微生物等を使用する場合は，カルタヘナ法の適用を受ける。遺伝子組換え生物等には，遺伝子組換え微生物，遺伝子組換え動物，遺伝子組換え植物があり，遺伝子組換え動物培養細胞は対象外である。

遺伝子組換え微生物とは，カルタヘナ法第2条第2項第1号に定義される遺伝子組換え技術の利用により得られた，核酸又はその複製物を有する遺伝子組換え生物等のうち，菌界に属する生物（きのこ類を除く），原生生物界に属する生物，原核生物界に属する生物，ウイルス及びウイロイドをいう（平成16.1.29財務省，厚生労働省，農林水産省，経済産業省，環境省令第1号「遺伝子組換え生物等の第二種使用等のうち産業上の使用等に当たって執るべき拡散防止措置等を定める省令」第2条第1項)。

遺伝子組換え微生物の発現産物を体外診断用医薬品の原料とする場合等は，環境中への遺伝子組換え微生物の拡散を防止しながら使用することから，第二種使用等に該当する。研究開発等に係る使用等と産業上の使用等では主務省庁が分かれるため，それぞれの省庁の定める拡散防止措置を執る必要があるが，ここでは主に産業上の使用等に触れる。

研究開発段階での第二種使用等に関しては，平成16.1.29文部科学省，環境省令第1号「研究開発等に係る遺伝子組換え生物等の第二種使用等に当たって執るべき拡散防止措置等を定める省令」(令和4.6.24文部科学省，環境省令第1号により最終改正)，平成16.1.29文部科学省告示第7号「研究開発等に係る遺伝子組換え生物等の第二種使用等に当たって執るべき拡散防止措置等を定める省令の規定に基づき認定宿主ベクター系等を定める件（令和3.2.15文部科学省告示13号により最終改正)」等を参照されたい。

産業上の第二種使用等においては，平成16.2.19厚生労働省告示27号「遺伝子組換え生物等の第二種使用等のうち産業上の使用等に当たって執るべき拡散防止措置等を定める省令別表第一号に基づき厚生労働大臣が定めるGILSP遺伝子組換え微生物を定める件（令和 4.6.23 厚生労働省告示 212 号により最終改正）」で定められた GILSP 遺伝子組換え微生物を使用するときは，平成 16.1.29 財務省，厚生労働省，農林水産省，経済産業省，環境省令第 1 号「遺伝子組換え微生物等の第二種使用等のうち産業上の使用等に当たって執るべき拡散防止措置等を定める省令」（令和 4.6.24 文部科学省，環境省令第 1 号により最終改正）及び「遺伝子組換え微生物の使用等による医薬品等の製造における拡散防止措置等について」（平成 16.2.19 薬食発第 0219011 号）において拡散防止措置（施設の対応等）が定められている。この場合，確認申請の必要はないが，定められた拡散防止措置を執りつつ使用等を行う義務がある。

GILSP 遺伝子組換え微生物以外の遺伝子組換え微生物を使用するときは，実用化段階での製造（パイロットスケールでの製造及び実生産スケールでの製造）を開始する前までに，厚生労働大臣より拡散防止措置の確認を受けなければならない。遺伝子組換え動物，遺伝子組換え植物を使用するときも同様である。

2)　確認申請について

遺伝子組換え微生物等の第二種使用等を行う場合の拡散防止措置については，遺伝子組換え微生物等の種類ごとにその使用等の内容を記述した確認申請書を所轄の省庁に提出し，審査を受けることにより確認される。

所轄の省庁とは，研究開発段階では文部科学省，産業段階では，医薬品の場合は厚生労働省，その他の鉱工業分野の試薬等に用いる場合は経済産業省である。研究段階での大臣確認の要不要に関わらず，同じ遺伝子組換え微生物を医薬品等の製造を目的とした産業段階で使用するとき，厚生労働大臣の確認を別途受けなければならない場合があるので注意を要する。なお，既に経済産業大臣等の確認を受けて製造・市販しているものを，医薬品等の原材料として転用するに当たって第二種使用等の内容が変わらない場合は，改めて厚生労働大臣の確認を受ける必要はないが，「遺伝子組換え微生物の使用等による医薬品等の製造における拡散防止措置等について」（平成 16.2.19 薬食発第 0219011 号）に基づく製造開始時の報告に，経済産業省大臣等の確認を受ける際に申請した資料の写し及び経済産業大臣等により確認されたことを示す通知書を添付すること。（平成 27.7.16 審査管理課，医療機器・再生医療等製品担当参事官室事務連絡）

厚生労働省へ提出する確認申請書の記載例については，「遺伝子組換え生物等の第二種使用等に当たって執るべき拡散防止措置が定められていない場合の拡散防止措置の確認に関する申請書の記載例について」（平成 16.7.30 審査管理課事務連絡）に示されている。

上記通知に従って申請書のドラフトを総合機構に送付しチェックを受けた後，厚生労働大臣宛てに確認申請を行った後，総合機構で専門協議が開催される。拡散防止措置が GILSP 相当の遺伝子組換え微生物はここで確認通知が発出されるが，GILSP 相当より上のカテゴリーの場合，さらに厚生労働省薬事審議会再生医療等製品・生物由来技術部会が開催された後，厚生労働大臣の確認通知が発出される。申請から確認通知が発出されるまでの標準的事務処理期間は 3 カ月である。

また，外国製造業者が自国においてのみ遺伝子組換え微生物等を利用して医薬品等を製造し日本国内に輸出する場合であっても，遺伝子組換え微生物等そのものを日本国内に輸出しなければ，日本国内においてカルタヘナ法の規制は受けない。

3)　遺伝子組換え動物培養細胞

遺伝子組換え動物培養細胞については，カルタヘナ法の対象外であるが，作業者の安全性及び医薬品等の品質の確保等の観点から，遺伝子組換え動物培養細胞を用いて医薬品等を製造する場合は，当分の間，「遺伝子組換え微生物の使用等による医薬品等の製造における拡散防止措置等について」（平成16.2.19薬食発第0219011号）の第3章組織並びに運営上の遵守事項に掲げる事項について遵守されること。

(10) その他

1) 体外診断用医薬品の毒・劇薬指定除外

指定除外要望書

体外診断用医薬品のうち毒薬劇薬の指定から除外を希望する場合は，「体外診断用医薬品の毒薬劇薬指定除外要望申請について」（令和5.5.26臨薬協発2023-013号）による所定の様式に従った要望書を日本臨床検査薬協会へ提出し，同協会がその要望書をまとめて厚生労働省医薬局医療機器審査管理課へ提出することにより行われる。

2) 放射性体外診断用医薬品の取扱いについて

放射性医薬品たる体外診断用医薬品（放射性医薬品の製造及び取扱規則（昭和36.2.1厚生省令第4号）第1条第一号に規定する医薬品）は，平成17年厚生労働省告示第120号「法第23条の2の13第1項の規定により厚生労働大臣が基準を定めて指定する体外診断用医薬品」及び平成17年厚生労働省告示第121号「法第23条の2の23第1項の規定により厚生労働大臣が基準を定めて指定する体外診断用医薬品」のただし書きにおいて本告示から除外されている。従って，品目ごとに厚生労働大臣の製造販売承認を受けなければならないこととされている。

なお，放射性医薬品たる体外診断用医薬品の取扱いについては，「第Ⅱ部　第6章　放射性医薬品について」を参照すること。

3) 体外診断用医薬品における向精神薬に関する取扱いについて

体外診断用医薬品における向精神薬に関する取扱いについては，「第Ⅱ部　第7章　向精神薬を含有する体外診断用医薬品の取扱い」を参照すること。

2. 製造販売承認申請

体外診断用医薬品の製造販売承認については，法第23条の2の5及び23条の2の17の規定に基づき，厚生労働大臣が品目ごとにその承認を与えることとされており，承認申請にあたっては，その時点における医学，薬学等の学問的水準に基づき，倫理性，科学性及び信頼性の確保された資料により，申請に係る体外診断用医薬品の品質，有効性及び安全性を立証するための十分な根拠が示される必要がある。

(1) 承認申請区分と承認基準

申請区分の判断

申請に際してはその品目がどの区分に該当するか検討する必要があり，その判断基準は次のように示されている。なお，その判断は第一義的には申請者が行うことになるが，区分の判断が困難な場合にはあらかじめ総合機構に相談すること。なお，承認申請品目における申請区分は次のとおり。

1)　新規品目

新規品目とは，新規項目を検出又は測定しようとする品目をいう。

なお，新規項目とは，検出又は測定しようとする対象物又は項目が我が国においてこれまでに承認若しくは認証された体外診断用医薬品によって検出又は測定されたことがないものをいう。（平成28.2.22薬生発0222第5号）

2)　承認基準品目

承認基準品目とは，クラスⅢ体外診断用医薬品のうち，次に示す承認基準に適合するものをいう。

具体的な品目については，「体外診断用医薬品の承認基準について」（平成27.1.20薬食発0120第1号）の別表に掲載されている品目のうち，次の（ア）から（オ）の承認基準に適合する品目が該当する。

・承認基準

（ア）　検出用試薬

検出用試薬にあっては，（ウ）による試験方法により（エ）に示す条件に適合する対照体外診断用医薬品若しくは検出方法と比較した際，その判定結果について（オ）による統計処理を行ったときの一致率が90％以上であること。

（イ）　測定用試薬

測定用試薬にあっては，（ウ）による試験方法により（エ）に示す条件に適合する対照体外診断用医薬品若しくは測定方法と比較した際，その判定結果について（オ）による統計処理を行ったときの相関係数は0.9以上であり，かつ，回帰直線式の傾きは0.9～1.1であること。

（ウ）　試験方法

a．試験実施者

試験の実施は，申請者自身が行うか又は他の検査機関等に依頼して実施する。なお，試験成績を示す書類には，試験実施者の陳述，署名がなければならない。詳細については，本章「8. 承認（認証）申請・添付資料及び作成上の留意点（1）添付資料作成上の留意点」を参照すること。

b．検体数と選択方法

①　検体数

検体数は，原則として，通常の方法で適切に採取され，かつ適切に保管された検体，100検体以上とするが，性能が適正に評価できる場合や対象となる疾患数が極めて少ない場合は，必ずしもこの限りではない。

②　検出用試薬

検体については，原則として，陽性又は陰性となるもののうち少ない方の検体数が50検体以上とするとともに，検体は，臨床的判断濃度（カットオフ値等）近傍の検体を含めて選択すること。ただし，対象となる疾患数又は疾患における検体種が極めて少ない場合又は臨床的判断濃度近傍の検体を確認することが難しい場合は，必ずしもこの限りではない。なお，半定量試薬及び細菌の同定試薬はこの方法によること。

③　測定用試薬

検体の濃度は，測定範囲全域にわたって分布させるとともに，臨床的判断濃度（基準値・カットオフ値等）近傍の検体を含めて選択すること。ただし，対象となる疾患数又は疾患における検体種が極めて少ない場合は，必ずしもこの限りではない。

（エ） 対照体外診断用医薬品若しくは検出又は測定方法

対照とする体外診断用医薬品については，既に承認又は認証された体外診断用医薬品のうち，実際の臨床で汎用されており，かつ，現在の技術レベルからみて再現性等性能的に優れているものを選定すること。

対照となる既承認（認証）体外診断用医薬品において，複数の品目がある場合は原則として2種類以上の体外診断用医薬品を対照として選定すること。なお，複数の測定方法が存在する場合は，測定方法が複数になるよう2種類以上の体外診断用医薬品を対照として選定すること。また，検出用試薬（半定量用試薬）の場合は，指示値の範囲が一致していないものを対照とすることは認められない（例えば，判定が「－，1＋，2＋，3＋」となるものと「－，1＋，2＋，3＋，4＋」となるものは比較できない）。測定試薬の場合で，対照となる体外診断用医薬品との測定結果と回帰直線式を求めた結果，そのY切片が0から大きく離れる場合は，その体外診断用医薬品を比較対照とするのは望ましくないこと。

なお，公的機関（WHO等），標準化機関（JCTLM，CLSI，JCCLS等）又は関連学会等で採用している基準的な検出又は測定方法がある場合は，原則，その検出又は測定結果を対照とすること。この場合，公的機関，標準化機関，関連学会等で採用している基準的な方法でも，対象とする科学的な妥当性について説明をする必要があること。

（基準的な方法とは，世界的にあるいは日本において基準的方法として認められているものをいうこと。なお，この場合，そこで規定されている操作法，判定方法及び性能の規格等を説明する必要があること。）

JCTLM : Joint Committee on Traceability in Laboratory Medicine ;
臨床検査医学におけるトレーサビリティー合同委員会

CLSI : Clinical and Laboratory Standards Institute ;
臨床・検査標準協会

JCCLS : Japanese Committee for Clinical Laboratory Standards ;
日本臨床検査標準協議会

（オ） 統計処理の方法

対照体外診断用医薬品若しくは検出又は測定方法による検出又は測定結果に対し，以下の統計処理を行うこと。

a．検出用試薬

比較対照品及び被検討品について同一検体の検出結果を適切な表（m×n分割表など）に記載し，両者の一致率を算出すること。

b．測定用試薬

同一検体に関する比較対照品の測定結果をX軸，被検討品の測定結果をY軸にとり，測定値（X，Y）の相関係数及び回帰直線式を求めること。

3) 承認基準外品目

承認基準外品目とはクラスⅢ体外診断用医薬品のうち，承認基準の定めのない品目をいい，現在，HIV，HCV，HDV，HTLV，病原体遺伝子検査項目，ヒト遺伝子検査項目が該当する。なお，「体外診断用医薬品の承認基準について」（平成27.1.20薬食発0120第1号）の別表に掲載されていない品目については，複数の既承認品が存在する場合であっても承認基準の定めのない品目に当たるため，承認基準外品目に該当する。

4)　基準不適合品目

基準不適合品目とは，2）承認基準に指定された品目のうち，承認基準への適合性を確認した結果，基準に不適合となった品目が該当する。承認基準品目として申請した後，審査において承認基準への適合性が確認できないと判断された場合も，基準不適合品目となる。また，本基準に適合するものであっても，新たな臨床的意義が生じる場合や，測定原理，検出感度等が既存の体外診断用医薬品と明らかに異なる場合については，基準不適合品として取り扱われる。

さらに，製造販売認証申請品目及び製造販売届出品目のうち，各々認証基準[注1]及び承認・認証不要基準[注2]に不適合となった品目も，基準不適合品目として取り扱われ，その際は，承認申請の手続きが必要になるので注意すること。

また，放射性体外診断用医薬品については，クラス分類によらず製造販売承認申請が必要であるが，該当するクラス分類に応じた基準に不適合となった品目は，基準不適合品目として取り扱われる。

注1：本章「3. 製造販売認証申請（1）認証基準」参照

注2：本章「4. 製造販売届出（1）承認・認証不要基準」参照

5)　その他

測定方法が新しい品目

承認基準が定められている項目を，その項目については初めての方法で検出あるいは測定しようとする場合で，その方法が他の項目ですでに用いられている場合（測定項目は新しくないが測定方法が新しい品目）であっても，承認基準への適合性の有無により承認基準品目，あるいは基準不適合品目のいずれかを判断する。

測定方法の区分け

なお，測定方法の区分けの例を示すと次のとおりである。（昭和60.6.29薬発第662号）

（例）

a．凝集反応を利用する方法
b．酵素抗体法（EIA）
c．ラジオイムノアッセイ法（RIA）
d．反応系の主体が化学的反応である方法
e．反応系の主体が生化学的反応（酵素法等）である方法
f．物理的方法（比重，重量測定法等）
g．蛍光抗体法（FIA）
h．沈降反応を利用する方法
i．補体結合反応を利用する方法
j．溶血反応を利用する方法

（2）承認審査の取扱いと薬事・食品衛生審議会

1)　総合機構での審査

承認審査に当たっては，専門的知識を持った審査担当者による審査が行われる。総合機構が必要と判断した品目については品目説明会が実施され，開発背景，製品概要，検査対象物質の概要，臨床的位置付け，試験成績の概要などについて20～30分程度の説明，質疑応答が実施される。また，臨床性能試験成績（添付資料チ項）が添付されている項目については原則生データチェックが行われる。

新規品目，承認基準外品目，一部の基準不適合品目及びコンパニオン診断薬について

は専門協議品目の扱いとなり，承認基準品目と一部の基準不適合品目については総合機構の事務局審査の扱いとなる。また，総合機構の審査において疑義が生じた場合も専門協議品目とすることもある。

一方，優先審査の対象品目等については「優先審査等の取扱いについて」（令和2.8.31薬生薬審発0831第1号・薬生機審発0831第1号）により定められている。

（ア）優先審査の対象品目

a．希少疾病用医薬品，希少疾病用医療機器又は希少疾病用再生医療等製品（以下「希少疾病用医薬品等」という。）

b．先駆け審査指定医薬品，先駆け審査指定医療機器又は先駆け審査指定再生医療等製品（以下「先駆け審査指定医薬品等」という。）

c．先駆的医薬品，先駆的医療機器又は先駆的再生医療等製品（以下「先駆的医薬品等」という。）

d．特定用途医薬品，特定用途医療機器又は特定用途再生医療等製品（以下「特定用途医薬品等」という。）

e．次のいずれの要件にも該当する新医薬品，新医療機器又は新再生医療等製品

①　適用疾病が重篤であると認められること。

②　既存の医薬品，医療機器若しくは再生医療等製品又は治療方法と比較して，有効性又は安全性が医療上明らかに優れていると認められること。

（イ）優先審査の適用の可否の考え方

上記（ア）－e. の品目については，適応疾病の重篤性及び医療上の有用性を総合的に評価して適用の可否が決定される。

a．適応疾病の重篤性については，以下に分類して評価される。

①　生命に重大な影響がある疾患（致死的な疾患）であること。

②　病気の進行が不可逆的で，日常生活に著しい影響を及ぼす疾患であること。

b．医療上の有用性については，以下に分類して評価される。

①　既存の治療法，予防法若しくは診断法がないこと。

②　有効性，安全性，肉体的・精神的な患者負担の観点から，医療上の有用性が既存の治療法，予防法若しくは診断法より優れていること。

（ウ）承認申請時の取扱い

a．希少疾病用医薬品等，先駆け審査指定医薬品等，先駆的医薬品等又は特定用途医薬品等に該当し，優先審査の適用を受けようとする者は，当該新医薬品等の承認申請書の備考欄に「○年○月○日希少疾病用医薬品（又は希少疾病用医療機器・希少疾病用再生医療等製品）に指定」，「○年○月○日先駆け審査指定医薬品（又は先駆け審査指定医療機器・先駆け審査指定再生医療等製品）に指定」，「○年○月○日先駆的医薬品（又は先駆的医療機器・先駆的再生医療等製品）に指定」又は「○年○月○日特定用途医薬品（又は特定用途医療機器・特定用途再生医療等製品）に指定」との記載の上，総合機構に提出すること。

b．上記（ア）－e. により優先審査の適用を受けようとするときは，当該新医薬品等の承認申請書の備考欄に「別記の理由により優先審査を希望」と記載し，上記（ア）－e. に該当すると判断した理由を添付すること。（次のc. に掲げる場合を除く。）

c．上記（ア）－e. により優先審査の適用を受けようとし，総合機構の実施する医薬品優先審査品目該当性相談を実施した場合には，上記備考欄に「医薬品優先審査品目該当性相談を実施」との記載を併せて行い，総合機構が作成した評価報

告書を承認申請書に添付すること。ただし，当該相談を実施したもので，承認申請後に評価報告書が作成された場合は，この限りではない。

（エ）優先審査の適用の可否の決定及び承認審査時の取扱い

a．上記（ア）−e. のうち医薬品については，申請後速やかに総合機構において専門家からの意見を聴取した上で適用の可否に関する意見をまとめ，厚生労働省に報告し，厚生労働省医薬局医薬品審査管理課（以下「医薬品審査管理課」という。）にて当該報告をもとに適用の可否が決定される。

なお，優先審査品目該当性相談を実施し，申請時点で当該品目の優先審査の該当性を判断するに当たっての状況に特段の変化が無いなど，その評価が変わらない場合にはその評価をもとに適用の可否に関する意見をまとめ，厚生労働省に報告し，医薬品審査管理課にて当該報告をもとに適用の可否が決定される。また，その可否は医薬品審査管理課から申請者及び総合機構に通知される。

上記（ア）−e. のうち医療機器及び再生医療等製品については，個別に厚生労働省医薬局医療機器審査管理課（以下「医療機器審査管理課」という。）に相談すること。

b．上記 a. の適用について，医薬品審査管理課及び医療機器審査管理課より，直近の薬事・食品衛生審議会の担当部会に報告され，了承が得られる。

c．優先審査対象品目は，総合機構における審査の各段階において，可能な限り審査順位が優先される。

d．優先審査対象品目は，当該新医薬品等の承認時にその旨が公表される。

（オ）複数効能等を有する場合の申請について

a．同一品目が優先審査対象効能等とそれ以外の一般効能等を両方有する場合には，優先審査対象効能等とそれ以外の効能等に分け，それぞれを別個の独立した申請とすること。

b．優先審査対象効能等に関する申請とそれ以外の効能等に関する申請を同時に行う場合には，承認申請書及び添付資料は別々に作成することとするが，共通する資料については，優先審査対象効能等に関する申請書への添付のみで差し支えない。また，それぞれの承認申請書の備考欄に申請時点で申請中の他の効能等についての情報を記載すること。

（カ）優先的な治験相談の対象品目

a．優先的に治験相談を行うことができる医薬品等については，希少疾病用医薬品，先駆け審査指定医薬品，先駆的医薬品等及び特定用途医薬品等に係るものである。

なお，人道的見地からの治験（拡大治験）の実施前に総合機構が行う医薬品拡大治験開始前相談については，医薬品手続相談に準じた取扱いである。

b．優先的な治験相談の具体的な進め方については，「独立行政法人医薬品医療機器総合機構が行う対面助言，証明確認調査等の実施要綱等について」（平成24. 3. 2 薬機発第 0302070 号［令和 6. 10. 10 改訂］）を参照されたい。

（キ）優先審査を希望する医薬品等の申請前の対面助言の実施の考え方

優先審査を希望する医薬品等については，審査上の課題を早い段階で整理し解決するため，可能な限り，総合機構が行う申請前相談や事前評価相談を利用することが望ましい。

（ク）上記（ア）−e. の品目として優先審査を希望する医薬品の優先審査品目該当性相談の実施の考え方

上記（ア）−e. の品目として優先審査を希望する医薬品については，当該医薬品の優先審査の適用の可否を申請後速やかに審査管理課において決定するために，可能な限り，申請前に総合機構が行う医薬品優先審査品目該当性相談を受けその該当性についての評価を得ておくことが望ましい。

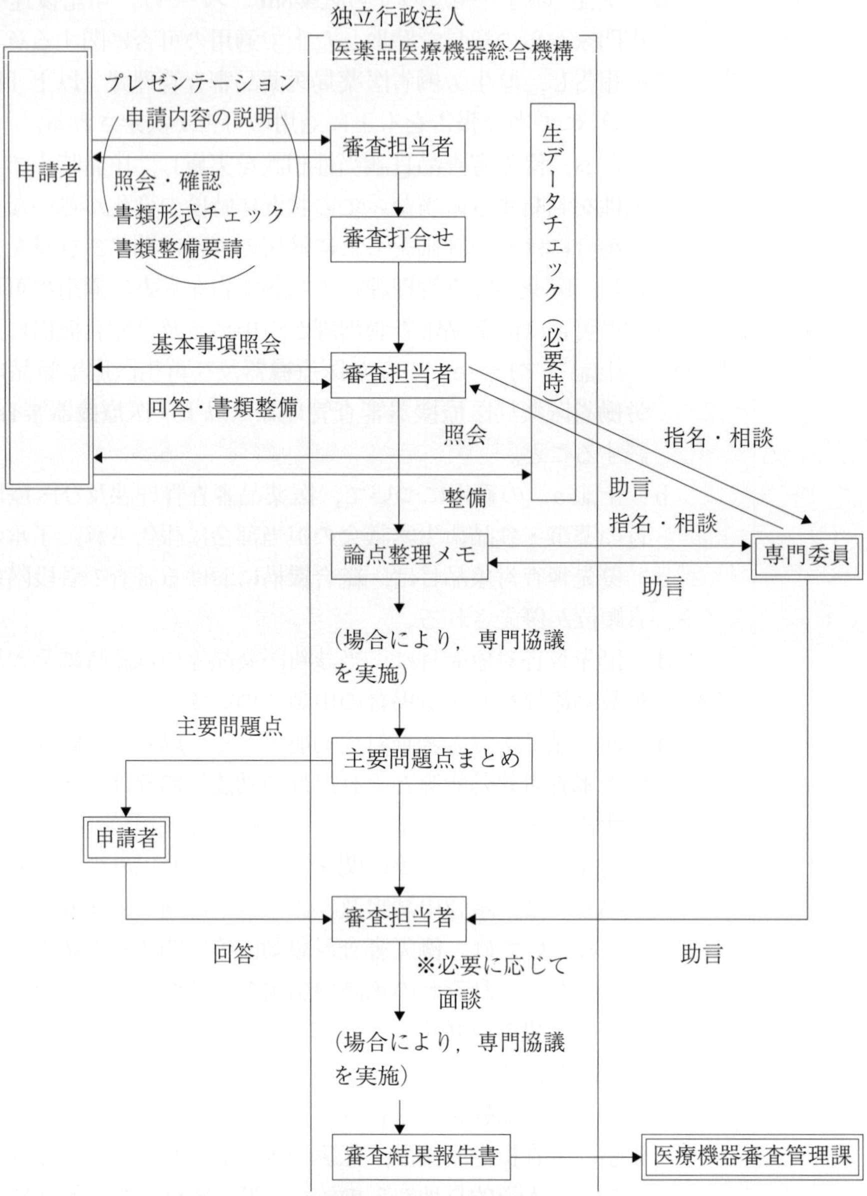

承認審査のプロセス

2)　専門協議

専門協議品目については，必要に応じて外部専門家（専門委員）に対し，承認の可否等に係る機構の判断について意見聴取が行われる。原則として，機構からの照会により主要な問題が概ね解決できた段階で実施されるが，必要に応じ，審査過程の初期段階において実施する場合もある。意見聴取は申請者側からの説明と，その後の審査担当者からの質疑等からなっている。この場にて，申請品目の位置付け（新規性，臨床診断上の意義等）について説明を行う。特に，すでに海外で市販されているものの場合には，使用状況及び添付文書等に記載された使用目的について，十分な説明が必要である。可能であれば，海外における添付文書及び規制当局等からのApproval letter，510（k） summary 等を提出する。その上で，当該申請にどのような資料が添付されていて，それによりどのように有効性・安全性を保証するかについてを説明する。

専門協議は，外部の専門家からなる専門委員の中から，その申請品目に応じた分野の専門家が指名されて行われる。専門委員による書類審査となる場合と，専門協議を開催して審査を行う場合がある。専門協議会を開催して審査される場合には，見せサンプルを提出する。

3)　承認前試験

体外診断用医薬品の承認前試験は，「体外診断用医薬品の製造販売承認前試験の取扱いについて」(令和1.10.3 薬生機審発1003第1号，以下「運用通知」という。）において，公衆衛生上特に重要な体外診断用医薬品の品目仕様として規定している性能について，国立感染症研究所（以下「感染研」という。）が実地で確認することで，品目仕様の適否を評価する。体外診断用医薬品の性能の確保を図るために承認申請後に行われることとされていたが，令和6年10月1日以降，運用通知に基づく承認前試験の新規受付が停止され，承認前試験に係る申請は不要となった。ただし，承認前試験を要する品目について，申請者が自ら承認前試験の実施を求める場合は，この限りではない。

（ア）　承認前試験の対象

承認前試験が必要な体外診断用医薬品は以下のとおり。

a．輸血に関する感染症

梅毒，HBV（遺伝子及び HBs 抗原を対象とするもののみ。），HCV，HDV，HIV，HTLV

b．公衆衛生上特に重要な感染症

HAV，風疹ウイルス

c．血液型判定用抗体基準（平成6年厚生省告示第204号）収載品

（イ）　承認前試験を要する品目の申請

申請者は，承認申請書の正本1通，副本3通及び添付資料3部を総合機構・審査業務部あてに提出する。なお，承認申請の際に必要な添付資料の他に次の資料を添付する。

a．輸入品目が既に海外で販売されている場合，主たる販売国における添付文書

b．測定に使用する機器が専用機器である場合，機器の仕様，感染研への一時持込の可否（できない場合はその理由）を記載した文書

（ウ）　承認前試験の実施の決定

a．総合機構において，提出された資料の内容及び当該使用に基づき，承認前試験対象品目かどうかの確認を行う。

b．感染研は，資料を確認し，照会すべき事項及び追加情報をとりまとめ，総合機構から申請者に連絡する。感染研は，申請者の回答を踏まえ，医療機器審査管理課及び総合機構が参加する体外診断薬委員会において，承認前試験の実施を決定し，承認前試験を実施する。

c．感染研は，承認前試験の実施を決定したときは，申請者に対し，実施を決定した旨，試験を行う場所が申請者の施設である場合はその旨及び申請者の施設を訪問して試験を行う者の氏名，施設訪問の日時等の必要事項を通知する。なお，訪問日時については，感染研があらかじめ申請者の都合を聞いた上で日程調整を行うものとする。

d．感染研から通知を受けた申請者は，試験品（実生産と同等とみなせるロット

(原則として3ロット))を，感染研の指定する日時，場所に搬入すること。

(エ)　その他の留意事項

a．承認前試験は，承認審査の一環として行うものとし，承認申請後に行われるものであること。

b．申請者は，承認前試験を適切に開始できるよう，申請前に十分な準備をしておくこと。

c．承認申請書の備考欄に，承認前試験の対象品目である旨を記載すること。

d．承認前試験に係る手数料については，定められた額の収入印紙を承認申請書に貼付すること。

(オ)　標準事務処理期間

a．総合機構が申請書を受理してから，医療機器審査管理課が感染研に対して承認前試験の依頼をするまでを1カ月とする。

b．感染研が承認前試験の依頼を受領してから申請内容や承認前試験実施に際しての疑問点等の確認を行い，体外診断薬委員会を開催するまでを3カ月とする。

c．体外診断薬委員会の開催後，承認前試験の準備，試験の実施，試験結果の報告書作成を行い，医療機器審査管理課に報告するまでを2カ月とする。

承認前試験に関する事務処理の流れ

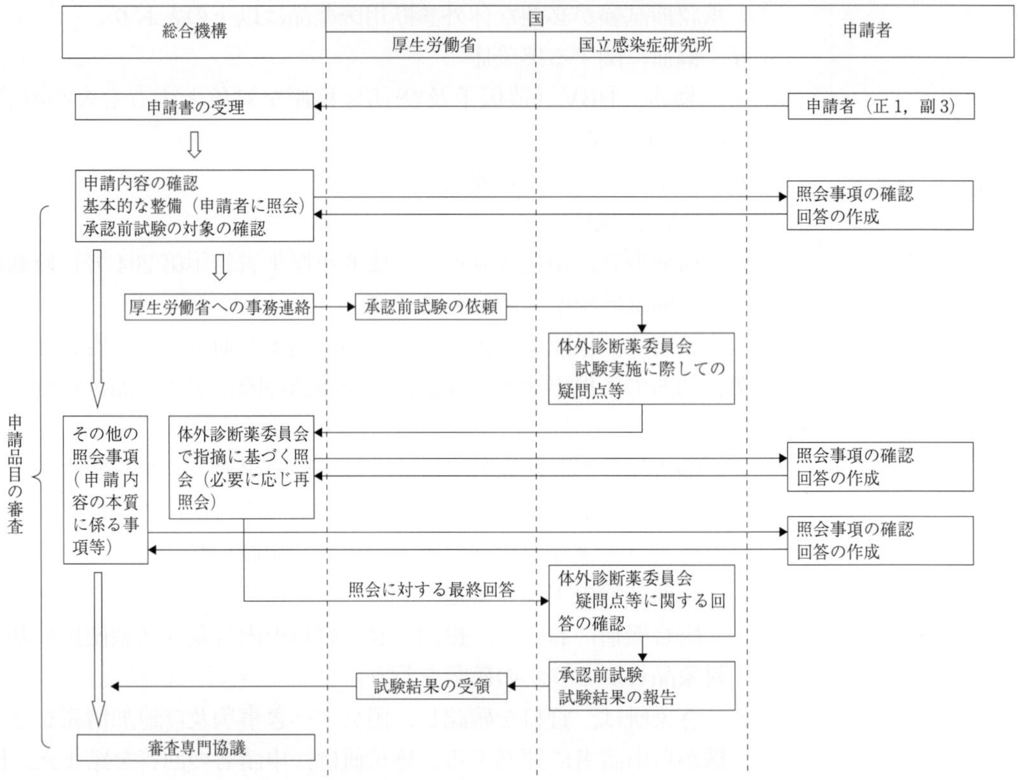

4)　申請書の取下げ

承認申請書の提出後，種々の事情により申請書を取り下げるときには取下げ願を総合機構へ提出すること。

取下げ願の申請を行った場合は，総合機構での取下げ処理が終了した時点で申請者に申請書等が返却される。郵送を希望する申請者には，申請者が取下げ願の提出の際に同封した封筒を使用し申請書類等を送付する。また，受付窓口での返却も可能であるので，取下げ願の提出の際に，後日，直接受け取る旨を連絡すること。

別紙様式５

取 下 げ 願

申請年月日	
販売名	
医薬品等の別	
医療用・一般用の別	
製造・輸入の別	
承認・許可等の別	
進達年月日	
県名及び進達番号	
受付番号	
備考	

上記申請書（届書）の取下げをお願いします。

年　　月　　日

住　所（法人にあっては、主たる事務所の所在地）

氏　名（法人にあっては、名称及び代表者の氏名）

厚生労働省医薬局長
都 道 府 県 知 事　殿

（注意）

1　用紙の大きさは、Ａ４とすること。

2　字は楷書ではっきり書くこと。

3　「医療用・一般用の別」欄は医薬品及び医療機器の場合のみ記載すること。

5) 承認状況の確認

「医薬品等電子申請ソフト」により申請されたものについては，以下のウェブサイトにて審査状況を確認することができる。

https://web.fd-shinsei.mhlw.go.jp/

なお，あらかじめパスワードの取得が必要である。

ただし，ゲートウェイを利用したオンライン提出の場合は上記ウェブサイトでは確認できないため，申請電子データシステムにおいて確認すること。

6) 申請書の差換え

申請者は，差換え指示に基づき差換えを行う際は，その内容が記録されたFD等及び「差換え願」を機構に持参又は郵送により提出する。なお，添付資料及び資料概要の差換えの場合には，審査担当者の立会いの下で行うこともあるので，その場合は別途審査担当者と日程調整等が必要となる。

7) 血液型判定用抗体（血液型判定基準）

血液型判定用抗体については，法第42条第1項の規定に基づき血液型判定用抗体基準（平成6.6.24厚生省告示第204号）が定められており，当該基準収載品は，承認前試験の対象とされている。

8) 総合機構の申請相談等

総合機構では，対面助言（機構法第15条第1項第5号ロの規定により，医薬品，医療機器，再生医療等製品及び医薬部外品の治験実施計画書その他承認申請に必要な資料等について，機構が行う指導及び助言）のひとつとして体外診断用医薬品の治験相談・簡易相談（有料）及び全般相談等を実施している。（本章「12. 対面助言（相談）について」参照）

（3）承認申請上の留意事項

製造販売承認の申請は，規則の様式第六十三の八（二）により申請することとする。承認申請をする際は以下の事項に留意すること。

① 申請書正本1通，副本2通を提出すること。
② 添付文書（案）は正本に1部，副本それぞれにつき1部ずつ添付すること。
③ 添付資料は正本に1部，副本に1部添付すること。
④ 承認前試験対象品目にあっては，申請書の写し，添付文書（案）及び添付資料を1部追加すること。
⑤ 新規申請の場合，製造販売業の許可証の写しを添付すること。
⑥ QMS適合性調査を省略する場合，基準適合証の写しを添付すること。
⑦ 電子申請によるシリーズ承認申請の場合，手数料金額を記載すること。
⑧ 体外診断用医薬品承認審査申請書（総合機構 様式第六十三の十五）を正本に添付すること。

（４）承認申請書及び承認申請書記載上の留意事項

体外診断用医薬品の承認申請及び申請書の記載上の留意事項は，「体外診断用医薬品の製造販売承認申請について」（平成 28. 2. 22 薬生発 0222 第 5 号），及び「体外診断用医薬品の製造販売承認申請に際し留意すべき事項について」（平成 26. 11. 21 薬食機参発 1121 第 16 号）を参照されたい。

具体的な記載要領及び通知記載以外で注意すべき事項は次のとおり。

1)　名称欄

（ア）　一般的名称

a．体外診断用医薬品の一般的名称及び分類コード番号について，一般的名称通知に従い，本欄に記載する。

シリーズ申請（本章「6．シリーズ承認（認証）申請，届出」参照）の場合は，申請書の一般的名称には，シリーズ品目としての一般的名称と分類コード番号を記載し，各々の構成製品書に各構成製品の一般的名称と分類コード番号を記載する。

記載例

【一般的名称】欄の記載方法
・単品申請品目の場合（例示：HBs 抗原の場合）
　B 型肝炎ウイルス表面抗原キット（分類コード番号：30723000）
・シリーズ品の場合（例示：CEA の場合）
　申　請　書・一般的名称欄：クラスⅢ免疫検査用シリーズ
　　　　　　　　（分類コード番号：80010003）
　構成製品書・一般的名称欄：癌胎児性抗原キット（分類コード番号：30288000）

b．同一品目において，複数の測定項目等を同時に測定できるものの申請にあっては，該当する全ての一般的名称と分類コード番号を列記すること。

c．申請時に一般的名称がない場合は空欄とし，承認までに適切な一般的名称を定める。この場合，申請書の備考欄に，当該体外診断用医薬品の概要（測定項目の概要及びその体外診断用医薬品の臨床的な意義を含み，300 字程度）を記載する。

「一般的名称のいずれにも該当しない医療機器及び体外診断用医薬品の一般的名称の取扱いについて」（平成 26. 11. 25 薬食機参発 1125 第 26 号）を参照する注。

注：本章「2．製造販売承認申請（4）10）備考欄」の記載参照

（イ）　販売名

販売名の留意点

体外診断用医薬品の販売名は，原則，当該製造販売業者が自由に命名して差し支えないが，使用者の誤解，混乱のないように配慮するとともに，品位に欠け，誇大に過ぎる等の名称は避けることが基本である。留意点は次のとおり。

a．一般的に用いられている名称をもって販売名とすることは適当でない。一般的に用いられている名称を用いる場合は，その名称の前又は後に社名又は略称等を付し，他社の同類の製品と区別できるようにすること。

記載例①

HBs 抗原検出キット→臨薬協 HBs 抗原検出キット
ラテックス CEA→ラテックス CEA「臨薬協」

b．英文字のみ（又は英文字，数字，記号のみの組み合わせ）のもの，又はほと

んど英文字のものは適当でない。ただし，わが国の医療において一般的に使用されている英文字（例えば，診療報酬点数表で使用）にあっては，販売名に使用して差し支えない。この場合には，前項a．と同様に他社の類似製品と区別できるようにすること。

記載例②

臨薬協 HBs 抗原検出キット，ラテックス CEA「臨薬協」 （注）　HBs：hepatitis B virus, surface antigen CEA：Carcinoembryonic antigen

c．「反応系に関与する成分」欄において，記載は同一であるが防腐剤，界面活性剤等反応系に関与しない成分が異なるもの，また，反応系に関与する成分の分量の記載の範囲内で２種以上のものを１品目として申請しても差し支えない。

d．販売名は，一物一名称が原則であるが，妥当な理由により一物多名称のものを申請する場合は，その説明資料を承認申請書に添付し申請すること。なお，この場合，販売名ごとに申請すること。

2)　使用目的欄

申請品目の測定対象（検体種），測定項目，及び検出・測定の別を記載すること。例えば「血清中の◯◯感染における◯◯の測定」又は「血清中の◯◯◯の測定（△△～の診断の補助）」のように，一般的名称通知の定義欄を参考に臨床的意義を記載すること。

また，測定検体又は測定感度が既承認品目と異なる等の理由で当該品目に新たな臨床的意義が発生した場合は，使用目的に新たな臨床的意義を加えて，一部変更承認申請を行うこと。

測定対象に略号等を用いることは，誤解される場合があるので，略号等を用いる場合，必ず正式名称を記載すること。また，用語については診療報酬点数表に記載のある場合には，その用語を参考にすること。

なお，定性試験の場合には，「◯◯◯の検出」，定量試験及び半定量試験の場合には，「◯◯◯の測定」とする。保険適用項目で「血中の～」となっている場合でも，キットの性能として血液をそのまま測定できるものは「全血中の～」，血漿で測定できるものは「血漿中の～」，また，血清で測定できるものは「血清中の～」とし検体種を明確にすること。

複数の検体種を測定する試薬の場合は，例えば「血清又は血漿中の◯◯の測定」の記載とする。

なお，検出及び測定を行うキットの場合は「◯◯◯の検出又は測定」とすること。

記載例

血清中の HBs 抗原の検出（B 型肝炎ウイルス（HBV）感染の診断の補助等） 血清中の癌胎児性抗原（CEA）の測定（悪性腫瘍の診断の補助等）

3)　形状，構造及び原理欄

申請品目がどのようなものであるかがわかるように簡潔にまとめて記載すること。

（ア）　構成試薬

a．構成試薬の名称を記載すること。

b．形状，構造が性能に影響しない品目にあっては，剤型を記載すること。

c．標準液が複数ある場合には，単に標準液とはせずに 1，2，3 や A，B，C などの数字や識別記号を用い，その試薬が複数あることがわかるように記載すること。

記載例：構成試薬

1.　構成試薬
反応カセット

1.　構成試薬
1)　ラテックス試薬　　液状
2)　緩衝液　　液状

（イ）　形状

形状，構造が性能に影響する品目にあっては，申請書別紙に形状，構造を図示すること。図には検体添加部，判定部等を明示すること。また備考欄に外観写真を添付すること。

なお，サイズが性能に影響を及ぼさない場合に限り，サイズの記載は不要とする。

記載例①：形状の記載を要する場合

（2）　形状

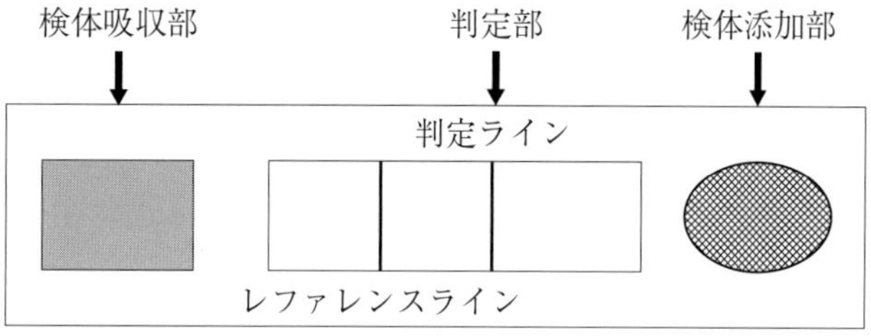

記載例②：形状の記載が不要の場合

【形状，構造及び原理】
（1）　構成試薬
1)　HCV 抗原プレート
マイクロウエルプレート
2)　酵素標識抗体試液：液剤
3)　基質試液：液剤
4)　10×洗浄液：液剤
5)　陰性コントロール：液剤
6)　陽性コントロール：液剤
（以下，空欄とする）
⇒形状がマイクロウエルプレート等で性能に直接影響しない場合は，具体的な記載は不要（添付資料の測定方法又は添付文書案で説明しておくとよい）

（ウ）　原理

反応系に関与する成分を含めた測定原理を記載する。反応系に関与する成分かどうかの判断は，原則として反応原理に関与するか否かによる。なお，測定対象物質などが異なれば，同一物質で同じ作用と考えられても，反応系に関与するか否かは異なることがあるので留意すること。

ただし，学会等で公知とされる測定原理はその測定原理名を記載することで差し支えない。

記載例①

原理 本品は，酵素免疫測定法を測定原理としたイムノクロマト技術による血清中HBs抗原検出用試薬である。 反応カセット内のメンブレン上には抗HBs抗体が固定化してあり，またアルカリホスファターゼ（ALP）標識抗体パッド，基質パッド及び液状の展開液がセットされている。 検体滴下部に滴下された検体中のHBs抗原は，アルカリホスファターゼ（ALP）標識抗HBsモノクローナル抗体（マウス）と反応した後，展開液によりメンブレン上を移動し，判定部に固定された抗HBsポリクローナル抗体（ウサギ）と結合して，検体中のHBs抗原を介した3者のサンドイッチ複合体を形成する。この複合体のALPに基質（5-ブロモ-4-クロロ-3-インドリル-リン酸二ナトリウム塩）が反応することにより判定ラインが青色に発色し，検体中のHBs抗原を検出する。

記載例②

原理 ラテックス粒子の表面に結合させたCEA抗体（CEAポリクローナル抗体（ウサギ）ラテックス液）と試料中の癌胎児性抗原（CEA）が抗原抗体反応により凝集を起こす。この凝集はCEA濃度に比例して起こり，吸光度の減少としてとらえられる。したがって，吸光度を測定することにより検体中のCEA濃度が求められる。

4) 反応系に関与する成分欄

構成試薬名称並びにその構成試薬に含まれる反応系に関与する成分及びその分量を記載すること。分量の記載は，例えば，1瓶当たりあるいは測定単位当たり（測定1回当たり又は10回当たり）の量，濃度の記載でも差し支えない。

例えば，ウエルあるいはビーズに固相化した抗体等で，1回測定当たりの分量が測定できない場合は1回測定当たり1ウエルというような記載をし，あと全体の量，例えば，ウエルが96あり96ウエルの全体量でわかればその量を記載し，さらに説明の意味で性能試験等に書かれている部分を代用して，ある規定された濃度の標準品等を用いた場合の測定方法を補足すること。例えば，抗体量を吸光度でいえば「◯◯から◯◯の間に入る量がこの抗体量である。」というような記載でも差し支えない。

幅記載

（ア） 反応系に関与する成分の分量又は含量は，性能が確認されている範囲の幅記載をしてもよい。その場合，性能が確認されている根拠を求められることがあるので留意すること。

（イ） 反応系に関与する成分の分量又は含量が幅記載の範囲内で異なる場合，また，反応系に関与しない成分（例えば防腐剤等）の異なるものであって，性能が同一である場合には申請書を一つにすることができる。

単位

（ウ） 反応系に関与する成分のうち，酵素等の分量を「U」，「単位」等を用いて単位で表わす場合があるが，その成分の規格が国際単位や日本薬局方，日本工業規格（JIS）等の公定書に収載されている場合には，その規格の単位を用いること。

なお，自社独自に設定した単位を用いた場合には，単位の説明を記載すること。

また，構成試薬が凍結乾燥品の場合，成分・分量の表示は使用時の濃度であることを明記すれば，使用時の濃度表示で差し支えない。

由来動物種

（エ） 抗体（抗血清）は，由来の動物種をカタカナで明記すること。また，モノクローナル抗体の産生細胞の名称について記載すること。なお，抗体にあってはモノクローナル抗体かポリクローナル抗体かの別を明記すること。

（オ） 核酸増幅法を使用する測定法にあっては，その使用するプローブ（反応特異性を担保するプローブに限る）の塩基配列について記載すること。

慣用名，略号

（カ）　成分名が非常に長いとき，表示等において，それが医学・薬学等の論文あるいは学会発表等で広く慣用されているなど，使用者に誤解のない慣用名，略号については簡略記載が認められるが，この場合には，正式名とその慣用名，又は略号を併記すること。

記載例①

上記反応カセット中で反応系に関与する成分及び分量は次のとおりである。

「反応カセット」中	（1テスト中）
1）　抗 HBs ポリクローナル抗体（ウサギ）	○○～○○ μg
2）　アルカリホスファターゼ（ALP）標識抗 HBs モノクローナル抗体（マウス） （産生細胞の名称：マウスミエローマ細胞）	○○～○○ μg
3）　5-ブロモ-4-クロロ-3-インドリル-リン酸二ナトリウム塩	○○～○○ μg

記載例②

ラテックス試薬1 mL 中

抗 CEA ウサギポリクローナル抗体ラテックス液　0.1 mL

（抗体量として○○ μg～○○ μg）

5）　品目仕様欄

最終製品の品質管理の方法及び例示として測定範囲又は検出感度を記載すること。

なお，承認基準品目であっても，記載した測定範囲又は検出感度の根拠を求められることがあるので留意すること。

（ア）　品質管理の方法

当該最終製品として，体外診断用医薬品の特性に鑑み，キットの性能を設定する。例えば以下の例示項目を設定すること。

なお，品質管理項目の設定にあっては，以下に示す例示項目に限るものではなく，必要に応じて例示項目以外の試験方法を設定すること。この場合，その項目の設定理由，試験方法の選択理由等の設定根拠を記載すること。

a．感度試験

対象物質を検出・同定する能力又は測定対象への数量や段階値を計測する能力を規定する。

b．正確性試験

検出・同定結果又は測定値等の正確さを規定する。なお，正確性試験は従来の「特異性試験」と同じである。

c．同時再現性試験

同一検体を同時に複数回計測する際の結果の再現性（ばらつき度合い）を規定する。

各項目の設定については，以下の点に留意すること。

・測定機器を用いる場合は，その測定機器の性能，試験の諸条件を十分加味し，具体的な規格値を設定すること。

・同一項目で，検体が2種以上（例えば，血清と尿）にわたる場合，性能が同一であればどちらか一方を記載すればよいが，異なる場合は併記すること。

・当該体外診断用医薬品の特性に鑑み，合理的理由に基づき明らかに不必要な項目については省略できる。

・性能試験に用いる管理用物質（管理用物質の由来等も含む）について記載すること。なお，管理用物質については，由来に加え，どの程度の濃度のものを用いているか（濃度又は濃度範囲等）を可能な限り記載すること。

記載例①：検出用試薬の場合

1. 品質管理の方法
① 感度試験
濃度既知の自家管理検体注）（陽性）を所定の操作で試験するとき，陽性の反応を示す。
② 正確性試験
自家管理検体（陽性）及び自家管理検体（陰性）を所定の操作で試験するとき，所定の陽性又は陰性の反応を示す。
③ 同時再現性試験
自家管理検体（陽性）及び自家管理検体（陰性）を所定の操作で3回繰り返し試験するとき，それぞれ同一の反応性を示す。
注）自家管理検体（陽性）はリコンビナントHBs抗原をHBs抗原陰性ヒト血清に添加して調製したものである。
陽性管理検体濃度○～○ng/mL

記載例②：測定用試薬の場合

1. 品質管理の方法
「使用方法」欄の操作方法により，感度・正確性・同時再現性の各試験を行った場合，下記の規格に適合する。
（1） 感度試験
ア） HBs抗原濃度を○○～○○IU/mLに調製した管理用試料を測定した場合の発光強度は，△△△～△△△の範囲内にある。
イ） HBs抗原濃度を◇◇～◇◇IU/mLに調製した管理用試料を測定した場合の発光強度は，××～××の範囲内にある。
（2） 正確性試験
既知濃度の管理用試料を測定するとき，測定結果は既知濃度の±20％以内である。
（3） 同時再現性試験
既知濃度の同一管理用試料を3回同時に測定するとき，測定値のCV値は各々10％以下である。
管理用物質
既知濃度の管理用試料は，○○をヒト血清で希釈し，以下の濃度範囲内に調製したものである。
低濃度管理用試料濃度○○～○○IU/mL
中濃度管理用試料濃度○○～○○IU/mL
高濃度管理用試料濃度○○～○○IU/mL

（イ） 測定範囲（検出感度）

測定を目的としている場合，代表的な機種（専用の機器がある場合はその専用機器）を用いたときの測定範囲を記載する。なお，測定下限値は検討せずに「0」としないこと。また，検出を目的としている場合は最小検出感度を例示として記載する。

記載例①：検出試薬の場合

最小検出感度（例示）
サブタイプad 2.5 ng/mL（市販パネルによる結果）
サブタイプay 2.4 ng/mL（市販パネルによる結果）

記載例②：測定試薬の場合

測定範囲（例示）
1～200 ng/mL（××××（機器名）使用）

6）使用方法欄

概略記載

試薬及び試液の調製方法と操作方法，判定法（定性及び半定量に適用）とに分けて使用方法の概略がわかるよう簡潔な記載をすること。なお，検体の採取方法又は保存方法が測定結果に影響を及ぼし，特に注意が必要な場合には検体の採取方法又は保存方法を記載する。

（ア）測定機器を使用する場合には，使用機器名は一般的な名称（分光光度計，血液自動分析装置，血球計数器等）を用い，その操作法は標準的な手順を記載すること。この記載に当たっては，例えば，機器で測定するものについては機器側から見た操作方法ということではなく，試薬側から見た操作法の必要項目を記載すること。なお，専用機器で用いる専用機器試薬の場合は，該当する専用機器の名称を記載すること。製造販売承認申請時点で使用可能な専用機器が複数存在する場合は，「〇〇及びそれと同等な性能を有する機器」等の記載でもよい（専用機器が1機種の場合でも同様の記載で申請することは可能）。

（イ）試薬・試液の調製方法についての記載をすること。なお，試薬・試液をそのまま用いる場合があるが，その場合単に「なし」と記載せずに，「そのまま用いる。」と記載すること。

試薬の調製においては，具体的数値でなく，性能が担保できる範囲で「所定量を加えて調製する。」と記載することができる。

（ウ）検体量及び試薬量については，具体的な量を記載するが，「〇〇～〇〇 μL」等の幅で記載するか，又は「検体1容量に第一試薬3～5容量及び第二試薬2～4容量」等の液量比（幅）で記載することも可能である。

（エ）測定波長については，具体的にその波長を記載すること。この際，例えば，単一機器の専用試薬ではなく，いくつかの機種に共通の試薬で，機器によって測定波長が異なる場合は測定が確認されている範囲内である程度の幅記載をしてもよい。その記載に当たっても，具体的な波長あるいは理解し得る範囲の波長幅を示すことが必要で例えば，「特定の波長」又は「一定（所定）の波長」と記すことは認められない。

（オ）同一処方で用手法と自動分析機器用のキットがある場合，名称が異なるものは別品目であるが，同一名称とする場合には使用方法欄の記載を明らかに区分し，一品目で申請して差し支えない。

定性と定量

（カ）定性試験と定量試験（又は半定量試験）があり，それぞれ使用方法が異なる場合は区別して記載する。

（キ）定性項目にあっては，判定法（カットオフ値等）を記載する。

（ク）操作方法について，用手法によるもの・自動分析機器によるもの・その両方によるものの別がわかるように記載する。

（ケ）イムノクロマト等のカートリッジ製品の使用方法の記載方法について，判定時間は，陰性を特定できる時間を明記する。陽性判定をその前に判定できるが，時間は特に記載しない。

通常，室温で検査が実施されることから，反応温度については重要性は低い。反応温度が性能に影響を及ぼす場合は，操作方法欄に温度（幅）を記載する。それ以外は温度の記載は不要とする。

なお，反応温度及び反応時間については，具体的な数値の記載を求められることがあるので留意すること。

記載例①：イムノクロマト等のカートリッジ製品で温度が性能に影響を及ぼす場合

1.　試薬・試液の調製方法
反応カセットはそのまま用いる。
2.　操作方法
1)　試料を試料滴下部に3滴滴下する。
2)　25～30℃で10分間反応させる。
3)　10分間反応後，ラインの有無により判定を行う。ただし10分より前でも，コントロールライン及びテストラインが確認された時点で陽性の判定を行うことができる。
3.　測定結果の判定法
陽性：テストライン及びコントロールラインが認められた場合
陰性：コントロールラインのみ認められた場合
試験無効：コントロールラインが認められない場合

記載例②：イムノクロマト等のカートリッジ製品で温度が性能に影響を及ぼさない場合

1.　試薬・試液の調製方法
反応カセットはそのまま用いる。
2.　操作方法
1)　試料を試料滴下部に100～200 μL滴下する。
2)　10分間反応後，ラインの有無により判定を行う。
3.　測定結果の判定法
テストライン及びコントロールラインが認められた場合を陽性と判定する。反応時間内であっても両ラインが認められた場合は陽性と判定できる。10分間反応後，コントロールラインのみ認められた場合は陰性と判定する。コントロールラインが認められない場合は試験無効とする。

記載例③：定量試薬の場合

1.　試薬の準備
（1）　ラテックス試薬，緩衝液はそのまま使用する。
（2）　標準液を別途用意する。
2.　操作方法
（1）　血清検体1容量に緩衝液3～5容量，ラテックス試薬を2～4容量加える。
（2）　ラテックス試薬を添加後，波長548～700 nmで○○～○○℃で○○～○○分あたりの吸光度変化量を測定する。
（3）　標準液を同様な操作で測定して作成した検量線から検体の濃度を求める。
上記，（1）～（3）は，測定機器（粒子計測免疫測定装置）により自動的に行われる。

記載例④：専用機器を用いる定量試薬について

1.　試薬の準備
（1）　ラテックス試薬，緩衝液はそのまま使用する。
（2）　標準液を別途用意する。
2.　操作方法
本品の操作は臨床化学検査機器ABC又はそれと同等の性能を有する測定機器を用いて行う。標準的な手順として，臨床化学検査機器ABCを用いた場合の操作方法を以下に記載する。
(以下，標準的な手順として具体的なパラメーター等を記載する)

7)　製造方法欄

（ア）　当該体外診断用医薬品の各構成試薬について，製造方法を記載すること。

また，当該体外診断用医薬品の構成試薬を補充用単品として流通させることがある場合には，その旨を記載すること。

（イ）　製造方法欄の「キットの構成」の記載は，反応系に関与する成分を含む構成試薬は反応系に関与する成分すべてを記載し，その成分他より製するとし，反応系に関与する成分を含まない構成試薬は，例えば，「緩衝剤他より製する」との記載で差し支えない。

（ウ）　製造工程について，各工程の登録製造所の情報をわかりやすく記載すること。

登録製造所については，「医療機器及び体外診断用医薬品の製造業の取扱いについて」（平成26.10.3薬食機参発1003第1号）に示す当該体外診断用医薬品の設計，反応系に関与する成分の最終容器への充填工程，国内における最終製品の保管の各工程の登録製造所を記載すること。

放射性体外診断用医薬品にあっては，当該品目の設計，反応系に関与する成分の最終容器への充填工程，国内における最終製品を出荷するために保管するまでの工程における全ての登録製造所を記載すること。

各工程に係る登録製造所が単一である場合等各工程の関係について誤認が生じない場合においては，工程ごとの記載や工程フロー図等は原則として記載しなくてよいが，製造工程が複雑な場合についてはその関連がわかるように必要に応じ工程フロー図等を用い適切に記載すること。

※製造方法の記載事例については，次に示す例示の他，本章「8. 承認（認証）申請・添付資料及び作成上の留意点（2）7）製造方法に関する資料」の記載事例を参考にされたい。

（エ）　承認もしくは認証を取得しているもの，あるいは品目届出を行っている体外診断用医薬品を組み込む場合，その構成品の製造販売業者の名称，主たる事業所の所在地，製造販売業許可番号及び承認番号・認証番号・届出品目番号を記載すること。

マスターファイル

（オ）　法第80条の6第1項に基づく登録（以下「マスターファイル登録」という。）を受けた原薬については，その原薬の製造所を示す箇所に，その製造業者名・所在地，製造所の名称・所在地，マスターファイル登録番号及び登録年月日，製造所が医薬品製造業許可を要する場合にあっては許可区分・許可番号・許可年月日を，体外診断用医薬品製造業登録を要する場合にあっては登録番号・登録年月日を記載すること。なお，製造業の許可（認定）及び登録申請中の場合は，その旨を記載すること。

（カ）　シリーズで申請する場合には，当該シリーズ全体についての承認・認証・届出区分ごとの各構成製品の明細を記載すること。

記載例：製造方法

【製造方法】

1. キットの構成

　［1］　酵素剤 ○○○，△△△，□□他より製する。

　［2］　酵素剤溶解液　×××他より製する。

　［3］　発色液 ◇◇◇，■■■他より製する。

　上記［1］［2］［3］の構成試薬を組合せキットとする。なお，別途補充用として製造販売することがある。

2. 製造所の名称及び製造工程

製造所の名称	製造工程
A 製造所	設計
B 製造所	充填
C 製造所	保管

※各種製造工程の関係がわかるような記載とすること。

8)　保管方法及び有効期間欄

安定性試験成績に基づいた最も適切な保管方法を設定すること。また，長期間における性能の低下を防ぎ得ない場合には，体外診断用医薬品として使用に耐え得る性能を確保できる有効期間を付すことによって保証すること。

安定性試験については，新規品目及び基準不適合品目（新測定原理のもののみ）以外の品目に関しては，推測試験等を利用して保管方法及び有効期間を設定することは構わないが，本質的には体外診断用医薬品の経時的変化をふまえて，性能の確保のため必要な試験を行い，十分検討して妥当な保管方法及び有効期間を設定すること。

なお，承認申請書の備考欄には，推測試験を利用した申請である旨と，通常の安定性試験の終了予定日（成績の検討が終了する日）を記載すること。（平成 8.3.28 薬発第 339 号，平成 8.3.28 薬審第 166 号）

その他留意すべき事項は次のとおり。

（ア）　室温で 3 年以上安定な場合は空欄とする。また，室温で 3 年未満の場合は有効期間のみを記載。室温以外で 3 年以上安定なものは保管条件のみを記載すること。

（イ）　有効期間はキットの特性や流通期間を配慮すること。なお，設定に当たっては，使用・流通に支障がなければ既存品より短い有効期間であっても差し支えない。

キットとしての保管方法・有効期間

（ウ）　構成試薬ごとに保管方法，有効期間が異なる場合，本欄に，それぞれ分けて記載してあれば，構成試薬ごとに異なる表示をすることができる。その場合でも，可能であるならばキットとしての保管方法及び有効期間を設定しておくこと。

（エ）　安定性試験の継続中においてそれまでに得られた試験成績に基づき有効期間を定めて申請し，承認審査終了時までにその後継続実施した追加試験成績を提出する場合には，当該追加試験成績に基づく有効期間に変更して差し支えないこと。その場合，承認申請時には少なくとも 3 カ月以上の実データを添付するとともに，安定性試験計画案の提出が必要である。

なお，製造販売承認申請書の備考欄に「安定性試験継続中」と記載し，追加安定性試験成績による有効期間延長の取扱いをする場合については 1 回限りとすること。（平成 21.10.23 薬食機発 1023 第 4 号，平成 22.5.13 薬食機発 0513 第 1 号）

また，承認審査中の安定性試験成績の追加は，通常の安定性試験成績によって 6 カ月以上有効であることが確認された場合のほか，次の①～④に掲げるような試験により，原則として有効期間が6カ月以上安定であることが見込まれるものについて行うこと。

① 安定性試験項目（品目仕様）の一部，又は実施条件（試料数，測定回数，ロット数など）の一部を実施することにより，6カ月以上の有効期間が推測できる場合。

② 試作品による予備試験成績，品目仕様の規格とは異なる海外市販品の安定性試験成績等で推測できる場合

③ 過酷な保存条件（温度）の下での試験結果から，統計処理等により6カ月以上の安定性を推測できる場合

④ 改良品等の類似製品の安定性試験から，6カ月以上の有効期間が推測できる場合

（平成22.5.13薬食機発0513第1号）

記載例①：

【保管方法及び有効期間】
2～10℃，12カ月

記載例②：保管方法：室温，有効期間：3年以上の場合

【保管方法及び有効期間】
（空欄とする）

記載例③：構成試薬ごとに保管方法及び有効期間が異なる場合

【保管方法及び有効期間】
1. キットとしての保管方法及び有効期間
2～8℃（ただし，洗浄液は除く）で保管
1年
2. 各構成試薬の保管方法及び有効期間
洗浄液：15～25℃で保管　有効期間：2年
その他の構成試薬：2～8℃で保管　有効期間：1年

9) 製造販売する品目の製造所欄

当該品目の設計，反応系に関与する成分の最終容器への充填工程，国内における最終製品の保管の各製造工程を行う登録製造所について，その製造所の名称，登録番号及び製造工程を記載すること。なお，放射性体外診断用医薬品にあっては，当該品目の設計，反応系に関与する成分の最終容器への充填工程，国内における最終製品を出荷するために保管するまでの工程における全ての登録製造所を記載すること。「設計」のみの工程を担う製造所が製造販売業の主たる機能を有する事務所と同一であるため製造所の登録を受けていない場合は，登録番号は「88AAA8888」とすること。

記載例①：製造工程ごとに製造所が異なる場合

製造所の名称	登録番号	製造工程
○○○工場	・・・	設計
△△△工場	・・・	充填
☆☆☆工場	・・・	保管

記載例②：一つの製造所で複数の製造工程を有する場合

製造所の名称	登録番号	製造工程
○○○工場	・・・	設計
□□□工場	・・・	充填，保管

記載例③：最終容器への充填を行う登録製造所が2カ所ある場合

製造所の名称	登録番号	製造工程
○○○工場	・・・	設計
△△△工場	・・・	充填
▲▲▲工場	・・・	充填
☆☆☆工場	・・・	保管

記載例④：設計を行う施設が当該品目の申請を行う製造販売業者の主たる事務所と同一の場所である場合

製造所の名称	登録番号	製造工程
×××社	88AAA88888	設計
□□□工場	・・・	充填
☆☆☆工場	・・・	保管

※製造販売業者（×××社）の場合は，登録番号欄は「88AAA88888」を記載

10)　備考欄

（ア）　製造販売業の許可年月日，許可区分，許可番号及び主たる機能を有する事業所の所在地を記載すること。なお，申請中の場合はその旨（主たる機能の有する事業所の所在地を含む。）を記載すること。

（イ）　承認申請区分として，新規品目，承認基準外品目，承認基準品目及び基準不適合品目の別を記載すること。

（ウ）　申請時に一般的名称がない場合，当該体外診断用医薬品の概要（測定項目の概要及びその体外診断用医薬品の臨床的意義を含み，300字程度。）を記載すること。

・申請時に一般的名称通知に示されている一般的名称のいずれにも該当しないと考えられるものについては，「一般的名称のいずれにも該当しない医療機器及び体外診断用医薬品の一般的名称の取扱いについて」（平成26.11.25薬食機参発1125第26号）に従い，申請と同時に以下の資料（別紙様式による）を総合機構に提出（1部）すること。

・一般的名称通知に示されている一般的名称のいずれにも該当しないと考えられる理由

・一般的名称（案），その定義（案）及びクラス分類（案）並びに判断理由

・体外診断用医薬品の分類等（案）※及びその判断理由

※体外診断用医薬品にあっては，大分類，中分類及び検査項目等の該当性

（エ）　承認基準，法第23条の2の5第1項に基づく承認・認証不要基準又は法第23条2の23第1項に基づく認証基準に適合しないものとして製造販売承認申請を

行った場合には，当該基準に適合しない理由の概要を記載すること。

(オ)　シリーズで申請する場合には，シリーズ申請である旨及びシリーズ申請を行う理由。

(カ)　放射性体外診断用医薬品である場合はその旨。

(キ)　承認前試験対象品目である場合はその旨。

(ク)　遺伝子組換え技術を利用して製造する体外診断用医薬品については，遺伝子組換え技術利用と記載すること。

(ケ)　付属品がある場合にあってはその旨と付属品の内容を記載すること。

(コ)　添付文書（案）を添付すること。

(サ)　形状，構造及び原理欄で形状，構造を図示した場合は，当該品目の製品の外観がわかるような写真を添付すること。

(シ)　QMS 適合性調査の有無，QMS 適合性調査申請提出予定先（総合機構又は登録認証機関名）を記載すること。QMS 適合性調査を省略する場合，その根拠（省略根拠となる製品と製品群（区分），登録製造所及び工程が同一である旨）及び有効な基準適合性証番号及び交付年月日を記載し，その基準適合証の写しを添付すること。ただし，一変申請時，QMS 適合性調査が不要な変更であれば，QMS 適合性調査を省略する根拠の記載は要しない。

(ス)　保険適用希望の有無及びその区分を記載すること。なお，保険適用を希望しない場合は，その理由を記載すること。

(セ)「コンパニオン診断薬等及び関連する医薬品の承認申請に係る留意事項について」（平成 25.7.1 薬食審査発 0701 第 10 号）に該当する体外診断用医薬品として申請する場合にはその旨を記載すること。また，コンパニオン診断薬等及び関連する医薬品について，両者を同時期に承認申請する場合には，その旨を記載すること。

(ソ)　安定性試験を継続中の場合はその旨を記載すること。さらに，過酷な保存条件（温度）の下での試験結果から統計処理等により一定期間の安定性を推測している場合，安定性試験の終了予定年月日（成績の検討が終了する日）を記載すること。（平成 8.3.28 薬審第 166 号）

(タ)　一物多名称として申請する場合には，その旨を記載し，「本品は平成◯◯年◯月◯日付申請の販売名◯◯と同一である」旨，又は「本品は平成◯◯年◯月◯日承認，承認番号◯◯◯◯号，販売名◯◯と同一である」旨を記載すること。

(チ)　電子申請の場合，以下の事項にも留意すること。

・先発品がある場合は全ての相関性試験対照品目の承認番号を記載する。

・外国製造販売承認の場合，以下の事項を記載すること。

【申請者の業務を行う役員】: 氏名欄に，製造販売業者が法人であるときには，その業務を行う役員の氏名とふりがなを記載する。

【選任製造販売業許可】: 許可の種類欄には対応するコードを記載する。すでに許可を取得している場合には，その許可番号と年月日を記載し，許可申請中である場合には申請中を選択し，システム受付番号欄・申請年月日欄には，対応する許可申請書のシステム受付番号・申請年月日をそれぞれ記載する。

記載例

- 製造販売業の許可年月日：令和◯◯年◯月◯日
- 製造販売業の許可区分：体外診断用医薬品製造販売業
- 製造販売業の許可番号：◯◯◯◯◯◯
- 主たる機能を有する事業所の所在地：東京都◯◯区◯◯町1—2—3
- 承認基準品目に該当する。
- 承認前試験対象品目に該当する。
- 添付文書（案）：別添1のとおり
- 外観の写真（反応カセット）：別添2のとおり
- 安定性試験継続中：安定性試験終了予定日◯◯年□□月△△日
- 保険適用希望の有無　区分×××　項目名◯◯◯等

別紙様式

申請品目	販売名：	
申請者名		
承認申請年月日	年　月　日	
システム受付番号		
一般的名称通知に示されている一般的名称のいずれにも該当しないと考える理由＊1		
新設を希望する一般的名称について	一般的名称（案）	
	一般的名称の定義（案）	
	クラス分類（案）＊2	
	医療機器又は体外診断用医薬品の分類等（案）＊3	
担当者連絡先	担当者住所・所属・氏名	
	電話番号・FAX 番号・E-mail	
備考		

注）
＊1．一般的名称通知に示されている一般的名称及びその定義に該当しない理由について、海外での取扱いも含めて、できる限り詳細かつ具体的に記入すること。必要に応じて、参考資料を添付すること。
＊2．そのクラス分類となる根拠として、適用されるクラス分類ルール及びその判断理由についても記載すること。（別紙可）
＊3．医療機器にあっては、特定保守管理医療機器、設置管理医療機器、特定医療機器、QMS 適否（限定一般医療機器への該当性を指す。クラスⅠ医療機器に限る。）、製品群（クラスⅡ以上の医療機器に限る。）、修理区分、生物由来製品及び特定生物由来製品等の該当性並びにその判断理由、体外診断用医薬品にあっては、大分類、中分類及び検査項目等の該当性並びにその判断理由について記入すること。（別紙可）

3. 製造販売認証申請

（１）認証基準

法第23条の２の23第１項に基づき厚生労働大臣が基準を定めて指定する体外診断用医薬品（「指定体外診断用医薬品」）については，認証基準が制定されている。（平成27.1.20薬食発0120第４号［一部改正：平成30.7.23薬生発0723第１号，平成31.4.2薬生発0402第１号］）

製造販売認証申請品目とは，クラスⅡ体外診断用医薬品（平成17.3.29厚生労働省告示121号）のうち次に示す基準に適合するものをいう。したがって，本基準に適合しないものは「基準不適合品目」として承認申請の扱いとなる。

さらに本基準に適合するものであっても，測定原理，検出感度等が既存の体外診断用医薬品と明らかに異なる場合においては，本基準に適合しないものとして承認申請の扱いとなる。（本章「2. 製造販売承認申請」参照）

・認証基準

1)　検出用試薬

検出用試薬にあっては，3）に示した試験方法により 4）に示す条件に適合する対照体外診断用医薬品又は検出方法と比較した際，その判定結果について 5）に示した統計処理を行ったとき，一致率が90％以上であること。

2)　測定用試薬

測定用試薬にあっては，3）に示した試験方法により 4）に示す条件に適合する対照体外診断用医薬品又は測定方法と比較した際，その判定結果について 5）に示した統計処理を行ったとき，相関係数は0.9以上であり，かつ，回帰直線式の傾きは0.9～1.1であること。

3)　試験方法

（ア）　試験実施者

試験の実施は，申請者自身が行うか又は他の検査機関等に依頼して実施する。

なお，試験成績を示す書類には，試験実施者の陳述，署名がなければならない。詳細については，本章「8. 承認（認証）申請・添付資料及び作成上の留意点（１）添付資料作成上の留意点」を参照すること。

（イ）　検体数と選択方法

ａ．検体数

検体数は，原則として，通常の方法で適切に採取され，かつ適切に保管された検体，50検体以上とするが，性能が適正に評価できる場合や対象となる疾患数が極めて少ない場合は，必ずしもこの限りではない。

ｂ．検出用試薬

検体については，原則として，陽性又は陰性となるもののうち少ない方の検体数が25検体以上とするとともに，検体は，臨床的判断濃度（カットオフ値等）近傍の検体を含め，性能が適正に評価できるように選択すること。ただし，対象となる疾患数又は疾患における検体種が極めて少ない場合又は臨床的判断濃度近傍の検体を確認することが困難な場合は，必ずしもこの限りではない。

ｃ．測定用試薬

検体の濃度は，測定範囲全域にわたって分布させるとともに，臨床的判断濃度（基準値・カットオフ値等）近傍の検体を含めて，性能が適正に評価できるように選択すること。ただし，対象となる疾患数又は疾患における検体種が極めて少ない場合は，必ずしもこの限りではない。

4) 比較対照品目

対照とする体外診断用医薬品については，すでに承認又は認証された体外診断用医薬品のうち，実際の臨床で汎用されており，かつ，現在の技術レベルからみて再現性等性能的に優れているものを選定すること。

対照となる既承認（認証）体外診断用医薬品において，複数の品目がある場合は原則として2種類以上の体外診断用医薬品を対照として選定すること。なお，複数の測定方法が存在する場合は，測定方法が複数になるよう2種類以上の体外診断用医薬品を対照として選定すること。また，測定試薬の場合で，対照となる体外診断用医薬品の測定結果との回帰直線式を求めた結果，そのY切片が0から大きく離れる場合は，その体外診断用医薬品を比較対照とするのは望ましくないこと。

なお，公的機関（WHO等），標準化機関（JCTLM，CLSI，JCCLS等）又は関連学会等で採用している基準的な検出又は測定方法がある場合は，原則，その検出又は測定結果を対照とすること。この場合，公的機関，標準化機関，関連学会等で採用している基準的な方法でも，対象とする科学的な妥当性について説明する必要があること。（基準的な方法とは，国内又は国外において基準的方法として認められているものをいうこと。なお，この場合，そこで規定されている操作法，判定方法及び性能の規格等を説明する必要があること。）

JCTLM : Joint Committee on Traceability in Laboratory Medicine ;
臨床検査医学におけるトレーサビリティーに関する合同委員会

CLSI : Clinical and Laboratory Standards Institute ;
臨床・検査標準協会

JCCLS : Japanese Committee for Clinical Laboratory Standards ;
日本臨床検査標準協議会

5) 統計処理の方法

対照体外診断用医薬品若しくは検出又は測定方法による検出又は測定結果に対し，以下の統計処理を行うこと。

（ア） 検出用試薬

比較対照品及び被検討品について同一検体の検出結果を適切な表（m×n分割表など）に記載し，両者の一致率を算出すること。

（イ） 測定用試薬

同一検体に関する比較対照品の測定結果をX軸，被検討品の測定結果をY軸にとり，測定値（X，Y）の相関係数及び回帰直線式を求めること。

（2）登録認証機関

基準適合性認証を審査する登録認証機関は，厚生労働大臣に登録申請を行い，次に示す登録要件を満たすことで国により登録された機関をいう。なお，登録の有効期間は3年である。

1) ISO／IEC 17021及びISO／IEC 17065に適合
2) 製造販売業者からの独立性

3)　欠格条項非該当
※ISO/IEC 17021：品質システム審査登録機関に対する基準
　ISO/IEC 17065：製品認証機関に対する基準

(3) 認証申請書及び認証申請書記載上の留意事項

認証申請書の記載事項及び記載上の留意事項は,「体外診断用医薬品の製造販売認証申請について」(平成26.11.21薬食発1121第18号) 及び「体外診断用医薬品の製造販売認証申請に際し留意すべき事項について」(平成26.11.21薬食機参発1121第19号[一部改正：平成27.1.20薬食機参発0120第5号]) に基づき記載する。

なお,認証申請書の記載事項は承認申請書と同じであり,記載上の留意事項も承認申請書と概ね同じであるが,記載事項の中には異なる部分もあるので注意が必要である。

以下,認証申請書の記載事項の概略は次のとおり。

1)　名称欄

(ア)　一般的名称

a．体外診断用医薬品の一般的名称及び分類コード番号について,一般的名称通知に従い,本欄に記載すること。

b．同一品目において,複数の測定項目等を同時に測定できるものの申請にあっては,該当する全ての一般的名称と分類コード番号を列記すること。

c．シリーズ申請にあっては,シリーズ品目としての一般的名称と分類コード番号を記載すること。

(イ)　販売名

記載要領は承認申請書と同じである。

2)　使用目的欄

申請品目の測定対象（検体種),測定項目及び検出・測定の別を記載すること。なお,「◯◯の診断の補助」のような臨床的意義の記載は不要である。

上記以外についての記載要領は承認申請書と同じである。

3)　形状,構造及び原理欄

申請品目がどのようなものであるかがわかるように簡潔にまとめて記載すること。

記載要領は承認申請書と同じである。

4)　反応系に関与する成分欄

記載要領は承認申請書と同じである。

5)　品目仕様欄

記載要領は承認申請書と同じである。

6)　使用方法欄

記載要領は承認申請書と同じである。

7)　製造方法欄

記載要領は承認申請書と同じである。

なお,認証を取得しているもの,あるいは品目届出を行っている体外診断用医薬品を組み込む場合,その構成品の製造販売業者の名称,主たる事業所の所在地,製造販売業許可番号及び認証番号・届出番号を記載すること。

8)　保管方法及び有効期間欄

記載要領は承認申請書と同じである。

9)　製造販売する品目の製造所欄

記載要領は承認申請書と同じである。

10）備考欄

（ア）　製造販売業の許可年月日，許可区分，許可番号及び主たる機能を有する事業所の所在地を記載すること。なお，申請中の場合はその旨（主たる機能を有する事業所の所在地を含む。）を記載すること。

（イ）　シリーズで申請する場合には，シリーズ品目である旨及びシリーズ申請を行う理由を記載すること。

（ウ）　遺伝子組換え技術を利用して製造する体外診断用医薬品については，遺伝子組換え技術利用と記載すること。

（エ）　付属品がある場合にあってはその旨と付属品の内容を記載すること。

（オ）　添付文書（案）を添付すること。

（カ）　形状，構造及び原理欄で形状，構造を図示した場合は，当該品目の製品の外観がわかるような写真を添付すること。

（キ）　安定性試験を継続中の場合はその旨。

（ク）　QMS 適合性調査の有無，QMS 適合性調査申請予定先（総合機構又は登録認証機関名）を記載すること。QMS 適合性調査を省略する場合，その根拠及び有効な基準適合証番号及び交付年月日を記載し，その基準適合証の写しを添付すること。

（ケ）　保険適用希望の有無及びその区分を記載すること。

4．製造販売届出

（1）承認・認証不要基準

法第 23 条の 2 の 12 第 1 項の規定に基づき厚生労働大臣が基準を定めて指定する体外診断用医薬品については，承認及び認証申請を不要とし，承認・認証不要基準が制定されている。

したがって，製造販売届出を行う品目とは，クラスⅠ体外診断用医薬品（平成 17.3.29 厚生労働省告示 120 号別表第一及び別表第二の第二欄に掲載されている体外診断用医薬品）のうち次に示す基準に適合するものをいう。

ただし，測定原理，検出感度等が既存の体外診断用医薬品と明らかに異なるときは，本基準は適用されず，承認申請が必要となる。また，基準に適合しない場合も承認申請の扱いとなる。（本章「2．製造販売承認申請」を参照）

・承認・認証不要基準

平成 17.3.29. 厚生労働省告示 120 号別表第一第二欄に掲げる体外診断用医薬品であって第三欄に掲げる機関等が供給する較正用標準物質又は同欄に掲げる基準に適合するものとして供給される較正用標準物質によって較正が行われること。あるいは，別表第二第二欄に掲げる体外診断用医薬品であって第三欄に掲げる機関等が定める標準測定方法に従い較正が行われること。

参照：医薬品，医療機器等の品質，有効性及び安全性の確保等に関する法律第二十三条の二の五第一項の規定により厚生労働大臣が基準を定めて指定する体外診断用医薬品

医薬品医療機器総合機構医療機器等基準関連情報＞●体外診断用医薬品＞認証

/承認基準等
＞【承認・認証不要基準】: https://www.std.pmda.go.jp/stdDB/index.html

（2）届書及び届書記載上の留意事項

1)　記載事項及び記載上の留意事項

規則様式第六十三の二十一（二）による製造販売届書に記載すべき事項を次に示す。

各項目の記載要領は，「体外診断用医薬品の製造販売届出の取扱いについて」（平成26.11.21 薬食機参発1121第23号）に示されている。

なお，記載に当たっては信頼性のある資料に基づき記載すること。

（ア）　製造販売業の許可の種類欄

届出を行う者の製造販売業許可の種類を記載すること。

（イ）　名称欄

a．一般的名称

・一般的名称通知において示される一般的名称及び分類コード番号を記載する。

・同一品目において，複数の測定項目等を同時に測定できるものの届出については，該当するすべての一般的名称と分類コード番号を列記すること。

・シリーズ申請品目においては，シリーズ品目としての一般的名称と分類コード番号を記載すること。

b．販売名

・一般的に用いられている名称のみをもって販売名とすることは適当でない。一般的に用いられている名称を用いる場合は，その名称の前又は後に社名又は略称等を付し，他社の同類の製品と区別できるようにすること。

・英文字のみ（又は英文字，数字，記号のみの組み合わせ）のもの，又はほとんど英文字のものは適当でない。ただし，わが国の医療において一般的に使用されている英文字（例えば，診療報酬点数表で使用）については，販売名に使用して差し支えない。この場合も他社の類似製品と区別できるようにすること。

・「反応系に関与する成分」欄の記載は同一であるが，防腐剤・界面活性剤等反応系に関与しない成分が異なるもの，また，反応系に関与する成分の分量の記載の範囲内で2種以上のものを，1品目として届出しても差し支えない。

（ウ）　使用目的欄

届出品目の測定対象，測定項目，及び検出・測定の別を記載すること。なお，一般的名称通知に示す体外診断用医薬品の一般的名称及びその定義を参照し，逸脱がないよう留意すること。

なお，定義にあわない場合は，製造販売承認申請が必要となる。

測定対象に略号等を用いることは，誤解される場合があるので，略号等を用いる場合，必ず正式名称を記載すること。また，用語については診療報酬点数表に記載のある場合には，その用語を参考にすること。

複数の検体種を測定する試薬の場合は，例えば「血清又は血漿中の◯◯の測定」の記載とする。

なお，検出及び測定を行うキットの場合は「◯◯◯の検出又は測定」とすること。

（エ）　形状，構造及び原理欄

届出品目がどのようなものであるかがわかるように「構成試薬」，「形状」及び「原理」を簡潔にまとめて記載する。

本欄の記載要領は承認（認証）申請書の記載要領と同じである。

（オ）　反応系に関与する成分欄

承認申請書の記載に準じて，「構成試薬名称」並びにその構成試薬に含まれる反応系に関与する成分及びその分量を記載する。

幅記載

a．反応系に関与する成分の分量又は含量は，性能が確認されている範囲の幅記載をしてもよい。

b．反応系に関与する成分の分量又は含量が幅記載の範囲内で異なる場合，また，反応系に関与しない成分（例えば防腐剤等）の異なるものであって性能が同一である場合には，届出書を一つにすることができる。

単位

c．反応系に関与する成分のうち，酵素等の分量を「U」，「単位」等を用いて単位で表わす場合があるが，その成分の規格が国際単位や日本薬局方，日本工業規格（JIS）等の公定書に収載されている場合には，その規格の単位を用いること。

なお，自社独自に設定した単位を用いた場合には，単位の説明を記載すること。

また，構成試薬が凍結乾燥品の場合，成分・分量の表示は使用時の濃度であることを明記すれば，使用時の濃度表示で差し支えない。

慣用名，略号

d．抗体（抗血清）は，由来の動物種をカタカナで明記すること。また，モノクローナル抗体の産生細胞の名称について記載すること。なお，抗体についてはモノクローナル抗体かポリクローナル抗体かの別を明記すること。

e．成分名が非常に長いとき，表示等において，それが医学・薬学等の論文あるいは学会発表等で広く慣用されているなど，使用者に誤解のない慣用名，略号については簡略記載が認められるが，この場合には，正式名とその慣用名，又は略号を併記すること。

（カ）　品目仕様欄

承認申請書の記載に準じて，「品質管理の方法」及び「測定範囲（検出感度）」を記載する。

当該体外診断用医薬品の特性に鑑み，キットの性能を設定すること。

なお，品質管理項目の設定にあっては，以下に示す例示項目に限るものではなく，必要に応じて例示項目以外の試験方法を設定すること。この場合，届書に記載の必要はないが，その項目の設定理由，試験方法の選択理由等の設定根拠を明確にしておくこと。

感度・正確性・同時再現性

・感度試験

対象物質を検出・同定する能力又は測定対象への数量や段階値を計測する能力を規定する。

・正確性試験

検出・同定結果又は測定値等の正確さを規定する。

・同時再現性試験

同一検体を同時に複数回計測する際の結果の再現性（ばらつき度合い）を規定する。

また，測定範囲（検出感度）の記載にあっては，記載可能な場合に，代表的な測定機器を用いた次の事項を「例示」として記載すること。測定を目的としている場合には測定範囲を，検出を目的としている場合には最小検出感度を記載すること。

（キ）　使用方法欄

試薬及び試液の調製方法と操作方法とに分けて使用方法の概略がわかるよう簡潔に記載する。なお，検体の採取方法又は保存方法が測定結果に影響を及ぼし，特に注意が必要な場合には，検体の採取方法又は保存方法を追記すること。

a．測定機器を使用する場合には，使用機器名は一般的な名称（分光光度計，血液自動分析装置，血球計数器等）を用い，その操作方法は標準的な手順を記載すること。この記載に当たっては，例えば，機器を用いて測定するものについては機器側から見た操作方法ではなく，試薬側から見た操作方法の必要項目を記載すること。なお，専用機器試薬の場合は，専用機器の名称を記載すること。

b．試薬・試液の調製方法についての記載をすること。なお，試薬・試液をそのまま用いる場合があるが，その場合単に「なし」と記載せずに，「そのまま用いる。」と記載すること。

試薬の調製においては，具体的数値でなく，「所定量を加えて調製する。」と記載することができる。

c．検体量及び試薬量については，具体的な量を記載するが，「○○～○○ μL」等の幅で記載するか，又は「検体1容量に第1試薬3～5容量及び第2試薬2～4容量」等の液量比（幅）で記載することも可能である。

d．測定波長については，具体的にその波長を記載すること。この際，例えば，単一機器の専用試薬ではなく，いくつかの機種に共通の試薬で，機器によって測定波長が異なる場合は測定が確認されている範囲内である程度の幅記載をしてもよい。その記載に当たっても，具体的な波長あるいは理解し得る範囲の波長幅を示すことが必要で例えば，「特定の波長」又は「一定（所定）の波長」と記すことは認められない。

（ク）　製造方法欄

a．後述の記載例を参考に，当該体外診断用医薬品の各構成試薬について，製造方法を記載すること。また，当該体外診断用医薬品の構成試薬を補充用単品として流通させることがある場合には，その旨を記載すること。

b．製造工程について，後述の記載例を参考に，各工程の登録製造所の情報をわかりやすく記載すること。登録製造所については，「医療機器及び体外診断用医薬品の製造業の取扱いについて」（平成26.10.3薬食機参発1003第1号）に示す当該体外診断用医薬品の反応系に関与する成分の最終容器への充填工程，国内における最終製品の保管の各工程の登録製造所を記載すること。

各工程に係る登録製造所が単一である場合等各工程の関係について誤認が生じない場合においては，工程ごとの記載や工程フロー図等は原則として記載しなくてよいが，製造工程が複雑な場合についてはその関連がわかるように必要に応じ工程フロー図等を用い適切に記載すること。

c．既に品目届出を行っている体外診断用医薬品を組み込む場合，その構成品の製造販売業者の名称，主たる事業所の所在地，製造販売業許可番号及び届出番号を記載すること。

マスターファイル

d．法第80条の6第1項に基づく登録（以下「マスターファイル登録」という。）を受けた原薬については，その原薬の製造所を示す箇所に，その製造業者名・所在地，製造所の名称・所在地，マスターファイル登録番号及び登録年月日，製造所が医薬品製造業許可を要する場合にあっては許可区分・許可番号・許可年月日を，体外診断用医薬品製造業登録を要する場合にあっては登録番号・登録年月日を記載すること。

e．シリーズで届出する場合には，当該シリーズ全体についての承認・認証・届出区分ごとの各構成製品の明細を記載すること。

記載例

1. キットの構成

［1］　酵素剤　　　○○○，△△△他より製する。
［2］　酵素剤溶解液　×××他より製する。
［3］　発色液　　　◇◇◇他より製する。

上記［1］［2］［3］の構成試薬を組合せキットとする。なお，別途補充用として製造販売することがある。

2. 製造所の名称及び製造工程

製造所の名称	製造工程
A製造所	充填
B製造所	保管

※各種製造工程の関係がわかるような記載とすること。

（ケ）　保管方法及び有効期間欄

本欄の記載要領は承認（認証）申請書の記載要領と同じである。

（コ）　製造販売する品目の製造所欄

後述の記載例を参考に，当該品目の反応系に関与する成分の最終容器への充填工程，国内における最終製品の保管の各製造工程を行う登録製造所について，その製造所の名称，登録番号及び製造工程を記載する。

記載例①：製造工程ごとに製造所が異なる場合

製造所の名称	登録番号	製造工程
△△△工場	・・・	充填
☆☆☆工場	・・・	保管

記載例②：一つの製造所で複数の製造工程を有する場合

製造所の名称	登録番号	製造工程
□□□工場	・・・	充填，保管

記載例③：最終容器への充填を行う登録製造所が2カ所ある場合

製造所の名称	登録番号	製造工程
△△△工場	・・・	充填
▲▲▲工場	・・・	充填
☆☆☆工場	・・・	保管

（サ）　備考欄

a．製造販売業者自らが当該届出品目の製造販売届出品目番号を定め，その品目番号を記載する。なお，品目番号の附番の仕方は本章「1. 総括的事項（７）承認番号，認証番号及び届出番号」を参照。

b．シリーズで届出する場合にはシリーズ届出である旨及びシリーズ届出を行う理由。

c．付属品がある場合にあっては，その旨。

2)　その他の留意事項

（ア）　届出事項の変更について

製造販売届出事項に変更があった場合，「体外診断用医薬品製造販売届出事項変更届：規則様式第四十」により，変更後 30 日以内に総合機構に届出を行う。

なお，届出なければならない変更の範囲は原則として，製造販売承認（認証）における承認（認証）事項の一部変更の範囲及び軽微変更届出の範囲に準じた取扱いとなる。（平成 26.11.21 薬食機参発 1121 第 23 号）（本章「5. 製造販売承認（認証）事項一部変更・軽微な変更等」参照）

したがって，承認（認証）品目において新規承認（認証）申請事項となる変更については，新たに製造販売届出が必要となる。

（イ）　基本要件への適合について

製造販売届出される体外診断用医薬品については，基本要件基準に適合している必要があること。

なお，当該品目の届出を行った製造販売業者は，基本要件基準への適合を示す資料について，行政当局からの必要な求めに応じ提出できるよう整理しておくことが望ましい。

（ウ）　届出を行った品目の廃止について

製造販売届出を行った品目について製造販売を廃止した際は，体外診断用医薬品製造販売届出事項変更届（規則様式第四十）の変更事項に当該品目の製造販売を廃止した旨を記載した上で，廃止後 30 日以内に総合機構に届出を行う。

様式第六十三の二十一（二）（第百十四条の四十七関係）

体外診断用医薬品製造販売届書

製造販売業の許可番号及び年月日			
名称	一般的名称		
	販売名		
使用目的			
形状、構造及び原理			
反応系に関与する成分			
品目仕様			
使用方法			
製造方法			
保管方法及び有効期間			
製造販売する品目の製造所		名称	登録番号
備考			

上記により、体外診断用医薬品の製造販売の届出をします。

年　月　日

住所（法人にあつては、主たる事務所の所在地）

氏名（法人にあつては、名称及び代表者の氏名）

独立行政法人医薬品医療機器総合機構理事長　殿

（注意）

1　用紙の大きさは、Ａ４とすること。
2　この届書は、正副２通提出すること。
3　字は、墨、インク等を用い、楷書ではつきりと書くこと。

様式第四十（第七十条、第百十四条の四十七関係）

医薬品
体外診断用医薬品
医薬部外品　製造販売届出事項変更届書
化粧品
医療機器

製造販売業の許可の種類			
製造販売業の許可番号及び年月日			
主たる機能を有する事務所の名称			
主たる機能を有する事務所の所在地			
変更内容	事項	変更前	変更後
変更年月日			
備考			

上記により、医薬品／体外診断用医薬品／医薬部外品／化粧品／医療機器の製造販売の届出事項の変更の届出をします。

年　月　日

住所（法人にあつては、主たる事務所の所在地）

氏名（法人にあつては、名称及び代表者の氏名）

独立行政法人医薬品医療機器総合機構理事長
都道府県知事
保健所設置市市長
特別区区長
殿

（注意）

1　用紙の大きさは、Ａ4とすること。
2　この届書は、正副２通提出すること。
3　字は、墨、インク等を用い、楷書ではつきりと書くこと。

5. 製造販売承認（認証）事項一部変更・軽微な変更等

体外診断用医薬品の製造販売承認事項の一部変更申請は法第23条の2の5第11項，製造販売認証事項の一部変更申請は法第23条の2の23第6項に定められている。また，体外診断用医薬品の製造販売承認事項の軽微な変更届は法第23条の2の5第12項，製造販売認証事項の軽微な変更届は法第23条の2の23第7項に定められている。

さらに，製造販売承認（認証）事項の一部変更申請・軽微な変更の範囲は，「体外診断用医薬品の製造販売承認申請に際し留意すべき事項について」（平成26.11.21薬食機参発1121第16号）第4製造販売承認事項の一部変更承認申請又は届出による変更，「体外診断用医薬品の製造販売認証申請に際し留意すべき事項について」（平成26.11.21薬食機参発1121第19号）第4製造販売認証事項の一部変更認証申請又は届出による変更についてにより各々示されている。

すなわち，製造販売承認（認証）事項の一部変更申請・軽微な変更に関する基本的な考え方は以下のとおりである。

① 新規承認（認証）申請が必要な変更について

反応系に関与する成分及び分量，使用目的等に係る軽微でない変更については，新規承認（認証）申請によること。

② 一部変更承認（認証）申請が必要な変更について

原則として，その体外診断用医薬品の本質を損なうものでない承認（認証）事項の変更の場合は，承認（認証）事項一部変更承認（認証）申請によること。

③ 届出が必要な変更について

性能に影響を与えない範囲での承認（認証）事項に対する変更（軽微な変更）の場合は，一部変更承認（認証）申請の手続きは必要としない。ただし，変更後30日以内の届出が必要である。

④ 一部変更承認（認証）申請・届出等を要しない変更について

性能に影響を与えない範囲での極めて軽微な変更については，一部変更承認（認証）申請及び軽微な変更に関する届出の手続きは必要としない。

⑤ 一部変更承認（認証）申請中の軽微変更届出について

一部変更承認（認証）申請中の軽微変更届出は可能である。ただし，一部変更承認（認証）申請の変更欄と同一の欄に係る軽微変更届出の場合は，一部変更承認（認証）申請書を差し換え，軽微変更届出に係る事項をすべて記載すること。本章「5.（6）一部変更承認申請中の変更申請の取扱いについて」参照。

⑥ 一部変更承認申請中の一部変更承認申請について

一部変更承認申請中の一部変更承認申請は可能である。ただし，申請に先だって，当該品目の審査担当者に対し，一部変更申請を行う予定である旨及びその概要を連絡すること。また，一部変更申請中である旨を申請書の備考欄に記載すること。（平成21.7.13薬食機発0713第3号）詳細は，本章「5.（5）製造所の変更・追加に係る手続きの迅速化について」参照。

(1) 一部変更承認（認証）申請及び軽微な変更の範囲

製造販売承認（認証）事項の一部変更申請及び軽微な変更に関する具体的な事例は以下のとおりである。

具体的事例については，例示として示したものであり，個々の品目の特性に応じて，変更内容が一部変更承認（認証）申請及び軽微な変更の対象になるか否か判断されるものであり，判断に疑義が生じた場合は，必要に応じて総合機構又は登録認証機関に相談されたい。

なお，同一の一般的名称の体外診断用医薬品であっても変更内容の程度が異なる場合や，同一の変更内容であっても一般的名称が異なる体外診断用医薬品である場合等は，当該変更のリスクの程度が異なるため，同様の取扱いにならない場合があるので留意すること。

シリーズ品目の変更の取扱いの詳細については，本章「6.（6）シリーズ品目に関する変更の取扱いについて」を参照のこと。

1) 名称欄

（ア） 一般的名称

a．軽微変更届出の対象

シリーズ品目において，一部変更承認（認証）申請が必要な区分以外の承認（認証）区分における一般的名称又は販売名（シリーズ名）の変更

（例）

・免疫学的検査用試薬の承認品目（クラスⅢ）及び認証品目（クラスⅡ）からなるシリーズ品目（一般的名称：クラスⅢ免疫検査用シリーズ）に，生化学的検査用試薬の認証品目（クラスⅡ）を追加したことに伴うシリーズ品目の一般的名称の変更（認証品目の一部変更認証申請を行い，認証取得後に承認品目の軽微変更届出を提出する。）

・免疫学的検査用試薬の承認品目（クラスⅢ）及び認証品目（クラスⅡ）からなるシリーズ品目（一般的名称：クラスⅢ免疫検査用シリーズ）に，生化学的検査用試薬の承認品目（クラスⅢ）を追加したことに伴うシリーズ品目の一般的名称の変更（承認品目の一部変更承認申請を行い，承認取得後に認証品目の軽微変更届出を提出する。）

（イ） 販売名

a．一部変更承認（認証）申請の対象

軽微変更届出事項とされた事項以外の販売名の変更（すなわち，商号商標の変更に伴う販売名の変更以外の変更）

（例）

・Corporate Identity の整備等による販売名の統一性を持たせるための変更

・科学の進歩による測定項目名の変更・詳細追加等への整合性を持たせるための変更

b．軽微変更届出の対象

商号商標の変更に伴う販売名の変更

2) 使用目的欄

a．一部変更承認（認証）申請の対象

① 臨床意義の追加

② 検体種の追加

③　定量に定性を追加
④　定量から定性への変更
（注）　定性から定量への変更及び定性に定量を追加する場合については，別品目として別途製造販売承認（認証）申請が必要
b．軽微変更届出の対象
正式な測定対象物名と略号が両方記載されている場合の測定対象物の略号の変更

3)　形状，構造及び原理欄
a．一部変更承認（認証）申請の対象
①　性能に影響のある形状・構造の変更
②　構成試薬の数の増減（反応関与成分含有）
b．軽微変更届出の対象
①　構成試薬の名称のみの変更（内容変更なし）
②　構成試薬の数の増減（標準液，コントロール等，反応関与成分を含有しない構成試薬）
（注）　測定原理の変更がある場合は，別品目として別途製造販売承認（認証）申請が必要。また，性能に影響のない項目であって承認（認証）書に例示として記載されている剤型及び材質についての変更は，一部変更承認（認証）申請及び軽微変更届出は不要。

4)　反応系に関与する成分欄
a．一部変更承認（認証）申請の対象
①　分量の実質の変更
②　動物種の変更
③　プローブの塩基配列の変更のうち，プローブの核酸への接合部位が変わらない場合の変更
b．軽微変更届出の対象
成分名称のみの変更
（注）　抗原抗体反応を利用する体外診断用医薬品の一次抗体について，ポリクローナル抗体からモノクローナル抗体に変更した場合は，別品目として別途製造販売承認（認証）申請が必要。また，分量の単位の公定書収載による分量の表現の変更については，一部変更承認（認証）申請及び軽微変更届出は不要。

5)　品目仕様欄
a．一部変更承認（認証）申請の対象
①　性能試験の変更
②　性能試験の試験方法のみの変更で規格値は変更しない場合
③　標準品や測定機器の変更に伴う品質管理試験の規格値（感度試験の規格の吸光度値等）の変更
（注）　承認（認証）書に例示として記載されている測定範囲（検出感度）の変更については，一部変更承認（認証）申請及び軽微変更届出は不要。

6)　使用方法欄
a．一部変更承認（認証）申請の対象
①　検体の採取方法及び保存方法の変更
②　測定波長の変更
b．軽微変更届出の対象

①　試薬の調製方法の変更
②　専用機器の名称の変更
③　性能に影響を与えない範囲で操作方法の記載を簡略化する変更
(例)
・専用機器のボタンの配置の削除
・キットの構成試薬に含まれていない一般用試薬の操作
・使用に関する記述の削除（反応系に影響を与えない場合）
④　品目仕様欄に記載された品質管理の方法に影響を及ぼさない（一部変更申請の変更の範囲ではない）変更
(例)
・検体量又は試薬量の記載について承認（認証）事項の範囲内で幅記載とする変更（検体量が 0.2 mL 及び 0.5 mL で承認（認証）されていたものを「0.2mL ～0.5 mL」の記載に変更する場合）
・具体的な量で承認（認証）されていた検体量及び試薬量の割合を変えずに，表記を液量比とする変更
・用手法と自動分析法の両方記載している場合の一方の削除
（注）　性能に影響のない項目であって承認（認証）書に例示として記載されている構成試薬の剤型についての変更は，一部変更承認（認証）申請及び軽微変更届出は不要。

7)　製造方法欄
a．一部変更承認（認証）申請の対象
①　設計に係る製造所の変更のうち，他の法人への設計の委託又は承継（設計に係る製造所（製造販売業者が自ら設計を行う場合を含む。）の変更を伴うものに限る。）等設計部門等又はその品質管理監督システムの主体の変更を伴うもの
②　反応系に関与する成分の最終容器への充填工程に係る製造所の変更（ただし，製造所の変更又は追加後において有効な基準適合証の交付を受けている場合にあっては，軽微変更届出の対象）
b．軽微変更届出の対象
①　設計に係る製造所の変更のうち，同一法人内において設計部門等を変更（一部の人員の異動等の軽微な変更を除く。）することなく設計に係る製造所の移転のみを行う場合
②　保管に係る製造所の変更
③　単独流通（補充用）の変更又は追加
④　同一工程に複数の製造所が記載されている場合における一部の製造所の記載の削除
(例)
・同一の工程を委託していた複数の製造所のうち，一部の製造所への委託を中止した場合における当該製造所の記載の削除
なお，当該変更を行った場合には，変更前の適合性を証する基準適合証と製造所の組合せが異なることとなるため，当該品目の定期適合性調査を受けるべき期日において，変更後の製造所の組合せに係る有効な基準適合証が交付されていない場合は，当該変更後の内容で定期適合性調査を申請する必要があることに留意すること。

8)　保管方法及び有効期間欄

保管方法又は有効期間の変更は一部変更承認（認証）申請を要する。

9）製造販売する品目の製造所欄

a．一部変更承認（認証）申請の対象

7）製造方法欄で示した一部変更申請の範囲の変更に伴う製造所の記載の変更

b．軽微変更届出の対象

7）製造方法欄で示した軽微変更届出の範囲の変更に伴う製造所の記載の変更

（2）一部変更承認（認証）申請上の留意事項

1）記載事項及び記載上の留意事項

製造販売承認事項一部変更申請は規則の様式第六十三の九（二），製造販売認証事項一部変更申請は規則の様式第六十五（二）により申請することとする。承認（認証）事項一部変更承認（認証）申請をする際は以下の事項に留意すること。

① 一部変更承認（認証）申請書には，承認（認証）書の写し，直近の一部変更承認（認証）書の写し，直近の一部変更承認（認証）以降，当該一部変更承認（認証）申請までの軽微変更届の写しを1部添付すること。なお，承認申請（一部変更承認申請を含む）又は軽微変更届出をオンライン提出により行った場合，以降の一部変更承認申請又は軽微変更届出において当該申請等に係る承認書写し等は提出不要とする。（令和5.3.22薬生薬審発0322第1号・薬生機審発0322第2号・薬生安発0322第1号・薬生監麻発0322第2号）

② 一部変更承認（認証）申請書の備考欄には，変更理由及び変更内容の具体的内容を比較表の形式により記載すること。また，承認（認証）及び軽微変更の経過を記載すること。

③ 承認（認証）後に有効期間の延長だけを目的とする一部変更申請については，迅速に処理することとするので，申請書に㊡と朱書きしたうえで，有効期間に関する資料を添付すること。

④ 設計，充填に係る製造所の変更又は追加に伴う一部変更承認（認証）申請を行う場合，該当する品目のうち基準適合証ごとに一の品目を選択し，必要な資料を添付した上で申請すること。（平成26.11.19薬食機参発1119第7号・薬食監麻発1119第12号）

⑤ 一部変更承認（認証）申請の際に添付する資料は，当該承認（認証）事項の変更に関する添付資料を添付すること。

⑥ その他一部変更承認（認証）申請を行う場合には，申請書の当該変更事項のみならず，変更内容により他の記載事項の変更も必要であるかどうかをよく判断し，他の承認（認証）事項との整合性が保たれるよう申請書全体の記載についてよく確認すること。

⑦ 変更内容が当該体外診断用医薬品の有効性，安全性及び品質に与える影響を適切に検証・評価し，当該変更に係る必要な記録を適切に行うこと。また，その変更内容，実施した検証・評価の結果及びそれに基づく対応の妥当性については，QMS適合性調査等の際に調査権者の求めに応じて直ちに適切な説明ができるようにしておく必要があるので留意すること。（平成24.9.19薬食機発0919第1号）

⑧ QMS適合性調査不要の一部変更承認（認証）申請の場合は，QMS適合性調査を省略する根拠を備考欄に記載する必要はない。

2）製品切替え時期設定一変

一部変更承認（認証）後も一定期間，一部変更承認（認証）前の承認（認証）内容の製品の出荷を可能とする製品切替え時期設定一変の記載要領は，「体外診断用医薬品及び再生医療等製品の承認（認証）事項一部変更承認（認証）後の製品切替え時期設定及びその記載方法について」（平成 30. 9. 20 薬生機審発 0920 第 1 号・薬生監麻発 0920 第 12 号），「体外診断用医薬品及び再生医療等製品の承認（認証）事項一部変更承認（認証）後の製品切替え時期設定に関する質疑応答集（Q＆A）について」（平成 30. 9. 20 医療機器審査管理課，監視指導・麻薬対策課事務連絡）に示されている。

・適用範囲は既承認品及び既認証品とする。
・対象範囲とする大項目は「形状，構造及び原理」，「反応系に関与する成分」，「品目仕様」，「製造方法」及び「保管方法及び有効期間」欄。対象範囲外は「名称」，「使用目的」及び「使用方法」欄とする。
・当該申請書において，該当する項目の欄の最後に「本一部変更承認（認証）申請に係る製品の出荷は，令和◯年×月△日から開始する。それまでの間は変更前の製品を出荷する。」と記載すること。ただし，「製造販売する品目の製造所」欄はシステム上自由記載できない仕様のため，「製造方法」欄に変更時期を記載すること。
・製品切替え時期については，原則として，製品切替え時期設定一変の承認（認証）後，6 箇月を超えないこと。
・製品切替えに関する記載事項を削除する場合は，新製品の最初の出荷時又は当該変更を行った時点，あるいは製品の出荷年月日以降に行う初回の一変申請又は軽微変更届出の際のいずれかで行うことで差し支えない。ただし変更後に承認書等の内容と異なるものが出荷されることがないよう，適切に対応すること。

様式第六十三の九（二）（第百十四条の二十四関係）

収入印紙

体外診断用医薬品製造販売承認事項一部変更承認申請書

承認番号		承認年月日	
名称　一般的名称			
名称　販売名			
使用目的			
形状、構造及び原理			
反応系に関与する成分			
品目仕様			
使用方法			
製造方法			
保管方法及び有効期間			
製造販売する品目の製造所	名称	登録番号	
備考			

上記により、体外診断用医薬品の製造販売の承認事項の一部変更の承認を申請します。

年　月　日

住　所（法人にあつては、主たる事務所の所在地）

氏　名（法人にあつては、名称及び代表者の氏名）

厚生労働大臣　　殿

（注意）

1　用紙の大きさは、A4とすること。
2　この申請書は、正本1通及び副本2通提出すること。
3　字は、墨、インク等を用い、楷書ではつきりと書くこと。
4　収入印紙は、正本にのみ貼り、消印をしないこと。
5　変更のない事項については、「変更なし」と記載すること。

様式第六十五（二）（第百十八条関係）

指定体外診断用医薬品製造販売認証事項一部変更認証申請書

認証番号		認証年月日	
名称　一般的名称			
名称　販売名			
使用目的			
形状、構造及び原理			
反応系に関与する成分			
品目仕様			
使用方法			
製造方法			
保管方法及び有効期間			
製造販売する品目の製造所	名称	登録番号	
備考			

上記により、指定体外診断用医薬品の製造販売の認証事項の一部変更の認証を申請します。

年　月　日

住　所（法人にあつては、主たる事務所の所在地）

氏　名（法人にあつては、名称及び代表者の氏名）

登録認証機関　殿

（注意）

1　用紙の大きさは、A4とすること。
2　この申請書は、正副2通提出すること。
3　字は、墨、インク等を用い、邦文にあつては、楷書ではつきりと書くこと。
4　変更のない事項については「変更なし」と記載すること。

Ⅱ部　3章

様式第六十三の十（二）（第百十四条の二十六関係）

体外診断用医薬品製造販売承認事項軽微変更届書

承認番号			承認年月日	
名称	一般的名称			
	販売名			
変更内容	事項	変更前		変更後
変更年月日				
変更理由				
備考				

上記により、体外診断用医薬品の製造販売の承認事項の軽微な変更の届出をします。

年　月　日

住　所（法人にあつては、主たる事務所の所在地）

氏　名（法人にあつては、名称及び代表者の氏名）

独立行政法人医薬品医療機器総合機構理事長　殿

（注意）
1　用紙の大きさは、A4とすること。
2　この届書は、正副2通提出すること。
3　字は、墨、インク等を用い、楷書ではつきりと書くこと。

様式第六十六（二）（第百十八条関係）

指定体外診断用医薬品認証事項軽微変更届書

認証番号			認証年月日	
名称	一般的名称			
	販売名			
変更内容	事項	変更前		変更後
変更年月日				
変更理由				
備考				

上記により、指定体外診断用医薬品の製造販売の認証事項の軽微変更の届出をします。

年　月　日

住　所（法人にあつては、主たる事務所の所在地）

氏　名（法人にあつては、名称及び代表者の氏名）

登録認証機関　　殿

（注意）
1　用紙の大きさは、A4とすること。
2　この届書は、正副2通提出すること。
3　字は、墨、インク等を用い、楷書ではつきりと書くこと。

（３）一部変更承認（認証）申請の添付資料及び作成上の注意

	イ 開発の経緯		ロ 仕様			ハ 安定性	ニ 基準適合性	ホ 性能					ヘ リスクマネジメント	ト 製造方法	チ 臨床性能試験
	1	2	1	2	3			1	2	3	4	5			
性能に係る変更等	×	○1	○2			△3	○	×	×	×	△4	×	○	×	×
品質管理試験の変更等	×	○5	○6	×	×	△7	○	×	×	×	×	×	○	×	×
検体種の追加等	○8	△9				×	○	△9			△10	×	○	×	△10
臨床的意義の追加等	○	△11				×	○	△11			△12	×	○	×	△12
有効期間の延長	×	×	×	×	×	○	○13	×			×	×	×	×	×

○1：「イ-2」項において，一変申請の範囲として認められた測定方法，反応系に関与する成分の変更の場合には，その内容について記載する。（変更による影響が想定されない項目については説明不要）

○2：「ロ」項には，変更内容に応じて該当する資料を添付する。（変更による影響が想定されないものについては添付不要）

△3：「ハ」項に，一変申請の範囲として認められた反応系に関与する成分の変更後の，安定性試験成績を添付する。

△4：必要に応じ「ホ-4」項に，変更前品を対照として，測定方法，反応系等の変更前後の相関性について検討されたデータを添付する。なお，検体数や臨床検体の使用については，平成27.1.20薬食発0120第1号で示された承認基準を満たすことは必須ではない。

○5：「イ-2」項において，品質管理の変更に至った経緯，変更内容の妥当性，当該変更が測定方法等に与える影響について説明する（変更による影響が想定されない項目については説明不要）。

○6：「ロ-1」項において，品質管理方法の変更前後で，製品の性能及び品質を同等に管理可能であることを説明する。同一ロットについての変更前後の品質管理試験の試験成績の比較結果，試験方法及び規格の妥当性に関する説明等する。

△7：妥当性を説明可能な場合には「ハ」項は省略可能。その場合には，省略の妥当性について添付資料において説明する。

○8：当該検体種を追加する臨床的意義を「イ-1」項において，説明する。

△9：検体種の追加により，変更が生じる場合には資料を添付する。

△10：相関性試験（ホ-4項）又は臨床性能試験の成績（チ項）を添付する。類似の既承認品目では承認されていない新規の検体種を追加する場合には，原則として臨床性能試験成績の添付が必要。なお，血清に血漿を追加する場合などは，同時採取した検体種間の比較検討成績を「ホ-3」に添付することでも差し支えない。

△11：原則として不要だが，臨床的意義の追加によりカットオフ値が大きく変更されるような場合には添付が必要な場合がある。

△12：相関性試験（ホ-4項）又は臨床性能試験の成績（チ項）を添付する。類似の既承認品目では承認されていない新規の臨床的意義を追加する場合には，臨床性能試験成績の添付が必要。類似の既承認品目について承認されている臨床的意義を追加する場合には，相関性試験成績を添付する。

（４）軽微な変更に関する届出上の留意事項

性能に影響を与えない範囲での承認（認証）事項に対する軽微な変更を行った場合は，変更後30日以内に届け出ること。製造販売承認事項軽微変更届は規則の様式第六十三の十（二），製造販売認証事項軽微変更届は規則の様式第六十六（二）により届出を行う。なお，軽微変更届には，直近の承認（認証）書及び直近の承認（認証）以降の軽微変更届書の写しを一部添付する。

また，軽微変更届書の記載について変更前の内容を記載する際に「○○年△△月□□日承認（認証・軽微変更届出）のとおり」と記載することで差し支えない。

(5) 製造所の変更・追加に係る手続きの迅速化について

既承認の体外診断用医薬品の製造所の変更・追加のための一部変更承認申請に係る手続きについて，製造所以外の承認事項に変更がない場合又は製造所の変更・追加及びこれに伴う軽微な範囲の製造方法の変更のみである場合については，標準的な事務処理期間を3カ月とする迅速な手続きが設けられている。(平成26.11.19薬食機参発1119第7号・薬食監麻発1119第12号)

1) 製造所変更迅速審査の適用対象

製造所変更迅速審査の対象は，既に承認又は認証（以下「承認等」という。）を受けている複数の体外診断用医薬品について，変更しようとする内容が製造所の変更・追加のみ又は製造所の変更・追加及びそれに伴う製造方法の軽微な変更のみに限る。ただし，以下の場合は除く。

・法律第23条の2の5第7項第1号に規定する医療機器又は体外診断用医薬品の区分を定める省令第2条第1項の規定に基づき品目ごとに調査を行うべきものとして厚生労働大臣が指定する医療機器又は体外診断用医薬品（平成26年厚生労働省告示第317号）

2) 製造所の変更又は追加のみを行う場合の承認等の取扱い

（ア） 体外診断用医薬品（放射性体外診断用医薬品を除く）

a．設計及び保管に係る製造所の変更について

① 設計に係る工程は，組織，部門等（以下「設計部門等」という。）が同一であることが重要であり，場所の変更は体外診断用医薬品の品質等に影響を及ぼすおそれがほとんどないことから，同一法人内において設計部門等を変更（一部の人員の異動等の軽微な変更を除く。）することなく設計に係る製造所の移転のみを行う場合については軽微変更届出を行うことで差し支えない。この際，軽微変更届の備考欄に「設計部門等の移転」と記載するとともに，設計部門等そのものに変更がないことを示す書面を軽微変更届に添付する。ただし，他の法人への設計の委託又は承継（設計に係る製造所（製造販売業者が自ら設計を行う場合を含む。）の変更を伴うものに限る。）等設計部門等又はその品質管理監督システムの主体の変更を伴うものについては，一部変更承認（認証）申請が必要である。

② 「国内における最終製品の保管（以下「保管」という。)」に係る製造所のみを変更する場合にあっては，軽微変更届出を行うことで差し支えない。

b．反応系に関与する成分の最終容器への充填工程（以下「充填」という。）に係る製造所の変更について

充填に係る製造所のみを変更又は追加する場合にあっては，一部変更承認（認証）申請が必要である。ただし，当該体外診断用医薬品について，製造所の変更又は追加後において有効な基準適合証の交付を受けている場合にあっては，軽微変更届出を行うことで差し支えない。

（イ） 放射性体外診断用医薬品

a．設計及び保管に係る製造所の変更について

（ア）のa．①と同じ。

b．放射性体外診断用医薬品であって反応系に関与する成分の最終製品への充填工程以降の全ての製造工程（以下「充填以降」という。）に係る製造所の変更について

（ア）のｂ．と同じ。

（ウ）　体外診断用医薬品の品質管理監督システムに変更がない場合の特例

ａ．製造業者の法人格に変更がない住所表記，名称表記等の変更については軽微変更届出を行うことで差し支えない。

ｂ．製造業者の吸収合併その他の理由による社名の変更の場合であって，その品質管理監督システム（製造業者の構造設備を含む。）に変更がない場合においては，軽微変更届出を行うことで差し支えない。なお，法人格の変更がある場合は，新規の製造業登録の取得が必要であることに留意すること。この場合において，製造販売業者は，製造業者の品質管理監督システムに変更がないことを確認し，別紙様式により宣誓書を軽微変更届書に添付する。本書面は，複数品目について一括して提出する場合においても，１部で差し支えない。

別紙様式

宣誓書

この度の下記製造業者の名称等の変更に係る軽微変更届書の提出に当たり、当該施設の品質管理監督システムに変更がないことを宣誓します。

記

	変更前	変更後
名称		
登録番号		

年　月　日

住所（法人にあっては、主たる事務所の所在地）
氏名（法人にあっては、名称及び代表者の氏名）

3)　製造所変更迅速審査に必要な事項，手順等

（ア）　設計，充填又は充填以降に係る製造所の変更又は追加〔2）により一部変更承認申請が必要とされた場合に限る。〕について

a．該当する品目のうち基準適合証ごとに一の品目を選択し，必要な資料を添付した上で一部変更承認（認証）申請する。申請品目に係るQMS調査申請は当該一部変更承認（認証）申請の受付後速やかに行う。なお，一部変更承認（認証）申請のために基準適合証から一の品目を選択する際には，申請者の判断により任意に選択することで差し支えない。

ただし，変更又は追加しようとする製造所については，登録を受けた上で申請する。

b．a．により交付される基準適合証が有効な他の品目については，a．の品目の一部変更承認（認証）取得後に，当該基準適合証を活用して軽微変更届出をする。この際，軽微変更届出の備考欄にはa．の調査により交付された基準適合証の番号と交付年月日を記載する。

（イ）　保管に係る製造所の変更又は追加について

最終製品の保管に係る製造所の変更又は追加については，全ての品目について，軽微変更届出を行う。変更又は追加時においては，QMS調査は不要であるが，変更又は追加後，次回の定期調査までの期間において，変更又は追加が反映されていない基準適合証を用いてQMS調査を省略する場合においては，追加的調査が必要であることに留意する。

4)　処理期間

a．2）に係る一部変更承認申請の標準的な事務処理期間は，一部変更承認申請及びQMS調査申請並びにこの申請に必要な添付資料の全てが具備された時点から起算して3カ月とする。なお，当該事務処理期間には，総合機構からの照会に対する回答作成，指摘事項に対する改善等に要する時間は含めない。

b．登録認証機関に一部変更認証申請及びQMS調査申請が行われた場合には，申請を受けた登録認証機関は3）（ア）に準じ，速やかに認証審査及びQMS調査を行うものとする。

5)　一部変更承認（認証）申請手続

a．申請者は，2）（ア）に係る一部変更承認（認証）申請において，製造所の変更又は追加以外に承認書又は認証書の記載事項（製造方法を含む。）の変更を行わないこと。

b．一部変更承認（認証）申請書の右肩に「(製造所)」と朱書きし，備考欄には「平成26年11月19日付け通知による製造所変更又は追加」と記載する。

また，電磁的記録媒体申請の場合，【優先審査】欄は「上記以外の通知に基づくもの」を選択し，優先審査番号欄に「054」を記載する。

c．軽微な製造方法の変更がある場合には，迅速審査による一部変更承認（認証）取得後，遅くとも製品の出荷後30日以内に軽微変更届出により承認（認証）書の記載事項の変更を行うこと。この軽微変更届出は，7）のQMS適合性調査申請時に添付した軽微変更届出案の内容のとおり届け出ること。

6)　一部変更承認申請に添付すべき資料

a．新旧対照表

b．初回の申請時に安定性試験を必要とされた品目については，今回の申請により承認書に新たに記載しようとしている製造所で製造された製品の安定性に関

する陳述書（製造販売業者又は製造業者の責任下で，承認書等において規定された安定性を裏付けるデータを確認すること，今後適切に安定性のモニタリングを実施していくことに関する事項が含まれていること。）

7) QMS 適合性調査について

詳細は本章「9. QMS 適合性調査申請」を参照すること。

a. QMS 調査申請書の右肩に「(製造所)」と朱書きし，備考欄には「平成 26 年 11 月 19 日付け通知による製造所変更又は追加」と記載する。

b. 当該調査に基づく基準適合証により製造所の変更又は追加するための軽微変更届出を行おうとする品目一覧を添付し，調査実施者は，当該一覧から調査対象品目を選択して調査を実施するものとする。

c. 製造所の変更又は追加に伴い製造方法に軽微な変更を伴う場合は，QMS 調査申請時に軽微変更届出案を添付すること。

8) その他

a. 総合機構又は登録認証機関が行う QMS 調査により発行される基準適合証に基づき，同一製品群の品目に係る承認又は認証について，同様の製造所の追加・変更を行おうとする場合は，軽微変更届出により製造所の追加・変更を行うことで差し支えない。この際，軽微変更届書の備考欄には，3）の調査により交付された基準適合証の番号と交付年月日を記載する。

b. 医薬品医療機器法施行時に，旧通知に基づき申請されている品目については，「薬事法の一部を改正する法律」（平成 26 年法律第 84 号）附則第 63 条第 2 号の規定（認証申請については，「薬事法等の一部を改正する法律の施行に伴う関係政令の整備等及び経過措置に関する政令」（政令第 269 号）第 2 章第 18 条の規定）により，なお従前の例によるとこととされており，医薬品医療機器法施行後も旧法の規定により，製造所ごとに QMS 調査を受ける必要があるが，発行される QMS 結果通知書は施行後には活用できないことに留意する。

このような品目については，「旧法に基づく医療機器等に係る承認申請の改正法施行後の取扱いについて」（平成 26.11.4 薬食監麻発 1104 第 1 号・薬食機参発 1104 第 1 号）の 3.（3）の取扱いに従って，旧法による承認申請を取り下げ，あらためて新法による一部変更承認申請及び QMS 調査申請を機構に対して行うことも可能である。

（6）一部変更承認申請中の変更申請の取扱いについて

一部変更承認申請中（以下「一変申請中」という。）の体外診断用医薬品に係る一部変更承認申請（以下「一変申請中の一変申請等」という。）については，平成 21 年 8 月 1 日以降その申請が認められている。（平成 21.7.13 薬食機発 0713 第 3 号）

a. 一変申請中の一変申請等の取扱いは，一変申請及び一変申請中の一変申請の両者について電磁的記録媒体申請を行った場合に限ること。

b. 一変申請中の一変申請に先だって，当該品目の審査担当者に対し，一変申請を行う予定である旨及びその概要を必ず連絡すること。

c. 一変申請中の一変申請にあたっては，当該申請書の備考欄に以下の事項を記載する。

① 「○○年○○月○○日　一部変更申請中である。」旨（○○年○○月○○日には，一変申請の申請年月日を記載する。）

② 一変申請のシステム受付番号

③ 一変申請中の一変申請であることを示すコード番号（優先審査コード番号を便宜的に用いることとし，体外診断用医薬品の場合，「備考2」欄の「優先審査」欄は「上記以外の通知に基づくもの」を選択し，優先審査通知番号として「503」を入力する。）

④ 「その他備考」欄に「当該品目の審査担当者に連絡済みである。」旨

d．一変申請中の一変申請には，先に提出している一変申請の内容を反映させないこと。

e．一変申請，一変申請中の一変申請等のうち，いずれかの承認を取得した際には，当該承認内容を審査中の一変申請内容に盛り込むための差換えを，速やかに行うこと。

f．変更内容が一変申請に該当するか否かについて判断が難しい場合があるので，総合機構の実施する対面助言等を活用し，一変申請の妥当性等について確認することが望ましい。

なお，一変申請中の一変申請が製造所変更迅速審査対象の場合は，「優先審査」欄は「上記以外の通知に基づくもの」を選択し，優先審査通知番号として「054」を入力する。また，「その他備考」欄には以下を記載する。

- 「平成26年11月19日付け通知による製造所変更又は追加」
- 「19503」（一変申請中の一変申請）
- 「○○年○○月○○日一部変更申請中である。」
- 一変申請のシステム受付番号
- 「当該品目の審査担当者に連絡済みである。」

また，一変申請中の一変申請が有効期間の変更だけを目的としている場合は，「優先審査」欄は「体外診断薬の貯蔵方法及び有効期間の変更」を選択し，「その他備考」欄には以下を記載する。

- 「19503（一変申請中の一変申請）」
- 「○○年○○月○○日一部変更申請中である。」
- 一変申請のシステム受付番号
- 「当該品目の審査担当者に連絡済みである。」

（7）一部変更承認（認証）申請中の軽微変更届について

一部変更承認（認証）申請中の軽微変更届は可能である。ただし，一部変更承認（認証）申請の変更欄と同一の欄に係る軽微変更届の場合は，一部変更承認（認証）申請書を差し換え，軽微変更届に係る事項を全て記載する。

6. シリーズ承認（認証）申請，届出

（1）シリーズ承認（認証）申請，届出の範囲

体外診断用医薬品のシリーズ承認（認証）申請又は届出（以下「シリーズ申請等」という。）は，臨床現場において必要性が認められるため，複数の測定項目を組み合わせて，一体として医療機関で使用されることが想定されるものについて各項目用の個々の製品を個別に又は組み合わせて製造販売するために行われる。

また，この形態で製造販売承認・製造販売認証・製造販売届出されたものについては，各項目用の個々の製品を個別に又は組み合わせて製造販売することは差し支えない。

ただし，シリーズ申請の範囲に該当しないものを含めて全ての商品を一括してシリーズ申請等を行うことは認められない。

したがって，製造販売業者はシリーズ申請等に当たって，シリーズとして組み合わせることの妥当性について十分に検討し，シリーズ申請等を行う必要がある。

（例示）

1）　ペーパー試薬（例．尿検査用ペーパー試薬）
2）　プレート試薬（例．血清アレルゲン測定用プレート試薬）
3）　培地又はディスク〔例．腸内細菌同定用培地セット，薬剤感受性ディスク〕
4）　自動分析機器用試薬又はフィルム（例．血清自動分析機器の試薬）

（2）申請等の手続きについて

体外診断用医薬品を新たに製造販売するためには，既に本章「2．製造販売承認申請」，本章「3．製造販売認証申請」及び本章「4．製造販売届出」の中で述べてきたように，クラス分類と申請区分（クラスⅢ体外診断用医薬品にあっては，承認基準品目，承認基準外品目及び基準不適合品目の別，クラスⅡ体外診断用医薬品にあっては，認証基準品目及び基準不適合品目の別，さらにクラスⅠ体外診断用医薬品にあっては，承認・認証不要基準品目及び基準不適合品目の別）によって異なる手続きを取ることとされている。

シリーズ申請等においても同様にシリーズを構成する構成製品の組み合わせによって，手続きが異なり，シリーズ申請等の具体的な取扱いについては，「体外診断用医薬品のシリーズ申請等の取扱いについて」（平成19.2.21薬食機発第0221001号）及び「体外診断用医薬品の承認事項及び認証事項の一部変更に伴う手続について」（平成24.9.19薬食機発0919第1号）によって示されている。

具体的には，シリーズ品目の申請等の手続きは，承認・認証・届出の区分（以下「承認等区分」という。）ごとに行うこととされている。つまり，承認基準等（承認基準，認証基準及び承認・認証不要基準）の定められている体外診断用医薬品のうち，各々基準に適合している体外診断用医薬品を構成製品として組み合わせて，各々の基準に合わせた手続き（承認基準適合品の組み合せはシリーズ承認申請，認証基準適合品の組み合わせはシリーズ認証申請，承認・認証不要基準適合品を組み合わせたシリーズはシリーズ届出）を行う。

したがって，基準の定められていない品目（新規又は基準外品目）あるいは，基準に適合しない品目（基準不適合品目）は個別に承認申請の手続きをとる必要がある。ただし，シリーズの手続きを行った構成製品とこれら個別に承認をとった品目を組み合わせて製造販売することは差し支えないとしており，その場合は，個別の承認をとった品目をシリーズの構成製品に組み込む（構成製品の追加）等の手続きが別途必要である。

シリーズ申請等の手続きを本章「6.（6）別添1：シリーズ品目の申請等に関する手続の流れ」に示した。

（3）申請書（届書）等の記載要領

1)　シリーズの名称（一般的名称及び販売名）

一般的名称及び販売名については，承認等区分ごとではなく，シリーズ品目として同一の名称を用いる。

シリーズの名称（シリーズ名）は，(1) シリーズ申請等の範囲で述べたとおり，同一検体又は一連の試薬を用いて複数項目の検査が同時又は一連として行われるものであり，名称の一つであることから，そのつけ方には十分注意しなければならない。

シリーズの販売名は，一般的な名称，例えば，「自動分析試薬」，「尿検査用試験紙」などの表現は不適当であり，この場合には，そのあとに申請する会社の商号，略称等を付して，「自動分析試薬○○」，「尿検査用試験紙△△」など，その会社の独自の名称（登録商標など）で行うようにすること。

また，シリーズにおける一般的名称は，一般的名称通知により，各構成製品のクラスの組み合わせごとに示されているので参照すること。

なお，各構成製品のクラスの組み合わせにより，該当するシリーズの一般的名称がない場合は，承認申請書等の備考欄に当該体外診断用医薬品のシリーズの概要（各構成製品の一般的名称の大項目の分類を300字程度）を記載すること[注]。

注：本章「2.（4）1)（ア）一般的名称」の記載参照

●シリーズの概要：記載例 ・シリーズ一般的名称（案） 　クラスⅢ血液・生化学・免疫・内分泌学的検査用シリーズ ・概要 　当該シリーズ品目は，クラスⅠ，Ⅱ及びⅢの血液，生化学，免疫，内分泌学的検査用試薬で構成されている。

2)　構成製品の名称（構成製品名及び一般的名称）

シリーズ申請では，シリーズの名称を記すが，それにあわせて，各品目の構成製品名も全て明示する。販売名としては，シリーズの販売名と構成製品名をあわせた名称となることから，製品の表示に関係するので，留意工夫が必要である。

なお，シリーズの販売名として「自動分析試薬“ヤクム”」とし，その構成製品を，それぞれGOT，GPT等としたとき，シリーズの販売名及び構成製品の表示は「自動分析試薬“ヤクム”GOT」，「自動分析試薬“ヤクム”GPT」とすべきであり，「自動分析試薬GOT“ヤクム”」及び「自動分析試薬GPT“ヤクム”」のように，シリーズの販売名の間に，構成製品名を表示することはできない。

3)　申請書及び構成製品書の記載要領

シリーズ申請等における申請（届）書と構成製品書※の様式及び，承認等区分ごとの各申請（届）書の記載要領は次のとおりである。

※構成製品書・様式：本章「6.（6）別添2」参照（平成26.11.21薬食機参発1121第16号の別添様式）

（ア）シリーズ申請等の手続き

①シリーズ承認申請

「体外診断用医薬品の製造販売承認申請について」（平成28.2.22薬生発0222第5号）に基づき行うこと。

②シリーズ認証申請

「体外診断用医薬品の製造販売認証申請について」（平成26.11.21薬食発1121第18号）に基づき行うこと。

③シリーズ製造販売届出

「体外診断用医薬品の製造販売届出の取扱について」（平成26.11.21薬食機参発1121第23号）に基づき行うこと。

（イ）シリーズ申請等における申請（届）書及び構成製品書の記載について

シリーズ申請等は，申請（届）書に各構成製品の構成製品書を添付するため，申請（届）書の各記載項目は「別紙構成製品書○○～○○のとおり」と記載し，具体的な記載は各構成製品書に記載する。

承認等区分ごとの構成製品書の記載要領は次のとおり。

①シリーズ承認申請における構成製品書の記載については，「体外診断用医薬品の製造販売承認申請について」（平成28.2.22薬生発0222第5号）及び「体外診断用医薬品の製造販売承認申請に際し留意すべき事項について」（平成26.11.21薬食機参発1121第16号）に基づき行うこと。

②シリーズ認証申請における構成製品書の記載については，「体外診断用医薬品の製造販売認証申請について」（平成26.11.21薬食発1121第18号）及び「体外診断用医薬品の製造販売認証申請に際し留意すべき事項について」（平成26.11.21薬食機参発1121第19号）に基づき行うこと。

③シリーズ製造販売届出における構成製品書の記載については，「体外診断用医薬品の製造販売届出の取扱について」（平成26.11.21薬食機参発1121第23号）に基づき行うこと。

なお，申請（届）書及び構成製品書の記載例を本章「6.（6）別添3」に示した。

4)　各構成製品の明細について

当該シリーズ品目全体についての承認等区分ごとに各構成製品の明細を記載する。すなわち，各承認等区分ごとの構成製品名及び一般的名称の一覧を各構成製品書の【製造方法】欄に当該シリーズ品目全体について記載する。なお，構成製品が多い場合には，別紙として記載しても差し支えない。

各構成製品の明細

製造方法欄・記載例1

各構成製品書 【製造方法】 【構成製品】 製造販売承認品目 CEA：癌胎児性抗原キット AFP：アルファーフェトプロテインキット 製造販売認証品目 ATⅢ：アンチトロンビンⅢキット 製造販売届出品目 CRP：C反応性蛋白キット

製造方法欄・記載例2

各構成製品書 【製造方法】 【構成製品】 別紙のとおり	→	別紙 【構成製品】 製造販売承認品目 CEA：癌胎児性抗原キット AFP：アルファーフェトプロテインキット 製造販売認証品目 ATⅢ：アンチトロンビンⅢキット 製造販売販売届出品目 CRP：C反応性蛋白キット

5)　その他

・シリーズ申請等を行う場合には，シリーズ申請等である旨及びシリーズ申請等を行う理由をシリーズ申請（届）書の備考欄に記載する。
・手数料金額を備考欄（FD申請においては手数料欄）に記載する。

(4) 添付資料の作成について

シリーズ申請等における添付資料の作成は，承認等区分に合わせて構成製品ごとに作成する。各承認等区分における添付資料の具体的な内容は，以下に示す通知にそれぞれ示されている。

なお，各構成製品のうちシリーズ製造販売届出を行う構成製品については，添付資料は不要である。

・「体外診断用医薬品の製造販売承認申請について」（平成28.2.22薬生発0222第5号）
・「体外診断用医薬品の製造販売承認申請に際し留意すべき事項について」（平成26.11.21薬食機参発1121第16号）
・「体外診断用医薬品の製造販売認証申請について」（平成26.11.21薬食発1121第18号）
・「体外診断用医薬品の製造販売認証申請に際し留意すべき事項について」（平成26.11.21薬食機参発1121第19号）
・「体外診断用医薬品の製造販売届出の取扱いについて」（平成26.11.21薬食機参発1121第23号）

※添付資料の作成要領については，本章「8. 承認（認証）申請・添付資料及び作成上の留意

点」を参照

(5) シリーズ承認（認証）申請書，製造販売届書の編集方法

シリーズ承認（認証）申請書，製造販売届書の編集については，「体外診断用医薬品の製造販売承認申請に際し留意すべき事項について」（平成26.11.21薬食機参発1121第16号）を参考に次のような順でファイルする。

① 承認（認証）申請書又は製造販売届書
② 構成製品書
③ 添付文書（案）（シリーズ承認品目，シリーズ認証品目については添付すること）
④ 添付資料
・構成製品ごとに添付資料をまとめて，承認等の区分に応じた資料を添付する。

なおシリーズ品は構成製品で多品目にわたる場合が多いので，この場合，各品目の構成製品全てをまとめる形で編集し，見出しをつける等適切な処置をすること。

（例）
承認申請書
構成製品書（1）
構成製品書（2）
構成製品書（3）
構成製品（1）の添付文書案
構成製品（2）の添付文書案
構成製品（3）の添付文書案

添付資料
構成製品（1）の添付資料
構成製品（2）の添付資料
構成製品（3）の添付資料

(6) シリーズ品目に関する変更の取扱いについて

体外診断用医薬品における承認品目，認証品目及び届出品目の変更の取扱いについては，本章「5. 製造販売承認（認証）事項一部変更・軽微な変更等」に示されている。

シリーズとして製造販売承認若しくは製造販売認証を受け，又は製造販売届出を行った品目の承認若しくは認証，又は届出事項の一部変更の取扱いについての基本的な考え方は以下のとおりである。

1) シリーズ名のみの変更について

構成製品の内容に変更がなく，単にシリーズ名のみを変更する場合は，当該シリーズ品目が承認品目，認証品目又は届出品目のいずれに該当するかを確認し，該当する体外診断用医薬品の変更の取扱いに関する本章「5. 製造販売承認（認証）事項一部変更・軽微な変更等」における「販売名」変更の手続きを準用する。

2) 構成製品書の記載事項に関する一部変更について

構成製品書に記載された事項に関する一部変更については，当該構成製品を単一の体

外診断用医薬品と見なした場合の承認等区分に応じたシリーズ承認品目，シリーズ認証品目又はシリーズ製造販売届出品目に該当する体外診断用医薬品の変更の取扱いに関する本章「5. 製造販売承認（認証）事項一部変更・軽微な変更等」に示された手続きを行う。

ただし，この場合は「販売名」を「構成製品名」と読み替える。なお，当該構成製品を単一の体外診断用医薬品と見なした場合に，新たな申請（届）を行わなければならない変更の場合は，当該構成製品の削除及び追加の一変申請又は届出の取扱いとなる。

3) シリーズ構成製品の追加及び削除について

シリーズ構成製品の追加及び削除については以下のとおり取り扱う。

新たに構成製品を追加する場合は，追加する構成製品を単体の体外診断用医薬品として見た場合の承認等区分（承認申請を必要とする構成製品，認証申請を必要とする構成製品，及び製造販売届出を提出する構成製品）に従って手続きを行う。

また，本章「6. (2) 申請等の手続きについて」の中で述べたように，新規品目，基準外品目及び基準不適合品目など，他のシリーズ品と組み合わせて製造販売する際に，個別の承認を必要とする品目についても構成製品の追加が必要である。シリーズ構成製品の追加及び削除の具体的な手続きは次のとおりである。

シリーズ承認品目

（ア）　シリーズ承認品目の場合

シリーズ承認品目に本質を変えない範囲で，構成製品を新しく追加する場合には，一部変更承認申請を行うこと。構成製品を削除する場合には，総合機構に軽微変更届出を行うこと。なお，承認区分の構成製品が全てなくなる場合には，総合機構に承認整理届出を行うこと。

（イ）　シリーズ認証品目の場合

シリーズ認証品目に本質を変えない範囲で，構成製品を新しく追加する場合には，登録認証機関に一部変更認証申請を行うこと。構成製品を削除する場合には，登録認証機関に軽微変更届出を行うこと。なお，認証区分の構成製品が全てなくなる場合には，登録認証機関に認証整理の手続きを行うこと。

（ウ）　シリーズ届出品目の場合

シリーズ届出品目に本質を変えない範囲で，構成製品を新しく追加あるいは削除する場合には，総合機構に届出事項の変更届出を行うこと。なお，届出区分の構成製品が全てなくなる場合には，総合機構に品目廃止の手続きを行うこと。

個別承認品目

（エ）　個別承認品目の場合

新規品目，基準外品目及び基準不適合品目を他のシリーズ品目と組み合わせて製造販売する場合は，シリーズ承認品目に対して，これらの品目を構成製品として追加する一部変更承認申請を行う。

また，個別承認品目を追加する一部変更承認申請は，個別品目の承認申請時に併せてシリーズ承認品目に対する構成製品の追加の一部変更承認申請を行うことは差し支えない。したがって，この場合は個別承認品目の承認と同時にシリーズ承認品目における個別承認品目の構成製品追加の一部変更承認が認められることになる。

さらに，個別承認品目の申請の際に，個別承認品目を構成製品として追加すべきシリーズ承認品目がない場合（例：シリーズの構成製品が新規品目，基準外品目及び基準不適合品目のみの場合等）は，個別承認品目の申請の際に，併せて個別承認品目を構成製品とするシリーズ承認申請を行う。

※個別承認品目の追加：本章「6.（6）別添1：シリーズ品目の申請等に関する手続の流れ」参照

シリーズ構成製品の追加又は削除

（オ）　シリーズ品目としての本質を変えない範囲でのシリーズ構成製品の追加又は削除により，シリーズ品目としての一般的名称又は販売名（シリーズ名）が変更になる場合は，軽微変更届又は届出事項の変更届出を行うこと。また，当該変更等の対象となった承認等区分以外の承認等区分の「製造方法」欄の記載事項のみに変更が生じた場合も，それぞれ軽微変更届又は届出事項の変更届出を行うこと。

なお，シリーズ構成製品の追加の対象となる承認等区分については，構成製品追加の一部変更申請又は届出事項の変更の際に，一般的名称又は販売名（シリーズ名）を変更しておくこと。

（カ）　シリーズ品目に構成製品を追加する場合であって，当該製品の承認等区分の構成製品がひとつもない場合には，新規申請又は新規届出となる。

（キ）　旧法におけるシリーズ承認にあらたに構成製品を追加又は削除する場合

平成17年4月の薬事法改正前に申請し，承認されたシリーズ品目（以下「旧法シリーズ」という。）は，引き続きシリーズ承認品目として扱われた。

そのため，旧法シリーズは，承認等区分が異なる構成製品が混在している場合がある。現在も旧法シリーズとして承認を維持している場合は，当該シリーズの一部変更承認申請や構成製品の追加又は削除を行う等の機会を利用して，シリーズの構成製品を承認等区分ごとに分割する必要がある。

承認等区分ごとに分割後，構成製品の追加又は削除を行う場合は，分割したシリーズの承認等区分ごとに上記（ア）～（ウ）の手続きを行うこと。

※シリーズの分割：本章「6.（6）別添4」参照

（ク）　その他

- 構成製品の削除を行った場合は，当該番号は欠番とすること。
- 個別承認品目の申請の際に，併せて個別承認品目を追加する一部変更承認申請あるいは，個別承認品目を構成製品とするシリーズ承認申請を行う場合は，個別承認申請書の備考欄に「〇年〇月〇日一部変更承認申請中（システム受付No.）又は〇年〇月〇日シリーズ承認申請中（システム受付No.）」を記載し，シリーズ承認の一部変更承認申請あるいは，個別承認品目を構成製品とするシリーズ承認申請書の備考欄に「構成製品名：〇年〇月〇日承認申請中（システム受付No.）」と記載する。
- シリーズ一変申請等を行う場合，シリーズ一変申請等である旨及びシリーズ一変申請等を行う理由をシリーズ申請（届）書の備考欄に記載する。
- 構成製品の追加を行った場合は，製造方法欄の承認等区分ごとの構成製品の明細に追加した品目を記載する。
- 手数料金額を備考欄（FD申請においては手数料欄）に記載する

別添1

シリーズ品目の申請等に関する手続の流れ

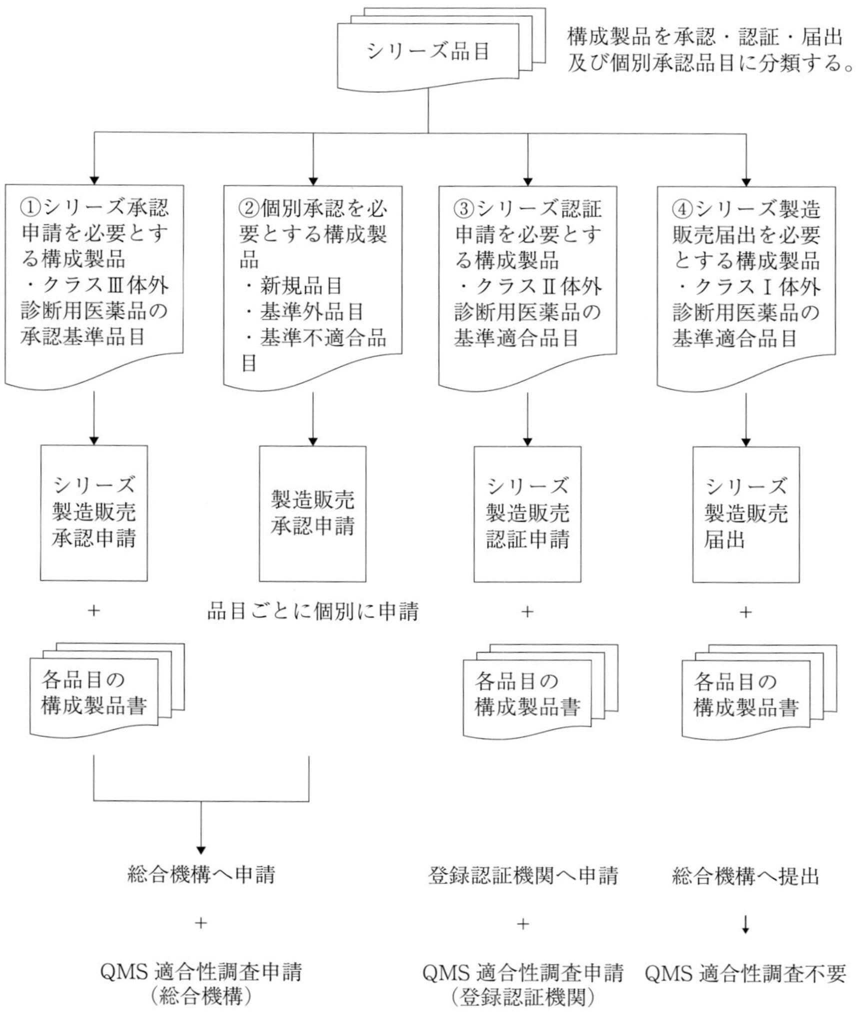

※個別承認品目をシリーズとして組み合わせる場合は，さらに構成製品追加の一部変更承認申請が必要

別添2

別添様式

構成製品書

名称	一般的名称		
	構成製品名		
使用目的			
形状、構造及び原理			
反応系に関与する成分			
品目仕様			
使用方法			
製造方法			
保管方法及び有効期間			
製造販売する品目の製造所		名称	登録番号
備考			

（注意）

1　用紙の大きさは、A4とすること。

2　構成製品書は、シリーズ品目の構成品目ごとに作成すること。

3　構成製品単独で別途製造販売承認若しくは認証を取得している又は品目届出を行っている場合には、備考にその名称（一般的名称及び販売名）、承認・認証・届出番号、製造販売業者名及び許可番号を記載すること。

25

Ⅱ部　3章

別添4

シリーズの分割

・旧法シリーズ承認書
臨薬協シリーズ
FDP，Dダイマー
CEA，AFP，
HCV，HIV
CRP，LH

認証申請 →

・シリーズ認証書
臨薬協シリーズ
FDP，Dダイマー

＋

製造販売届出 →

・シリーズ製造販売届書
臨薬協シリーズ
CRP，LH

＋

軽微変更届
（構成製品の削除）→

・シリーズ承認書
臨薬協シリーズ
CEA，AFP，
HCV，HIV

※認証基準品目のFDP，Dダイマーを新たにシリーズ認証品目とする。
（認証基準に適合しなければ承認品目として残す）

※承認不要基準品目のCRP，LHを新たにシリーズ届出品目とする。
（承認不要基準に適合しなければ承認品目として残す）

※分割したFDP，Dダイマー，CRP，LHを承認書から削除するために承認書の軽微変更届を行う。
（基準外品目のHCV，HIVは既に構成製品として承認されているのでそのままシリーズ承認品目として取り扱う）

別添3

シリーズ承認・認証・届書記載例

体外診断用医薬品製造販売承認（認証）申請（届）書

名称	一般的名称	クラスⅢ免疫検査用シリーズ（コード：80012003）	
	販売名	臨薬協	
使用目的		別紙構成製品書（1）～（2）のとおり	
形状、構造及び原理		別紙構成製品書（1）～（2）のとおり	
反応系に関与する成分		別紙構成製品書（1）～（2）のとおり	
品目仕様		別紙構成製品書（1）～（2）のとおり	
使用方法		別紙構成製品書（1）～（2）のとおり	
製造方法		別紙構成製品書（1）～（2）のとおり	
保管方法及び有効期間		別紙構成製品書（1）～（2）のとおり	
製造販売する品目の製造所		名称	登録番号
備考		・シリーズ申請（届出）である旨 ・シリーズ承認（届出）を行う理由	

・構成製品書記載例

構成製品書（1）

名称	一般的名称	癌胎児性抗原キット（コード：30288000）	
	販売名	CEA	
使用目的		血清中のCEAの測定	
形状、構造及び原理		別紙のとおり	
反応系に関与する成分		別紙のとおり	
品目仕様		別紙のとおり	
使用方法		別紙のとおり	
製造方法		別紙のとおり	
保管方法及び有効期間		別紙のとおり	
製造販売する品目の製造所		名称	登録番号
備考		・製造販売業の許可年月日，許可区分及び許可番号 ・承認申請等区分 ・放射性体外診断用医薬品の場合はその旨 ・遺伝子組換え技術を利用して製造する体外診断用医薬品については遺伝子組換え技術利用の旨 ・付属品がある場合はその旨 ・添付文書（案）：別添 ・保険適用希望の有無 ・その他	

7. 承認（認証）整理について

体外診断用医薬品で承認（認証）整理（製造販売届出品目における廃止も含む。）を必要とする事項は以下のとおり。

① 体外診断用医薬品について今後製造販売することがない場合
② シリーズ体外診断用医薬品について，変更後の承認申請等区分のシリーズとして新たに承認若しくは認証を受け又は届出を行った場合（本章「6. シリーズ承認（認証）申請，届出」参照）
③ 既承認（認証）品のうち，クラス分類の改訂に伴い，新たに製造販売認証又は届出を行った場合
④ 個別品目で承認（認証）を受け又は届出を行った体外診断用医薬品を，あらたにシリーズとして承認（認証）を受け又は届出をする場合

1) 体外診断用医薬品の承認整理について

体外診断用医薬品に関する承認整理も他の医薬品同様，承認整理届（正副2通）に承認書を添付の上，総合機構に持参又は郵送により提出する。また，古い承認書を整理して，新規に代替となるべきものとしていわゆる代替新規承認申請を行う場合には承認整理届書を提出することになっているが，この場合，届出の日付欄を空欄として承認整理届書の写しを添付し，代替となるものの新しい承認書を得たときに日付を記入した承認整理届書に該当の古い承認書を添付して提出すればよい。（令和3.4.26薬生薬審発0426第6号）

2) 体外診断用医薬品の認証整理について

認証を整理する場合は，別紙様式による認証整理届書（正本1通）に認証書を添付の上，その品目の認証を与えた登録認証機関あてに提出する。（平成19.3.30薬食機発第0330008号）

3) 体外診断用医薬品の届出品目の整理について

製造販売届出を行った品目について製造販売を廃止した際は，医薬品製造販売届出事項変更届の変更事項に当該品目の製造販売を廃止した旨を記載した上で，廃止後30日以内に総合機構に届出を行う。（本章「4. 製造販売届出」参照）

様式３

承 認 整 理 届 書

年　月　日

厚生労働省医薬局長
都 道 府 県 知 事　殿

住 所（法人にあっては、主たる事務所の所在地）

氏 名（法人にあっては、名称及び代表者の氏名）

下記品目については、今後製造販売することがないので、その製造販売の承認の整理につきお取り計らい願います。

一連番号	販売名（類別、一般的名称）	承認番号	承認年月日	参考
備考				

（注意）

1　用紙の大きさは、Ａ４とすること。

2　品目が多いときは右肩にＮｏ．を付けて左とじすること。

3　この届書は、厚生労働大臣の承認に係る品目については独立行政法人医薬品医療機器総合機構審査業務部に提出すること。都道府県知事の承認に係る品目については住所地（法人にあっては総括製造販売責任者がその業務を行う事務所（主たる機能を有する事務所）の所在地）の都道府県担当課に提出すること。

4　この届書には、製造販売（製造又は輸入販売）承認書及び製造販売（製造又は輸入販売）承認事項一部変更承認書を添付すること。

5　この届書の参考欄には、承認整理しようとする品目の承認権者を明記すること。

6　旧法下における当該承認に係る品目追加許可証については、委任医薬品等については都道府県担当課あて、委任医薬品等以外については都道府県担当課を経由し、地方厚生局あて速やかに返納すること。

別紙様式

認証整理届書

年　　月　　日

登録認証機関　殿

住　所（法人にあっては、主たる事務所の所在地）
氏　名（法人にあっては、名称及び代表者の氏名）

下記品目については、今後製造販売することがないので、その製造販売の認証の整理につきお取り計らい願います。

一連番号	類別	一般的名称	販売名	認証番号	認証年月日
備考					

（注意）
1．用紙の大きさは、Ａ４とすること。
2．品目が多いときは右肩にNo.を付けて左とじとすること。
3．この届書は、その品目の認証を与えた登録認証機関あてに提出すること。
4．この届書には、製造販売認証書及び製造販売認証事項一部変更認証書を添付すること。

8. 承認（認証）申請・添付資料及び作成上の留意点

（1）添付資料作成上の留意点

1)　承認申請における添付資料作成上の留意点

製造販売承認申請書に添付すべき資料は，申請区分により異なるので添付資料の項目と添付すべき資料の範囲を「体外診断用医薬品の製造販売承認申請について」（平成28.2.22 薬生発 0222 第 5 号）で確認する。

添付資料作成については，「体外診断用医薬品の製造販売承認申請に際し留意すべき事項について」（平成 26.11.21 薬食機参発 1121 第 16 号）で確認する。また，「体外診断用医薬品の取扱いに関する質疑応答集について」（平成 23.9.6 薬食機発 0906 第 1 号）に具体的な事例が示されているので参照されたい。

添付資料作成上の留意点は次のとおりである。

- 添付すべき資料を作成するための試験は，十分な設備のある施設において，経験ある研究者により，その時点における医学，薬学等の学問水準に基づき，適正に実施されたものでなくてはならない。
- 資料は，邦文で記載されたものでなければならない。ただし，参考となる文献等はこの限りではない。なお，当該添付資料が邦文で記載されたものでない場合は，その概略を翻訳したものを添付する必要がある。この場合は，翻訳前の原文も併せて提出する。
- 個々の体外診断用医薬品により判断される資料（平成 28.2.22 薬生発 0222 第 5 号の別表 2 で「△」に該当する資料）のうち当該体外診断用医薬品の特性等からみて不要と判断される資料がある場合は，当該資料の添付は必要ないが，不要と判断した合理的な理由を記載すること。
- 各資料中の各試験において，試験実施年月日，試験実施場所，試験実施責任者，試験実施ロット，試験方法，結果・考察等を記載すること。
- 添付資料の作成において，試験結果を添付する場合は，試験実施者本人又は資料作成者が署名及び陳述すること。

記載例①：試験実施者本人の陳述署名

> 以上，「○○○○に関する資料」は私が実施した試験結果に基づいて作成されたものに相違ありません。
>
> 年　　月　　日
>
> （所属施設名）
> （試験実施者名）

記載例②：資料作成者の陳述署名

> 以上，「○○○○に関する資料」は××××××社で実施された試験結果を基に，私が作成したものに相違ありません。
>
> 年　　月　　日
>
> ○○○○製薬株式会社
> （所属施設名）
> （資料作成者名）

・略号を使用している場合は，その説明を記載すること。なお，専門協議品目で略号を使用している場合は，資料概要の目次の次に略号表を記載すること。
・資料の作成に際しては，目次の作成あるいは資料に頁を付番するなど見やすく編集すること。また，本文の記載と目次の項目名，頁番号を一致させること。
・参考文献及びその他必要な資料を添付する場合，資料の一覧を添付すること。
・添付資料に記載されている品目名と申請品目名が異なる場合は，その理由を説明すること。
（外国での販売名，開発名称などを記載している場合等）
・添付資料は，「体外診断用医薬品の製造販売承認申請資料における信頼性確保に関する留意事項について」（令和1.9.9医療機器審査管理課事務連絡）に則した根拠資料を基に作成すること。

2)　認証申請における添付資料作成上の留意点

製造販売認証申請に添付すべき資料は，「体外診断用医薬品の製造販売認証申請について」（平成26.11.21薬食発1121第18号）で確認する。

また，添付資料作成については，「体外診断用医薬品の製造販売認証申請に際し留意すべき事項について」（平成26.11.21薬食機参発1121第19号）で確認する。

認証申請書に添付すべき各添付資料の作成については，申請書を提出する登録認証機関によっては，あらかじめ添付資料の作成に留意すべき事項を定めている場合もあるので，事前に確認が必要である。

なお，「体外診断用医薬品の製造販売認証申請に際し留意すべき事項について」（平成26.11.21薬食機参発1121第19号）において，添付資料の作成に関する一般的留意事項が原則，以下のように定められている。また，登録認証機関において別途定めることもできるが，その場合は，認証機関は製造販売認証申請を行おうとする者に対して，当該事項をあらかじめ示すこととされている。

・用紙の大きさはＡ４とすること。
・記載内容の構成は，以下に示す添付資料作成の留意事項に示す順序に従ってまとめるものとすること。
・頁は通しで付けること。
・表紙の次に，添付資料全体の目次を記載すること。
・記載に当たっては，資料に基づく事実関係と申請者側の考察ないし解釈とを明確に区別し，さらに資料に基づくものは，正式な添付資料と参考資料との区別を明確にすること。
・記載に当たっては，各添付資料相互の関連を明らかにし，添付資料の該当箇所に迅速かつ確実に到達できるように工夫すること。このため，資料番号を肩に明記し，さらに添付資料の頁数が多い場合，引用頁等を記載することが望ましい。
・重複の記載はできるだけ避け，参照すべき事項の記載箇所を明記するなどの方法を講ずること。
・厚生労働省が示した基準，ガイドライン等のあるものは，それに基づいて実施した試験か否かを明記し，これらと相違している場合には，その部分及び理由並びに妥当性について明記すること。また，JIS，ISO等の規格についても同様の取扱いとすること。
・略号一覧表は，目次の直後に掲載すること。

上記の他，次の点に留意すること。

・できるだけ見出しを用い，また記述はなるべく箇条書きにすること。その際，見出し記号，番号の付け方にも留意すること。
・活字は見やすい大きさのもの（12ポイント程度）を使用し，強調する場所等については，適宜，ゴシック体等を用いること。
・適切な箇所において改行，改頁を行うこと。
・折り込みは特に必要な場合に限り使用すること。
・測定値等の数値には必ず単位を明記すること。
・適切な学術用語を使用すること。特に翻訳の場合には注意すること。専門家の校閲を受けることが望ましい。
・図表のタイトルは，その内容が明確に判断できるようにすること。
・図表を原著からそのまま引用する場合，原著の資料番号及び掲載頁数を記載すること。
・図表を原著からそのまま引用せずに修飾する場合には，その旨を記載すること。
・文献を引用して記載した場合，その頁の下欄又は各区分の末尾に引用文献名をまとめて記載すること。

製造販売承認申請：添付資料

添付資料	添付資料の項目	添付資料の項目の内容	承認申請区分			
			新規品目	承認基準外品目	基準不適合品目	承認基準品目
イ．開発の経緯及び外国における使用状況等に関する資料	1．開発の経緯及び外国における使用状況等に関する資料	①開発の経緯 ②国内外での使用状況 ③臨床診断上の意義	○	○	○	×
	2．申請品目の説明に関する資料	①測定方法(測定原理・操作方法・判定方法) ②反応系に関与する成分に関する情報 ③既存の体外診断用医薬品との類似性の説明(新規品目に該当しない旨の説明も含む)	○	○	○	○
ロ．仕様の設定に関する資料	1．品質管理の方法に関する資料		○	○	○	△
	2．測定範囲等に関する資料		○	○	○	×
	3．較正用基準物質の設定に関する資料		○	○	○	△
ハ．安定性に関する資料	保存条件及び有効期間の設定に関する資料		○	○	○	○
ニ．法第41条第3項に規定する基準への適合性に関する資料	基本要件基準への適合に関する資料	①基本要件基準への適合宣言に関する資料	○	○	○	○
		②基本要件基準の適合に関する資料	○	○	○	○
ホ．性能に関する資料	1．性能に関する資料	①添加回収試験成績 ②希釈試験成績	△	△	△	×
	2．操作方法に関する資料		○	△	△	×
	3．検体に関する資料	反応特異性に関する資料	○	○	○	×
	4．既存体外診断用医薬品との相関性に関する資料	既存体外診断用医薬品との相関性に関する資料	—	○	○	○
	5．セロコンバージョンパネル等を用いた試験に関する資料		△	△	△	△
ヘ．リスクマネジメントに関する資料	リスクマネジメント実施体制に関する資料及び重要なハザードに関する資料	①リスクマネジメントの社内体制及びその実施状況を示す資料	○	○	○	○
		②厚生労働省等から安全対策上の対応を求められたハザードのリスク分析	○	○	○	○
		③リスク分析を行った結果重大なハザードが認められた場合の軽減措置の結果	○	○	○	○
		④構成試薬に含まれる成分に関する資料	○	○	○	○
ト．製造方法に関する資料	製造工程と製造施設に関する資料		○	○	○	○
チ．臨床性能試験の試験成績に関する資料	臨床性能試験の試験成績に関する資料		○	△	△	△

○：添付要　×：添付不要　△：個々の体外診断用医薬品により判断される　—：該当しない

Ⅱ部 3章

製造販売認証申請：添付資料

添付資料	添付資料の項目	添付資料の項目の内容	認証申請 認証基準品目
(1) 品目の概要に関する資料	申請品目の説明に関する資料	測定方法（測定原理，操作方法・判定方法）	○
		反応系に関与する成分に関する情報	
		新規品目に該当しない場合は，その旨	
(2) 性能に関する資料	既存の体外診断用医薬品との相関性に関する資料	既存の体外診断用医薬品との相関性に関する資料	○
(3) 安定性に関する資料	保存条件及び有効期間の設定に関する資料	保存条件及び有効期間の設定に関する資料	○
(4) 基本要件基準への適合に関する資料	基本要件基準への適合に関する資料	自己宣言書	○
		基本要件基準への適合性を証明する資料	
(5) リスクマネジメントに関する資料	リスクマネジメント実施体制に関する資料	リスクマネジメント実施体制に関する資料	○
	重要なハザードに関する資料	厚生労働省等から安全対策上の対応を求められたハザードのリスク分析及び行ったリスク軽減措置	
		重大なハザードのリスク分析及び行ったリスク軽減措置	
		構成試薬に含まれる成分に関する資料	
(6) 製造方法に関する資料	製造工程と製造施設に関する資料	製造工程と製造施設に関する資料	○

上記資料は全て添付が必要である。

（2）添付資料の概略

1)　開発の経緯及び外国における使用状況等に関する資料（添付資料イ）

（ア）　開発の経緯及び外国における使用状況等に関する資料として，当該品目の開発の経緯，国内外での使用状況及び臨床診断上の意義について記載すること。

開発の経緯等を知ることは，審査上申請品目の内容の判断に役立つので申請品目の開発のきっかけとなった情報として何時，何処で，誰がどのような発見又は研究を行ったか，それに基づく，基礎研究の時期，結果などについて記載し，測定対象成分の物理的化学的性質（分子構造，エピトープの性状を含む）や，その測定方法の特徴（抗体検査にあっては，使用抗原の特徴，特異性，反応性を含む）についてできるだけ明らかにする。また，既存の測定方法との違いについても考察すること。外国での当該キット及び類似品（同一測定項目を測定するもの等）の許可及び使用状況については，常に最新の情報を把握し，外国品の添付文書等もできる限り入手する。新規項目に該当するものについては，臨床診断上の意義として，その項目を測定することにより，どのような疾病の診断に役立つか，その項目と疾病との関連が明らかになるように説明する必要がある。疾病の診断の対象群がどのような集団であるかという対象や診断上の位置づけについても考察すること。その際，ROC（receiver operating characteristic）曲線による比較解析等により，既存の診断項目と比べ，どのような意義・有用性があるかを臨床性能試験等のデータに基づき，説明すること。既存品と同じ測定項目でも，全く異なる臨床的意義があるとして承認を求めるものはこれに含まれる。この項においては，当該体外診断用医薬品の全体像，特長，疾病との関連等がわかるように要領よく説明をしておくこと。

なお，製造販売認証申請においては，当該資料の添付は要さない。

（イ）　申請品目の説明に関する資料として，新規性又は特徴等について次の項目ごとに簡単に説明すること。

（当該資料は，製造販売認証申請においては「(1) 品目の概要に関する資料」として整備する。）

・測定方法（測定原理，操作方法（判定方法を含む。））
・反応系に関与する成分に関する情報
・既存の体外診断用医薬品との類似性の説明（新規品目に該当しない旨の説明も含む）

承認（認証）基準品目については「既存の品目と同じである旨の説明資料」として，添付する。ここで示した体外診断用医薬品と相関性を検討した体外診断用医薬品は同一であること。同一でない場合はその理由を説明すること。

記載例

本品は，反応系の主体が生化学的反応（酵素法）を用いて○○○を測定する試薬で，測定項目において次の体外診断用医薬品と同一である。 品名　○○○○ 会社名　○○○○ 承認番号　○○○○ （既存の品目がシリーズである場合は，該当する構成製品名も併せて示すこと）

II部 3章

2)　仕様の設定に関する資料（添付資料ロ）

感度，正確性，同時再現性，測定範囲などに関する試験を行い，そのキットの性能を明らかにする。また，カットオフ値等についても必要に応じて検討しておかなければならない。なお，感度，正確性，同時再現性については，3ロットの試験品を用いて1ロットにつき3回以上の測定成績が必要である。

品質管理の方法

（ア）　品質管理の方法に関する資料

・自ら設定した品質管理の方法に基づいて行われた実測値に関する資料を作成すること。実測値は，3ロット以上，1ロットにつき3回以上の測定成績を，添付すること。
  この場合，二重測定のものは二重測定して1回と数える。
・特に同時再現性試験については，例えば3回の繰り返し試験を品目仕様として設定した場合は，3回試験の結果が測定成績として1回となる。すなわち，3回繰り返し試験を1ロットにつき3回以上で，3ロット以上行う必要がある。
・品質管理の方法としては，品質，性能を担保する上で必要な項目を設定すること。例えば，以下a）からc）のような項目が考えられるが，その他の項目を設定した場合には，その設定理由を記載すること。
  a）感度試験
  b）正確性試験
  c）同時再現性試験
・抗原抗体反応を利用する体外診断用医薬品の抗体の産生細胞の株種について変更を行う場合における，体外診断用医薬品の性能確認試験について記載するとともにその設定の妥当性について説明すること。

記載例①：感度試験

試験実施の場所：◯◯◯株式会社　△△研究所
東京都◯◯区△△1丁目2の3
試験実施責任者：臨薬 太郎
試験実施期間：令和◇◇年○月～令和◇◇年○月
製造（キット）のロット番号：ロット番号 A501，A502，A503
試験方法：製造販売承認申請書の「使用方法」の操作方法により，陰性コントロール又は陽性コントロールをそれぞれ3回測定した。
試験結果

表1　感度試験　[測定値：吸光度]

ロット	A501		A502		A503	
試料	陰性コントロール	陽性コントロール	陰性コントロール	陽性コントロール	陰性コントロール	陽性コントロール
1回目	0.024	0.589	0.024	0.558	0.024	0.603
2回目	0.024	0.578	0.023	0.529	0.024	0.627
3回目	0.025	0.578	0.024	0.541	0.023	0.636

以上の試験結果のように，陰性コントロールを試料として操作したときの吸光度は0.023～0.025，陽性コントロールを試料として操作したときの吸光度は0.529～0.636であり，本品の品質管理の方法に記載の規格に適合した。

正確性試験

記載例②：正確性試験

試験実施の場所：◯◯◯株式会社　△△研究所
東京都◯◯区△△1丁目2の3
試験実施責任者：臨薬 太郎
試験実施期間：令和◇◇年○月～令和◇◇年○月
製造（キット）のロット番号：ロット番号 A501，A502，A503
試験方法：HCV抗体陰性管理検体又はHCV抗体陽性管理検体を製造販売承認申請書の「使用方法」の操作方法により，それぞれ3回測定した。
試験結果

表2　正確性試験

ロット		HCV抗体陰性管理検体	HCV抗体陽性管理検体
A501	1回目	陰性	陽性
	2回目	陰性	陽性
	3回目	陰性	陽性
A502	1回目	陰性	陽性
	2回目	陰性	陽性
	3回目	陰性	陽性
A503	1回目	陰性	陽性
	2回目	陰性	陽性
	3回目	陰性	陽性

以上の試験結果から，HCV抗体陰性管理検体を試料として測定した場合は，陰性と判定され，また，HCV抗体陽性管理検体を試料として測定した場合は，陽性と判定され，本品の品質管理の方法に記載の規格に適合した。

同時再現性試験

記載例③：同時再現性試験

試験実施の場所：◯◯◯株式会社　△△研究所
東京都◯◯区△△1丁目2の3
試験実施責任者：臨薬 太郎

試験実施期間：令和◇◇年○月～令和◇◇年○月
製造（キット）のロット番号：ロット番号 A501，A502，A503
試験方法：製造販売承認申請書の「使用方法」の操作方法により，HCV 抗体陰性管理検体又は HCV 抗体陽性管理検体の 3 重測定をそれぞれ 3 回行った。
試験結果：

表3　同時再現性試験

ロット	回数	HCV 抗体陰性管理検体			HCV 抗体陽性管理検体		
		1 回目	2 回目	3 回目	1 回目	2 回目	3 回目
A501	1	陰性	陰性	陰性	陽性	陽性	陽性
	2	陰性	陰性	陰性	陽性	陽性	陽性
	3	陰性	陰性	陰性	陽性	陽性	陽性
A502	1	陰性	陰性	陰性	陽性	陽性	陽性
	2	陰性	陰性	陰性	陽性	陽性	陽性
	3	陰性	陰性	陰性	陽性	陽性	陽性
A503	1	陰性	陰性	陰性	陽性	陽性	陽性
	2	陰性	陰性	陰性	陽性	陽性	陽性
	3	陰性	陰性	陰性	陽性	陽性	陽性

以上の試験結果から，HCV 抗体陰性管理検体を試料として測定した場合は，全て陰性と判定され，また，HCV 抗体陽性管理検体を試料として測定した場合は，全て陽性と判定され，本品の品質管理の方法に記載の規格に適合した。

測定範囲

（イ）　測定範囲等に関する資料

・測定試薬においては試験成績に基づき，測定範囲（上限及び下限値）を記載する。なお，測定範囲の下限値は検討せずに「0」にしないこと。
・検出試薬においては最小検出感度に関する試験成績を記載する。

記載例

試験実施の場所：○○○株式会社　△△研究所
東京都○○区△△1丁目2の3
試験実施責任者：臨薬　太郎
試験実施期間：令和◇◇年○月～令和◇◇年○月
検体のロット番号：A501（令和◇◇年○月製造）
A502（令和◇◇年○月製造）
A503（令和◇◇年○月製造）
試験方法：
試験結果：

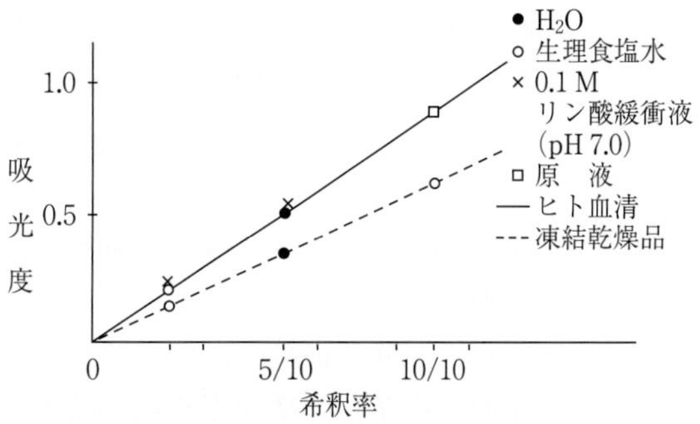

(結果)
約 1,000 mg/dL まで直線性が確認された。
⇒　データの考察には測定上限と下限のコメントを入れること。

較正用の基準物質

（ウ） 較正用の基準物質の設定に関する資料

・較正用の基準物質又は標準物質の詳細（基準物質又は標準物質の由来を含む），設定根拠，組成，純度及び濃度あるいは力価について記載する。

較正用の基準物質の設定については，何からどのように採取あるいは調製した物質を基準物質又は標準品としたか，その設定について説明し，可能な限り組成，示性値，純度，確認法及び力価又は含有量について説明する。また，可能な限り同種の基準物質との比較についても説明する。

また，較正用の基準物質の設定については次の点にも留意する。

a．基準的方法（公的機関の勧告案，文献，雑誌に公表され一般的に認められている方法）で求める。

b．公的標準品，権威ある施設（者）からの提供物を使用する。

c．社内試験法（公定書に記載の方法，自社独自の方法）で検定した物質を使用する。

d．市販標準液（血清）を用いるか，又は体外診断用医薬品を使用する。

※aについては，設定理由を示すこと。また，b. c. d. については製法，示性値，純度，確認法，力価，含有量についても，可能な限り記録しておくこと。b. の場合は，ロット番号等を記載すること。

3) 安定性に関する資料（添付資料ハ）

（当該資料は，製造販売認証申請においては「(3) 安定性に関する資料」として整備する。）

（ア） 保存条件及び有効期間の設定に関する資料

・3ロット以上の試験品（キット）を設定された貯法のもとで保存し，安定性試験を行う。

・保存条件は設定温度範囲の上限以上の温度とすることが望ましい。設定温度上限よりも低い温度で試験する場合はその妥当性を示すこと。冷蔵保存及び凍結保存は，設定温度範囲内の試験成績でも差し支えない。

・保存期間は，設定する有効期間までとし，品目仕様における品質管理の方法に従って試験を実施する。試験実施時点は開始時を含む3時点以上が必要である。なお，有効期間にあたる試験時点に代えて，有効期間よりも長い期間までの試験成績を使用しても差し支えない。また，「開始時」は安定性に関する試験成績の収集を目的として最初に試験を開始した日のことであり，必ずしも当該試験に用いたロットの製造日とは限らない。

・測定回数は品質管理の方法に定めのある項目を1ロットについて2回以上行うことでよい。なお，同時再現性試験については，例えば3回の繰り返し試験を品目仕様として設定した場合は，3回試験の結果が測定成績として1回となる。すなわち，3回繰り返し試験を1ロットにつき2回以上で，3ロット以上行う必要がある。

・安定性試験の継続中においてそれまでに得られた試験成績に基づき有効期間を定めて申請し，承認審査終了時までにその後継続実施した追加試験成績を提出する場合には，当該追加試験成績に基づく有効期間に変更して差し支えないこと。その場合，承認申請時には少なくとも3箇月以上の実データを添付するとともに，安定性試験計画案の提出が必要である。なお，製造販売承認申請書の備考欄に「安定性試験継続中」と記載し，追加安定性試験成績による有効期間延長の取扱いをする場合については1回限りとすること。（平成21.10.23薬食機発1023第4号，平成22.5.13薬食機発0513第1号）

新規品目，基準不適合品目（新測定原理のもののみ）以外の体外診断用医薬品における承認（認証）申請については，通常の安定性試験及び追加安定性試験成績の取扱いに加えて，推測試験を実施し安定性が推測できる場合には，当該推測試験に基づく暫定的な有効期間により申請して差し支えない（保管方法及び有効期間の一部変更申請を除く）。（平成8.3.28薬審第166号，平成23.9.6薬食機発0906第1号）

この場合，以下によること。

a．推測試験は，通常の安定性試験より苛酷な温度条件下で行うもので，統計処理等により，一定期間の安定性を推測するものであること。

b．通常の安定性試験は，承認（認証）までに終了していること。

c．通常の安定性試験の結果，申請した保管方法及び有効期間を担保できないことが判明した場合には，速やかに審査機関に連絡するとともに，申請を取り下げること。

記載例

1.　試験実施施設及び責任者：東京都中央区○○○，臨薬協中央研究所，
　　開発部 臨床太郎

2.　試験使用ロット：041101，041102，041103

3.　試験方法

1）　保存条件

全期間を通じて2～8℃に保存した。ただし，洗浄液は15～25℃に保存した。

2）　測定時期

開始時，6箇月目，13箇月目

3）　試験実施期間

令和◇◇年○月△日～令和◇◇年○月△日

4）　試験方法

操作方法に従い感度，正確性及び同時再現性の各試験項目を各測定時期に各ロット2回実施した。各試験の方法と規格は以下のとおり。

(1)　感度試験

（ア）　本品を用いて陰性コントロールを試料として操作したとき，吸光度は0.000～0.100である。

（イ）　本品を用いて陽性コントロールを試料として操作したとき，吸光度は0.500～0.700である。

(2)　正確性試験　　－省略－

(3)　同時再現性試験　　－省略－

4.　試験成績：表1～3のとおり

5.　結果

(1)　感度試験

（ア）　陰性コントロールの吸光度は6箇月目で0.020～0.023，13箇月目で0.014～0.016を示し，0.000～0.100の範囲を示した。

（イ）　陽性コントロールの吸光度は6箇月目で0.611～0.650，13箇月目で0.655～0.673を示し，0.500～0.700の範囲を示した。

(2)　正確性試験　　－省略－

(3)　同時再現性試験　　－省略－

6.　結論

各ロットとも2～8℃保存で13箇月間，規格内の成績を示した。したがって，本品の

キットとしての貯蔵方法及び有効期間を2～8℃保存1年とした。また，洗浄液の貯蔵方法及び有効期間を15～25℃保存1年とし，他の構成試薬の貯蔵方法及び有効期間を2～8℃保存1年とした。

表1　感度試験成績

検体	ロット	開始時		6箇月		13箇月	
		1回目	2回目	1回目	2回目	1回目	2回目
陰性コントロール	041101	0.028	0.031	0.020	0.023	0.016	0.014
	041102	0.028	0.031	0.020	0.023	0.016	0.014
	041103	0.028	0.031	0.020	0.023	0.016	0.014
陽性コントロール	041101	0.623	0.633	0.650	0.611	0.665	0.673
	041102	0.623	0.633	0.650	0.611	0.665	0.673
	041103	0.623	0.633	0.650	0.611	0.665	0.673

－表2，3は省略－

4)　法第41条第3項に規定する基準への適合性に関する資料（添付資料ニ）

（当該資料は，製造販売認証申請においては「(4) 基本要件基準への適合に関する資料」として整備する。）

（ア）　基本要件基準への適合宣言に関する資料

当該品目が，基本要件基準及び承認（認証）基準が存在する品目にあって当該承認（認証）基準に適合するものとして申請する場合には当該承認（認証）基準に適合していること，並びに，体外診断用医薬品の製造管理及び品質管理規則に適合して製造されるものであることの旨の自己宣言書を添付すること。新規品目，承認基準外品目，基準不適合品目の場合，体外診断用医薬品の承認基準の記載は不要である。なお，自己宣言書については，ISO 17050－1「Conformity assessment － Supplier's declaration of conformity － Part 1：General requirement」に従って作成することが望ましい。

記載例①：自己宣言書（承認基準品目）

適合宣言書

販売名：「◯◯」（一般的名称：「□□□キット」）を承認申請するにあたり，製造販売する品目が下記の基準に適合することを宣言する。

記

1.　医薬品，医療機器等の品質，有効性及び安全性の確保等に関する法律第41条第3項の規定により厚生労働大臣が定める体外診断用医薬品の基準
（平成17年3月30日　厚生労働省告示第126号）
2.　医療機器及び体外診断用医薬品の製造管理及び品質管理の基準に関する省令
（平成16年12月17日　厚生労働省令第169号）
3.　体外診断用医薬品の承認基準について
（平成27年1月20日　薬食発0120第1号）

令和　　年　　月　　日
東京都中央区日本橋浜町1丁目8番12号
◯◯◯◯株式会社
代表取締役社長又は総括製造販売責任者
臨薬　太郎

記載例②：自己宣言書（新規品目，承認基準外品目，基準不適合品目）

適合宣言書

販売名：「○○」（一般的名称：「□□□キット」）を承認申請するにあたり，製造販売する品目が下記の基準に適合することを宣言する。

記

1. 医薬品，医療機器等の品質，有効性及び安全性の確保等に関する法律第41条第3項の規定により厚生労働大臣が定める体外診断用医薬品の基準
（平成17年3月30日　厚生労働省告示第126号）
2. 医療機器及び体外診断用医薬品の製造管理及び品質管理の基準に関する省令
（平成16年12月17日　厚生労働省令第169号）

令和　　年　　月　　日
東京都中央区日本橋浜町1丁目8番12号
○○○○株式会社
代表取締役社長又は総括製造販売責任者
臨薬　太郎

記載例③：自己宣言書（認証基準品目）

適合宣言書

販売名：「○○」（一般的名称：「□□□キット」）を認証申請するにあたり，製造販売する品目が下記の基準に適合することを宣言する。

記

1. 医薬品，医療機器等の品質，有効性及び安全性の確保等に関する法律第41条第3項の規定により厚生労働大臣が定める体外診断用医薬品の基準
（平成17年3月30日　厚生労働省告示第126号）
2. 医療機器及び体外診断用医薬品の製造管理及び品質管理の基準に関する省令
（平成16年12月17日　厚生労働省令第169号）
3. 体外診断用医薬品の認証基準について
（平成27年1月20日　薬食発0120第4号）

令和　　年　　月　　日
東京都中央区日本橋浜町1丁目8番12号
○○○○株式会社
代表取締役社長又は総括製造販売責任者
臨薬　太郎

（イ）　基本要件基準の適合に関する資料

基本要件基準適合性チェックリストに基づき作成した基本要件基準への適合性を証明する資料を添付すること。もしくは，当該体外診断用医薬品の基本要件基準への適合性を確保するために，使用した規格及び基準，試験方法等の一覧を添付し，当該規格及び基準への適合性を証明する試験成績等を添付すること。

なお，当該体外診断用医薬品を対象とする適切な規格・基準がない場合であっても，参考となる規格，法令がある場合は，それらの規格を参考にしつつ，必要な試験を行い，基本要件基準への適合性を証明することは必ずしも不可能ではないが，その場合には，採用した試験の設定の妥当性について必ず説明しておくこと。

※基本要件基準適合性チェックリストについては，「本指針・付録1」を参照

・経過措置期間について

経過措置については，「医薬品，医療機器等の品質，有効性及び安全性の確保等に関する法律第41条第3項の規定により厚生労働大臣が定める医療機器及び体外診断用医薬品の基準の取扱いについて」（平成26.11.5薬食機参発1105第5号）に次のように定められている。

①　新基本要件基準が適用される前に承認及び認証を受けた体外診断用医薬品及び届出された体外診断用医薬品については，平成29年11月24日までの間は，なお従前の例によることができる。

ただし，新基本要件基準への適合性を確認した上で，当該体外診断用医薬品の承認又は認証に係る一部変更申請（以下「変更の手続き」という。）が必要な場合にあっては，法第41条第3項に規定する基準への適合性に関する資料として，新基本要件基準への適合を示す資料を添付する。

なお，平成29年11月25日以降は，体外診断用医薬品の新基本要件基準への適合を示す資料を求めに応じて提示できるようにしておく必要がある。

②　新基本要件基準の適用の際に承認又は認証審査中の体外診断用医薬品については，平成29年11月24日までの間は，なお従前の例によることができる。承認又は認証後の取扱いについては，①のただし書き及びなお書きを準用する。

ただし，平成29年11月25日以降に承認又は認証の処分がなされたのち，新基本要件基準への適合性を確認した上で，変更の手続きが必要と判断される場合にあっては，速やかに法第41条第3項に規定する基準への適合性に関する資料として，当該基本要件基準への適合を示す資料を添付し，必要な手続きを行う必要がある。

なお，「医薬品，医療機器等の品質，有効性及び安全性の確保等に関する法律第41条第3項の規定により厚生労働大臣が定める体外診断用医薬品の基準の一部を改正する件」（令和3年厚生労働省告示第268号）により，基本要件基準の一部が改正されたが，基本要件基準への適合性の考え方は，引き続き適用される。（令和3.8.18薬生機審発0818第2号）

5)　性能に関する資料（添付資料ホ）

性能

（ア）　性能に関する資料

a．添加回収試験成績

測定品目であって純物質等で一定の濃度の溶液が調製できるものについては，必要に応じ行う。試験できないものについては不要であるが，その理由を記載すること。

b．希釈試験成績

測定品目について，検量線の直線性等を確認するために行う。

記載例

・希釈試験成績
記載例
　試験実施場所：
　試験実施責任者：

試験実施期間：
検体名：
検体の製造年月日及びロット番号：
試験方法：
試験結果：

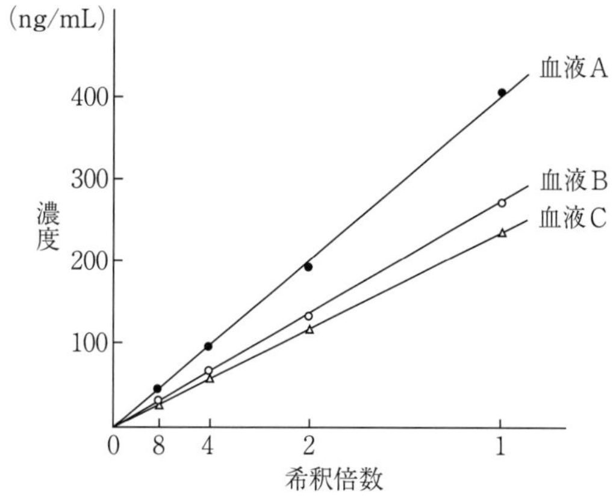

以下の結果より，図に示すように良好な希釈直線性が得られた。

（イ）　操作方法に関する資料

用手法により操作を行う場合，反応条件が多少変動することがある。例えば，用手法により多数の検体を測定すると反応時間が延長してしまうなどが考えられる。操作を行う上でどの程度の変動が許容できるのかは使用者にとって有用な情報となることから，用手法における重要な反応ステップの反応時間等について評価を行い，試験成績を記載する。なお，自動分析装置等を使用することにより反応条件が変動しないものについては資料の添付は必要ない。

また，検体の採取方法に特別な注意が必要である場合，例えば検体採取部位又は手技などにより検出対象物質量に差が生じ，結果に影響を与える可能性がある場合は，その根拠について説明する。

記載例①：検出試薬

・検出試薬（用手法）における反応時間に関する検討
試験実施の場所：〇〇〇株式会社△△研究所
　　　　　　　　東京都〇〇区△△1丁目2の3
試験実施責任者：臨薬太郎
試験実施期間：令和◇◇年〇月～令和◇◇年〇月
検体の製造年月日及びロット番号：A501（令和◇◇年〇月製造）
　　　　　　　　　　　　　　　　A502（令和◇◇年〇月製造）
　　　　　　　　　　　　　　　　A503（令和◇◇年〇月製造）
試験方法：
試験結果：
各反応時間における陰性検体及び陽性検体の測定結果は次のとおり

	陰性検体 1							陰性検体 2						
	10 分	20 分	30 分	40 分	50 分	60 分	120 分	10 分	20 分	30 分	40 分	50 分	60 分	120 分
1	−	−	−	−	−	−	−	−	−	−	−	−	−	−
2	−	−	−	−	−	−	−	−	−	−	−	−	−	−
3	−	−	−	−	−	−	−	−	−	−	−	−	−	−
4	−	−	−	−	−	−	−	−	−	−	−	−	−	−
5	−	−	−	−	−	−	−	−	−	−	−	−	−	−
判定結果*	−	−	−	−	−	−	−	−	−	−	−	−	−	−
	陽性検体 3							陽性検体 4						
	10 分	20 分	30 分	40 分	50 分	60 分	120 分	10 分	20 分	30 分	40 分	50 分	60 分	120 分
1	+/−	+	+	+	+	+	+	+/−	+	+	+	+	+	+
2	+/−	+	+	+	+	+	+	+/−	+	+	+	+	+	+
3	+/−	+	+	+	+	+	+	+	+	+	+	+	+	+
4	+/−	+	+	+	+	+	+	+	+	+	+	+	+	+
5	+/−	+	+	+	+	+	+	+	+	+	+	+	+	+
判定結果*	+/−	+	+	+	+	+	+	+/−	+	+	+	+	+	+

10 分反応後の判定では，判定保留（+/−）の検体も認められた。20 分以降の判定で陰性管理検体（管理検体 6，7）は陰性（−）を示し，陽性管理検体（管理検体 8，9）は陽性（+）を示した。また，20 分以降の判定結果はすべて一致することを確認した。以上の結果から反応時間は 20 分～120 分が許容範囲であることを確認した。

記載例②：測定試薬

・測定試薬（用手法）における反応時間に関する検討

試験実施場所：

試験実施責任者：

試験実施期間：

ロット番号：

試験方法：

試験結果：

ア） 反応時間の検討

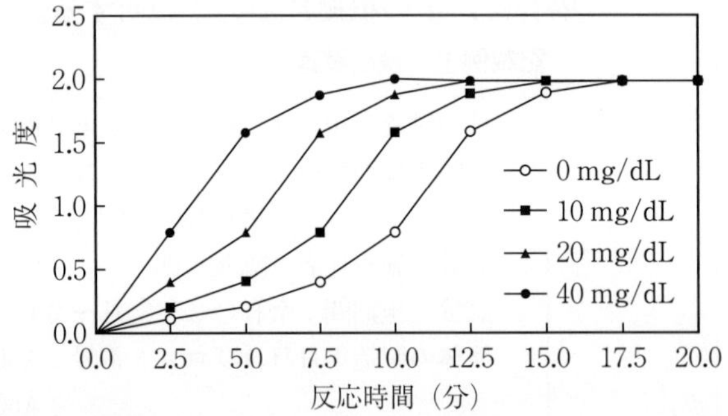

（考察） 本品の反応時間は 4 分間であるが，上記の結果より，3～5 分間の反応時間であれば測定可能であると考えられた。

（ウ） 検体に関する資料

必要に応じて，反応特異性（共存物質の影響，交差反応性，非特異反応，不活性化の影響，抗凝固剤の影響等）に関する資料を添付すること。選定した物質や菌種，検討濃度の設定根拠等についても説明を求められることがあるので留意すること。

反応特異性

反応特異性については，以下のような検討を加えるべきである。

a．共存物質（抱合型ビリルビン，非抱合型ビリルビン，ヘモグロビン，乳び，ビタミンC，リウマチ因子，使用薬剤等）の影響について検討する。

b．免疫反応を利用するキットにあっては，近縁又は類似物質との交差反応性及び自己免疫疾患患者検体等による非特異反応について検討する。

c．病原体を測定するものにあって，不活化を行うものについては，不活化の影響についても検討する。

d．血漿検体を使用目的の検体種としているものにあっては，ヘパリン，クエン酸等の影響についても検討する。

複数種の検体

e．複数種の検体で測定する場合（「既存体外診断用医薬品との相関性に関する資料」で評価に使用した検体種以外の検体も検体種としている場合）は，検体種ごとに既存体外診断用医薬品（各1製品）を用いて測定値の比較検討（相関性試験等）を行う。あるいは，同時採取した検体種間（例えば，血清と血漿）の比較検討を行うことでもよい。なお，測定値に有意差がないか，又は臨床上許容される差であるか等が適切に示せれば，検体数，測定回数等は適宜定めてよい。

記載例

③検体に関する資料

試験実施施設及び責任者：東京都中央区○○○
臨薬協中央研究所
開発部 臨床太郎

試験実施期間：令和◇◇年○月～令和◇◇年○月

試験使用ロット：041101

ア．共存物質の影響

1．試験方法

抗HCV抗体陰性2検体，陽性4検体に6濃度のビリルビン，ヘモグロビン，トリグリセライドを添加し，それぞれの検体における判定結果を検討した。

2．試験結果

表1～3のとおり。

表1　ヘモグロビンによる影響

検体	ヘモグロビン濃度（g/dL）					
	0.00	0.25	0.50	1.00	1.50	2.00
陰性検体1	陰性	陰性	陰性	陰性	陰性	陰性
陰性検体2	陰性	陰性	陰性	陰性	陰性	陰性
陽性検体1	陽性	陽性	陽性	陽性	陽性	陽性
陽性検体2	陽性	陽性	陽性	陽性	陽性	陽性
陽性検体3	陽性	陽性	陽性	陽性	陽性	陽性
陽性検体4	陽性	陽性	陽性	陽性	陽性	陽性

―表2～3は省略―

3．結論

陰性検体は全て陰性，陽性検体は全て陽性を示し，本品はビリルビン濃度○○g/dL，ヘモグロビン濃度○○g/dL，トリグリセライド濃度○○g/dLまで判定結果への影響はないと考えられる。

イ．交差反応性

1．試験方法

以下の検体を本品にて測定した。

抗HBs抗体陽性検体：16検体

抗HBc抗体陽性検体：29検体

HAV IgG 抗体陽性検体：32 検体

HAV IgM 抗体陽性検体：16 検体

2. 試験結果

いずれの検体においても陽性となる例は認められなかった。

3. 結論

本品は本検討で用いた感染症抗体とは交差反応を示さないものと考えられる。

ウ. 抗凝固剤の影響

1. 試験方法

同一の供血者より血清及び血漿（抗凝固剤：クエン酸）を同時に採取し，本品にて 10 回測定を行い，吸光度を比較した。採血は 8 人から行った。

2. 試験結果

表 血清とクエン酸血漿との比較

	検体 1		検体 2	
	血清（吸光度）	血漿（吸光度）	血清（吸光度）	血漿（吸光度）
1	0.024	0.026	0.502	0.508
2	0.020	0.024	0.493	0.488
3	0.024	0.026	0.511	0.500
8	0.026	0.030	0.508	0.490
9	0.029	0.022	0.520	0.519
10	0.025	0.025	0.488	0.515
平均	△△△	△△△	△△△	△△△
SD	△△△	△△△	△△△	△△△
血清との有意差		有意差なし		有意差なし
t 値		△△△		△△△

t(9, 0.05)＝○○○

—検体 3～8 は省略—

3. 結論

いずれの検体においても，血清における吸光度と血漿における吸光度に差は認められなかった。本品は血清及び血漿を検体とすることが可能であり，また抗凝固剤としてクエン酸を使用することは問題ないと考える。

相関性

（エ） 既存体外診断用医薬品との相関性に関する資料

（当該資料は，製造販売認証申請においては「(2) 性能に関する資料」として整備する。）

承認基準品としての申請である場合は，本章「2. 製造販売承認申請 (1) 承認申請区分と承認基準」を参照し，相関性に関する資料を作成すること。

また，認証基準品としての申請である場合は，本章「3. 製造販売認証申請 (1) 認証基準」を参照し，相関性に関する資料を作成すること。

承認基準外品目若しくは基準不適合品目として申請する場合であって，その体外診断用医薬品に関する性能等に関する説明を，既存の体外診断用医薬品との相関によって行う場合は，承認（認証）基準に関する通知を参照し，相関性に関する資料を作成すること。

相関性に関する資料の作成に際して留意すべき事項は次のとおり。

a．検体数と選択方法について

検出用試薬の検体については，原則として，陽性又は陰性となるもののうち少ない方の検体数が50検体（認証申請の場合は25検体）以上とするとともに，検体は，臨床的判断濃度（カットオフ値等）近傍の検体を含めて選択すること。なお，半定量試薬及び細菌の同定試薬はこの方法によること。

また，測定用試薬の検体については測定範囲全域にわたって分布させるとともに，臨床的判断濃度（基準値，カットオフ値等）近傍の検体を含めて選択する必要がある。

ただし，検出用試薬及び測定用試薬いずれの場合も対象となる疾患数又は疾患における検体数が極めて少ない場合，又は臨床的判断濃度近傍の検体を確認することが困難な場合は，必ずしもこの限りではない。なお，相関性試験に用いた臨床検体の由来について，可能な範囲で説明すること。

b．検出用試薬の一致率について

検出用試薬の場合，「陽性一致率」,「陰性一致率」及び「全体一致率」のうち，基準への適合性は「全体一致率」をもって基準への適合性を判断する。したがって，本資料には必ずしも「陽性一致率」,「陰性一致率」の記載は要しない。

c．対照品目の選定について

承認（認証）基準において，対照となる既承認（認証）体外診断用医薬品において，複数の品目がある場合は原則として2種類以上の体外診断用医薬品を対照として選定すること。なお，複数の測定方法が存在する場合は，測定方法が複数になるよう2種類以上の体外診断用医薬品を対照として選定すること。1種類の測定方法しか存在しない場合には，その1種類の測定方法に対して，2品目との相関を確認すること。基準的方法がなく，かつ，1品目しかない場合には，その1品目との相関を確認することで差し支えない。

また，基準的方法の選択において「公的機関（WHO等），標準化機関（JCTLM，CLSI，JCCLS等）又は関連学会等で採用している基準的な検出又は測定方法がある場合は，原則，その検出又は測定結果を対照とすること。この場合，学会等で採用している基準的な方法でも，対象とする科学的な妥当性について説明をする必要がある。基準的方法で規定されている操作法，判定方法及び性能の規格等について説明すること。基準的方法を採用することは，相関性を検討する上で真値からのずれを検討するための有効な手段と考えられる。基準的方法の選択については，以上の観点や基準的方法に対する汎用性や臨床の実態等も考慮し，その選択の適否を判断する必要がある。

なお，特に通知等で基準的な検出方法等が示されている体外診断用医薬品にあっては，その方法との基準適合性を示す必要がある。（例：インフルエンザウイルスキット etc）

d．複数種の検体における相関性の検討について

「（ウ）検体に関する資料 e.」を参照

e．基準不適合品の取扱いについて

承認（認証）基準不適合品又は承認・認証不要基準不適合品の場合は，不適合の理由について，あらかじめ説明資料を添付することが望ましい。説明資料としては，①基準からはずれる理由を示すこと。（標準品がない，抗体種が違うなど具体的に示すこと），検出薬にあっては，対照体外診断用医薬

品と異なる結果を与えるものについて，その理由を示すこと。②対照体外診断用医薬品といかなる理由で同一性があるといえるかをデータでもって示すこと。③市場に出た場合，臨床上支障がない旨，あるいは，支障を生じないためどう対策するかを示すなどの資料があげられる。

f．感染症検体パネルの利用について

国立感染症研究所（以下「感染研」という。）において整備された，公衆衛生上特に重要な感染症の検体を集めた血清・血漿パネル（感染症検体パネル）を用いて作成した資料を既存体外診断用医薬品との相関性に関する資料の作成に使用することができる。なお，感染症検体パネルは，製造販売承認申請者に利用を義務付けるものではない。（平成 25.3.4 薬食機発 0304 第 1 号，平成 25.6.20 薬食機発 0620 第 1 号，平成 26.3.18 薬食機発 0318 第 1 号）

・以下のウイルス感染症の抗体，抗原又は遺伝子を検査するための感染症検体パネルを感染研から譲り受けることができる。感染症検体パネルの陽性・陰性数の構成については，各パネルにより異なることから感染研の総務部業務管理課検定係へ問い合わせること。

感染症検体パネルの検体では，承認基準で必要とされている検体数等の基準を満たさない場合は，追加の試験により補完する必要がある。相関性試験の計画や試験成績の充足性等について不明な点等がある場合は，総合機構へ相談することが望ましい。

—A 型肝炎ウイルス（IgG 抗体）

—B 型肝炎ウイルス（HBs 抗原，HBV-DNA）

—C 型肝炎ウイルス（コア抗原，抗体，HCV-RNA）

—ヒト免疫不全ウイルス 1 型（抗原，抗体，HIV-1-RNA）

—ヒト T 細胞白血病ウイルス 1 型（抗体）

—風疹ウイルス（IgG 抗体）

・感染症検体パネルの譲渡申請手続

製造販売承認申請の資料に用いるために感染症検体パネルの譲渡を希望する申請者は，様式 1 に必要事項を記載の上，感染研所長宛てに申請する。

・その他，申請手続等不明な点については，感染研の総務部業務管理課検定係に問い合わせること。参考までに感染症検体パネルに関する感染研のウェブサイトを以下に示す。

(https://www.niid.go.jp/niid/ja/kentei-top/2271-panel.html)

（様式１）

年　　月　　日

国立感染症研究所長　殿

住所（法人にあっては、主たる事務所の所在地）
氏名（法人にあっては、名称及び代表者の氏名）

感染症検体パネル譲渡申請書

標記について、下記理由により感染症検体パネルの譲渡を申請します。

記

1. 譲渡を希望する感染症検体パネルの種類、分量及び数量
・ 種類：
・ 分量：
・ 数量：

※ 種類については、対象範囲にある感染症検体パネルとする。（例：A 型肝炎ウイルス（IgG 抗体）、C 型肝炎ウイルス（抗体）、ヒト免疫不全ウイルス１型（HIV-1-RNA））

※ 分量については、実際の測定に必要な容量を記載すること。

※ 数量については、必要数を記載すること。（例：１組）

2. 使用目的（具体的に記載）

※ 申請者において Biosafety level (BSL)-2 実験室以上の施設を有しているか　□Yes　□No
（施設を有している場合には施設の図面及び管理者も添付すること）

3. 担当者名及び連絡先
所属部署：
職名：　　　　氏名：
電話：
FAX：
E-mail：

検出用試薬

記載例①：検出用試薬（承認基準品目）の場合

既承認体外診断用医薬品との相関性に関する資料

1)　対照とした体外診断用医薬品の測定方法，販売名，承認番号

（i）　イムノクロマト法　⇒本キットと同じ測定法を対照試薬の1つに選択した
販売名：○○HBs 抗原検出キット
製造販売元：○○××××株式会社
承認番号：×××××××××

（ii）　○○法　⇒本キットと異なる測定法を対照試薬の1つに選択した
販売名：△△HBs 抗原検出キット
製造販売元：△△××××株式会社
承認番号：×××××××××

2)　試験結果

（i）「○○HBs 抗原検出キット」との相関性試験成績を表1に示す。

試験成績（n＝101）は，陽性一致率100％（50/50例），陰性一致率100％（51/51例），全体一致率100％（101/101例）と良好な相関性（一致率）成績が得られた。

表1　相関性（一致率）試験成績

		対照品 陽性	対照品 陰性	計
本品	陽性	50例(100％)	0(0％)	50例
本品	陰性	0(0％)	51例(100％)	51例
計		50例(100％)	51例(100％)	101例

検討例数　　n＝101例
陽性一致率　　100％　[50例/50例]
陰性一致率　　100％　[51例/51例]
全体一致率　　100％　[101例/101例]

⇒　検出試薬の検体例数は，陽性又は陰性検体の少ない方が50以上（認証品目は25以上）必要

（ii）「△△HBs 抗原検出キット」との相関性試験成績を表2に示す。

試験成績（n＝102）は，陽性一致率96.1％（50/52例），陰性一致率100％（50/50例），全体一致率98.0％（100/102例）と良好な相関性（一致率）成績が得られた。

表2　相関性（一致率）試験成績

		対照品 陽性	対照品 陰性	計
本品	陽性	50例(100％)	0(0％)	50例
本品	陰性	2例(3.9％)	50例(100％)	52例
計		52例(96.1％)	50例(100％)	102例

検討例数　　n＝102例
陽性一致率　　96.1％　[50例/52例] ⇒有効数字は小数点以下1桁まで表示すればよい
陰性一致率　　100％　[50例/50例]
全体一致率　　98.0％　[100例/102例]

⇒　一致率が100％ではない場合，不一致検体に関する情報を記載する。

⇒　基準への適合性は全体一致率で判断されるので，全体一致率のみの記載でも構わ

ない。

測定用試薬

記載例②：測定用試薬（承認基準品目）の場合

既承認体外診断用医薬品との相関性に関する資料
既承認体外診断用医薬品として，CEA テスト EIA 及びケミルミ CEA を選択して，本品との相関性試験を行い，相関性を確認した。

【データ 1】

対照体外診断用医薬品：CEA テスト EIA
（製造販売元：A 社，承認番号 21400AMY12345000）
測定方法：EIA（酵素免疫測定法）
回帰直線式：y＝1.0x－0.3
r＝1.0
n＝100

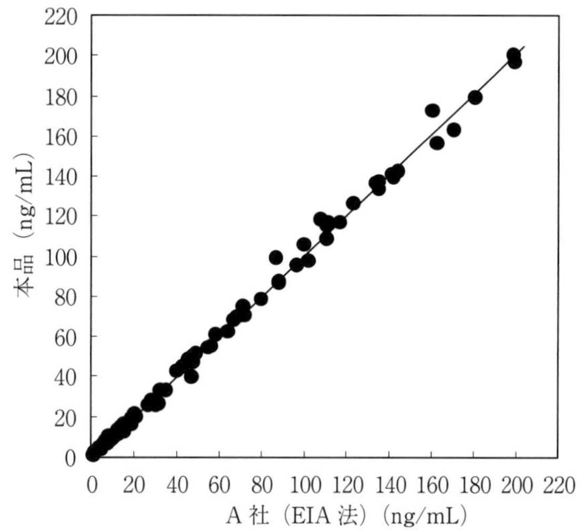

【データ 2】

対照体外診断用医薬品：臨薬協 CEA
（製造販売元：B 社，承認番号 21500AMY99999999）
測定方法：CLIA（化学発光免疫測定法）
回帰直線式：y＝1.0x＋0.0
r＝1.0
n＝100

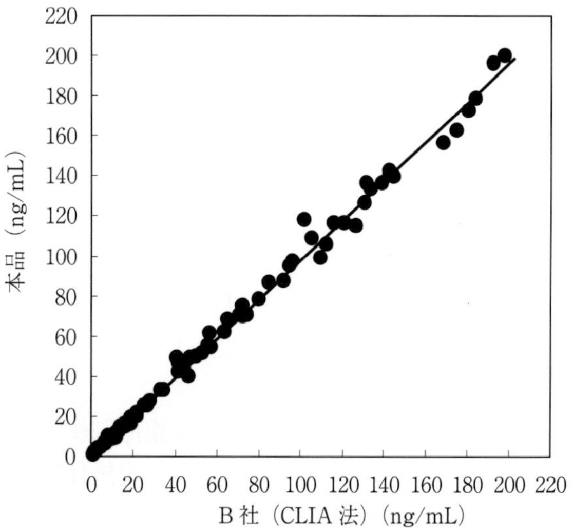

⇒　認証申請の場合は，この記載例に示すような相関性等の結果を示すことでよく，

結果に対する考察の記載は必ずしも必要としない。(検出用試薬の場合も同じ)

セロコンバージョンパネル等

(オ) セロコンバージョンパネル等を用いた試験に関する資料

セロコンバージョンパネル等があり，それらの検討が必要と考えられる項目については，当該試験成績を添付すること。セロコンバージョンパネル等を用いた試験成績が求められているものは，HIV，HCV，HTLV，HBs抗原の4種類である。なお，これらについても，核酸測定キットの場合は不要である。用いたセロコンバージョンパネルの詳細や当該パネルを選択した理由について，求められることがあるので留意すること。

記載例

セロコンバージョンパネル等を用いた試験結果に関する資料

1. 試験実施施設，責任者：
   東京都中央区○○○
   臨薬協中央研究所
   開発部 臨床太郎
2. 試験使用ロット：041101
3. 試験実施期間：令和◇◇年○月～令和◇◇年○月
4. 試験方法：
   英国AAH社から入手したセロコンバージョンパネルの15パネルを本品にて単測定した。
5. 試験結果
   本品による結果と各パネルの添付文書における他法の結果を合わせ，表1～15に示した。
6. 結論
   本品による結果は，他のキットと同様，早期に抗HCV抗体を検出できるものと考えられる。

表1 セロコンバージョンパネル試験結果（パネル：AAH-0001）

検体	経過日数	Z社XXX5.0キット					A社キット (COI)	B社キット (COI)	本 品 (COI)	C社
		C100	c33c	c22	NS5	判定				PCR法 (IU/mL)
01	0	—	—	—	—	陰性	0.40	0.20	0.28	測定範囲以下
02	7	—	—	—	—	陰性	0.50	0.20	0.20	測定範囲以下
03	12	—	—	—	—	陰性	0.50	0.20	0.29	測定範囲以下
04	25	—	—	—	—	陰性	0.70	0.30	0.31	2,000
05	28	—	2+	2+	—	陽性	2.50	1.80	3.92	70,000
06	32	—	3+	3+	—	陽性	5.40	3.90	10.02	100,000
07	35	—	4+	4+	—	陽性	7.20	5.30	12.00	100,000

—表2～15は省略—

6) リスクマネジメントに関する資料（添付資料へ）

(当該資料は，製造販売認証申請においては「(5) リスクマネジメントに関する資料」として整備する。)

(ア) リスクマネジメント実施体制に関する資料及び重要なハザードに関する資料

a. リスクマネジメント実施体制に関する資料

申請に係る体外診断用医薬品について，JIS T 14971「医療機器－リスクマネジメントの医療機器への適用」を参照し，リスクマネジメントの社内体制及びその実施状況の概要を示す資料を添付すること。また，リスク分析に当たっては，当該想定されるリスクが臨床上の有用性と比較して受容可能であることを説明すること。

b．重要なハザードに関する資料

①安全対策上の対応を求められたハザード

ハザードのうち，厚生労働省等から安全対策上の対応を求められたハザードのリスク分析及び行ったリスク軽減措置を，表形式に要約した資料を添付すること。なお，該当しない場合は該当しない旨を記載すること。

②重大なハザードに対するリスク分析及び行ったリスク軽減措置の結果

JIS T 14971を参考にしてリスク分析を行った結果，重大なハザードが認められた場合（軽減措置により受容可能となった場合を含む），そのハザードに対するリスク分析及び行ったリスク軽減措置の結果を表形式に要約した資料を添付すること。なお，該当しない場合は該当しない旨を記載すること。

③構成試薬に含まれる成分に関する資料

ヒト血液由来の成分にあっては，HBV，HIVの存在を否定する試験成績，HCVについては試験結果を添付する。なお，個々の検体の試験を実施することが困難で，複数の検体をプールしたものを原料として使用する場合は，プール検体の供給元のCertificate等を添付する。（プールした原料を使用した試験では，希釈効果のために試験結果の信頼性が低くなるため）

なお，HIVについてはHIV-1抗体，HIV-2抗体ともに陰性である旨を確認する。

ヒト血液由来成分が含まれていない場合でも該当しない旨を記載すること。

記載例①：リスクマネジメント実施体制に関する資料

・リスクマネジメントに関する資料

①リスクマネジメント実施体制に関する資料

本品に係るリスクマネジメントは，申請者である製造販売業者において「JIS T 14971 医療機器―リスクマネジメントの医療機器への適用」に従って実施した。以下にその実施状況の概要を示す。

（又は，ISOで行っている場合，次の記載でもよい。

本品に係るリスクマネジメントは，設計管理を行った事業者○○○において，「ISO 14971 Medical devices―Application of risk management to medical devices」に準じて規定され，実施されている。なお，「JIS T 14971：医療機器―リスクマネジメントの医療機器への適用」は，このISO 14971に基づいて作成されており，内容の同等性は担保されていると考えられる。）

リスクマネジメントの組織体制に関する事項

JIS T 14971の確認項目		実施手順
3	リスクマネジメントの一般的要求事項	品質マニュアル及び社内規定にてリスクマネジメントのプロセスを文書化し，リスクマネジメント実施計画書と要員を規定している。
5	リスク評価	リスクの判断基準は，リスクマネジメント計画書にあらかじめ定めている。
7	残留リスクの評価	

リスク分析の実施状況

JIS T 14971 の確認項目		実施内容の概要
3	リスク分析実施メンバー	リスク分析の実施メンバーは，以下の部署から構成される。 ・薬事開発部門 ・設計開発部門 ・品質保証部門 ・臨床開発部門 ・マーケティング部門 ・○○○○○部門
	リスクマネジメントの計画	社内規定に従い，リスクマネジメント計画書を作成した。
4	リスク分析	製品のプロファイリングを通じて特定したハザードについて，個別にリスク推定を行い，記録を作成した。
5	リスク評価	推定されたリスクについて，リスクマネジメント計画書で定めた評価基準に準拠して許容可能性をレビューし，リスクの低減を必要とするハザードを明確化した。
6	リスクコントロール	リスクの低減措置を立案・実施した。
	残留リスクの評価	コントロール後に残存する許容できないリスクについて再評価し，リスク／ベネフィットの観点から更なる低減措置の要否について検討した。
7	残留リスクの総体に係る評価	残留リスク全体に係る評価を通じ，医学的な利益が残留リスクの総体を上回っていることを確認した。

記載例②：重要なハザードに関する資料

②重要なハザードに関する資料

1) 安全対策上の対応を求められたハザード

該当法令，通知等	法令，通知等の内容	ハザードリスク分析の結果	実施したリスク低減措置
平成6年6月24日 薬発第576号 「血液型判定用血清基準の改正及び生物学的製剤基準の一部改正について」 平成6年6月30日 臨薬協発6第26号 「ヒト血液由来成分を原料とする製品の安全対策の記載方法について」	ヒト血液由来成分を含む製品については添付文書への安全対策上の情報の記載が必要。	緩衝液が該当する。	添付文書「全般的な注意」に，取扱い上の注意を記載し，安全対策上の注意喚起を行う。 「使用上又は取扱い上の注意」3. 廃棄上の注意へ廃棄方法を記載。

2) 重大なハザードに対するリスク分析及び行ったリスク低減措置の結果

リスク分析の結果，重大なハザードに相当するリスクはないと判断した。

記載例③：構成試薬に含まれる成分に関する資料

試験実施場所：臨薬協株式会社診断薬研究所
試験実施責任者：臨薬　太郎
試験実施期間：令和◇◇年○月～令和◇◇年○月
ロット番号：A0123
試験方法：本品の構成試薬「キャリブレータ」について，HBs抗原検出キット「臨薬協」，HIV-1/2抗体検出キット「臨薬協」及びHCV抗体検出キット「臨薬協」を用いて試験を行った。

試験結果：

HBs抗原：陰性
HIV-1/2抗体：陰性

HCV 抗体：陰性

〔参　考〕

・体外診断用医薬品に使用される管理血清等の安全対策について（昭和62.3.26厚生省事務連絡）
・血液型判定用血清基準の改正及び生物学的製剤基準の一部改正について（平成6.6.24薬発第576号）

人血液由来成分を原料とする体外診断用医薬品については，その添付文書において，原料血液に関し，特別なものを除きHBV及びHIVの検査が陰性である旨並びにHCVの検査に関する情報を記載すること。

7) 製造方法に関する資料（添付資料ト）

（当該資料は，製造販売認証申請においては「(6) 製造方法に関する資料」として整備する。）

以下の事項について，「体外診断用医薬品の製造販売承認申請に際し留意すべき事項について」（平成26.11.21薬食機参発1121第16号）別紙3を参考に詳細に記載すること。

（ア） 原則として，当該体外診断用医薬品の反応系に関与する成分を含む構成試薬の最終容器充填工程に使用する原料又は中間製品等及び反応系に関与する成分を含まない構成試薬の受入れ工程から出荷判定を行うまでの全工程を記載すること。なお，この場合でいう「中間製品」とは，反応系に関与する成分を含有している中間製品であって，当該体外診断用医薬品の製造における品質システムにおいて，その受入れ試験（購買管理）により製品の性能を担保するものであること。また，当該体外診断用医薬品の構成試薬を補充用単品として流通させることがある場合には，その旨を記載すること。

（イ） 製造工程及び品質検査項目について，工程フロー図等を用い，その工程等を行う製造所情報（名称，登録を取得している場合は登録番号）とともに，わかりやすく記載すること。製造工程が複数の製造所（単一の製造所において製造する場合であって，複数製造施設で製造される場合も含む）で行われるときは，その関連がわかるように記載すること。なお，設計を行う施設が製造販売業者の主たる事務所と同一の場所である場合は，登録番号「88AAA88888」を記載すること。

（ウ） 品質検査項目ごとに，検査の目的，検査概要，ならびに品目仕様との関連について説明すること。

（エ） 承認若しくは認証を取得しているもの，あるいは品目届出を行っている体外診断用医薬品を組み込む場合，その構成品の製造販売業者の名称，主たる事業所の所在地，製造販売業許可番号及び承認番号・認証番号・届出番号を記載すること。

（オ） マスターファイル登録を受けた原薬については，その原薬の製造所を示す箇所に，その製造業者名・所在地，製造所の名称・所在地，マスターファイル登録番号及び登録年月日，製造所が医薬品製造業許可を要する場合にあっては許可区分・許可番号・許可年月日を，体外診断用医薬品製造業登録を要する場合にあっては登録番号・登録年月日を記載すること。今のところ該当する体外診断用医薬品はない。なお，製造業の許可（認定）及び登録申請中の場合は，その旨を記載すること。

Ⅱ部 3章

承認申請留意事項通知—別紙 3

製造方法に関する資料記載例

1．キットの構成

［1］　酵素剤　　　　　○○○，△△△，□□より製する。
［2］　酵素剤溶解液　　×××，▽▽▽より製する。
［3］　発色液　　　　　◇◇◇，■■■より製する。

上記［1］［2］［3］の構成試薬を組合せキットとする。なお，別途補充用として製造することがある。

2．製造工程フロー

設計製造所：製造所 A

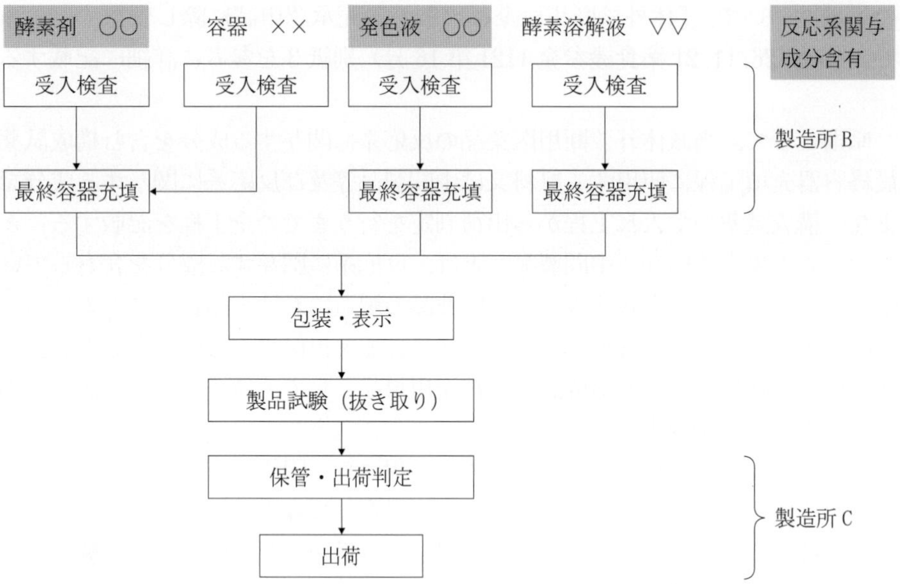

（注）容器の記載に関しては，その容器の形状，構造が性能に影響する場合のみの記載で差し支えない。

3．製造所の名称，登録番号及び製造工程

製造所の名称	登録番号	製造工程
A 製造所	×××	設計
B 製造所	○○○	充填
C 製造所	△△△	保管

4．品質検査項目に関する事項

品質検査項目（別表を作成し，説明しても差し支えない。）
・酵素剤の受入検査における品質検査の項目：力価の測定検査，目視検査（色調），・・・
（品目仕様欄に記載される試験項目との関係を説明すること。）
・発色液の受入検査における品質検査の項目：目視検査（色調），発色液の pH，・・・
（品目仕様欄に記載される試験項目との関係を説明すること。）
（以下略）

なお，参考として以下に製造工程及び品質検査項目に関する記載例を掲載した。

製造工程フロー図記載例①

・構成試薬

試薬 X（反応系に関与する成分を含む）

試薬 Y（反応系に関与する成分を含む）

試薬 Z（反応系に関与する成分を含まない）

・記載事例

設計製造所：製造所 A

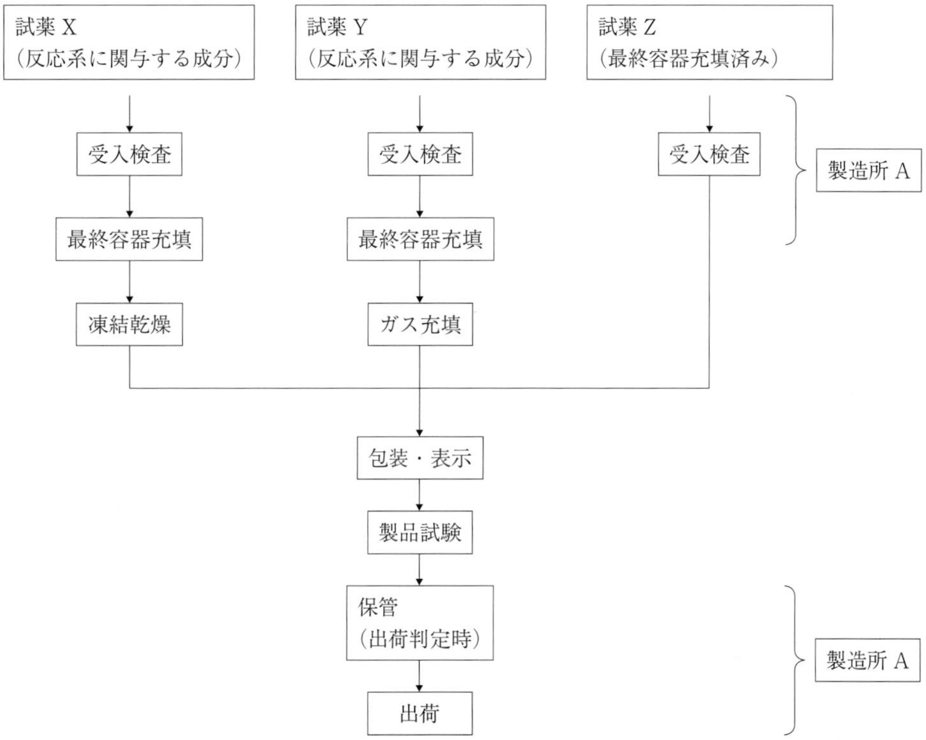

製造工程フロー図記載例②

・構成試薬

試薬X（反応系に関与する成分を含む）

試薬Y（反応系に関与する成分を含む）

試薬Z（反応系に関与する成分を含まない）

・記載事例

設計製造所：製造所B

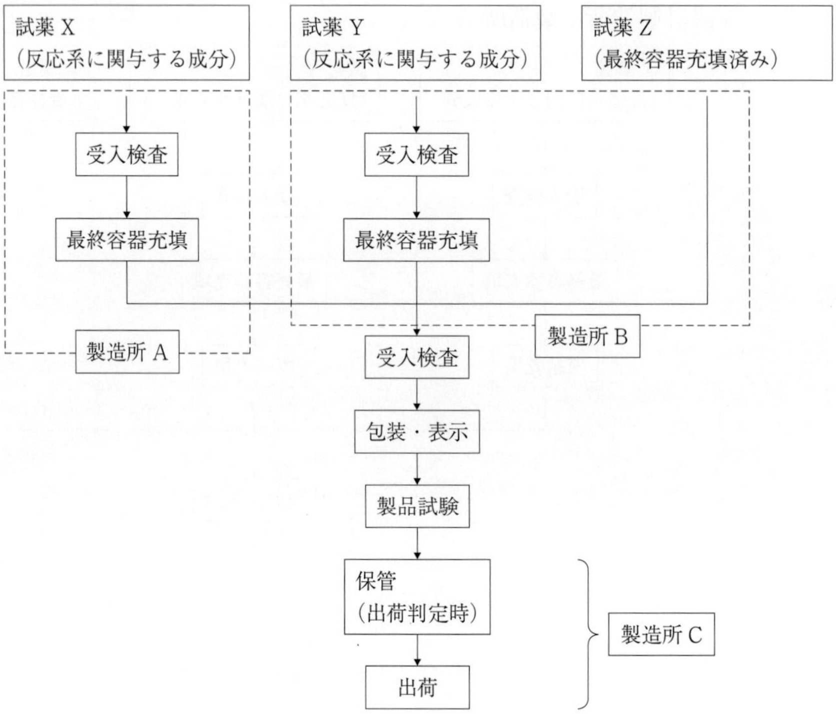

製造工程フロー図記載例③

・構成試薬

試薬イ（反応系に関与する成分を含む）
試薬ロ（反応系に関与する成分を含まない）
試薬ハ（反応系に関与する成分を含まない）
試薬ニ（反応系に関与する成分を含む）
試薬ホ（反応系に関与する成分を含む）

・記載事例

設計製造所：製造所 A

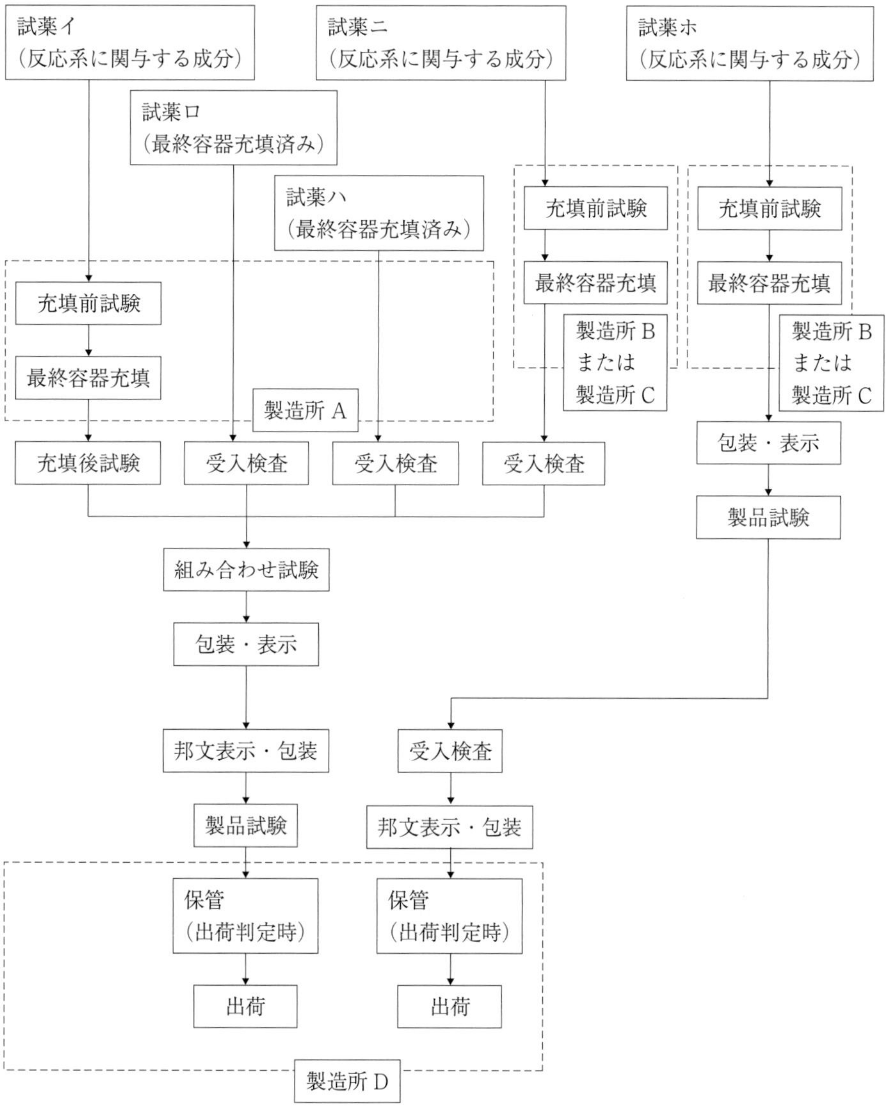

製造工程フロー図記載例④

・構成試薬

反応カセット（反応系に関与する成分を含む）

・記載事例

設計製造所：製造所 A

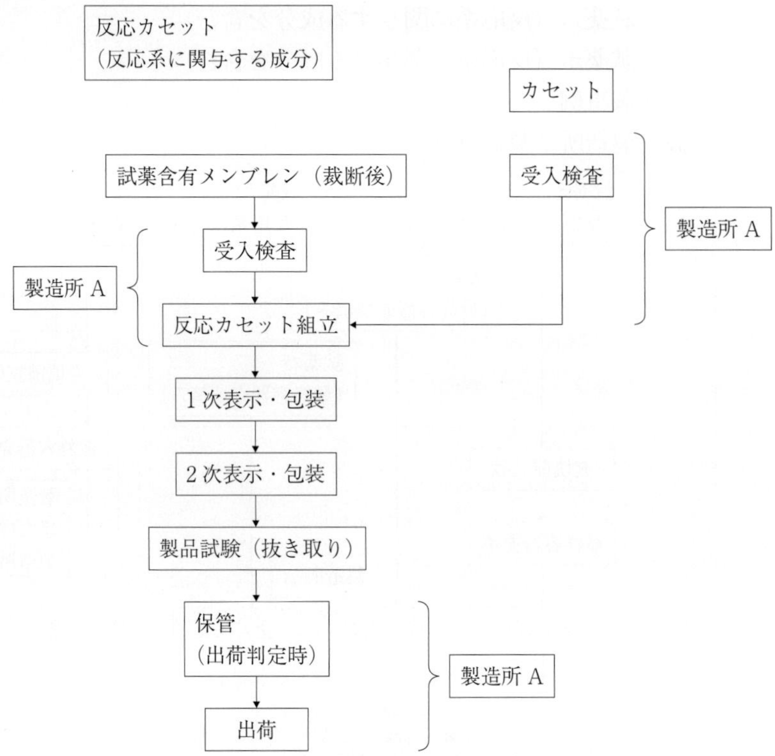

品質検査項目に関する事項の記載例①

・品質検査項目

	工程	品質検査の項目	目的・概要・品目仕様における試験項目との関係等
カセット	受入検査	寸法及び外観	寸法が規格内であること及び外観が限度見本以内であることを確認する。
試薬含有メンブレン	受入検査	感度・正確性・同時再現性	感度・正確性・同時再現性が規格内であることを確認する。
反応カセット	製品試験	表示印刷	表示内容に間違いがないことを確認する。
		包装内容	キット構成に間違いがないことを確認する。
		感度・正確性・同時再現性	承認申請書の品目仕様欄の品質管理の方法に同じ。

品質検査項目に関する事項の記載例②

・品質検査項目

構成試薬名	工　程	品質検査の項目	目的・概要・品目仕様における試験項目との関係等
1. HCV 抗原プレート	受入検査	適合性試験	HCV 抗原プレートを作成した後，HCV 抗原プレートとしての性能が担保されるかどうかを確認するもので，構成試薬として他の構成試薬に組込み操作方法に従って試験するとき，当該製品の品目仕様の規格を満たすことを確認する。
	製品試験	表示印刷事項	表示内容に間違いがないことを確認する。
		包装内容	キット構成に間違いがないことを確認する。
		感度・正確性・同時再現性	承認申請書の品目仕様欄の品質管理の方法に同じ。
2. 酵素標識抗体試液	受入検査	適合性試験	酵素標識抗体試液を調製した後，酵素標識抗体試液としての性能が担保されるかどうかを確認するもので，構成試薬として他の構成試薬に組込み操作方法に従って試験するとき，当該製品の品目仕様の規格を満たすことを確認する。
	製品試験	表示印刷事項	表示内容に間違いがないことを確認する。
		包装内容	キット構成に間違いがないことを確認する。
		感度・正確性・同時再現性	承認申請書の品目仕様欄の品質管理の方法に同じ。

8)　臨床性能試験の試験成績に関する資料（添付資料チ）

（ア）「臨床性能試験の試験成績に関する資料」とは，新規項目あるいは既存品目のうち新たな臨床的意義を標榜する体外診断用医薬品に関しての臨床試験の試験成績に関する資料である。その新たな臨床診断上の意義に使用可能な臨床性能を有することを添付資料イとあわせて説明する必要がある。

（イ）既承認品目では承認されていない新規の検体種を追加する場合には，原則として臨床性能試験成績の添付が必要となる。なお，血清に血漿を追加する場合などは，同時採取した検体種間の比較検討成績を「添付資料ホ−3」に添付することでも差し支えない。

（ウ）一部変更申請で，既承認品目では承認されていない新規の臨床的意義を追加する場合には，臨床性能試験成績の添付が必要となる。

（エ）臨床性能試験の計画においては，試験の目的，対象とする母集団，症例数，評価項目，臨床的有用性を説明するための達成基準等の設定が重要である。また他の診断マーカーの情報をあわせて収集することが重要な場合もある。

（オ）施設及び検体数は，原則として2施設以上150検体（正常範囲内の検体も含む。）以上とする。なお，検体数については，統計学的に解析が可能で臨床的に十分評価できるものであれば，この限りではない。

（カ）資料は試験の目的，試験方法，試験結果および考察等が分かるよう作成する。個別の症例ごとに診断の適否を議論することがあるため，臨床性能試験の症例一覧表（評価項目と実測値を含めたもの）についても作成しておく。

（キ）資料の作成に当たっては，例えば次のような検討項目が考えられる。

a．対象疾患又は病態
b．基準範囲（基準値）
c．検出を使用目的とするものについては，カットオフ値の設定根拠
d．疾患との関連における有病正診率及び無病正診率
e．ROC 分析
f．異常検体（溶血，乳び，黄疸等）の場合の測定結果に対する影響
g．患者が投与を受けている薬物などによる影響
h．検体が2種以上の場合，検体ごとに相関性を示すこと。血清と血漿の場合は，同時採取した検体種間の比較検討成績を添付することでも差し支えない。

なお，本資料に用いられる用語として次のものを参照されたい。

①　疾病の有無とその診断薬による判定の関係を述べるとき

「有病正診率」～有病症例数のうち，その診断薬による検査結果が陽性の例数の割合のこと

「無病正診率」～無病症例数のうち，その診断薬による検査結果が陰性の例数の割合のこと

「正診率」～全症例数のうち有病正診と無病正診の割合のこと

②　基準的診断薬，デフィニティブな診断薬※による結果とその診断薬による結果との関係を議論する場合

※国際的に認められた，あるいは学会等が定めた標準法，又は既承認品目であって汎用されているもの。

「陽性一致率」～基準的診断薬，デフィニティブな診断薬による結果が陽性のとき，その診断薬が陽性と判定する割合のこと

「陰性一致率」～基準的診断薬，デフィニティブな診断薬による結果が陰性のときに，その診断薬が陰性と判定する割合のこと

「全体一致率」～全症例数のうち両者の判定結果の一致する割合のこと

（ク）　外国で実施された臨床性能試験成績を活用することは原則可能であるが，日本人と外国人の人種的な差並びに日本と外国の環境因子及び医療実態の差等が当該体外診断用医薬品の性能，臨床的意義に与える影響を考慮し，外国データを活用できるとする妥当性について記載すること。

（ケ）　承認申請の場合，臨床性能試験成績について生データチェックが行われる。生データチェックとは主にデータの科学的な信頼性の確認，試験施設との契約関係を確認するものである。生データチェックに必要な資料は以下のとおり。

・試験実施計画書
・試験実施施設との契約関係書類
・症例報告書（原則として，試験に組入れた全症例分）
・外部機関に検査を依頼した場合，当該検査結果及び当該機関との契約関係書類
・同意説明文書の雛形
・倫理審査委員会等の承認書
・症例一覧表

（コンパニオン診断薬のように医薬品企業の臨床試験の中で実施されている場合等には，個別に相談すること。）

体外診断用医薬品は，現在 GCP（医薬品の臨床試験の実施に関する基準）の適用を受けないとされている。しかし，実際の試験を依頼するような施設では，医薬品，医療機器の GCP に対応した治験管理のシステムができ上がっていると

ころも多く，できるだけそれに従って臨床性能試験を実施した方がデータの信頼性やインフォームドコンセントに関する問題が生じにくいと考えられる。

なお，臨床性能試験の実施については，次項の本章「8.（3）臨床性能試験等の取扱い」を参照されたい。

（3）臨床性能試験等の取扱い

1）臨床性能試験の取扱い

医薬品等の製造販売承認申請等を行う場合，各種の試験を行い，そのデータを添付しなければならない。体外診断用医薬品においても同様で，既存体外診断用医薬品との相関性に関する資料，臨床性能試験成績に関する資料などのデータが必要であり，承認申請はこれらの試験に基づいて行われるものである。臨床性能試験の実施に当たっては，法第80条の2，規則第269条から273条において医薬品の治験の取扱いについて定めている。また，医薬品の製造販売承認申請の際に提出すべき資料の収集のために行われる臨床試験（治験）については，治験を依頼しようとする者等が依頼等に際し遵守しなければならない基準として「GCP：医薬品の臨床試験の実施に関する基準（平成9.3.27厚生省令第28号）」があり，臨床試験が倫理的な配慮のもとに科学的に適正に実施されるための基準が示されている。

GCP

体外診断用医薬品の臨床性能試験については，現在のところGCPは適用されないので，当分の間，体外診断用医薬品の臨床性能試験等の取扱いはこれらの規定※の内，治験の依頼の基準，契約に関する基準，管理の基準を参考にするとよい。

また，日本薬局方に収められている医薬品及び既に製造又は輸入の承認を与えられている医薬品以外は治験を実施する前に治験計画を厚生労働大臣に届出しなければならないとされているが，体外診断用医薬品の臨床性能試験については現在のところ届出の必要はない。

※治験の依頼の基準：参考資料参照

2）臨床性能試験薬等の取扱い

臨床性能試験等の実施に当たっては試験薬が必要となるが，その量は試験の内容に応じた量でなければならない。

外部の試験機関や臨床性能試験実施機関に試験薬を提供し行う場合であっても，依頼する試験の内容に応じた量でなければならない。

また，試験を行うために，試験薬を輸入することもあるが，輸入量については試験の内容に応じた量となるため輸入するに当たって提出する試験研究計画書あるいは臨床性能試験計画書に記載されている内容に見合った量でなければならない。さらに外国製造品に関しては，輸入時に薬監証明が必要になるので，詳細については，本指針「第11章　輸入・輸出の取扱いについて」を参照すること。

なお，承認申請中の試験薬の提供はできないので，提供についてやむを得ない事情のあるときは，医薬局監視指導・麻薬対策課へ相談すること。

参考資料

(治験の依頼の基準)

法第八十条の二第一項の規定により，治験の依頼をしようとする者が従わなければならない基準は，「医薬品の臨床試験の実施に関する基準（GCP）」（「平成 9.3.27 厚生省令第 28 号」以下，省令 28 号という）第五十七条により次のとおり規定されている。

① 治験実施計画書の作成，実施医療機関及び治験責任医師の選定，治験薬の管理，副作用情報等の収集，記録の保存その他の治験の依頼及び管理に係る業務に関する手順書を作成すること。

② 医師，歯科医師，薬剤師その他の治験の依頼及び管理に係る業務を行うことにつき必要な専門的知識を有する者を確保しなければならない。

③ 治験を依頼するのに必要な被験薬の品質，毒性，薬理作用に関する試験を終了していること。

④ 治験実施計画書を作成すること。

⑤ 被験薬の品質，毒性，薬理作用に関する試験により得られた資料並びに被験薬の品質，有効性及び安全性に関する情報に基づいて記載した治験概要書を作成すること。

⑥ 治験の依頼をしようとする者は，治験の契約が締結される前に，実施医療機関に対して治験薬を交付してはならない。

⑦ 実施医療機関と文書又は電磁的方法により契約を締結すること。（治験の依頼及び管理に係る業務の一部を委託する場合は，治験依頼者，受託者及び実施医療機関の長の 3 者の間で文書により契約を締結すること。）

⑧ あらかじめ被験者に生じた健康被害の補償のために保険その他の必要な措置を講じておくこと。

⑨ 依頼者が本邦内に住所を有しない場合にあっては，治験薬等による保健衛生上の危害の発生又は拡大の防止に必要な措置を採らせるため，依頼者に代わって治験を行い得る者を，本邦内に住所を有する者（外国法人で本邦内に事務所を有するものの当該事務所の代表者を含む。）のうちから選任し，この者（以下，「治験国内管理人」という。）によって依頼に係る手続きを行うこと。

(治験の契約に関する基準)

治験の依頼をしようとする者及び実施医療機関は，省令 28 号・第十三条に基づき次に掲げる事項について記載した文書により治験の契約を締結しなければならないと規定されている。

① 契約を締結した年月日

② 治験の依頼をしようとする者の氏名及び住所

③ 前条の規定により業務の一部を委託する場合にあっては，受託者の氏名，住所及び当該委託した業務の範囲

④ 実施医療機関の名称及び所在地

⑤ 契約担当者の氏名及び職名

⑥ 治験責任医師等の氏名及び職名

⑦ 治験の期間

⑧ 目標とする被験者数

⑨ 治験薬の管理に関する事項

⑩ 記録（データを含む。）の保存に関する事項

⑪ この省令の規定により治験依頼者及び実施医療機関に従事する者が行う通知に関する事項

⑫ 被験者の秘密の保全に関する事項

⑬ 治験の費用に関する事項

⑭ 実施医療機関が治験実施計画書を遵守して治験を行う旨

⑮ 実施医療機関が治験依頼者の求めに応じて第四十一条第二項各号に掲げる記録（文書を含む。）を閲覧に供する旨

⑯ 実施医療機関がこの省令，治験実施計画書又は当該契約に違反することにより適正な治験に支障を及ぼしたと認める場合（第四十六条に規定する場合を除く。）には，治験依頼者が治験の契約を解除できる旨

⑰ 被験者の健康被害の補償に関する事項

⑱ その他治験が適正かつ円滑に行われることを確保するために必要な事項

（治験の管理の基準）

法第八十条の二第五項の規定により，治験の依頼をした者は省令28号・第五十九条に基づき治験を管理しなければならないと規定されている。

① 治験薬の容器又は被包に，次に掲げる事項を邦文で記載すること。
　イ　治験用である旨
　ロ　依頼者の氏名及び住所（依頼者が本邦内に住所を有しない場合にあっては，依頼者の氏名及びその住所地の国名並びに治験国内管理人の氏名及び住所）
　ハ　化学名又は識別記号
　ニ　製造番号又は製造記号
　ホ　貯蔵方法，有効期間等を定める必要のあるものについては，その内容

② 治験薬等に添付する文書，その他治験薬等又はその容器若しくは被包（内袋を含む。）に，次に掲げる事項を記載しないこと。
　イ　予定される販売名
　ロ　予定される効能又は効果
　ハ　予定される用法又は用量

③ 被験薬及び対照薬の識別をできない状態で実施医療機関に交付した治験薬について，緊急時に治験責任医師等が被験薬及び対照薬の識別を直ちにできるよう必要な措置を講じておくこと。

④ 治験薬の輸送及び保存中に汚染や劣化を防止するため，治験薬を包装して実施医療機関に交付すること。

⑤ 治験薬に関する次に掲げる記録を作成すること。
　イ　製造及び品質に関する試験に関する記録
　ロ　依頼先別の交付又は回収の数量及び年月日の記録
　ハ　処分の記録

⑥ 実施医療機関における治験薬の管理に関する手順書を作成し，実施医療機関の長に交付すること。

⑦ 必要に応じ，治験薬の取扱い方法等を説明した文書を作成し，治験責任医師等，治験協力者及び治験管理者に交付すること。

⑧ モニタリングに関する手順書を作成し，これに従ってモニタリングを実施すること。

⑨ 治験に関する記録を承認日又は治験中止もしくは終了の後3年のいずれか遅い日まで保存すること。また，治験国内管理人も同様の期間，記録を保存すること。

（4）電子化された添付文書（案）について

体外診断用医薬品の製造販売承認（認証）申請時に，電子化された添付文書（案）を併せて提出する必要がある。なお，電子化された添付文書（案）の内容については，「体外診断用医薬品の電子化された添付文書の記載要領について」（令和3.6.11薬生発0611第5号），「体外診断用医薬品の添付文書の記載要領について」（平成17.3.31薬食安発第0331014号）を参考として十分に検討し記載すること。

（5）専門協議用提出資料について

1）　編集方法

新規測定項目，承認基準外品目，一部の基準不適合品目，及びそれ以外のもので審査において疑義が生じた品目については，専門協議において審議・相談されることとなる。

専門協議用に提出する資料は以下の要領でまとめる。資料の表紙に一般的名称，販売名及び申請者名を明記し，資料の区切りごとに見出し（インデックス）をつけること。CD-R等の紙以外の電子媒体で提出する場合は「4）専門協議用資料の提出について」の項を参照。

＊1：○内の数字は各々の資料の順番を示す

	申請時＊1	専門協議＊1
1．概説表		①
2．承認申請書（写）	①	②
3．添付文書（案）（全文）	②	③
4．資料概要		④
5．提出資料一覧表	③	⑤
6．添付資料（局長通知別表1に規定する資料）	④	⑥
イ．開発の経緯及び外国における使用状況等に関する資料		
(1) 開発の経緯及び外国における使用状況等に関する資料		
①開発の経緯		
②国内外での使用状況		
③臨床診断上の意義		
(2) 申請品目の説明に関する資料		
①測定方法（測定原理・操作方法・判定方法）		
②反応系に関与する成分に関する情報		
③既存の体外診断用医薬品との類似性の説明		
ロ．仕様の設定に関する資料		
(1) 品質管理の方法に関する資料		
(2) 測定範囲等に関する資料		
(3) 較正用基準物質の設定に関する資料		
ハ．安定性に関する資料		
保存条件及び有効期間の設定に関する資料		
ニ．法第41条第3項に規定する基準への適合性に関する資料		
基本要件基準への適合に関する資料		
①基本要件基準への適合宣言に関する資料		
②基本要件基準の適合に関する資料		
ホ．性能に関する資料		
(1) 性能に関する資料		
①添加回収試験成績		
②希釈試験成績		
(2) 操作方法に関する資料		
(3) 検体に関する資料		
反応特異性に関する資料		
(4) 既存体外診断用医薬品との相関性に関する資料		
既存体外診断用医薬品との相関性データに関する資料		
(5) セロコンバージョンパネル等を用いた試験に関する資料		
ヘ．リスクマネジメントに関する資料		
リスクマネジメントに関する資料		
①リスクマネジメント実施体制に関する資料		
②重要なハザードに関する資料		
ト．製造方法に関する資料		
製造工程と製造施設に関する資料		
チ．臨床性能試験の試験成績に関する資料		
臨床性能試験成績に関する資料		
7．参考文献及びその他必要な資料	⑤	⑦

2) 資料概要の作成方法

資料概要の構成（例）

・目次

・略号表

イ．開発の経緯及び外国における使用状況等に関する資料

1.　開発の経緯

開発経緯の図（表）等

2. 国内外での使用状況

国名，製造会社，販売名等を記載する。その他承認の有無等参考事項を記載する。

3. 臨床診断上の意義

4. 測定方法（測定原理・操作方法・判定方法）

5. 反応系に関与する成分に関する情報

6. 既存の体外診断用医薬品との類似性の説明

新規測定項目に該当しない場合，該当しない旨の説明も含んで記載する。

ロ．仕様の設定に関する資料

1. 品質管理の方法

設定した品質管理の方法に基づいて行われた試験結果を考察する。

試験方法

試験結果

考察（感度試験，正確性試験，同時再現性試験以外の項目を設定した場合には，その設定理由）

2. 測定範囲等に関する試験成績

試験方法

試験結果

考察（下限値，上限値，最小検出感度について考察）

3. 較正用基準物質の設定

較正用の基準物質又は標準物質の詳細，由来等の記載，設定根拠，組成，純度及び濃度あるいは力価

ハ．安定性に関する資料

保存条件及び有効期間の設定に関する資料

試験方法

試験結果

考察（保存条件及び有効期間設定根拠）

ニ．法第 41 条第 3 項に規定する基準への適合性に関する資料

基本要件基準に適合していることを記載する。

ホ．性能に関する資料

1. 性能に関する試験成績

試験方法

試験結果

考察

2. 操作方法に関する試験成績

用手法における重要な反応条件（反応時間等）について試験成績を記載する。自動分析装置等を使用することにより，反応条件が変動しないものについては資料の添付は不要。

検体の採取方法に特別な注意が必要である場合，その根拠となる資料を記載すること。

3. 検体に関する試験成績

試験方法

試験結果

考察
4. 既存体外診断用医薬品との相関性に関する試験成績（新規測定項目以外）
試験方法
試験結果
考察
5. セロコンバージョンパネル等を用いた試験成績
試験方法
試験結果
考察

ヘ. リスクマネジメントに関する資料
リスクマネジメントの社内体制とその実施状況及び実施したリスク分析の概略を記載する。
構成試薬に含まれる成分に関して，ヒト血液由来の成分にあっては，HBV，HIVの存在を否定する試験成績，HCVについては試験結果を添付すること。

ト. 製造方法に関する資料
製造工程図，製造所名称等の基本情報

チ. 臨床性能試験の試験成績に関する資料（新規測定項目等）
（1） 目的
（2） 材料と方法
臨床性能試験を実施した施設名，担当医，対象患者，対象患者数等を表にしてまとめるとよい。
（3） 結果
（4） 考察
（5） 参考文献一覧及びその他必要な資料

3) 資料概要の要点

提出した添付資料に基づき簡潔に，ポイントを要領よく以下の項目についてまとめる。

イ. 開発の経緯及び外国における使用状況等に関する資料
a. 開発の目的から，診断薬として臨床的意義を見いだすまでの経緯を，種々の提出文献や資料に基づき説明する。
b. 測定方法をわかりやすく図示する。また，他の方法と比較し，有用性を示す。
c. 外国での使用状況を説明する。
d. 臨床診断上の意義を外国資料や国内資料等のデータに基づき，体外診断用医薬品としての有用性を簡潔に説明する。新規測定項目については，既存の測定項目や診断との比較及びそれらに対する位置付けについても説明する。
e. 特許等特に記載しておく必要がある場合は記載する。

ロ. 仕様の設定に関する資料
a. 感度・正確性・同時再現性以外の項目を設定した場合は，規格を確立するに至った条件について，添付資料に基づき説明する。
b. 測定範囲については，添付資料に基づき説明する。
c. 較正用の基準物質又は標準物質については，新規物質の場合，その組成，示性値，純度，確認法，定量法を示す。

ハ. 安定性に関する資料
添付資料に基づき説明する。

ニ．法第 41 条第 3 項に規定する基準への適合性に関する資料

基本要件基準に適合していることを添付資料に基づき説明する。

ホ．性能に関する資料

a．性能については，添付資料に基づき説明する。

b．用手法の場合は測定方法を確立するに至った反応条件（反応時間等）について，添付資料に基づき説明する。

ヘ．リスクマネジメントに関する資料

添付資料に基づき説明する。

ト．製造方法に関する資料

フローチャート等を使用して製造工程を説明する。

チ．臨床性能試験の試験成績に関する資料

添付資料に基づき総括し，臨床的意義を説明する。

4)　専門協議用資料の提出について

専門協議用の資料は，総合機構の指示に従って必要な部数提出する。

なお，CD-R 等の紙以外の電子媒体で提出する場合は，以下のフォルダー構成とする。また，CD-R 本体に受付番号，申請日，販売名，及び申請者名を記載する。

1.　概説表
2.　製造販売承認申請書
3.　電子化された添付文書（案）
4.　資料概要
5.　提出資料一覧表
6.　添付資料
7.　資料概要・添付資料　参考文献リスト
8-1.　参考文献 1
8-2.　参考文献 2
……
その他，利益相反に関する資料

体外診断用医薬品の製造販売承認申請品目概説表

販売名			
一般的名称			
申請者名			
申請年月日			
添付資料	添付資料の項目	添付資料の項目の内容	提出した資料（○印）
イ．開発の経緯及び外国における使用状況等に関する資料	1．開発の経緯及び外国における使用状況等に関する資料	①　開発の経緯 ②　国内外での使用状況 ③　臨床診断上の意義	
	2．申請品目の説明に関する資料	①　測定方法（測定原理・操作方法・判定方法） ②　反応系に関与する成分に関する情報 ③　既存の体外診断用医薬品との類似性の説明	
ロ．仕様の設定に関する資料	1．品質管理の方法に関する資料		
	2．測定範囲等に関する資料		
	3．較正用基準物質の設定に関する資料		
ハ．安定性に関する資料	保存条件及び有効期間の設定に関する資料		
ニ．法第 41 条第 3 項に規定する基準への適合性に関する資料	基本要件基準への適合に関する資料	①　基本要件基準への適合宣言に関する資料 ②　基本要件基準の適合に関する資料	
ホ．性能に関する資料	1．性能に関する資料	①　添加回収試験 ②　希釈試験	
	2．操作方法に関する資料		
	3．検体に関する資料	反応特異性に関する資料	
	4．既存体外診断用医薬品との相関性に関する資料	既存体外診断用医薬品との相関性データに関する資料	
	5．セロコンバージョンパネル等を用いた試験に関する資料		
ヘ．リスクマネジメントに関する資料	リスクマネジメントに関する資料	①　リスク分析実施体制に関する資料 ②　重要なハザードに関する資料	
ト．製造方法に関する資料	製造方法に関する資料		
チ．臨床性能試験の試験成績に関する資料	臨床性能試験成績に関する資料		

用紙は A4 判とする

（6）その他

1) 添付資料等の根拠となった資料の保存

承認申請書に添付すべき各添付資料の根拠となった資料の保存期間は，規則第114条の71に定められている。ただし，資料の性質上その保存が著しく困難であると認められるものにあっては，この限りではない。

製造販売業者は，次の各号に掲げる資料を，それぞれ当該各号に掲げる期間保存しなければならない。ただし，資料の性質上その保存が著しく困難であると認められるものにあっては，この限りではない。

（ア） 法第23条の2の5第1項又は第15項の規定による承認申請に際して提出した資料の根拠となった資料は承認を受けた日から5年間保存する。ただし，法第23条の2の9第1項の使用成績に関する評価を受けなければならない医療機器又は体外診断用医薬品（承認を受けた日から使用成績に関する評価が終了するまでの期間が5年を超えるものに限る。）に係る資料にあっては，使用成績に関する評価が終了するまでの期間保存する。

（イ） 法第23条の2の9第1項の使用成績に関する評価の申請に際して提出した資料の根拠となった資料（上記（ア）ただし書きに掲げる資料を除く。）は，使用成績に関する評価が終了した日から5年間保存する。

なお，体外診断用医薬品には現在，使用成績に関する評価により指定された品目はない。

2) 血液型判定用抗体基準（案）の提出

血液型判定用医薬品のうち「血液型判定用抗体基準」の改正を要するものにあっては，改正（案）を参考までに提出すること。

9. QMS 適合性調査申請

(1) QMS 適合性調査申請の概要

体外診断用医薬品は，製造管理又は品質管理の方法が，「医療機器及び体外診断用医薬品の製造管理及び品質管理の基準に関する省令（平成16.12.17省令169号）（令和3.3.26改正169号）（以下「QMS省令」という。）」に適合していることが，製造販売承認（認証）（以下「承認等」という。）の要件とされている。**（法第23条の2の5，法第23条の2の17及び法第23条の2の23）**（平成26.8.27薬食監麻発0827第4号）

体外診断用医薬品のQMS省令への適合性に係る調査（以下「QMS調査」という。）は，適合性調査等及び立入調査等（69条調査）に分類され，適合性調査等については，さらに承認等前適合性調査，一変時適合性調査，定期適合性調査及び追加的調査，輸出用体外診断用医薬品（以下「輸出品」という。）の製造に係る調査及び変更計画に係る適合性確認に分類される。これら調査のうち，輸出品の製造に係る調査は製造所ごとの調査が，それ以外の調査については製品に係る製造販売業者及び全ての登録製造所を含む品質管理監督システムごとに行われる。詳細は「QMS調査要領について」（令和6.6.12医薬監麻発0612第2号）を参照のこと。

承認等に係るQMS適合性調査等（以下「適合性調査」という。）の結果，QMS省令で定める基準に適合していると認められるときは，当該基準に適合していることを証するものとして「基準適合証」が交付され，その有効期間は交付日から原則5年間とされている。一方で，後述する追加的調査が行われた場合は，その結果を証するものとして「追加的調査結果証明書」が交付される。

適合性調査は，承認等申請とは別の手続きとして，承認等を受けようとする際，承認等事項一部変更承認等（製造管理又は品質管理の方法に影響を与えるものに限る）を受けようとする際及び承認等後5年ごとに製造販売業者等が申請して受けなければならないが，既に交付を受けている基準適合証が次の全てを満たしている場合は，適合性調査申請を要しない（追加的調査の要否及び詳細は「（2）4）専門的調査及び追加的調査」の項を参照のこと）。

- 基準適合証に記載された製品群区分が，調査対象品目一般的名称及び品目特性に照らし，妥当なものであること。区分欄に製品群として「体外診断用医薬品」に該当する旨が記載されており，かつ放射性体外診断用医薬品の該当性の有無及び経過措置対象品目又は一般品目に係る細区分が適切であること。
- 承認等申請書に記載された全ての登録製造所（ただし滅菌又は最終製品の保管のみを行う登録製造所を除く）が基準適合証に記載された登録製造所（以下「関係登録製造所」という。）であり，かつ，関係登録製造所における製造工程と基準適合証に記載された登録製造所における製造工程が同一であること。
- 適合性調査を受けるべき期日に，有効な基準適合証を有していること。
- 承認等申請を行う者が基準適合証の申請者欄に記載されている申請者と同一であること（なお，基準適合証に記載された品目が適合性調査の申請者に承継されたことにより申請者欄の記載が異なっている場合は，当該基準適合証は有効であるが，別途後述する追加的調査を受ける必要があるので留意すること）。

定期適合性調査については，承認等後5年ごとに定期適合性調査を受けることとされているが，申請者の判断に基づき，適合性調査実施者（総合機構又は登録認証機関）と相談の上，任意に本来申請すべき時期を前倒しして，定期適合性調査申請を行うこともできる。

なお，定期適合性調査を受けない場合，その承認等が取り消され，又は改善等の命令を命ぜられる（求められる）ことがあるので留意すること。**（法第 74 条の 2 第 3 項第 2 号，法第 23 条の 4 第 2 項第 3 号）**

（2）適合性調査申請の方法

1）　承認等申請時の適合性調査

新たに承認申請した品目の適合性調査申請は総合機構に対して，また認証申請した品目の適合性調査申請は登録認証機関に対して行う。適合性調査の対象は，原則として製造販売業者等の主たる機能を有する事務所（選任外国製造体外診断用医薬品製造販売業者の事務所を含む。）及び承認等申請書に記載された全ての登録製造所が対象となるが，調査実施者が必要と判断した場合は，製造に関係するその他の施設又は事業所が調査対象施設に加えられる。

適合性調査の方法は，施設ごとに実地又は書面のいずれかとなるが，実地によるか書面によるかの実際の判断は，製造管理又は品質管理に注意を要する程度（製造工程の複雑さ，製品の使用に当たってのリスクの程度等），過去の実地調査の結果等，過去における不適合，回収等の有無及び内容のほか申請者から提出された資料の内容等を勘案の上，調査実施者により決定される。

QMS 省令第 2 章または第 3 章の要求事項のそれぞれの適合性確認に対し，以下の場合は，原則として書面調査となるが，法の遵守状況，管理状況等を勘案し，必要に応じ実地調査が行われることがある。

【QMS 省令第 2 章】

・調査対象施設が調査対象品目及び関連活動を含む範囲で ISO 13485 の認証を取得しており，適合性調査の申請の日から発行日が過去 3 年間以内の認証機関（ただし，日本，米国，欧州，オーストラリア又はカナダの薬事規制システムにおいて認定された機関に限る。）による有効な認証書，最新の監査報告書等が提出された場合
・調査対象施設における適合性調査の申請の日から過去 3 年間以内の他の調査実施者による該当項目の適合性を確認したことを示す実地の調査結果報告書が提出された場合
・MOU 等の交換等を行っている相手国等における外国製造所に関しては，MOU 等の規定に基づく相手国等による適合性証明書又は QMS 調査結果報告書の写し等が提出その他の一定の要件を満たす場合

なお，MOU 等の相手国等以外における外国製造所に関しては，当該相手国等当局による適合性証明書等を提出された場合，これらはあくまで参考資料であり，それをもって直ちに書面による調査とはならないので留意すること。

【QMS 省令第 3 章】

・製造販売業者等における QMS 省令第 3 章の要求事項の適合性の確認について，過去 3 年以内の該当項目の適合性を確認したことを示す実地の適合性調査報告書を提出した場合
・登録製造所に対し，QMS 省令第 3 章の要求事項の適合性の確認を行う必要がある場合で，上記 QMS 省令第 2 章で原則書面調査となる条件を満たした場合

また，総合機構に申請する際の適合性調査申請に関する手数料は，製造販売承認申請

に関する手数料とは別に，医薬品，医療機器等の品質，有効性及び安全性の確保等に関する法律関係手数料令（平成17.3.30政令第91号）に定められているので確認すること。

適合性調査申請の時期については，平成27.7.10薬食機参発0710第1号・薬食監麻発0710第18号に準じて，承認等申請後10日以内に適合性調査申請を行うこと。（平成27.8.26臨薬協発27第48号）

2) 製造販売承認（認証）事項一部変更に伴う適合性調査

承認等事項一部変更承認（認証）申請についての適合性調査申請先は，1）と同じである。なお，承認等事項一部変更承認（認証）申請の際の適合性調査は，体外診断用医薬品の場合は「使用目的」又は「操作方法又は使用方法」に関する追加，変更又は削除その他の当該品目の製造管理又は品質管理の方法に影響を与えないものについては，適合性調査申請を要しない。したがって，適合性調査申請を受けることが必要な変更とは以下のとおりとなる。

ただし，当該体外診断用医薬品について，製造所の変更又は追加後において有効な基準適合証の交付を受けている場合にあっては，適合性調査申請を要しない。

・設計に係る登録製造所の変更のうち，製造所の変更を伴う他の法人への設計の委託又は承継等，設計部門等又はその品質管理監督システムの主体の変更を伴う場合
・反応系に関与する成分の最終容器への充填工程に係る登録製造所を変更又は追加する場合
・放射性体外診断用医薬品であって反応系に関与する成分の最終容器への充填工程以降の全ての製造工程に係る登録製造所を変更又は追加する場合

また，一部変更承認（認証）申請に係る適合性調査における調査対象施設は，原則として製造販売業者等の主たる機能を有する事務所及び変更により追加された登録製造所が対象となるが，調査実施者が必要と判断した場合は，その他の承認等に係る変更事項に関係する施設が調査対象施設に加えられる。

3) 定期適合性調査

定期適合性調査については，品目の承認（認証）を取得した日から5年を経過した日ごとに有効な基準適合証が交付されているよう，調査に要する期間に留意して申請を行うこと。なお，前倒しで申請を行うことが可能であり，その場合には，本来調査を受ける期日が最も早い品目にて申請することが望ましい。また，更新前の（前回更新時に取得した）基準適合証に記載された品目以外の品目（製品群区分及び登録製造所の組み合わせが当該基準適合証に記載された内容と同じものに限る）についてQMS適合性調査申請を行うことによって，基準適合証に記載される品目を変更することも可能である。

定期適合性調査の調査対象品目は，適合性調査申請した品目に加え，更新される当該基準適合証によって定期調査を省略する品目の中から，製造実績，回収等の発生実績等を勘案して調査実施者により選定される。調査対象施設は，1）と同じである。

4) 専門的調査及び追加的調査

基準適合証により適合性調査の省略が認められる場合であって，厚生労働大臣が調査を行うことが必要と認める場合に行われる。体外診断用医薬品では，規則において以下の場合に調査を受けることが必要であるとされている。

・次に該当する体外診断用医薬品である場合にあっては，当該製品の適合性調査に際

して，その特性に応じた専門的調査を受ける必要がある。
① 生物由来製品
② マイクロマシンであるもの
③ 製造工程においてナノ材料が使用されるもの
・基準適合証によりQMS適合性調査の省略が認められる場合であって，規則第114条の33第1項第2号から第6号に該当するときは，追加的調査に係る調査の申請を行わなければならない。調査対象施設は，原則として，製造販売業者等の主たる事務所及び追加的調査の要件に該当する登録製造所とすること。
・次のいずれの交付も受けていない場合
① 当該製造所が記載された基準適合証（有効期間内のものに限る。）
② 過去5年以内に交付された当該製造所が記載された追加的調査結果報告書（調査結果が適合であるものに限る。）
・承継された製品に係る被承継者の名称等が記載された基準適合証について，基準適合証ごとに承継者が初めて適合性調査申請を省略しようとする場合
・その他厚生労働大臣が認める場合

5) 変更計画に係る適合性確認

適合性確認において，製造管理又は品質管理の方法に影響を与えるおそれがある変更に該当するときは，適合性確認申請を行い，書面による調査又は実地の調査を受ける必要がある。適合性確認の申請は，変更計画の確認書の交付を受けて，速やかに行う。この場合における調査対象施設については，原則として，次の登録製造所とし，必要に応じ，その他承認等に係る変更事項に関係する施設が調査対象施設に加えられる。
・基準適合証により調査省略できない変更に係る登録製造所
・調査対象品目の製造工程中，次の各区分に該当する品目（中間製品を含む。）を取り扱う登録製造所
① 生物由来製品
② マイクロマシンであるもの
③ 製造工程においてナノ材料が使用されるもの
・変更した滅菌の方法に係る工程を担う登録製造所
・追加された滅菌又は最終製品の保管に係る登録製造所
・規則第114条の33第1項第6号イからハまでのいずれにも該当する製造所

6) 輸出品の製造に係る適合性調査

輸出用の体外診断用医薬品については，外国政府又は国際機関から体外診断用医薬品の製造所における製造管理又は品質管理の方法がQMS省令に適合していることの証明を求められた場合に限り，製造しようとするとき及びその開始後5年ごとにQMS適合性調査を受ける必要がある。**（法第80条第2項，令第73条の2及び第73条の3）** なお，適合性の証明書の発給先国は，原則としてMOU交換国に限られる。（平成26.11.25薬食監麻発1125第5号） 本適合性調査は，承認等に係る調査とは異なり，対象となる国内製造所ごとの適合性について実施される。

（3）適合性調査申請書の記載事項及び留意事項，添付資料の作成について

1）適合性調査申請書の記載事項及び留意事項

適合性調査申請書の様式は，施行規則に従い以下の書式を使用する。

承認に係る調査	様式第六十三の十一
変更計画に係る適合性確認	様式第六十三の十九の五
承認にかかる調査（外国製造業者）	様式第六十三の二十五
変更計画に係る適合性確認（外国製造業者）	様式第六十三の三十一の五
認証に係る調査	様式第六十七（一）
認証に係る調査（外国製造業者）	様式第六十七（二）
輸出品に係る調査	様式第百十三（二）

2）添付資料の作成

適合性調査申請に当たっての添付資料については，規則第114条の28第2項に規定されているが，具体的には「QMS適合性調査の申請に当たって提出すべき資料について」（平成26.10.31総合機構医療機器品質管理・安全対策部事務連絡，改正：令和4.6.1），「基準適合証及びQMS適合性調査申請等の取扱いについて」（令和2.8.31薬生監麻発0831第1号・薬生機審発0831第16号），「QMS調査要領について」（令和6.6.12医薬監麻発0612第2号）において示されている。

（ア）承認等に係る適合性調査

①　申請品目の製造販売承認等申請書，又は承認等事項一部変更承認等申請書の写し

②　ISO 13485認証書等，調査対象施設における適合性調査の申請の日から過去3年以内に実施された他の調査実施者による実地の調査報告書，法的拘束力を持たないQMS調査等協力覚書等（MOU等）に基づく相手国等の証明書又は調査結果報告書若しくは外国等当局による適合性証明書の写し

③　調査対象品目の製造工程の概要

④　各調査対象施設で実施している活動の概要及び各調査対象施設におけるQMSの相互関係を確認できる資料

⑤　承認等事項一部変更承認等申請にあっては，変更前の適合性を証する基準適合証の写し（必要に応じ原本提示）

⑥　総合機構への申請にあっては手数料計算ソフトによる計算結果

⑦　その他調査実施者が必要として指示する資料

（イ）定期の適合性調査

①　（ア）②から④までの資料

②　製造販売承認（認証）書の写し

③　前回調査以降の承認等事項一部変更承認等書及び軽微変更届書の写し

④　当該調査が適合であった場合の基準適合証により定期の適合性調査を省略することができる見込みの品目の一覧表

⑤　④の一覧表に記載の品目について前回調査以降の回収がある場合には，その概要

Ⅱ部　3章

様式第六十三の十一（第百十四条の二十八関係）

医療機器
体外診断用医薬品　適合性調査申請書

主たる機能を有する事務所の名称					
主たる機能を有する事務所の所在地					
製造販売業の許可番号及び年月日					
申請品目	一般的名称				
	販売名				
	承認申請受付番号又は承認番号				
	承認申請年月日又は承認年月日				
区分					
製造所	名称	所在地	登録番号	製造工程	
調査手数料金額					
備考					

上記により、医療機器
体外診断用医薬品の適合性調査を申請します。

年　月　日

住所（法人にあつては、主たる事務所の所在地）

氏名（法人にあつては、名称及び代表者の氏名）

独立行政法人医薬品医療機器総合機構理事長　殿

（注意）

1　用紙の大きさは、Ａ４とすること。

2　字は、墨、インク等を用い、楷書ではつきりと書くこと。

3　医薬品、医療機器等の品質、有効性及び安全性の確保等に関する法律関係手数料令において定める適合性調査手数料を機構の口座に払い込んだことを証する書類の写しを裏面に貼付すること。

様式第六十三の二十五（第百十四条の八十一関係）

外国製造 医療機器／体外診断用医薬品 適合性調査申請書

主たる機能を有する事務所の名称				
主たる機能を有する事務所の所在地				
製造販売業の許可番号及び年月日				
申請品目	一般的名称			
	販売名			
	承認申請受付番号又は承認番号			
	承認申請年月日又は承認年月日			
区分				
製造所	名称	所在地	登録番号	製造番号
調査手数料金額				
備考				

上記により、外国製造 医療機器／体外診断用医薬品 の適合性調査を申請します。

年　月　日

住所　邦文＿＿＿＿
外国文
（法人にあつては、主たる事務所の所在地）

氏名　邦文＿＿＿＿
外国文
（法人にあつては、名称及び代表者の氏名）

選任外国製造医療機器等製造販売業者
住所（法人にあつては、主たる事務所の所在地）
氏名（法人にあつては、名称及び代表者の氏名）

独立行政法人医薬品医療機器総合機構理事長　殿

（注意）

1　用紙の大きさは、Ａ４とすること。
2　字は、墨、インク等を用い、邦文にあつては、楷書ではつきりと書くこと。
3　主たる機能を有する事務所の名称及び所在地欄及び製造販売業の許可番号及び年月日欄には、選任外国製造医療機器等製造販売業者に係るものを記載すること。
4　医薬品、医療機器等の品質、有効性及び安全性の確保等に関する法律関係手数料令において定める適合性調査手数料を機構の口座に払い込んだことを証する書類の写しを裏面に貼付すること。

様式第六十七（一）（第百十八条関係）

指定高度管理医療機器等適合性調査申請書

主たる機能を有する事務所の名称					
主たる機能を有する事務所の所在地					
製造販売業の許可番号及び年月日					
申請品目	一般的名称				
	販売名				
	認証申請受付番号又は認証番号				
	認証申請年月日又は認証年月日				
区分					
製造所	名称	所在地	登録番号	製造工程	
調査手数料金額					
備考					

上記により、指定高度管理医療機器等の適合性調査を申請します。

年　月　日

住所（法人にあつては、主たる事務所の所在地）

氏名（法人にあつては、名称及び代表者の氏名）

登録認証機関　殿

（注意）

1　用紙の大きさは、Ａ４とすること。

2　字は、墨、インク等を用い、楷書ではつきりと書くこと。

3　調査手数料金額欄については、登録認証機関が定める手数料金額について記載すること。

様式第六十七（二）（第百十八条関係）

外国製造指定高度管理医療機器等適合性調査申請書

主たる機能を有する事務所の名称					
主たる機能を有する事務所の所在地					
製造販売業の許可番号及び年月日					
申請品目	一般的名称				
	販売名				
	認証申請受付番号又は認証番号				
	認証申請年月日又は認証年月日				
区分					
製造所	名称	所在地	登録番号	製造番号	
調査手数料金額					
備考					

上記により、外国製造指定高度管理医療機器等の適合性調査を申請します。

年　月　日

住　所　邦文＿＿＿＿＿＿＿＿
外国文
（法人にあつては、主たる事務所の所在地）

氏　名　邦文＿＿＿＿＿＿＿＿
外国文
（法人にあつては、名称及び代表者の氏名）

選任した製造販売業者
住　所（法人にあつては、主たる事務所の所在地）
氏　名（法人にあつては、名称及び代表者の氏名）

登録認証機関　殿

（注意）
1　用紙の大きさは、Ａ４とすること。
2　字は、墨、インク等を用い、楷書ではつきりと書くこと。
3　主たる機能を有する事務所の名称及び所在地欄及び製造販売業の許可番号及び年月日欄には、選任した製造販売業者に係るものを記載すること。
4　調査手数料金額欄については、登録認証機関が定める手数料金額について記載すること。

⑥　調査品目に係る更新前の基準適合証の写し（同一製品群区分の別の品目に係るものでも可。必要に応じ原本提示）

⑦　宣誓書

⑧　総合機構への申請にあっては手数料計算ソフトによる計算結果

⑨　その他調査実施者が必要として指示する資料

（ウ）　追加的調査

①　（ア）承認等に係る適合性調査の①から④に相当する資料（追加的調査の要件に該当する施設に関する資料のみ）

②　適合性調査の申請が不要であることを証する基準適合証の写し

③　総合機構への申請にあっては手数料計算ソフトによる計算結果

④　その他調査実施者が必要として指示する資料

（エ）変更計画に係る適合性確認

①　申請品目の変更計画の確認を受けた際の申請書の写し

②　ISO 13485 認証書等，調査対象施設における適合性確認の申請の日から過去3年以内に実施された他の調査実施者による実地の調査報告書，法的拘束力を持たないQMS 調査等協力覚書等（MOU 等）に基づく相手国等の証明書又は調査結果報告書若しくは外国等当局による適合性証明書の写し

③　調査対象品目の製造工程の概要

④　各調査対象施設で実施している活動の概要及び各調査対象施設におけるQMSの相互関係を確認できる資料

⑤　変更計画による変更前の適合性を証する基準適合証の写し（必要に応じ原本提示）

⑥　総合機構への申請にあっては手数料計算ソフトによる計算結果

⑦　その他調査実施者が必要として指示する書類

（オ）輸出品に係る適合性確認

【輸出しようとするとき（初回）】

①　申請品目の輸出用体外診断用医薬品製造届書の写し

②　ISO 13485 認証書等，調査対象施設における適合性確認の申請の日から過去3年以内に実施された他の調査実施者による実地の調査報告書，法的拘束力を持たないQMS 調査等協力覚書等（MOU 等）に基づく相手国等の証明書又は調査結果報告書若しくは外国等当局による適合性証明書の写し

③　調査対象品目の製造工程の概要

④　その他調査実施者が必要として指示する書類

【輸出開始後5年ごと（定期）】

①　上記①から③までの資料

②　前回調査以降の輸出用体外診断用医薬品製造届書の変更届の写し

③　前回調査以降の回収がある場合には，その概要

④　宣誓書

⑤　その他，調査実施者が必要として指示する資料

10. 承認（認証）の承継・承継に準ずる新規申請

体外診断用医薬品の製造販売承認については，一定の条件のもとに，その承継が認められている。**（法第23条の2の11）** また，製造販売認証についても，承認と同様に承継が認められるようになった。**（法第23条の3の2）**（平成26.9.25薬食機参発第0925第1号） なお，外国特例承認の承継についても，製造販売承認の承継に係る規定を準用することにより認められている。**（法第23条の2の19）**

基本的に，承認後1年以上の製造販売実績のない品目については，その承継は認められていない。（平成28.3.29審査管理課，監視指導・麻薬対策課事務連絡「医薬品等の製造業許可，外国製造販売認定等に関する質疑応答集（Q&A）について」）また，製造販売承認申請（一変申請を含む）中の承継も原則として認められていないが，合併等の場合には可能である。（平成17.3.23審査管理課事務連絡「改正薬事法における承認等に関する質疑応答集（Q&A）について」）

時間制約等がある場合が多いので，総合機構又は登録認証機関と相談の上，手続きを行う必要がある。

（1）承継の認められる範囲

1) 承認（認証）取得者について，相続，合併又は分割が行われる場合。（なお，この場合，承継者（承認（認証）取得者の地位を承継する者をいう。以下同じ。）は，承継品目の品質，有効性及び安全性についての一切の資料及び情報（以下「承継品目に係る資料等」を承継する。）

2) 承認（認証）取得者が，承継者との契約によりその地位を承継させる目的で，承継品目に係る資料等を譲渡する場合。

3) 承継品目に係る資料等は下記のとおり。（承認品目の場合は規則第114条の46第1項，認証品目の場合は規則第118条の2第1項に掲げる資料及び情報をいう。）
- ・製造業又は外国製造業者の登録の申請に際して提出した資料
- ・承認（認証）の申請（一変申請を含む）に際して提出した資料及びその根拠となった資料
- ・使用成績評価の申請に際して提出した資料及びその根拠となった資料
- ・使用成績調査等の結果の報告に際して提出した資料及びその根拠となった資料
- ・製造管理又は品質管理の業務に関する資料及び情報
- ・製造販売後安全管理の業務に関する資料及び情報
- ・その他品質，有効性及び安全性に関する資料及び情報

（2）承継の手続きについて

1) 承継者は，原則として承継予定日から起算して1ヵ月前までに（相続の場合にあっては承継後遅滞なく），承継届書（様式第六十三の二十，様式第六十三の三十二）及び承継者であることを証する次の書類を総合機構又は認証機関へ提出すること。

ア．相続の場合にあっては，遺産分割の協議書の写し，合併又は分割の場合にあっては，合併又は分割契約書の写し，契約により承認（認証）取得者（以下「被承継

者」という。）の地位を承継させる場合にあっては，当該契約書の写し。なお，合併等登記を必要とするものにあっては登記後その謄本を速やかに提出すること。

イ．相続の場合を除き，承継品目に係る資料等を承継者に移譲する旨の被承継者の誓約書。

ウ．承継品目の承認（認証）書の写し。（被承継者と承認（認証）書の氏名が異なる場合には，承継届書の写し又は変更届の写しを添付すること）

2）承継品目については，その承認（認証）事項に関して一切変更されることなく承継されることが原則であるが，承認（認証）事項のうち，承継品目の販売名を変更（当該商号の一部が付されている販売名で，当該商号の一部を削除し，又は当該削除された部分に代えて承継者の商号の一部を使用する場合における販売名の変更に限る。）する必要があるときは，承継届書の販売名欄に新販売名，旧販売名及び保険適用の有無を記載すれば足りる。

記載例

	販　売　名	承認（認証）番号
承継品目	○○測定用キット「×××」 （旧販売名 ○○測定用キット「△△△」 保険適用（有））	○○○○○

（3）承継に伴い登録認証機関を変更する場合の手続き

（平成 26.9.25 薬食機参発 0925 第 1 号）

1）登録認証機関の変更

認証品目の承継に関する手続きについては，承継前と同じ登録認証機関に対して届出を行うことになるが，承継者が承継に伴い登録認証機関を他の登録認証機関に変更することを希望する場合，承継後に必要な手続きを行う場合に限り，登録認証機関における手続きを簡略化することができる。なお，承継後に承継者が新たに他の登録認証機関に対して認証申請を行い，認証を取得することで製造販売することは可能だが，この場合は通常の新規認証手続きが必要になるので留意すること。

2）登録認証機関変更に係る認証申請の期限

承継者が他の登録認証機関による認証を希望する場合は，承継日から 3 カ月を経た日までに，希望する登録認証機関に対して認証申請を行う。

また，承継者が承継日に合わせて他の登録認証機関による認証を希望する場合は，承継日前でも認証申請が可能であるが，当該登録認証機関と十分相談の上，余裕を持って手続きを行うよう配慮が必要である。

3）認証申請時の留意事項

認証申請書の備考欄に「承継時の登録認証機関変更に係る認証申請」と記載の上，当該申請に係る品目が承継品目と同一であることを示す資料として，承継品目に係る認証書（一変認証書及び軽微変更届書を含む。）の写し及び承継届書の写しを添付する。

また，当該申請による認証取得後，速やかに承継に関する手続きを行った登録認証機関に対して認証整理届書を提出するとともに，その写しを変更後の登録認証機関にも届け出ること。

なお，本申請は，新規認証申請として取り扱われる。

4)　登録認証機関による手続き

上記認証申請を受けた登録認証機関にて，承継品目と同一であることが確認された上で，審査手続きが簡略化され，速やかに認証される。ただし，認証後に承継品目の基準適合性に疑義が生じた場合は，当該品目に関して一変申請や軽微変更届等の手続きが必要となることもあり得るため，留意すること。

また，認証にあたって付与される認証番号は，承継品目の認証番号を準用して付与される。（平成26.9.25薬食機参発0925第5号）

（4）承継者の義務

1)　承継者は，当該承継品目の製造販売に当たっては，被承継者が製造販売した製品と，品質及び性能等につき差異のないことを，適切な方法によって確認し，その記録を保存しておくこと。

2)　承継品目について品質管理に関する義務及び製造販売後安全管理に関する義務は，承継者が履行すること。

なお，承継に際しては承継品目の安全管理情報及び安全確保措置に関する義務も承継しなければならない[注]。

注：安全管理情報及び安全確保措置（「第4章　GVP，QMS，QMS体制省令について」参照）

（5）製造販売承認（認証）申請中の取扱い

製造販売承認（認証）申請（一変申請も含む）中の承継は認められていないが，合併等の場合には，被承継者の申請中の品目について，次の書類を提出する。

1)　承継届書

承継届書の備考欄に「製造販売承認（認証）申請中の品目及び（又は）一部変更承認（認証）申請中の品目は別紙のとおり。」と記載し，別紙に品目を示す。

2)　当該契約書の写し

3)　規則第114条の46第1項（認証品目の場合は規則第118条の2第1項）各号に掲げる資料及び情報を承継者に移譲する旨の被承継者の宣誓書

a．承継日までに承認（認証）（一変は除く）になった場合は，改めて承継届を提出する。この際，承継届書に必要な書類を改めて添付する。

b．承継日までに承認（認証）（一変は除く）にならなかった場合は，当該製造販売承認（認証）書は承継者名で承認される。

c．製造所が承継前後で変更する場合，一部変更承認（認証）申請が必要である。ただし，変更後の製造所で有効な基準適合証がある場合は，軽微変更届を変更後30日以内に総合機構（又は登録認証機関）に提出する。また，製造業の登録を取得していない場合は，QMS適合性調査申請と同時期に，当該登録の権限に属する事務を行うこととされた都道府県知事等に製造業の登録申請を行う。

（6）当事者間で合意が成立していない場合の手続き（昭和61.3.12薬発238号）

1）承認申請書類の簡素化，承認審査の迅速化が認められる条件

承認申請者が既承認医薬品等と同一の製品を製造販売しようとする場合であって，当該医薬品の既承認取得者との間に合意が成立していない場合の承認申請に限り，承認申請書類の簡素化と承認審査の迅速化が図られている。この場合，次の2要件を満たし，かつそのことを証明する書類を提出する必要がある。

（ア）承認申請者が，既承認取得者が所持している当該医薬品に係る規則第114条の46第1項各号に掲げる資料及び情報と同様の資料及び情報を取得していること。

（ア）の事実を証明する書類として次のものが例として考えられる。

a．承継品目に係る資料等を承認申請者に委譲する旨の既承認取得者の誓約書

b．承継品目に係る資料等を承認申請者に委譲する旨の申請者と既承認取得者間の契約書（必ずしも直接の契約関係にあることを要さず，第三者を介した契約関係であってもよい。）

（イ）当該承認申請者に承認が与えられた日以降，既承認取得者が当該体外診断用医薬品を製造販売しないこと。

（イ）の事実を証する書類は次のいずれかである。

a．既承認取得者の承認整理届の写し。

b．既承認取得者が所持している品目の製造が当該医薬品に係る特許権者との契約により行われている場合には，当該契約が終了したことを証する書類及び当該医薬品につき我が国における特許期間が6カ月以上（製造開始予定日より3カ月以上前に申請がなされた場合には当該製造開始予定日より3カ月以上。）残存していることを証する書類。

2）申請に係る留意事項及び申請者の義務

申請に係る留意事項及び申請者の義務は以下のとおりである。

（ア）承認申請書の備考欄に優先審査の旨を記載するとともに，既承認取得者の当該医薬品に係る承認番号を記載し，申請書（鑑）の右肩にⓉを朱書の上，申請する。

（イ）承認申請者は，当該医薬品の承認取得後，その製造に当たって既承認取得者が所持していた製品と品質及び性能につき差異のないことを適切な方法によって確認し，その記録を保存しておかなければならない。

（ウ）シリーズ品にあっては，一部の構成製品のみを承認申請することはできない。

（エ）外国特例承認の申請に際しては，選任製造販売業者の選任等必要な要件を満たしていなければならない。

様式第六十三の二十（第百十四条の四十六関係）

医療機器／体外診断用医薬品　製造販売承認承継届書

承継品目	類別	名称		承認番号	承認年月日
		一般的名称	販売名		
承継理由					
承継日					
被承継者					
被承継者の製造販売業の許可番号					
備考					

上記により、医療機器／体外診断用医薬品の製造販売の承認の承継の届出をします。

年　月　日

住　所（法人にあつては、主たる事務所の所在地）

氏　名（法人にあつては、名称及び代表者の氏名）

厚生労働大臣　　殿

（注意）

1　用紙の大きさは、A4とすること。

2　この届書は、正副2通提出すること。

3　字は、墨、インク等を用い、楷書ではつきりと書くこと。

4　承継品目欄には、次により記載すること。

（1）類別欄には、医療機器にあつては、令別表第一による類別により記載し、体外診断用医薬品にあつては、「なし」と記載すること。

（2）品目が2以上であるときは、承認年月日の順に記載すること。

5　承継日欄には、相続の場合にあつては相続日を、その他の場合にあつては承継予定日を記載すること。

6　被承継者欄には、被承継者の氏名（法人にあつては、名称及び代表者の氏名）及び住所（法人にあつては、主たる事務所の所在地）を記載すること。

7　備考欄には、被承継者の被承継品目の製造販売に係る主たる機能を有する事務所の名称及び所在地を記載すること。

様式第六十三の三十二（第百十四条の八十一関係）

外国製造　医療機器／体外診断用医薬品　製造販売承認承継届書

承継品目	類別	名称		承認番号	承認年月日
		一般的名称	販売名		
承継理由					
承継日					
被承継者					
備考					

上記により、外国製造医療機器／体外診断用医薬品の製造販売の承認の承継の届出をします。

年　月　日

住　所　邦文＿＿＿＿＿＿
外国文
（法人にあつては、主たる事務所の所在地）

氏　名　邦文＿＿＿＿＿＿
外国文
（法人にあつては、名称及び代表者の氏名）

選任外国製造医療機器等製造販売業者

住所（法人にあつては、主たる事務所の所在地）

氏名（法人にあつては、名称及び代表者の氏名）

厚生労働大臣　　殿

（注意）

1　用紙の大きさは、A4とする。

2　この届書は、正副2通提出すること。

3　字は、墨、インク等を用い、邦文にあつては、楷書ではつきりと書くこと。

4　承継品目欄には、次により記載すること。

（1）類別は、令別表第一による類別により記載し、体外診断用医薬品にあつては、「なし」と記載すること。

（2）品目が2以上であるときは、承認年月日順に記載すること。

5　承継日欄には、相続の場合にあつては相続日を、その他の場合にあつては承継予定日を記載すること。

6　被承継者欄には、被承継者の氏名（法人にあつては、名称及び代表者の氏名）及び住所（法人にあつては、主たる事務所の所在地）を記載すること。

7　備考欄には、被承継者の被承継品目の製造販売に係る選任製造販売業者の主たる機能を有する事務所の名称及び所在地並びに製造販売業の許可番号を記載すること。

承継契約書（例示）

契　約　書

A薬品工業株式会社（以下「被承継者」という）は，B製薬株式会社（以下「承継者」という）に対し，令和○○年○月○日を以って○○○○（令和○○年○月○日付承認番号：22600AMX01234000）の製造販売承認を承継せしめる。

以上，本承継契約成立の証として本書２通を作成し，被承継者，承継者，各記名捺印の上，各１通を保有する。

令和　　年　　月　　日

被承継者　大阪市中央区道修町○丁目△番××号
A薬品工業株式会社
代表取締役　　○○　○○　印

承継者　東京都中央区日本橋本町○○番地
B製薬株式会社
代表取締役　　××　××　印

施行規則第114条の46第1項各号に掲げる資料及び情報を承継者に委譲する旨の被承継者の誓約書（例示）

令和　　年　　月　　日

厚生労働大臣
都道府県知事　殿

大阪市中央区道修町○丁目△番××号
A薬品工業株式会社
代表取締役　　○○　○○

誓　約　書

A薬品工業株式会社は，B製薬株式会社（以下「承継者」という）が，令和○○年○月○日を以って別紙に記載する品目の製造販売承認を承継するにあたり，医薬品，医療機器等の品質，有効性及び安全性の確保等に関する法律施行規則第114条の46第1項各号に掲げる一切の資料及び情報を承継者に委譲することを誓約します。

11. 外国製造体外診断用医薬品の製造販売の承認（認証）申請

（1）直接承認申請について

外国製造業者は，日本に輸出しようとする体外診断用医薬品について必要な試験等を行い，自らの名義により直接厚生労働大臣に対して製造販売承認申請を行うことができ，厚生労働大臣は当該体外診断用医薬品について審査した後，外国製造業者に直接製造販売承認を与えることとなる。**（法第23条の2の17）** 外国製造業者が直接承認申請を行う場合，当該申請者は，本邦内において当該承認に係る体外診断用医薬品による保健衛生上の危害の発生の防止に必要な措置を採らせるため，国内において当該承認に係る品目に応じた種類の製造販売業許可を受けている製造販売業者の中から，選任外国製造医療機器等製造販売業者（以下「選任製造販売業者」という。）を選任しなければならない。また，承認申請の手続きは選任製造販売業者が代行し，様式第六十三の二十二（二）による申請書の正本1通，副本2通を総合機構を経由して厚生労働大臣に提出することによって行われる。**（法第23条の2の17，法第23条の2の20，規則第114条の72及び規則第114条の79）** また，適合性調査申請書（様式第六十三の二十五）を総合機構へ提出する。

なお，外国製造業者が直接体外診断用医薬品の製造販売の承認申請を行うに際して添付すべき資料は，国内の体外診断用医薬品製造販売業者が承認申請を行う場合と変わりはないが，さらに外国製造販売承認申請に特有のものとして次の書類がある。**（規則第114条の72）**

1) 申請者が法人であるときは法人であることを証する書類
2) 申請者（申請者が法人であるときは，その業務を行う役員を含む。）が法第23条の2の17第2項に規定する者であるかないかを明らかにするための書類
3) 選任製造販売業者を選任したことを証する書類
4) 当該選任製造販売業者が受けている製造販売業の許可証の写し
5) 法第23条の2の20において準用する法第23条の2の8第1項の規定により法第23条の2の17第1項の承認の申請をしようとするときは，申請者が製造販売しようとする物が，法第23条の2の8第1項第2号に規定する体外診断用医薬品であることを証する書類その他必要な書類

（2）直接製造販売承認を取得した外国製造業者について

直接製造販売承認を取得した者を外国製造医療機器等特例承認取得者（以下「外国特例承認取得者」という。）という。外国特例承認取得者は医薬品医療機器法上で承認取得者に課せられる義務を負うものであり，承認取得者として日本国内においてしか果たしえない義務については，法第23条の2の17第3項の規定により選任された選任製造販売業者に履行させることになる。

外国特例承認取得者が自ら履行する義務としては，次のものがあげられる。

1) 選任製造販売業者に対し，選任製造販売業者が業務を行うに当たって必要とする情報を提供するとともに選任製造販売業者を変更する場合には，その業務の円滑な移行

が図られるよう変更前の選任製造販売業者から変更後の選任製造販売業者に対し，帳簿，資料等を引き継がせること。（規則第114条の76）

2) 選任製造販売業者に対し，当該品目について承認された事項，その他その品目を適正に取り扱うために必要な情報を提供すること。（規則第114条の76）

3) 帳簿を備え，これに選任製造販売業者に対し提供した情報その他の外国特例承認取得者として行った業務に関する事項を記録し，かつこれを最終の記載の日から3年間保存すること。（規則第114条の77）

（3）選任製造販売業者について

選任製造販売業者は，前述のとおり，国内において当該承認に係る品目に応じた種類の製造販売業許可を受けている製造販売業者の中から選任される。

また，選任製造販売業者は，外国製造業者から厚生労働大臣への製造販売承認申請，厚生労働大臣から外国製造業者への指示や要請などを中継する重要な役割を有していることから，遵守事項が定められている。

1) 遵守事項

（ア） 選任製造販売業者は，当該品目について承認された事項その他その品目を適正に取り扱うために必要な情報を収集及び検討して病院等に提供し（法第68条の2），厚生労働大臣に副作用等を報告しなければならない。（規則第228条の20）すなわち，外国特例承認取得者のみが有すると考えられる当該承認に係る情報並びに当該選任製造販売業者が選任される以前に外国特例承認取得者が報告した当該製品に係る副作用等報告及び感染症定期報告等に係る情報を保有することが求められている。（規則第114条の74）

（イ） 選任製造販売業者は帳簿を備え，これに外国特例承認取得者から提供された情報，外国特例承認取得者に対し提供した情報，その他の選任製造販売業者として行った業務に関する事項を記録し，かつこれを最終の記載の日から5年間保存しなければならない。（規則第114条の74）

（ウ） （ア）及び（イ）のほか，選任製造販売業者は外国特例承認取得者が承認を受けた事項を記載した書類等を利用しなくなった日から5年間保存しなければならない。（規則第114条の74）

（4）手数料について

医薬品の製造販売の承認について，外国製造業者が申請の際納付すべき手数料は，国内の製造販売業者が承認の申請をする場合に納付すべき手数料と同額である。（法第78条，手数料令（平成30年政令第24号）第33条第1項第1条イ（1）～（9））

（5）直接認証申請について

直接認証申請は，直接承認申請に準じて行われる。

外国製造業者が直接認証申請を行う場合，当該申請者は，直接承認申請と同様に，国内において当該承認に係る品目に応じた種類の製造販売業許可を受けている製造販売業者の中から，選任製造販売業者を選任しなければならない。また，認証申請の手続きは選任製造販売業者が代行し，様式第六十四（四）による申請書（正副２通）を登録認証機関に提出することによって行われる。**（法第23条の2の23，規則第115条）**

（６）外国特例承認（認証）の承継について

承継手続きの詳細は本章「10．承認（認証）の承継・承継に準ずる新規申請」を参照されたい。

様式第六十三の二十二（二）（第百十四条の七十二関係）

収入印紙

外国製造体外診断用医薬品製造販売承認申請書

名称	一般的名称		
	販売名		
使用目的			
形状、構造及び原理			
反応系に関与する成分			
品目仕様			
使用方法			
製造方法			
保管方法及び有効期間			
製造販売する品目の製造所		名称	登録番号
備考			

上記により、外国製造体外診断用医薬品の製造販売の承認を申請します。

年　月　日

住所　邦文
　　　外国文
　　　（法人にあつては、主たる事務所の所在地）

氏名　邦文
　　　外国文
　　　（法人にあつては、名称及び代表者の氏名）

選任外国製造医療機器等製造販売業者
住所（法人にあつては、主たる事務所の所在地）
氏名（法人にあつては、名称及び代表者の氏名）

厚生労働大臣　　殿

(注意)

1　用紙の大きさは、A４とすること。
2　この申請書は、正本１通及び副本２通提出すること。
3　字は、墨、インク等を用い、邦文にあつては、楷書ではつきりと書くこと。
4　収入印紙は、申請書の正本にのみ貼り、消印をしないこと。
5　保管方法及び有効期間欄には、特定の保管方法によらなければその品質を確保することが困難である体外診断用医薬品又は特に有効期間を定める必要のある体外診断用医薬品についてのみ記載すること。
6　法第23条の２の17第５項において準用する法第23条の２の６の２第１項又は法第23条の２の20第１項において準用する法第23条の２の８第１項の規定により法第23条の２の17第１項の申請をしようとするときは、備考欄にその旨を記載すること。

様式第六十三の二十五（第百十四条の八十一関係）

外国製造 医療機器／体外診断用医薬品 適合性調査申請書

主たる機能を有する事務所の名称				
主たる機能を有する事務所の所在地				
製造販売業の許可番号及び年月日				
申請品目	一般的名称			
	販売名			
	承認申請受付番号又は承認番号			
	承認申請年月日又は承認年月日			
区分				
製造所	名称	所在地	登録番号	製造工程
調査手数料金額				
備考				

上記により、外国製造 医療機器／体外診断用医薬品 の適合性調査を申請します。

年　月　日

住　所　邦文
外国文
（法人にあつては、主たる事務所の所在地）

氏　名　邦文
外国文
（法人にあつては、名称及び代表者の氏名）

選任外国製造医療機器等製造販売業者

住　所（法人にあつては、主たる事務所の所在地）

氏　名（法人にあつては、名称及び代表者の氏名）

独立行政法人医薬品医療機器総合機構理事長　殿

（注意）

1　用紙の大きさは、Ａ４とすること。
2　字は、墨、インク等を用い、邦文にあつては、楷書ではつきりと書くこと。
3　主たる機能を有する事務所の名称及び所在地欄及び製造販売業の許可番号及び年月日欄には、選任外国製造医療機器等製造販売業者に係るものを記載すること。
4　医薬品、医療機器等の品質、有効性及び安全性の確保等に関する法律関係手数料令において定める適合性調査手数料を機構の口座に払い込んだことを証する書類の写しを裏面に貼付すること。

様式第六十四（四）（第百十五条関係）

外国製造指定体外診断用医薬品製造販売認証申請書

名称	一般的名称		
	販売名		
使用目的			
形状、構造及び原理			
反応系に関与する成分			
品目仕様			
使用方法			
製造方法			
保管方法及び有効期間			
製造販売する品目の製造所		名　称	登録番号
備考			

上記により、外国製造指定体外診断用医薬品の製造販売の認証を申請します。

年　　月　　日

住　所　邦文
外国文
（法人にあつては、主たる事務所の所在地）

氏　名　邦文
外国文
（法人にあつては、名称及び代表者の氏名）

選任した製造販売業者
住所（法人にあつては、主たる事務所の所在地）
氏名（法人にあつては、名称及び代表者の氏名）

登録認証機関　　　殿

（注意）
1　用紙の大きさは、A４とすること。
2　この申請書は、正副２通提出すること。
3　字は、墨、インク等を用い、邦文にあつては、楷書ではつきりと書くこと。
4　製造販売する品目の製造所欄について、当該製造所が複数あるときは、それぞれについて記載すること。
5　各欄に記載する事項の全てを記載することができないときは、それぞれの欄に「別紙のとおり」と記載し、別紙を添付すること。

12. 対面助言（相談）について

製造販売承認申請に際し，総合機構に行う対面助言について，概略を示す。なお，詳細については総合機構のウェブサイト「医療機器・体外診断用医薬品の相談業務について」を参照されたい。

（1）対面助言の区分

対面助言の区分として，先駆け総合評価相談，開発前相談，コンパニオン診断薬開発前相談，コンパニオン診断薬開発パッケージ相談，プロトコル相談，評価相談，申請手続相談，追加相談，IDATEN届出前相談，簡易相談，変更届出事前確認簡易相談，認証基準該当性簡易相談がある。プロトコル相談及び評価相談にあっては，品質，性能（品質以外），相関性，臨床性能試験，コンパニオン診断薬臨床性能試験の5つが設定されているが，各区分は必ずしも重複して受ける必要はない。全般相談又は対面助言準備面談にて，適切な相談区分について総合機構担当者と事前に打ち合わせを行うこと。

（2）全般相談

個別の申請品目に関わらない医薬品医療機器法の説明などを行うため，以下により無料で全般相談が実施されている。

1)　全般相談の内容

全般相談は個別の品目に関わらない通知，制度等について紹介が行われるものであり，どの相談区分で申込んだらよいかなど，各種案内を受けるための相談も行われる。総合機構では，まず当該相談を利用することを薦めている。なお全般相談の記録は作成されない。

2)　全般相談の申込み方法

「医療機器・体外診断用医薬品全般相談質問申込書」に必要事項を記入し，電子メールで総合機構へ提出する。

3)　全般相談の面談日等の連絡

（ア）　総合機構の担当者より，電話で日時等の連絡がある。なお，照会事項の内容が電話での回答で済むと思われるものは，電話のみの対応となる。

（イ）　相談内容によっては，連絡までに時間を要する場合がある。

4)　全般相談の実施

（ア）　面談を行う場合は，日程調整の上，速やかに行う。

（イ）　面談時間は，原則として1件当たり30分以内。

（ウ）　面談人数は，原則として1件当たり5名以内。

（3）対面助言のうち対面助言準備面談

1)　対面助言準備面談の内容

全般相談に引き続き，対面助言を円滑に進めるため，対面助言の一環として事前に相談項目の整理等を行い，論点をより具体化，明確化するためのものである。したがって，データの評価等は対面助言において行われ，対面助言準備面談では行われない。なお対面助言準備面談の記録は作成しないものの，準備面談終了証が発行される。

2)　対面助言準備面談の予約依頼方法

対面助言準備面談を希望する場合，対面助言準備面談の実施日を調整するため，「医療機器・体外診断用医薬品対面助言準備面談申込書」の表題部分を「体外診断用医薬品対面助言準備面談予約依頼書」と書き換え，必要事項を記入し，電子メールで総合機構に提出する。

対面助言のうち体外診断用医薬品申請手続相談及び体外診断用医薬品追加相談については，対面助言準備面談が設定されていないので，事前の打ち合わせ等を希望する場合は，全般相談を申し込むこと。

3)　対面助言準備面談の予約決定の連絡

面談日の連絡は，水曜日の正午から翌週の水曜日の正午までに受付けたものについて，翌々週の水曜日に行われる。実施日時，場所等が確定した段階で，相談者に電子メールにて連絡される。

4)　手数料の払込みと対面助言準備面談申込書の提出

上記の電子メールを受信した日の翌日から起算して15勤務日以内，もしくは面談実施日の前日までに，当該対面助言準備面談の手数料を市中銀行等から振り込んだ上で，「医療機器・体外診断用医薬品対面助言準備面談申込書」に必要事項を記入し，振込受取書等の写しを添付の上，総合機構に電子メールで提出する。

5)　対面助言準備面談の取下げ及び日程変更について

（ア）　申込者の都合により対面助言準備面談を取下げ，もしくは実施日の変更を行う場合には，「対面助言申込書取下願」に必要事項を記入し，総合機構へ電子メールで連絡する。実施日の変更を行う場合は，一旦，「対面助言申込書取下願」を提出した後，再度申込みを行う。なお，対面助言準備面談の取下げについては，手数料の還付は行われない。

（イ）　総合機構側の都合により，対面助言準備面談の中止又は実施日の変更が生じた場合には，速やかに電話で連絡がある。なお，実施日の変更を行う場合又は実施日の変更がやむを得ないものと総合機構が認めた場合は，「対面助言申込書取下願」を提出する必要はない。

6)　対面助言準備面談の実施

（ア）　対面助言準備面談は原則として毎週水曜日に行われる。

（イ）　面談時間は，1件当たり30分。

（ウ）　面談人数は，1件当たり原則として5名以内。

7)　その他留意事項

（ア）　対面助言準備面談は，原則として一つの対面助言に対するものとなる。なお，対面助言準備面談及び対面助言に関する大きな論点の整理等については，全般相談を活用すること。

（イ）　対面助言準備面談を行った日から，1年以内に対面助言に進むこと。1年を超えた場合，改めて対面助言準備面談を申し込むこと。

（ウ）　対面助言準備面談終了後，面談実施部より準備面談終了証を受領すること。また，対面助言準備面談をWeb会議で行う場合は，相談担当部署より準備面談終了証が郵送されるため，送付先住所等を記入した封筒（A4サイズが入るもので，簡易書留，レターパック等の送付記録が残るもの）を，相談担当者宛てに郵送すること。封筒には，朱書きで「準備面談終了証送付用の封筒在中」と記載すること。

（4）対面助言のうち治験相談等

1)　対面助言の日程調整

対面助言を希望する場合，対面助言の実施日を調整するため，「医療機器，体外診断用医薬品対面助言申込書」の表題部分を「体外診断用医薬品対面助言日程調整依頼書」に，備考欄の下の「上記により対面助言を申し込みます。」を「上記により対面助言の日程調整を依頼します。」と修正し，対面助言希望日時を備考欄に記入するとともに，必要事項を記入し，対面助言準備面談時に発行された準備面談終了証の写しがある場合は，当該写しと併せて総合機構に電子メールで提出する。

なお，評価相談を申込む場合で，既にプロトコル相談を受けたものにあっては，プロトコル相談記録の１枚目の写し等も提出すること。

2)　対面助言の日程等の通知

総合機構の担当者より実施日時，場所等が確定した段階で，相談者に電子メールで連絡される。

3)　対面助言手数料の払込みと対面助言の申込み

（ア）　上記の電子メールを受信した日の翌日から起算して15勤務日以内又は資料搬入日のいずれか早い期日までに，当該対面助言の区分の手数料を市中銀行等から振り込んだ上で，評価相談にあってはプロトコル相談記録の写し等（該当する場合のみ）と「医療機器，体外診断用医薬品対面助言申込書」に必要事項を記入し，振込金受取書等の写しを添付の上，電子メールで総合機構に提出する。治験相談等について準備面談が終了している場合は，対面助言準備面談時に発行された準備面談終了証（原本）を郵送又は持参により総合機構に提出する。

なお，手数料の振込みについては上記電子メールの受信後，相談区分を確認の上，振り込むこと。

（イ）「医療機器，体外診断用医薬品対面助言申込書」の提出の際，同申込書の「相談内容の概略」欄の記入内容について枠内に収まらない場合は，当該枠内には１～5行程度に要点を整理した簡単な概略（相談事項の箇条書き等テキストのみ。図表は除く）とした上で，「詳細は別紙（　）のとおり」とすること。

4)　対面助言の資料

相談資料の種類は，相談担当部が指定した電子ファイル又は紙媒体のどちらか又は両方とする。また，相談担当部が指定する部数（CD又はDVDの場合，セット数）の資料を対面助言実施予定日の３週間前（体外診断用医薬品開発前相談にあっては２週間前）の月曜日午後３時までに，以下の方法により，総合機構へ提出する。

（ア）　電子ファイル

・電子媒体（CD又はDVD）の郵送又は持参による提出

・申請電子データシステム（ゲートウェイシステム）を利用したオンライン提出

（イ）　紙媒体

・郵送又は持参による提出

相談を受けるに当たって事前見解を必要とする場合にあっては，対面助言実施予定日の５週間前の月曜日午後３時までに，同様に提出する（ただし，体外診断用医薬品開発前相談及び体外診断用医薬品IDATEN届出前相談を除く）。また，優先的な相談品目の優先対面助言では，原則として対面助言日程調整依頼書の提出日と同日（午後

3時まで）となる。なお，資料の提出部数については，対面助言準備面談における打ち合わせ内容を考慮し，上記2）の電子メール送信時に併せて連絡される。提出された資料は，原則として総合機構において廃棄処理されるが，返却の希望がある場合は，事前に申し出ること。

5)　対面助言の資料に盛り込む内容

より的確な助言を得るために，相談申込み者が総合機構の助言を得たい内容を明確に記載し，その相談内容に対する相談者の見解と，判断根拠も併せて記載することに加え，各相談区分に応じ実施要綱に記載されている内容を，対面助言の資料に盛り込むことが望ましい。

6)　対面助言の取下げ，日程変更

（ア）　対面助言の申込み後，その実施日までに，申込者の都合で，取下げを行う場合には，「対面助言申込書取下願」に必要事項を記入し，総合機構に提出する。優先的な相談品目の優先対面助言において，対面助言日程調整依頼書の提出後，申込みの前に取り下げることになった場合は，一旦，申込みを行ってから，「対面助言申込書取下願」を提出する。優先的な相談品目の優先対面助言以外の対面助言では，「対面助言申込書取下願」と併せて「医薬品等審査等手数料還付請求書」に必要事項を記入の上提出した場合は，手数料の半額が還付される。優先的な相談品目の優先対面助言については，手数料の還付は行われない。

（イ）　申込者の都合で実施日の変更を行う場合は，一旦，「対面助言申込書取下願」を提出し，再度申込みを行う。併せて「医薬品等審査等手数料還付請求書」に必要事項を記入の上提出した場合は，手数料の半額が還付される。優先的な相談品目の優先対面助言については，手数料の還付は行われない。

（ウ）　総合機構側の都合で実施日の変更を行う場合や，実施日の変更がやむを得ないものと総合機構が認めた場合は，「対面助言申込書取下願」を提出する必要はない。

（エ）　取下げる場合であっても，総合機構がやむを得ないものとして認めた場合は，手数料の全額が還付される。

7)　対面助言の実施

（ア）　対面助言実施日の前日までに，出席者人数，相談者側専門家又は外国人の出席の有無（通訳出席の有無を含む。），プレゼンテーションの際に使用する機材について，総合機構の担当者に連絡する。また，総合機構担当者から事前照会が行われる場合がある。なお，出席人数については，会議室の広さとの関係上，1相談につき15名以内とする。

（イ）　対面助言当日は，総合機構受付で対面助言の予約がある旨を伝えて，その案内に従う。

（ウ）　対面助言においては，相談事項の概略について20分程度のプレゼンテーションを行った後，相談が実施される。プレゼンテーション用資料の写しについては，1週間前まで（遅くとも前々日まで）に相談担当者に電子メール等により提出する。

8)　対面助言記録の伝達

対面助言が終了した後には，相談者に内容を確認の上，総合機構において記録を作成し，相談者に伝達される。

（５）対面助言のうち簡易相談

1)　簡易相談の区分及び内容

①　個別の承認申請品目に係る相談で承認申請データの評価を伴わない簡易なものが対象となる。具体的な相談内容は，以下のとおり。

（ア）　新規申請又は一部変更申請の該当性（外観，形状，使用目的，仕様等から判断できるものに限る。）に関するもの

（イ）　１品目として承認がとれる範囲に関するもの

②　記載整備，MF に関する内容

③　応じることができない相談内容

（ア）　許可に関するもの

（イ）　表示又は広告に関するもの

（ウ）　体外診断用医薬品への該当性に関するもの

（エ）　臨床試験の実施の必要性の判断に関するもの

（オ）　申請区分の確認に関するもの

（カ）　個別の試験結果や試験結果の妥当性の確認など事前審査にあたるもの

※（ア）～（ウ）は，都道府県に相談するとよい。

（エ）～（カ）は，全般相談にて相談区分を総合機構に相談するとよい。

2)　簡易相談の実施方法

簡易相談は，以下の場所で総合機構と接続したテレビ会議システムを利用することができる。

（ア）　総合機構関西支部

（イ）　一般社団法人富山県薬業連合会

3)　簡易相談の実施日

簡易相談の実施日は，原則として以下のとおりであり，その日が祝日にあたる場合は休みとし，順延は行われない。

・木曜日　10:30～17:00

・金曜日　10:30～17:00

4)　簡易相談に際しての留意事項

（ア）　相談する内容は１相談当たり 30 分以内に収まる範囲とし，対面助言申込書の相談内容はできる限り具体的かつ簡潔に記載すること。

（イ）　対面助言申込書に記載した以外の相談事項には，原則として，指導及び助言は行われない。

（ウ）　簡易相談の際に相談者側で出席する人数は，会議室の広さとの関係上，１相談につき３名以内とする。

5)　簡易相談の予約依頼方法

（ア）　簡易相談を希望する場合，簡易相談の実施日を調整するため，相談の区分に応じ，「対面助言申込書（簡易相談）」の表題部分を「対面助言予約依頼書（簡易相談）」と書き換え，簡易相談希望日時を相談希望日欄に記入するとともに，必要事項を記入し，総合機構に電子メールで提出する。簡易相談の実施日のうち，特に都合が悪い時間帯があれば，備考欄に記入する。

（イ）　予約受付は，原則として簡易相談の実施日の２週間前の水曜日 13:30～15:00 に行われる。なお，予約受付日が祝日に当たる場合は，水曜日の直前の勤務日の 13:30～15:00 に受け付けられる。

（ウ）　同一の簡易相談区分において，同日に複数の予約はできない。
（エ）　書面による助言等，相談方法に希望がある場合は，「対面助言予約依頼書（簡易相談）」に，書面による助言を希望する等，その旨を記入する。

6)　簡易相談予約時間の決定方法
（ア）　簡易相談の予約決定は，電子メールの受信順となる。
（イ）　簡易相談の枠を超えた場合は，次週に繰り越すことはしないので，再度申し込むこと。

7)　簡易相談予約の決定の連絡，簡易相談申込書の提出
（ア）　総合機構から，簡易相談実施の可否について電子メールで連絡がある。
（イ）　簡易相談実施の可否の連絡を受けた日の翌日から起算して3勤務日以内に，当該簡易相談の区分の手数料を市中銀行等から振り込んだ上で，「対面助言申込書（簡易相談）」に必要事項を記入し，振込金受取書等をスキャニングした電子ファイルを添付の上，総合機構に電子メールで提出する。

8)　簡易相談の取下げ及び日程変更
（ア）　申込者の都合により簡易相談を取下げ，日程変更を行う場合には，「対面助言申込書取下願」に必要事項を記入し，総合機構に電子メールで提出する。なお，簡易相談の取下げについては，手数料は還付されない。
（イ）　総合機構側の都合により，簡易相談の中止又は簡易相談の実施日の変更が生じた場合には，電話で連絡がある。
（ウ）　総合機構側の都合で実施日の変更を行う場合又は実施日の変更がやむを得ないものと総合機構が認めた場合は，「対面助言申込書取下願」を提出する必要はない。

9)　簡易相談結果要旨の確認
（ア）　簡易相談結果要旨について確認を希望する場合は，「簡易相談結果要旨確認依頼書」に必要事項を記入し，簡易相談の実施日の翌日から起算して5勤務日以内に電子メールで総合機構へ提出する。なお，「簡易相談結果要旨確認依頼書」の「相談結果の要旨」欄の記入については，「対面助言申込書（簡易相談）」の「相談内容」欄に総合機構からの回答を記入したものを提出することをもって代えることができる。
（イ）「簡易相談結果要旨確認依頼書」の「相談結果の要旨」欄を確認した結果については，当該確認依頼書を受領した日の翌日から起算して10勤務日後を目途に，電子メールにて総合機構から連絡がある。

（6）対面助言のうち変更届出事前確認簡易相談

1)　変更届出事前確認簡易相談の区分及び内容

①変更計画の確認後に変更計画を変更しようとする場合，②変更計画の確認後に，通常の製造販売承認事項一部変更承認や製造販売承認事項軽微変更届出があった場合，確認済みの変更計画について変更計画確認事項一部変更確認申請が必要か，変更計画確認事項軽微変更届が必要かについて，データの評価を伴わない簡易なものについて判断を行う。なお，前述「(5) 対面助言のうち簡易相談」の範囲に該当する内容については応じることができない。

2)　変更届出事前確認簡易相談の回答方法

原則，総合機構より電子メールにて，申込み受付日から2週間を目途に回答される。

3)　変更届出事前確認簡易相談に際しての留意事項

（ア）　対面助言申込書の相談内容はできる限り具体的かつ簡潔に記載すること。

（イ）　対面助言申込書に記載した以外の相談事項には，原則として，指導及び助言は行われない。

4)　変更届出事前確認簡易相談の申込み方法

相談を希望する場合，当該相談区分の手数料を振り込んだ上で，「対面助言申込書（医療機器・体外診断用医薬品変更届出事前確認簡易相談）」に必要事項を記入し，振込金受取書等をスキャニングした電子ファイルを添付の上，電子メールで総合機構に提出する。

5)　変更届出事前確認簡易相談の取下げ

（ア）　申込者の都合により相談を取り下げる場合には，「対面助言申込書取下願」に必要事項を記入し，総合機構に電子メールで提出する。なお，簡易相談の取下げについては，手数料は還付されない。

（イ）　総合機構側の都合により，相談を中止する場合には，電話で連絡がある。この場合は「対面助言申込書取下願」を提出する必要はない。

（7）対面助言のうち認証基準該当性簡易相談

1)　認証基準該当性簡易相談の区分及び内容認証基準への該当性の判断を行う。事前に登録認証機関に認証基準該当性を相談し，判断困難とされた品目が対象となる。なお，前述「(5) 対面助言のうち簡易相談」の範囲に該当する内容については応じることができない。

2)　認証基準該当性簡易相談の実施方法

以下の場所で総合機構と接続したテレビ会議システムを利用することができる。

（ア）　総合機構関西支部

（イ）　一般社団法人富山県薬業連合会

3)　認証基準該当性簡易相談の実施日の決定

簡易相談の実施日は，原則として毎週木曜日及び金曜日の10:30～17:00であり，その日が祝日にあたる場合は休みとし，順延は行わない。

4)　認証基準該当性簡易相談に際しての留意事項

（ア）　相談する内容は1相談当たり30分以内に収まる範囲とし，対面助言申込書の相談内容はできる限り具体的かつ簡潔に記載すること。

（イ）　対面助言申込書に記載した以外の相談事項には，原則として，指導及び助言は行われない。

（ウ）　簡易相談の際に相談者側で出席する人数は，会議室の広さとの関係上，1相談につき3名以内とする。

5)　認証基準該当性簡易相談の予約依頼方法

（ア）　簡易相談を希望する場合，簡易相談の実施日を調整するため，相談の区分に応じ，「対面助言申込書（簡易相談）」の表題部分を「対面助言予約依頼書（認証基準該当性簡易相談）」と書き換え，簡易相談希望日時を相談希望日欄に記入するとともに，必要事項を記入し，総合機構に電子メールで提出する。必要事項には実施要綱に記載されている内容を含めること。なお，簡易相談の実施日のうち，特に都合が悪い時間帯があれば，備考欄に記入する。

（イ）　予約受付は，原則として簡易相談の実施日の4週間前の水曜日13:30～15:00

に行われる。なお，予約受付日が祝日に当たる場合は，直前の勤務日の13:30～15:00に受け付けられる。

（ウ） 同一の簡易相談区分において，同日に複数の予約はできない。

（エ） 書面による助言等，相談方法に希望がある場合，（ア）で作成した「対面助言予約依頼書（認証基準該当性簡易相談）」に，書面による助言を希望する等，その旨を記入する。

6) 認証基準該当性簡易相談予約時間の決定方法

（ア） 簡易相談の予約決定は，電子メールの受信順となる。

（イ） 簡易相談の枠を超えた場合は，次週に繰り越すことはしないので，再度申し込むこと。

7) 認証基準該当性簡易相談予約の決定の連絡，申込書の提出

（ア） 総合機構から，簡易相談実施の可否について電子メールで連絡がある。

（イ） 簡易相談実施の可否の連絡を受けた日の翌日から起算して3勤務日以内に，当該簡易相談の区分の手数料を市中銀行等から振り込んだ上で，「対面助言申込書（認証基準該当性簡易相談）」に必要事項を記入し，振込金受取書等をスキャニングした電子ファイルを添付の上，電子メールで総合機構に提出する。

8) 認証基準該当性簡易相談の取下げ及び日程変更

（ア） 申込者の都合により簡易相談を取り下げ，日程変更を行う場合には，「対面助言申込書取下願」に必要事項を記入し，総合機構に電子メールで提出する。なお，簡易相談の取下げについては，手数料は還付されない。

（イ） 総合機構側の都合により，簡易相談の中止又は簡易相談の実施日の変更が生じた場合には，電話で連絡がある。

（ウ） 総合機構側の都合で実施日の変更を行う場合又は実施日の変更がやむを得ないものと総合機構が認めた場合は，「対面助言申込書取下願」を提出する必要はない。

9) 認証基準該当性簡易相談結果要旨の確認

（ア） 簡易相談結果要旨について確認を希望する場合は，「簡易相談結果要旨確認依頼書」に必要事項を記入し，簡易相談の実施日の翌日から起算して5勤務日以内に電子メールで総合機構へ提出する。なお，「簡易相談結果要旨確認依頼書」の「相談結果の要旨」欄の記入については，「対面助言申込書（認証基準該当性簡易相談）」の「相談内容」欄に簡易相談における総合機構からの回答を記入したものを提出することをもって代えることができる。

（イ）「簡易相談結果要旨確認依頼書」の「相談結果の要旨」欄を確認した結果については，当該確認依頼書を受領した日の翌日から起算して10勤務日後を目途に，電子メールにて総合機構から連絡がある。

（8）対面助言等におけるWeb会議システム利用

対面助言等においては，面会形式，Web会議形式，又はその両方を組み合わせて実施される。Web会議は，原則総合機構を主催者として総合機構が指定するWeb会議システムにより実施される。Web会議を利用する際は，事前に「Web会議による対面助言等の実施に関する基本確認事項」（以下「Web会議基本確認事項」という。）を提出する。

1) 対象相談の申込み手続きに日程調整依頼書，質問申込書又は予約依頼書の提出があ

る場合

（ア）　日程及び実施形式の調整

相談申込者は，対象相談の日程調整依頼書，質問申込書又は予約依頼書に，希望する実施形式を記載する。Web 会議形式を希望する場合は，Web 会議基本確認事項に必要事項を記入した上で，対象相談の日程調整依頼書，質問申込書又は予約依頼書と併せて総合機構に提出する。日程調整依頼書，質問申込書又は予約依頼書に希望する実施形式の記載がない場合は，面会形式の実施を希望するものとして取り扱われる。なお，実施形式は，相談申込者の希望を踏まえて総合機構が決定する。

（イ）　調整結果の連絡

・受付部署からの案内送付がある相談（有料の相談）

対面助言等における Web 会議システムの利用の可否は，対象相談の日程調整結果と併せて総合機構より相談申込者に連絡される。

・受付部署からの案内送付がない相談（無料の相談）

無料の事前面談，全般相談等の受付部署からの案内の送付がない相談区分においては，相談等を実施する審査部等担当者（以下「相談担当部担当者」という。）より Web 会議システムの利用の可否が相談申込者に連絡される。

（ウ）　対象相談の日程調整依頼書，質問申込書又は予約依頼書の提出後に Web 会議システムの利用を希望又は利用が予定される場合

対象相談の日程調整依頼書，質問申込書又は予約依頼書の提出時には，Web 会議システムの利用を希望しなかった場合であって，（イ）の調整結果の連絡を受けた後に利用を希望する場合は，Web 会議基本確認事項を相談担当部担当者宛に提出する。Web 会議システムの利用の可否は，相談担当部担当者より相談申込者に連絡される。

また，Web 会議システムの利用希望の有無によらず，総合機構との調整の結果，Web 会議システムの利用が予定される場合も Web 会議基本確認事項を相談担当部担当者宛に提出すること。

2)　対象相談の申込み手続きに日程調整依頼書，質問申込書又は予約依頼書の提出がない場合

（ア）　日程及び実施形式の調整

面談の実施がある場合，対象相談の申込み前又は申込み後に実施する相談担当部担当者との打ち合わせにおいて，日程及び実施形式を調整する。Web 会議形式で実施する場合は，Web 会議基本確認事項を相談担当部担当者宛に提出する。対象相談の申込み時点で Web 会議利用が予定されている場合は，対象相談の申込書と併せて総合機構に提出することも可能である。なお，実施形式は，相談申込者の希望を踏まえて総合機構が決定する。

（イ）　調整結果の連絡

相談担当部担当者より相談申込者に連絡される。

第4章　GVP, QMS, QMS体制省令について

Ⅰ．GVP省令

1. GVP省令の概要

構成

製造販売業者の遵守事項として「医薬品，医薬部外品，化粧品，医療機器及び再生医療等製品の製造販売後安全管理の基準に関する省令」（平成16年9月22日厚生労働省令第135号。以下「GVP省令」という。）が公布され，その後，数回の改正が行われている（直近の改正は令和3年1月29日）。その省令の構成は次のとおりである。

第一章　総則
　第 1 条　（趣旨）
　第 2 条　（定義）
第二章　第一種製造販売業者の製造販売後安全管理の基準
　第 3 条　（総括製造販売責任者の業務）
　第 4 条　（安全確保業務に係る組織及び職員）
　第 5 条　（製造販売後安全管理業務手順書等）
　第 6 条　（安全管理責任者の業務）
　第 7 条　（安全管理情報の収集）
　第 8 条　（安全管理情報の検討及びその結果に基づく安全確保措置の立案）
　第 9 条　（安全確保措置の実施）
　第 9 条の 2　（医薬品リスク管理）
　第 9 条の 3　（医療機器等リスク管理）
　第10条　（市販直後調査）
　第10条の 2　（準用）
　第11条　（自己点検）
　第12条　（製造販売後安全管理に関する業務に従事する者に対する教育訓練）
第三章　第二種製造販売業者の製造販売後安全管理の基準
　第13条　（安全確保業務に係る組織及び職員）
　第14条　（準用）
第四章　第三種製造販売業者の製造販売後安全管理の基準
　第15条　（準用）
第五章　雑則
　第16条　（安全確保業務に係る記録の保存）

処方箋医薬品を製造販売する者は第一種医薬品製造販売業を，その他の医療用医薬品及び一般用医薬品を製造販売する者は第二種医薬品製造販売業を，体外診断用医薬品を製造販売する者は体外診断用医薬品製造販売業を取得しなければならない。体外診断用医薬品の製造販売業者には，GVP省令のうち第二種製造販売業者の基準である第一章，第三章及び第五章が適用される。

準用

第二種製造販売業における具体的な製造販売後安全管理の基準は，GVP省令第三章に規定されており，第二種製造販売業における「安全確保業務に係る組織及び職員」の規定（第13条）に加え，第二章の第一種製造販売業における製造販売後安全管理の基準第3条及び第5条から第12条の規定（一部を除く）を準用するとされている。**（第14条）**

したがって，実際には第二種製造販売業における具体的な製造販売後安全管理の基準は第二章第3条及び第5条から第12条及び第三章第13条の規定を参照することになり，体外診断用医薬品製造販売業も同様である。ただし，第一種製造販売業に求められる要件のうち，次の要件は第二種製造販売業については規定されていない。

相違点

1)　安全管理統括部門の設置

安全管理統括部門の設置は，第一種製造販売業者には規定されているが，第二種製造販売業者には規定されていない。

2)　安全管理責任者の資格要件

第一種製造販売業者には安全管理責任者の資格要件として，3年以上の実務経験が規定されているが，第二種製造販売業者には規定されていない。

3)　安全管理実施責任者の設置

第一種製造販売業者には規則第97条各号に定める安全確保業務（委託可能な安全確保業務）の全部又は一部を安全管理責任者以外の者に行わせる場合は，安全管理実施責任者の設置を規定しているが，第二種製造販売業者には規定されていない。そのため，第5条及び第7条から第10条において安全管理実施責任者に関わる事項は除外されている。

4)　市販直後調査

第一種製造販売業者の製造販売後安全管理業務で義務付けられている“市販直後調査”に関する手順書作成が除外されている。

なお，GVP省令では第二種製造販売業者がこれらの実施を自主的に行うことを妨げていない。

2. 安全管理責任者の業務

第二種製造販売業者は，GVP省令に基づき次の資格要件を満たす安全確保業務実施の責任者である安全管理責任者を設置し，次の業務を行わせなければならない。

〈資格要件〉**（GVP省令第13条第2項）**

1)　安全確保業務を適正かつ円滑に遂行する能力を有する者であること。

2)　医薬品等の販売に係る部門に属する者でないことその他安全確保業務の適正かつ円滑な遂行に支障を及ぼすおそれがない者であること。

〈安全管理責任者の業務〉**（GVP省令第14条における第6条の準用規定）**

1)　安全確保業務を統括すること。

2)　安全確保業務が適切かつ円滑に行われているか確認し，その記録を作成し，保存すること。

3)　安全確保業務について必要があると認めるときは，総括製造販売責任者に対し文書により意見を述べ，その写しを保存すること。

その他，安全管理責任者が行う個別具体的な業務は，GVP 省令各条に規定している。

3. 総括製造販売責任者の業務

第二種製造販売業者は，総括製造販売責任者に製造販売後安全管理に係る次の業務を行わせなければならない。

〈総括製造販売責任者の業務〉**（GVP 省令第 14 条における第 3 条及び第 9 条の準用規定）**

1)　安全管理責任者を監督すること。

2)　安全管理責任者の意見を尊重すること。

3)　安全管理責任者と，品質保証責任者（体外診断用医薬品においては，国内品質業務運営責任者）その他必要な責任者との密接な連携を図らせること。

4)　安全管理責任者からの安全確保措置案等の報告を受け，その報告を適正に評価し，安全確保措置を決定するとともに，それらの記録を作成し，保存すること。

また，安全確保措置を安全管理責任者に行わせる場合は，安全管理責任者に対し文書により必要な指示を行い，これを保存すること。

なお，あらかじめ次項の GVP 手順書に定めることにより，総括製造販売責任者は，安全管理責任者に安全確保措置を行わせることができる。

第一種製造販売業者が医薬品リスク管理又は医療機器等リスク管理（以下「医薬品等リスク管理」という。）を行う場合にあっては，当該医薬品等リスク管理が適切に行われるよう，製造販売後調査等管理責任者（医薬品の製造販売後の調査及び試験の実施の基準に関する省令（平成 16 年厚生労働省令第 171 号）第 4 条第 1 項又は医療機器の製造販売後の調査及び試験の実施の基準に関する省令（平成 17 年厚生労働省令第 38 号）第 4 条第 1 項に規定する製造販売後調査等管理責任者をいう。以下同じ。）との相互の密接な連携を図ること。**（GVP 省令第 3 条第 4 項）**

4. 体外診断用医薬品GVP 手順書

体外診断用医薬品を製造販売する第二種製造販売業者は，GVP 省令に従って「第二種医薬品製造販売業・製造販売後安全管理業務手順書」（以下，GVP 手順書という。）を作成し，GVP 手順書に従って，製造販売後安全管理業務を実施しなければならない。

なお，（一社）日本臨床検査薬協会は「体外診断用医薬品　製造販売後安全管理業務手順書モデル」を作成し公開しているので，本手順書モデルを参考とし，医薬品医療機器法を遵守し，各社の業態・実態に合わせて手順書を作成されたい。**（付録 2）**

第二種製造販売業における製造販売後安全管理に関する規定の概要を図示すると，概ね図のようになる。

関連通知　GVP 省令の遵守に当たっては，医薬食品局長通知「医薬品，医薬部外品，化粧品，医療機器及び再生医療等製品の製造販売後安全管理の基準に関する省令等の施行について」（平成 26. 8. 12 薬食発 0812 第 4 号）を参照されたい。

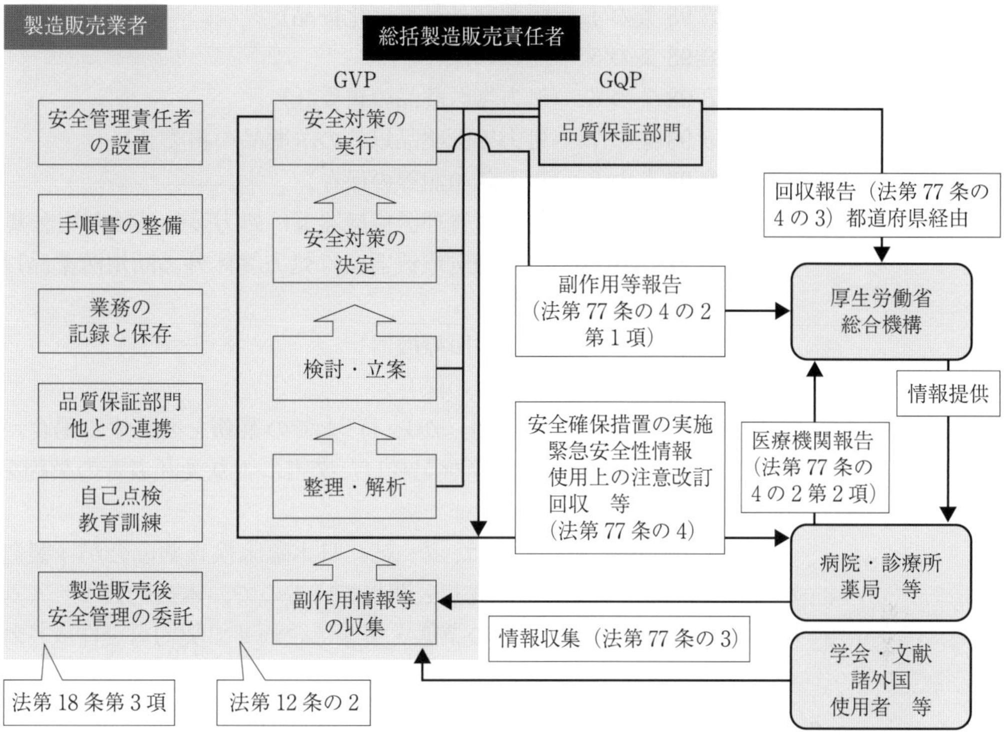

図　第二種製造販売業における製造販売後安全管理に関する規定の概要

5. 製造販売後安全管理に係る業務の委託

法第 23 条の 2 の 15 第 3 項の規定により，体外診断用医薬品の製造販売業者は，製造販売後安全管理に係る業務のうち，厚生労働省令で定めるものについて，厚生労働省令で定めるところにより，その業務を適正かつ確実に行う能力のある者に委託することができる。

委託可能な範囲

製造販売業者が委託できる製造販売後安全管理に関する業務の範囲については以下のとおりに規定されている。**（規則第 114 条の 59）**

1)　安全管理情報の収集
2)　安全管理情報の解析（製造販売業者の責任下で行うべき評価等を含まない。）
3)　安全管理情報の検討結果に基づく必要な措置の実施（添付文書改訂に際しての医療機関に対する情報提供，回収に際しての医療機関からの製品の引き上げ等）
4)　収集した安全管理情報の保存その他の前各号に付帯する業務

再委託

令和元年法改正に伴い改正省令（令和 3 年厚生労働省令第 15 号）が公布され，体外診断用医薬品の製造販売後安全管理業務を受託した製造販売事業者は，他の業者へ再委託できることとなった。なお，製造販売後安全管理業務の受託者が製造販売業を取得していない場合，再委託はできないので注意すること。

委託する方法

製造販売後安全管理に係る業務を委託する方法は取扱う品目の種類に応じて以下のとおりに規定されている。体外診断用医薬品の製造販売後安全管理に係る業務を委託する場合には，規則第 114 条の 61 又は規則第 114 条の 62，及び規則第 114 条の 64 が適用される。なお，委託先での実施方法は基本的に GVP 省令内容と同様である。

規則第 98 条の 2　（処方箋医薬品）
規則第 98 条の 3　（処方箋医薬品以外の医薬品）
規則第 98 条の 4　（医薬部外品又は化粧品）
規則第 98 条の 5　（記録の保存）
規則第 98 条の 6　（処方箋医薬品の再委託）
規則第 98 条の 7　（処方箋医薬品以外の医薬品の再委託）
規則第 98 条の 8　（再委託の記録の保存）
規則第 114 条の 61　（高度管理医療機器又は処方箋体外診断用医薬品）
規則第 114 条の 62　（管理医療機器又は処方箋体外診断用医薬品以外の体外診断用医薬品）
規則第 114 条の 63　（一般医療機器）
規則第 114 条の 64　（記録の保存）

委託契約書

上記の委託可能な範囲の 1）から 4）までの業務を委託する場合，製造販売業者は委託する安全確保業務の範囲等を記載した文書により受託者との契約を締結し，その契約書を保存しなければならない。

契約書の作成にあたっては，（一社）日本臨床検査薬協会が「製造販売後安全確保業務委託契約書モデル」を作成し公開しているので，本契約書モデルを参考とし，医薬品医療機器法を遵守し，各社の業態・実態に合わせて契約書を作成されたい。**（付録 3）**

6. GVP 適合性評価

法第 23 条の 2 に基づく製造販売業の許可申請又は製造販売業許可更新申請に係る GVP 適合性評価は，GVP 省令の個別条項に応じた各項目に対し，評価 A（適合），評価 B（軽度の不備），評価 C（中度の不備），評価 D（不適）の 4 段階で評価される。

総合的な GVP 適合性評価は，上記の各項目の適合性評価を踏まえて，以下のとおりに行われる。

1）　適合　　：個別条項の適合性評価が全て A の場合
2）　概ね適合：個別条項の適合性評価が A と B のみの場合又は B のみの場合
3）　要改善　：個別条項の適合性評価について，C の項目数が全項目数の半数以下であり，その他については A 又は B のみで，D がない場合
4）　不適　　：上記のいずれにも該当しない場合

上記の総合的な GVP 適合性評価結果を踏まえて，法第 23 条の 2 の 2 第 2 号の該当性判断は以下のとおりに行われる。

1）　総合的適合性評価が「適合」の場合
　法第 23 条の 2 の 2 第 2 号に該当しないものであり，許可される。
2）　総合的適合性評価が「不適」の場合
　法第 23 条の 2 の 2 第 2 号に該当するものであり，許可されない。
3）　総合的適合性評価が「概ね適合」又は「要改善」の場合
　ア．製造販売業許可申請時
　　個別条項の適合性評価が A でない事項について，申請者に対して文書により改善が指示され，具体的な改善計画書の提出及び改善完了後に改善結果報告書の提出が求められる。これらの報告書提出後，改善指示事項について改善したことが確認されれば，総合的適合性評価は「適合」として取扱われる。

イ．製造販売業許可更新申請時

a．「概ね適合」の場合

個別条項の適合性評価がAでない事項について，申請者に対して文書により改善が指示され，具体的な改善計画書の提出又は改善完了後に改善結果報告書の提出が求められる。更新に係る製造販売業許可の有効期間内に，適切な改善結果報告書又は具体的な改善計画書の提出をもって，総合的適合性評価を「適合」として取扱って差し支えないとされている。なお，具体的な改善計画書を提出した場合は，改善完了後，速やかに改善結果報告書を提出する。

b．「要改善」の場合

個別条項の適合性評価がAでない事項について，申請者に対して文書により改善が指示され，具体的な改善計画書の提出及び改善完了後に改善結果報告書の提出が求められる。更新に係る製造販売業許可の有効期間内に，指示事項について改善したことが確認されれば，総合的適合性評価は「適合」として取扱われる。

また，個別条項の適合性評価がCの事項について，更新に係る製造販売業許可の有効期間内に改善が完了しない場合には，総合的適合性評価は「不適」として取扱われる。

関連通知

GVPに関する適合性評価の対応に当たっては，「医薬品，医薬部外品，化粧品，医療機器及び再生医療等製品の製造販売後安全管理の基準に関する適合性評価について」（平成26.9.30薬食安発0930第2号）を参照されたい。

7．副作用等報告

法第68条の10第1項の規定により，製造販売業者は製造販売した医薬品等の副作用や感染症によるものと疑われる症例等を知ったときには，その旨を厚生労働大臣に報告しなければならない。副作用等の報告については，規則第228条の20に定められた規定に従って行わなければならない。

なお，体外診断用医薬品の副作用等の報告は医薬品の報告基準を規定している規則第228条の20第1項に準じて取扱われる。

副作用等報告の対応に当たっては，「「医薬品の副作用等の報告について」の一部改正について」（令和3.7.30薬生発0730第8号）及び総合機構のホームページ（http://www.pmda.go.jp/safety/reports/mah/0008.html）を参照されたい。

Ⅱ．QMS省令

1．QMS省令の概要

「医療機器及び体外診断用医薬品の製造管理及び品質管理の基準に関する省令」（以下「QMS省令」という。）が一部改正され，令和3年3月26日より施行となった。改正により，医療機器の品質マネジメントシステムの国際規格であるISO13485：2016との整合が図られることとなった。製造業者は，製品に係る登録製造所における製造管理及び品質管理をQMS省令第83条で準用されるQMS省令の規定に適合したものとし，製造販売業者は，それら登録製造所における管理も含めて，その品質管理監督システムをQMS省令の要求事項に適合したものとする必要がある。

その省令の構成は次のとおりである。

第1章　総則
　第1条　(趣旨)
　第2条　(定義)
　第3条　(適用の範囲)
第2章　医療機器等の製造管理及び品質管理に係る基本的要求事項（ISO13485：2003準拠）
 第1節　通則
　第4条　(適用)
 第2節　品質管理監督システム
　第5条　(品質管理監督システムに係る要求事項)
　第5条の2　(品質管理監督システムの確立)
　第5条の3　(品質管理監督システムの業務)
　第5条の4　(品質管理監督システムの管理監督)
　第5条の5　(外部委託)
　第5条の6　(ソフトウェアの使用)
　第6条　(品質管理監督システムの文書化)
　第7条　(品質管理監督システム基準書)
　第7条の2　(製品標準書)
　第8条　(品質管理監督文書の管理)
　第9条　(記録の管理)
 第3節　管理監督者の責任
　第10条　(管理監督者の関与)
　第11条　(製品受領者の重視)
　第12条　(品質方針)
　第13条　(品質目標)
　第14条　(品質管理監督システムの計画の策定)
　第15条　(責任及び権限)
　第16条　(管理責任者)
　第17条　(内部情報伝達)
　第18条　(管理監督者照査)
　第19条　(管理監督者照査に係る工程入力情報)
　第20条　(管理監督者照査に係る工程出力情報)
 第4節　資源の管理監督
　第21条　(資源の確保)
　第22条　(品質業務従事者の能力)
　第23条　(能力，認識及び教育訓練)
　第24条　(業務運営基盤)
　第25条　(作業環境)
　第25条の2　(汚染管理)

第5節　製品実現
第26条　(製品実現計画)
第27条　(製品要求事項の明確化)
第28条　(製品要求事項の照査)
第29条　(情報等の交換)
第30条　(設計開発)
第31条　(設計開発への工程入力情報)
第32条　(設計開発からの工程出力情報)
第33条　(設計開発照査)
第34条　(設計開発の検証)
第35条　(設計開発バリデーション)
第35条の2　(設計移管業務)
第36条　(設計開発の変更の管理)
第36条の2　(設計開発に係る記録簿)
第37条　(購買工程)
第38条　(購買情報)
第39条　(購買物品等の検証)
第40条　(製造及びサービス提供の管理)
第41条　(製品の清浄管理)
第42条　(設置業務)
第43条　(附帯サービス業務)
第44条　(滅菌医療機器等の製造管理に係る特別要求事項)
第45条　(製造工程等のバリデーション)
第46条　(滅菌工程及び無菌バリアシステムに係る工程のバリデーション)
第47条　(識別)
第48条　(追跡可能性の確保)
第49条　(植込医療機器に係る製品の追跡可能性の確保)
第51条　(製品受領者の物品等)
第52条　(製品の保持)
第53条　(設備及び器具の管理)
第6節　測定，分析及び改善
第54条　(測定，分析及び改善)
第55条　(製品受領者の意見)
第55条の2　(苦情処理)
第55条の3　(厚生労働大臣等への報告)
第56条　(内部監査)
第57条　(工程の監視及び測定)
第58条　(製品の監視及び測定)
第59条　(植込医療機器固有の要求事項)
第60条　(不適合製品の管理)
第60条の2　(出荷前の不適合製品に対する措置)
第60条の3　(出荷後の不適合製品の処理)
第60条の4　(製造し直し)
第61条　(データの分析)

第 62 条 (改善)
第 63 条 (是正措置)
第 64 条 (予防措置)
第 3 章 医療機器等の製造管理及び品質管理に係る追加的要求事項
第 66 条 (品質管理監督システムに係る追加的要求事項)
第 67 条 (品質管理監督文書の保管期限)
第 68 条 (記録の保管期限)
第 69 条 (不具合等報告)
第 70 条 (製造販売後安全管理基準との関係)
第 71 条 (医療機器等総括製造販売責任者の業務)
第 72 条 (国内品質業務運営責任者)
第 72 条の 2 (その他の遵守事項)
第 72 条の 3 (選任外国製造医療機器等製造販売業者等の業務)
第 4 章 生物由来医療機器等の製造管理及び品質管理
第 73 条 (特定生物由来医療機器等製造販売業者等の製造所における業務運営基盤)
第 74 条 (製造管理及び品質管理に係る文書)
第 75 条 (工程管理)
第 76 条 (試験検査)
第 77 条 (教育訓練)
第 78 条 (文書及び記録の管理)
第 79 条 (記録の保管の特例)
第 5 章 放射性体外診断用医薬品の製造管理及び品質管理
第 80 条 (放射性体外診断用医薬品の登録製造所の業務運営基盤)
第 81 条 (放射性体外診断用医薬品の製造及び取扱規則の遵守)
第 5 章の 2 再製造単回使用医療機器の製造管理及び品質管理
第 81 条の 2 (再製造単回使用医療機器製造販売業者等の登録製造所における業務運営基盤)
第 81 条の 2 の 2 (工程管理)
第 81 条の 2 の 3 (試験検査)
第 81 条の 2 の 4 (教育訓練)
第 81 条の 2 の 5 (文書及び記録の管理)
第 81 条の 2 の 6 (再製造単回使用医療機器に係る製品の追跡可能性の確保)
第 6 章 医療機器等の製造業者等への準用等
第 82 条 (輸出用の医療機器等の製造業者の製造管理及び品質管理)
第 83 条 (登録製造所に係る製造業者等の製造管理及び品質管理)
第 84 条 (製造販売業者等による管理)

QMS 省令の適用範囲は以下のとおり。

(1) 全ての製造販売業者は第 2 章及び第 3 章の規定に基づき製品の製造管理及び品質管理を行わなければならない。

(2) 放射性体外診断用医薬品について，製造販売業者は第 2 章及び第 3 章の規定のほか，第 5 章の規定に基づき製品の製造管理及び品質管理を行わなければならない。

（3） 登録製造所に係る製造業者等及び輸出用体外診断用医薬品の製造業者は第2章，第3章及び第5章（放射性体外診断用医薬品の場合）を準用し，製品の製造管理及び品質管理を行わなければならない。ただし以下の条項を除く。
- ・第69条：不具合報告
- ・第70条：製造販売後安全管理基準との関係
- ・第71条：医療機器等総括製造販売責任者の業務
- ・第72条：国内品質業務運営責任者
- ・第72条の2：その他遵守事項
- ・第72条の3：選任外国医療機器等製造販売業者等の業務
- ・製品について行う工程に照らし，適用することが適当でないと認められる規定（登録製造所に係る製造業者等に限る。）

（4） 次の規定は，体外診断用医薬品に対しては非適用である。

第42条　（設置業務）
第49条　（植込医療機器に係る製品の追跡可能性の確保）
第59条　（植込医療機器固有の要求事項）
第67条第1号　（特定保守管理医療機器に係る廃止文書の保管期間）
第68条第1号　（特定保守管理医療機器に係る記録の保管期間）
第72条の2第2項　（一　医療機器の修理業者からの通知の処理）
第72条の2第2項　（二　医療機器の販売業者又は貸与業者における品質の確保）
第72条の2第2項　（三　中古品の販売業者又は貸与業者からの通知の処理）

（5） 法23条の2の5第1項（製造販売の承認）及び法23条の2の23第1項（製造販売の認証）で規定される体外診断用医薬品には第30条～第36条（設計開発の管理）が適用される。

概要

QMS省令で規定されている概要は，次のとおりである。

第2章
- ・品質管理監督システム：品質管理監督システム全体についての要求事項，品質方針，品質目標及び品質管理監督システム基準書等の文書化に関する要求事項，並びに文書管理及び記録の管理に関する要求事項等が規定されている。
- ・管理監督者の責任：品質方針を定めること，品質目標が定められているようにすること，管理監督者照査を実施すること，資源が利用できる体制を確保すること，製品受領者要求事項に適合することの重要性を周知すること等の管理監督者の責任に関する要求事項が規定されている。
- ・資源の管理監督：品質業務従事者，教育訓練等，業務運営基盤及び作業環境など資源の確保及び管理監督に関する要求事項が規定されている。
- ・製品実現：製品実現計画の策定，製品要求事項の明確化，設計開発，購買管理，製造その他製品実現に関する要求事項が規定されている。
- ・測定，分析及び改善：内部監査，工程及び製品の監視及び測定，不適合製品の管理，苦情調査を含む改善，是正措置，予防措置その他監視測定，データ分析及び改善に関する要求事項が規定されている。

第3章
- ・製造管理及び品質管理に係る追加的要求事項：文書及び記録の保管期限，不具合等報告，製造販売後安全管理基準との関係，医療機器等総括製造販売責任者及び

	国内品質業務運営責任者の業務等が規定されている。 第4章 ・特定生物由来医療機器等製造販売業者等の製造所における業務運営基盤が規定されている。 第5章 ・放射性体外診断用医薬品の登録製造所の業務運営基盤が規定されている。 第5章の2 ・再製造単回使用医療機器製造販売業者等の登録製造所の業務運営基盤が規定されている。
要求される文書等	品質管理監督文書には，次のものが含まれうるものであること。 a．販売業等，他の業態の役割に係る文書（第5条第3項） b．品質方針の表明（第6条第1項） c．品質目標の表明（第6条第1項） d．品質管理監督システム基準書（第5条第1項，第6条第2号，第7条第1項） e．手順を規定する文書（以下を参照。）（第6条第3号，第7条1項2号） f．薬事に関する法令の規定により文書化することが求められる事項（第6条第1項第5号） g．製品標準書（第7条第2項） h．業務に従事する部門及び構成員の責任及び権限（第15条第1項） i．品質に影響を及ぼす業務を監督，実施又は検証する人員の相互関係（第22条2項） j．業務運営基盤に係る要求事項（第22条2項） k．業務運営基盤の保守に係る要求事項（第24条第2項） l．作業環境に係る要求事項（第25条第1項）（第25条第2項） m．構成員の健康状態，清浄の程度等に係る要求事項（第25条第3項） n．汚染された製品等の管理に関する実施要領（第25条2第1項） o．滅菌医療機器について，汚染された製品等の管理に関する要求事項（第25条2第2項） p．製品のリスクマネジメントに係る要求事項（第26条第3項） q．製品のリスクマネジメントに係る要求事項（第26条第3項） r．製品実現計画に係る文書（第26条第6項） s．製品要求事項に係る文書（第26条第5項第1号） t．情報等の交換に係る実施要領（第29条第1項） u．設計開発計画に係る文書（第30条第3項，第30条第4項） v．設計開発照査に係る実施要領（第33条第1項） w．設計開発検証に係る実施要領（第34条第1項） x．設計検証の計画に係る文書（第34条第2項） y．設計開発バリデーションに係る実施要領（第35条第1項） z．設計開発バリデーションの計画に係る文書（第34条第2項） aa．購買情報が記載された文書（第38条第4項） ab．製品の清浄及び汚染管理に係る要求事項（第41条第1項） ac．設置業務（検証の受け入れ基準を含む）に係る要求事項（第42条第1項） ad．設置業務（検証の受け入れ基準を含む）に係る要求事項を外部提供する場合

の文書（第42条第2項）
ae.　製品の保持に係る特別な要求事項に係る文書（第52条第2項第2号）
af.　製品受領者要求事項に適合しているかどうかについての情報の入手及び活用に係る方法（第55条第2項）
ag.　苦情処理調査を行わないことの理由に係る文書又は記述（第55条2第2項）
ah.　苦情の処理においてとった全ての修正及び是正措置（第55条2第3項）
ai.　製品の監視及び測定に係る実施要領（第58条第2項）
aj.　是正処置による是正計画，対応，実施結果に係る文書（第63条第2項第4号）
ak.　予防処置による是正計画，対応，実施結果に係る文書（第64条第2項第3号）

また，第3章の追加的要求事項では，以下のとおり文書化が要求されている。なお，国内品質業務運営責任者の業務に係る手順については，第2章の文書中に第3章で要求される内容を記載することでも，別の文書とすることでも，どちらでも差し支えない。ただし，別文書とする場合には，それぞれの文書間で矛盾がないよう適切に規定すること。

・品質管理監督システムを文書化したもの（第66条）
・全ての施設及び関連する登録製造所に対し，当該施設等が製品に関して施行規則第228条の20第1項各号及び第2項各号に掲げる事項を知った場合に当該事項を当該製造販売業者等に通知させるための手順（第69条）
・国内品質業務運営責任者の業務を規定した文書（第72条第2項）
・製造販売業者と関係する施設及び登録製造所との間の実施要領（第72条の2第1項）
・修理業者からの通知の処理に関する手順（第72条2第2項第1号）
・販売業者又は貸与業者における品質の確保に関する手順（第72条2第2項第2号）
・中古の販売業者又は貸与業者からの通知の処理に関する手順（第72条の2第2項第3号）

QMS省令の第2章では，次の手順を確立し，文書化することが要求されており，これらは全て品質管理監督文書に該当することから，適切に管理される必要がある。（第8条）

a．　QMSに使用するソフトウェアの適用のバリデーション（第5条6第1項）
b．　品質管理監督文書の管理（第8条第2項）
c．　記録の管理（第9条第2項）
d．　管理監督者照査（第18条第1項）
e．　教育訓練（第22条第2項）
f．　作業環境（第25条第2項）
g．　製品の設計開発（第30条第1項）
h．　設計開発移管（第35条2第1項）
i．　設計開発変更（第36条第1項）
j．　購買工程（第37条第1項）
k．　製造及びサービス提供の手順，管理方法（第40条第1項）
l．　附帯サービス業務（第43条第1項）

m. 工程バリデーション（第45条第3項）
n. 製造工程等の提供に使用するソフトウェアの適用のバリデーション（第45条第4項）
o. 滅菌工程のバリデーション（第46条第1項）
p. 製品の識別（第47条第1項）
q. 返却製品の識別（第47条第4項）
r. 追跡可能性の確保（第48条第1項）
s. 製品の保持（第52条第1項）
t. 監視及び測定に係る設備及び器具の管理（第53条第2項，第53条第4項）
u. 測定等に使用するソフトウェアの適用のバリデーション（第53条第8項）
v. 製品受領者の意見収集等の仕組みに係る手順（第55条第3項）
w. 苦情処理（第55条2第1項）
x. 厚生労働大臣等への報告（第55条3第1項）
y. 内部監査実施計画の策定及び実施等（第56条第2項）
z. 製品の監視及び測定（第58条第2項）
aa. 不適合製品の処理に係る管理等（第60条第2項）
ab. 通知書の発行及び実施（第60条3第2項）
ac. 製造し直し（第60条の4第1項）
ad. データの分析等（第61条第1項）
ae. 是正措置（第63条第2項）
af. 予防措置（第64条第2項）

作成及び保管することが求められている記録には，次のものが含まれうるものであること。（第9条）

a. 改正QMS省令に適合するため必要な記録（第5条の3第5号）
b. QMSに使用するソフトウェアの適用のバリデーションの結果等（第5条6第4項）
c. 管理監督者照査の結果（第18条第3項）
d. 管理監督者工程出力情報（第20条第1項）
e. 構成員の教育訓練，技能及び経験（第23条第5号）
f. 業務運営基盤の保守業務（第24条第3項）
g. リスクマネジメント（第26条第4項）
h. 製品実現プロセスの結果として製品要求事項を満たしていることを示す記録（第26条第5項第4号）
i. 製品要求事項の照査の結果及びこれに基づき採った措置（第28条第3項）
j. 設計開発に係る工程入力情報（第31条約1項）
k. 設計開発に係る工程出力情報（第32条第4項）
l. 設計開発照査の結果等（第33条第3項）
m. 設計開発の検証の結果及びこれに基づき採った措置（第34条第4項）
n. 設計開発バリデーションの製品選択の根拠（第35条第4項）
o. 設計開発バリデーションの結果等（第35条第9項）
p. 設計開発の移管の結論等（第35条2第2項）
q. 設計開発の変更の照査の結果等（第36条第6項）
r. 購買物品の供給者の評価の結果等（第37条第6項）

s．　購買情報（第 38 条第 4 項）
t．　購買物品の検証（第 39 条第 4 項）
u．　製品の各ロットについての記録（第 40 条第 2 項）
v．　医療機器の設置及び検証（第 42 条第 3 項）
w．　実施した附帯サービス業務（第 43 条第 3 項）
x．　各滅菌ロットについての工程指標値（第 44 条第 1 項）
y．　製造工程等のバリデーション（第 45 条第 7 項）
z．　滅菌工程のバリデーションの結果（第 46 条第 3 項）
aa.　追跡可能性の確保のための識別（第 48 条第 3 項）
ab.　追跡可能性の確保のための識別（第 48 条第 2 項）
ac.　植込医療機器に係る製品の荷受人の氏名及び住所（第 49 条第 4 項）
ad.　製品受領者の物品等の紛失，損傷等の内容（第 51 条第 2 項）
ae.　特別な保管条件（第 52 条第 3 項）
af.　計量の標準が存在しない場合の校正又は検証（第 53 条第 3 項第 1 号）
ag.　調整及び再調整の実施（第 53 条第 3 項第 2 号）
ah.　監視及び測定のための設備及び器具の校正及び検証の結果（第 53 条第 7 項）
ai.　測定等に使用するソフトウェアの適用のバリデーションの結果等（第 53 条第 11 項）
aj.　製品受領者の苦情についての調査（第 55 条 2 第 5 項）
ak.　内部監査結果（第 56 条第 7 項）
al.　製品の監視及び測定結果（第 58 条第 3 項）
am.　出荷可否決定等を行った者（第 58 条第 4 項）
an.　植込医療機器に係る製品の試験検査業務を行った構成員（第 59 条）
ao.　不適合の内容等（第 60 条第 3 項，第 60 条 2 第 4 項，第 60 条 3 第 3 項）
ap.　不適合製品の特別採用を許可した構成員（第 60 条 2 第 3 項）
aq.　製造し直し（第 60 条 4 第 3 項）
ar.　データの分析の結果（第 61 条第 4 項）
as.　是正措置に関する調査結果等（第 63 条 3 項）
at.　予防措置に関する調査結果等（第 64 条 3 項）

追加的要求事項で定められる記録には以下のものが要求される。なお，第 2 章の記録と同じ内容について，重複した記録の作成を求めるものではない。

・製造販売業者，管理監督者その他の当該業務に関して責任を有する者に対し必要な意見を述べた文書の写し（第 71 条第 1 項第 2 号）
・国内に流通させる製品について，市場への出荷の決定をロットごとに行った結果及び出荷先等市場への出荷の記録（第 72 条第 2 項第 3 号）
・国内に流通する製品について，製造方法等の変更により製品の品質に重大な影響を与えるおそれがある場合に管理責任者及び医療機器等総括製造販売責任者に報告した文書（第 72 条第 2 項第 4 号）
・国内に流通する製品について，当該製品の品質等に関する情報（品質不良又はそのおそれに係る情報を含む。）を得たときに，管理責任者及び医療機器等総括製造販売責任者に対して報告した記録（第 72 条第 2 項第 5 号）
・国内に流通する製品の回収の内容を記載した記録及び当該記録を管理責任者及び医療機器等総括製造販売責任者に対して報告した記録（第 72 条第 2 項第 6 号ロ）
・第 72 条第 2 項第 3 号から第 6 号に掲げるもののほか，国内の品質管理業務の遂

行のために必要があると認めたときに管理責任者及び医療機器等総括製造販売責任者に報告した文書（第72条第2項第7号）
・国内の品質管理業務の実施に当たり，必要に応じ，関係する登録製造所に係る製造業者又は医療機器等外国製造業者，販売業者，薬局開設者，病院及び診療所の開設者その他関係する者に対し実施した連絡又は指示の文書（第72条第2項第8号）
・GVP省令第2条第2項に規定する安全確保措置に関する情報を，安全管理統括部門（安全確保業務の統括に係る部門）へ報告した文書（第72条第2項第9号）
・国内品質業務運営責任者があらかじめ指定した者が行った市場への出荷の可否の決定に関する記録及び当該記録を国内品質業務運営責任者に対して報告した文書（第72条第4項）

QMS省令の遵守に当たっては，「医療機器及び体外診断用医薬品の製造管理及び品質管理の基準に関する省令の一部改正について」（令和3.3.26薬生監麻発0326第4号）その他係る通知を参照されたい。

Ⅲ．QMS体制省令

1．QMS体制省令の概要

1） 構成

体外診断用医薬品及び医療機器の製造販売業許可要件として「医療機器又は体外診断用医薬品の製造管理又は品質管理に係る業務を行う体制の基準に関する省令」（平成26年8月6日厚生労働省令第94号。以下「QMS体制省令」という。）が一部改正され，令和3年3月26日に施行された。改正により，製品に係る製造販売業者は，QMS省令第5条第1項及び第2項の規定による品質管理監督システムの文書化及びその実効性の維持並びにQMS省令で文書化を求められている全ての要求事項，手順，活動又は実施要領の確立，実施及び維持のために必要な組織の体制を整備する必要がある。

2） 概要

「医療機器又は体外診断用医薬品の製造管理又は品質管理に係る業務を行う体制の基準に関する省令について」（平成26年9月11日付薬食監麻発0911第1号厚生労働省医薬食品局監視指導・麻薬対策課長通知）「4．調査の方法」については，以下のとおり定められた。

（1） 医療機器等製造販売業者によるQMS省令の規定を遵守するために必要な組織の体制の整備については，QMS省令第6条の規定により品質管理監督システムの確立等のために必要な文書等が作成されていること，同令第7条の規定する品質管理監督システム基準書に，品質管理監督システムの範囲，作成した手順等の概要，文書の体系等が適切に記載されていること，同令第7条の2の規定により製品標準書が作成されていること，これらの品質管理監督文書が同令第８条の規定に基づき適切な手順で作成されていること及び同令第９条の規定により記録を適切に保管する手順が整備されていることを確認し，その結果を踏まえ，同令第５条及び第５条の２の規定により，品質管理監督システムが適切な工程管理の下，文書化及びその実効性の維持並びにQMS 省令で文書化を求められている全ての要求事項，手順，活動又は実施要領の確立，実施及び維持するための体制が整備されているかを確認し，体制省令第３条第１項の規定への適合状況を評価するものとすること。なお，許可更新時においては，上記に加え，品質管理監督システムが適切に実施されているかも確認すること。

なお，選任外国製造医療機器等製造販売業者等にあっては，外国製造医療機器等特例承認取得者又は外国指定高度管理医療機器製造等事業者がQMS 省令の規定により行う業務のうち，選任外国製造医療機器等製造販売業者等が実施すべき業務に係る手順等が，適切な文書管理手順に基づき整備され，当該業務による記録が，適切な記録作成手順に基づき作成され，保管される体制が整っているかどうかについて確認し，体制省令第４条第１項又は第２項で準用する同令第３条第１項の規定への適合状況を評価するものとすること。

（２）　医療機器等製造販売業者によるQMS 省令の規定を遵守するために必要な人員の体制の整備については，管理監督者，管理責任者，総括製造販売責任者及び国内品質業務運営責任者が，それぞれの組織における地位，業務を行う能力等の基準に従い適切に任命，配置等されており，製造管理及び品質管理を行う部門が，安全管理を行う部門，販売等を行う部門その他の部門との関係が業務を行う上で支障のないよう規定されているかを，組織図その他の文書により確認するとともに，法，規則及びQMS 省令の規定によりこれらの責任者等が行うべきとされている業務及びその手順が適切に規定されているかどうかについて確認し，体制省令第３条第２項への適合状況を評価するものとする。ただし，選任外国製造医療機器等製造販売業者等にあっては，総括製造販売責任者及び国内品質業務運営責任者について確認し，同令第４条第１項又は第２項で準用する同令第３条第２項の規定への適合状況を評価するものとすること。

（３）　許可権者が，適合状況を確認するために当該基準に掲げるQMS 省令の規定以外の規定に係る手順等を調査することが必要であると認める場合においては，必要な範囲において，これを行うことができるものであること。

関連通知

QMS 体制省令の遵守及びその適合性評価の対応に当たっては，「医療機器又は体外診断用医薬品の製造管理又は品質管理に係る業務を行う体制の基準に関する省令の一部改正について」（令和 3.3.26 薬生監麻発 0326 第８号）を参照されたい。

Ⅱ部 ４章

第5章　卸売販売業許可

1. 総括的事項

医薬品を販売し，授与し，又は販売若しくは授与の目的で貯蔵し，若しくは陳列する業態には，薬局以外に医薬品販売業がある。医薬品販売業については，法の第7章「医薬品，医療機器及び再生医療等製品の販売業等」において規定されており，許可の種類については，店舗販売業，配置販売業及び卸売販売業の3つに分類されている。**(法第24条，法第25条)**

(1) 医薬品販売業の許可の種類

・店舗販売業：要指導医薬品又は一般用医薬品を，店舗において販売し，又は授与する業態

・配置販売業：一般用医薬品を，配置により販売し，又は授与する業態

・卸売販売業：医薬品（体外診断用医薬品を含む。）を，薬局開設者，医薬品の製造販売業者，製造業者若しくは販売業者又は病院，診療所若しくは飼育動物診療施設の開設者その他厚生労働省令で定める者に対し，販売し，又は授与する業態

製薬企業の営業所の中には製品の販売を実際に行っているところもあるが，その多くはプロモーション（宣伝活動）の一環として試用医薬品（サンプル）の提供のみを行い，製品の販売等は専業の卸売販売業者が行っている場合も多い。これらの営業所は，製品の販売を実際に行っているところはもとより，サンプルのみを取り扱うところであっても，医薬品を医療機関等に販売又は授与等を行うわけであるから，営業所ごとに医薬品販売業の許可を受けなければならない。したがって，製薬企業の営業所の大部分は卸売販売業としての規制を受けることになる。また，いわゆる発送センターにおいても実態として医薬品の販売・授与がその場所で行われるところから同様である。

(2) 卸売販売業の販売等の相手方

卸売販売業の販売先は，法第25条（医薬品の販売業の許可の種類）及び規則第138条（卸売販売業における医薬品の販売等の相手方）で規定されている。〈本章末の**表1**参照〉

なお，店舗販売業者に対し，要指導医薬品又は一般用医薬品以外の医薬品を，配置販売業者に対し，一般用医薬品以外の医薬品を販売し，又は授与してはならない。**(規則第158条の2)**

(3) 卸売販売業許可の要件

卸売販売業の許可には一定の要件が求められており，これを満たさない場合には許可されないことがある。なお，卸売販売業の許可は都道府県知事等（都道府県によっては保健所を設置する市又は特別区の市長又は区長に権限移譲されている場合がある。）が行うので，あらかじめ所管課（薬務担当課等）に相談することが望ましい。

1) 卸売販売業の申請者

申請者（申請者が法人であるときは，薬事に関する業務に責任を有する役員を含む。）が次のいずれかに該当するときは許可されないことがある。**（法第34条，法第5条第3号）**

a．法第75条第1項の規定により許可を取り消され，取消しの日から3年を経過していない者

b．法第75条の2第1項の規定により登録を取り消され，取消しの日から3年を経過していない者

c．禁錮以上の刑に処せられ，その執行を終わり，又は執行を受けることがなくなった後，3年を経過していない者

d．医薬品医療機器法，麻薬及び向精神薬取締法，毒物及び劇物取締法その他薬事に関する法令で政令で定めるもの又はこれに基づく処分に違反し，その違反行為があった日から2年を経過していない者

e．麻薬，大麻，あへん又は覚醒剤の中毒者

f．心身の障害により卸売販売業者の業務を適正に行うに当たつて必要な認知，判断及び意思疎通を適切に行うことができない者

g．卸売販売業者の業務を適切に行うことができる知識及び経験を有すると認められない者

2) 構造設備

卸売販売業の営業所の構造設備が厚生労働省令（薬局等構造設備規則）で定める基準に適合しないときは許可されないことがある。**（法第34条，薬局等構造設備規則第3条）**

なお，従来は，同一の場所において薬局等の許可を重複して取得することができないこととされてきたが，卸売販売業については，その業務を行う場所が営業所とされたことから，営業所の場所において，薬局又は店舗販売業の店舗と重複して許可を取得することができる。（平成21.5.8薬食発第0508003号　記の第3－Ⅱ－3）

（ア）　卸売販売業の営業所の構造設備**（薬局等構造設備規則第3条）**

a．換気が十分であり，かつ，清潔であること。

b．当該卸売販売業以外の卸売販売業の営業所の場所，常時居住する場所及び不潔な場所から明確に区別されていること。

c．面積はおおむね100 m^2 以上とし，卸売販売業の業務を適切に行うことができるものであること。ただし，医薬品を衛生的に，かつ，安全に保管するのに支障がなく，かつ，やむを得ないと認められるときは，この限りでない。

d．医薬品を通常交付する場所は60ルクス以上の明るさを有すること。

e．冷暗貯蔵のための設備を有すること。ただし，冷暗貯蔵が必要な医薬品を取り扱わない場合は，この限りでない。

f．鍵のかかる貯蔵設備を有すること。ただし，毒薬を取り扱わない場合は，この限りでない。

なお，放射性医薬品の製造及び取扱規則（昭和36年厚生省令第4号）第1条第1項に規定する放射性医薬品を取り扱う卸売販売業の営業所については，薬局等構造設備規則第1条第2項から第4項までの規定が準用される。

（イ）　卸売販売業の営業所の面積（平成21.6.1薬食発第0601001号）

卸売販売業の営業所の面積については，薬局等構造設備規則第3条第1項第3号の規定により，おおむね100 m^{2}以上が必要とされているところであるが，同号ただし書の規定により，その業態から判断して，医薬品を衛生的に，かつ，安全に保管するのに支障がなく，かつ，やむを得ないと認められる次の3つの場合は，おおむね13.2 m^{2}以上とされている。

・取扱量が小規模の卸（小規模卸）
・特定品目のみを取り扱う卸（特定品目卸）
・製造業者の出張所等でサンプルのみを取り扱う卸（サンプル卸）

①　小規模卸

小規模卸については，当該卸の医薬品の販売高，在庫額，販売品目数等を勘案して都道府県知事により判断されるのであらかじめ確認が必要である。

②　特定品目卸

特定品目卸とは，次に掲げる品目のみを取り扱う卸をいう。

a．製造専用医薬品
b．化学製品等の製造原料である重曹，ブドウ糖，乳糖等の医薬品
c．ワクチン，血液製剤等の生物学的製剤
d．規則第154条第1号の規定に基づき厚生労働大臣が指定する医療の用に供するガス類その他これに類する医薬品
e．規則第154条第2号の規定に基づき厚生労働大臣が指定する歯科医療の用に供する医薬品
f．その他業態からみて品目が特定される医薬品（検査用試薬等の診断用薬，防疫用薬剤等の公衆衛生用薬等）

（ウ）　分置された倉庫等の取扱い（平成21.6.1薬食発第0601001号）

分置された倉庫とは，営業の実態において，ある営業所の医薬品の保管設備として機能している倉庫であって，当該営業所から分置されているものをいうが，その取扱いは次のとおりである。

①　発送センター

いわゆる発送センターについては，「医薬品販売業の店舗（発送センター）について（昭和39.3.30薬発第197号）」に示されているとおり，医薬品の搬入，保管及び搬出が行われ，実体的に医薬品の販売又は授与がそこで行われるものであることから，独立の営業所として販売業の許可が必要である。

なお，同通知において，「単に事務的処理のみを行う場所については，医薬品販売業の許可を受ける必要のある店舗ではない」とされているが，いわゆる発送センターとの関係を十分把握の上，医薬品販売業の許可を受けることが必要であるとされた。この場合において，発送センターと単に事務的処理のみを行う場所が営業所として機能的一体性を損なわず，かつ，医薬品営業所管理者による医薬品の保管管理が適切に行われることが可能であるときは，単に事務的処理のみを行う場所を独立の営業所として医薬品販売業の許可を受ける必要はないとされている。

②　単なる倉庫

発送センター以外の分置された倉庫については，単なる倉庫として捉え，それ自体を独立の営業所としての販売業の許可に係らしめることなく，主たる営業所の一部として取り扱われる。したがって，分置された倉庫の面積は，当該営業所の医薬品の保管設備の面積に加えられるものであるが，この場合の主たる営業所の面積はおおむね13.2 m^2 以上が必要である。

また，この場合の分置の認められる範囲については，営業所としての機能的一体性を損なわず，かつ，医薬品営業所管理者による医薬品の保管管理が適切に行われることが可能である場合に限られるものであることから，分置された倉庫の主たる営業所からの距離については，両者が同一敷地内又は近接地にあることを原則とするとともに，他の都道府県への倉庫の分置については，監視上問題があると考えられることから，認められていない。

分置された倉庫を有する営業所が新たに卸売販売業の許可申請を行う場合には，許可申請書の「営業所の構造設備の概要」欄に当該分置された倉庫を有する旨及びその所在地を記載するとともに，その平面図を当該申請書に添付する。既に許可を受けている卸売販売業の営業所について新たに分置された倉庫を設ける場合には，当該倉庫の平面図を添付した変更届を提出する。

③　貸倉庫等

貸倉庫等の利用については，医薬品の管理そのものを倉庫業者に委ねることとなる場合には，適切な保管管理が期し得ないので，認められていない。

(4) 医薬品営業所管理者の義務，卸売販売業者の遵守事項

1)　医薬品営業所管理者の義務

（ア）　営業所の管理（法第35条）

a．卸売販売業者は，営業所ごとに，薬剤師を置き，その営業所を管理させなければならない。ただし，卸売販売業者が薬剤師の場合であって，自らその営業所を管理するときはこの限りでない。

b．卸売販売業者が，薬剤師による管理を必要としない医薬品として厚生労働省令で定めるもの（指定卸売医療用ガス類，指定卸売歯科用医薬品，規則第154条）のみを販売又は授与する場合には，前項の規定にかかわらず，その営業所を管理する医薬品営業所管理者（以下「営業所管理者」という。）は，薬剤師又は薬剤師以外の者であって当該医薬品の品目に応じて厚生労働省令で定めるものでなければならない。

c．営業所管理者は，法第36条に規定する義務並びに厚生労働省令で定める業務を遂行し，厚生労働省令で定める事項を遵守するために必要な能力及び経験を有する者でなければならない。

d．営業所管理者は，その営業所以外の場所で業として営業所の管理その他薬事に関する実務に従事する者であってはならない。ただし，その営業所の所在地の都道府県知事の許可を受けたときは，この限りでない。

（イ）　営業所管理者の義務（法第36条）

営業所管理者は，保健衛生上支障を生ずるおそれがないように，その営業所に勤務する薬剤師その他の従業者を監督し，その営業所の構造設備及び医薬品その他の物品を管理し，その他その営業所の業務につき，必要な注意をしなければならない。また，

営業所管理者は，保健衛生上支障を生ずるおそれがないように，その営業所の業務につき，卸売販売業者に対し必要な意見を書面により述べなければならない。

したがって，営業所管理者は，医薬品の取扱い，特に毒薬・劇薬を正しく取り扱っているか，医薬品の譲受け・譲渡が適切に行われているか，その記録・保管等を適切に行っているか，営業所の構造設備を管理しているかなど状況を把握し，営業所に勤務する薬剤師その他従業者を監督する。また，その管理の状況を試験検査，不良品の処理に関する事項とともに営業所に備えられた管理に関する帳簿に記載する。なお，卸売販売業者に対し必要な意見を述べたときは，その内容，それに対して講じられた措置等についても管理に関する帳簿に記載する。

（ウ）　営業所管理者の兼務

医薬品のサンプルのみを取り扱う卸売販売業（サンプル卸）の営業所あるいは体外診断用医薬品のみを取り扱う卸売販売業（体外診断用医薬品卸）の営業所の管理者（薬剤師）については，当該営業所の管理者として業務を遂行するに当たって支障を生ずることがないと認められるときは，他のサンプル卸又は体外診断用医薬品卸の営業所管理者を兼務することに関し，法第35条第4項の許可を与えて差し支えないとされ，一定の要件の下に営業所管理者（薬剤師）の兼務が認められている。兼務の許可の申請方法等については，各都道府県に確認されたい。（平成9.3.31薬発第462号）

この兼務については「管理薬剤師及びその兼務に関する業務管理事項（体外診断用医薬品卸用）について」により日薬連の自主申合せにより管理することとなった。（平成10.5.21日薬連発第414号）**（付録4）**

2)　卸売販売業者の遵守事項（法第36条の2）

卸売販売業者は，営業所管理者から述べられた意見を尊重するとともに，以下の事項を遵守しなければならない。

①　次に掲げる営業所管理者の権限を明らかにすること。**（規則第156条の2）**

ア．営業所に勤務する薬剤師その他の従業者に対する業務の指示及び監督に関する権限

イ．営業所の管理に関する権限

次に掲げる体制を整備すること。

ア．営業所の管理に関する業務その他の卸売販売業者の業務の遂行が法令に適合することを確保するために必要な規程の作成，卸売販売業者の薬事に関する業務に責任を有する役員及び従業者に対する教育訓練の実施及び評価並びに業務の遂行に係る記録の作成，管理及び保存を行う体制

イ．卸売販売業者が薬事に関する業務に責任を有する役員及び従業者の業務を監督するために必要な情報を収集し，その業務の適正を確保するために必要な措置を講ずる体制

ウ．卸売販売業者の業務の適正を確保するために必要な人員の確保及び配置その他の卸売販売業者の業務の適正を確保するための体制

また，次に掲げる措置を講ずること。

ア．卸売販売業者の従業者に対して法令遵守のための指針を示すこと。

イ．薬事に関する業務に責任を有する役員の権限及び分掌する業務を明らかにすること。

ウ．卸売販売業者が二以上の許可を受けている場合にあつては，当該許可を受けてい

る全ての営業所において法令遵守体制が確保されていることを確認するために必要な措置

エ．ウの場合であつて，二以上の営業所の法令遵守体制を確保するために卸売販売業者（卸売販売業者が法人であるときは，薬事に関する業務に責任を有する役員。）を補佐する者を置くときは，次に掲げる措置

・卸売販売業者を補佐する者が行う業務を明らかにすること。

・卸売販売業者を補佐する者が二以上の営業所の法令遵守体制を確保するために営業所管理者から必要な情報を収集し，当該情報を卸売販売業者に速やかに報告するとともに，当該卸売販売業者からの指示を受けて，営業所管理者に対して当該指示を伝達するための措置

・卸売販売業者が二以上の営業所の法令遵守体制を確保するために卸売販売業者を補佐する者から必要な情報を収集し，卸売販売業者を補佐する者に対して必要な指示を行うための措置

オ．医薬品の保管，販売その他医薬品の管理に関する業務が適切に行われ，かつ，卸売販売業者の義務が履行されるために必要な措置

カ．体制を実効的に機能させるために必要な措置

② 卸売販売業者は，営業所管理者が医薬品の適切な管理のために必要と認める医薬品の試験検査を，営業所管理者に行わせ，試験検査の結果を確認させなければならない。ただし，当該営業所の設備及び器具を用いて試験検査を行うことが困難であると営業所管理者が認めた場合には，卸売販売業者は，当該卸売販売業者の他の試験検査設備又は登録試験検査機関を利用して試験検査を行うことができる。**（規則第157条）**

③ 卸売販売業者は，医薬品の販売又は授与の業務（医薬品の貯蔵に関する業務を含む。）に係る適正な管理（以下「医薬品の適正管理」という。）を確保するため，指針の策定，従事者に対する研修の実施その他必要な措置を講じなければならない。この措置には，次に掲げる事項を含むものとする。**（規則第158条）**

ア．従事者から卸売販売業者への事故報告の体制の整備

イ．医薬品の貯蔵設備を設ける区域に立ち入ることができる者の特定

ウ．医薬品の適正管理のための業務に関する手順書の作成及び当該手順書に基づく業務の実施

エ．医薬品の適正管理のために必要となる情報の収集その他医薬品の適正管理の確保を目的とした改善のための方策の実施

④ 卸売販売業者は，店舗販売業者に対し，要指導医薬品又は一般用医薬品以外の医薬品を，配置販売業者に対し，一般用医薬品以外の医薬品を販売し，又は授与してはならない。**（規則第158条の2）**

⑤ 卸売販売業者は，営業所に当該営業所の管理に関する事項を記録するための帳簿を備えなければならない。営業所管理者は，試験検査，不良品の処理その他当該営業所の管理に関する事項を帳簿に記載しなければならない。また，この帳簿を最終の記載の日から3年間保存しなければならない。**（規則第158条の3）**

⑥ 卸売販売業者は，医薬品を購入し，又は譲り受けたとき及び販売し，又は授与したときは，規則で定められた事項を書面に記載しなければならない。卸売販売業者は，書面に記載するに際し，購入者等から，許可証等の写しその他の資料の提示を受けることで，購入者等の住所又は所在地，電話番号その他の連絡先を確認しなければならない。ただし，購入者等が当該卸売販売業者と常時取引関係にある場合は，この限りではない。また，この書面を記載の日から3年間，保存しなければならない。**（規則**

第158条の4)

2. 卸売販売業許可申請

卸売販売業の許可は営業所ごとに，その営業所の所在地の都道府県知事等が与える。(法第34条)

卸売販売業の許可は許可申請書（規則様式第八十六）に次の書類を添えて都道府県知事等に申請する。(規則第153条）手数料，提出方法等については，所管課に確認されたい。

1) 卸売販売業許可申請書（規則様式第八十六）

卸売販売業の申請者は，自然人はもちろん，法人についても法令又はその法人の定款若しくは寄附行為で定めた目的の範囲内であれば，開設の申請をすることができる。

小規模卸，特定品目卸又はサンプル卸であるときはその区別（体外診断用医薬品のみを取り扱う場合には，併せて体外診断用医薬品卸である旨の区別）を卸売販売業許可申請書の備考欄に記載する。(平成21.6.1薬食発第0601001号)

分置された倉庫を有する営業所については，許可申請書の営業所の構造設備の概要欄に当該分置された倉庫を有する旨及びその所在地を記載するとともに，その平面図を当該申請書に添付する。(平成21.6.1薬食発第0601001号)

2) 営業所の平面図

許可の対象となる営業所全部の平面図

3) 申請者が法人であるときは登記事項証明書

4) 申請者の診断書

申請者（申請者が法人であるときは，薬事に関する業務に責任を有する役員）が精神の機能の障害により業務を適正に行うに当たって必要な認知，判断及び意思疎通を適切に行うことができないおそれがある者である場合は，当該申請者に係る精神の機能の障害に関する医師の診断書

（診断書の添付を必要とする薬事に関する業務に責任を有する役員の範囲については，第Ⅱ部第1章「2. 製造販売業許可申請」の添付書類の項を参照）

5) 証書（雇用関係証書）

申請者以外の者がその営業所の管理者であるときは，雇用契約書の写しその他申請者の営業所管理者に対する使用関係を証する書類を添付する。

6) 営業所管理者が薬剤師法第8条の2第1項の規定による厚生労働大臣の命令（再教育研修命令）を受けた者であるときは，同条第3項の再教育研修修了登録証を提示し，又はその写しを添付する。(規則第153条第4項で準用する第1条第7項)

7) 放射性医薬品（放射性医薬品の製造及び取扱規則第1条第1号に規定する放射性医薬品）を取り扱おうとするとき（厚生労働大臣が定める数量又は濃度以下の放射性医薬品を取り扱おうとするときを除く。）は，放射性医薬品の種類及び放射性医薬品を取り扱うために必要な設備の概要を記載した書類を添付する。

8) 資格証明書

営業所管理者の薬剤師免許証等の提示

9) その他，組織規程（図）又は業務分掌表等のように行政により必要となる書類があるため所管課に確認されたい。

3. 卸売販売業の許可更新申請

卸売販売業の許可は6年ごとに許可の更新を受けなければならない。更新の申請は，許可更新申請書（様式第七十八）に以下の書類を添えて都道府県知事等に申請する。**（法第24条，規則第155条で準用する第6条）** 6年の有効期間内に，都道府県知事等に更新手続をしなければならないが，その時期については，手数料，提出方法等とともに所管課に確認されたい。

1）医薬品販売業許可更新申請書（様式第七十八）

小規模卸，特定品目卸又はサンプル卸であるときはその区別（体外診断用医薬品のみを取り扱う場合には，併せて体外診断用医薬品卸である旨の区別）を申請書の備考欄に記載する。規則第159条の22に掲げる事項について変更のあった日から30日以内に更新申請書を提出する場合は，当該変更のあった事項について，変更内容欄に記載するとともに必要な添付資料（平面図等）を添付する。

2）許可証

4. 卸売販売業の各種届出等

（1）変更届の概要及び届出事項等

許可内容に変更のあった事項については30日以内に都道府県知事等に届け出なければならない。届出事項，様式及び添付書類は次のとおり。**（法第38条第2項で準用する第10条第1項，第11条，規則第159条の22及び同条で準用する第16条第2項から第3項，規則第159条の23）**

1）卸売販売業者の氏名（法人にあっては名称）又は住所（法人にあっては主たる事務所の所在地）の変更

卸売販売業者の氏名の変更とは，法人では，法人の同一性を失わず単に商号を変更した場合等をいい，商号が同じであっても新たに設立されるなど別の法人に代わる場合は，新規の卸売販売業の許可を受ける必要がある。個人では，同一人であって婚姻等により姓あるいは名を変更した場合が該当する。

ア．変更届書（様式第六）

イ．申請者の戸籍謄本，戸籍抄本又は戸籍記載事項証明書（法人の場合は登記事項証明書）

2）卸売販売業者が法人である場合，薬事に関する業務に責任を有する役員の氏名の変更

ア．変更届書（様式第六）

イ．診断書（申請者（申請者が法人であるときは，薬事に関する業務に責任を有する役員）が精神の機能の障害により業務を適正に行うに当たって必要な認知，判断及び意思疎通を適切に行うことができないおそれがある者である場合）

ウ．登記事項証明書

エ．その他，組織規程（図）又は業務分掌表等のように行政により必要となる書類があるため所管課に確認されたい。

3)　営業所管理者の氏名又は住所の変更
ア．変更届書（様式第六）
イ．新たに管理者となった者が，申請者以外の者である場合は，雇用契約書の写しその他使用関係を証する書類（薬剤師免許証については提示）
4)　営業所の名称の変更
ア．変更届書（様式第六）
5)　構造設備の主要な部分の変更（分置された倉庫の追加等も含む）
主要部分の変更とは，営業所の面積の変更及び貯蔵設備等の変更をいい，これらを行った場合は届出が必要である。それ以外の営業所の構造設備の変更の場合，届出は不要である。なお，新たに営業所を建築した場合は，同一場所であっても新規の許可が必要である。（平成 1.10.27 薬企第 42 号）
ア．変更届（様式第六）
イ．営業所の平面図
6)　相談時及び緊急時の電話番号その他連絡先
ア．変更届書（様式第六）
7)　兼営事業の種類の変更
ア．変更届書（様式第六）
8)　放射性医薬品を取り扱うときは，その放射性医薬品の種類の変更

（2）業許可の休止・廃止・再開届

卸売販売業者は，その営業所を廃止し，休止し，若しくは休止した営業所を再開したときは，休止・廃止・再開届（様式第八）を 30 日以内に都道府県知事等に提出しなければならない。廃止の場合は許可証を添付する。**（法第 38 条第 2 項で準用する第 10 条第 1 項，規則第 159 条の 23）**

（3）許可証の書換え交付申請

卸売販売業者は，許可証の記載事項に変更が生じたときは，許可証書換え交付申請書（様式第三）に許可証を添え，都道府県知事等にその書換えを申請することができる。**（令第 45 条，規則第 155 条で準用する第 4 条）**

なお，許可証の記載事項のうち，営業所の所在地が変更した場合（住居表示の変更等除く。）は，新たに卸売販売業の許可申請を行う必要がある。

（4）許可証の再交付申請

卸売販売業者は，交付された許可証が破れたり，汚れたり，又は紛失したときには，許可証再交付申請書（様式第四）により再交付を申請することができる。ただし，再交付を受けた後，失った許可証を発見したら直ちに都道府県知事等に返納しなければならない。なお，破れたり，汚れたりした許可証は，再交付申請書に添付すること。**（令第 46 条，規則第 155 条で準用する第 5 条）**

表1　卸売販売業における医薬品の販売等の相手方（「薬事法の一部を改正する法律等の施行等について」平成21.5.8薬食発第0508003号　記の第3-Ⅰ-4（1）（抜粋））

新法第25条第3号において，卸売販売業の許可については，医薬品を，薬局開設者，医薬品の製造販売業者，製造業者若しくは販売業者又は病院，診療所若しくは飼育動物診療施設の開設者その他厚生労働省令で定める者に対し，販売し，又は授与する業務について行うとされたところであるが，厚生労働省令で定める者は，次に掲げるものとしたこと。（新施行規則第138条関係）

なお，児童福祉施設最低基準（昭和23年厚生省令第63号）第68条第2号，指定介護老人福祉施設の人員，設備及び運営に関する基準（平成11年厚生省令第39号）第3条第1項第6号イ，特別養護老人ホームの設備及び運営に関する基準（平成11年厚生省令第46号）第11条第4項第6号イ等の規定により医務室等を診療所とする施設については，特段の規定が設けられていなくとも卸売販売業者は当該施設の診療所に対して医薬品を販売し，又は授与できること。また，介護保険法（平成9年法律第123号）第106条の規定により，介護老人保健施設は病院又は診療所に含まれることから，同様に卸売販売業者は当該施設に対して医薬品を販売し，又は授与できること。

① 国，都道府県知事又は市町村長（特別区の区長を含む。）

具体的には，自衛隊，消防署，拘置所等の施設や予防接種を行う部局等が該当すること。

② 助産所（医療法（昭和23年法律第205号）第2条第1項に規定する助産所をいう。）の開設者であって助産所で滅菌消毒用医薬品その他の医薬品を使用するもの

助産所で使用する医薬品は，滅菌消毒用医薬品のほか，臨時応急の手当として助産師が使用することができる輸液等が該当するものであり，これら以外に用いられるものは販売し，又は授与しないこと。

③ 救急用自動車等（救急救命士法（平成3年法律第36号）第44条第2項に規定する救急用自動車等をいう。以下同じ。）により業務を行う事業者であって救急用自動車等に医薬品を備え付けるもの

救急用自動車等に備え付ける医薬品は，救急救命士法施行規則第21条第1号の規定に基づき厚生労働大臣の指定する薬剤（平成4年厚生省告示第17号）及び救急救命士法施行規則第21条第3号の規定に基づき厚生労働大臣の指定する薬剤（平成17年厚生労働省告示第65号）で指定された医薬品（乳酸リンゲル液及びエピネフリン）のほか，医療用酸素，輸液等（具体的には昭和39年3月3日付け自消甲救発第6号消防庁長官通知「救急業務実施基準について」を参照）が該当するものであり，これら以外のものは販売し，又は授与しないこと。

④ 臓器の移植に関する法律（平成9年法律第104号）第12条第1項の許可を受けた者であって同項に規定する業として行う臓器のあっせんに滅菌消毒用医薬品その他の医薬品を使用するもの

臓器のあっせんに使用する医薬品は，滅菌消毒用医薬品のほか，臓器の保存等に当たり使用される抗生物質，輸液等が該当するものであり，滅菌消毒及び臓器の保存等以外に用いられるものは販売し，又は授与しないこと。

⑤ 施術所（あん摩マツサージ指圧師，はり師，きゅう師等に関する法律（昭和22年法律第217号）第9条の2第1項の届出に係る同項の施術所及び柔道整復師法（昭和45年法律第19号）第2条第2項に規定する施術所をいう。以下同じ。）の開設者であって施術所で滅菌消毒用医薬品その他の医薬品を使用するもの

施術所で使用する医薬品は，滅菌消毒用医薬品のほか，あん摩マッサージ指圧師，はり師，きゅう師及び柔道整復師が認められる処置に使用することができる外用剤が該当するものであり，滅菌消毒及び当該処置以外に用いられるものは販売し，又は授与しないこと。

⑥ 歯科技工所（歯科技工士法（昭和30年法律第168号）第2条第3項に規定する歯科技工所をいう。以下同じ。）の開設者であって歯科技工所で滅菌消毒用医薬品その他の医薬品を使用するもの

歯科技工所で使用する医薬品は，現時点では滅菌消毒用医薬品のうち，人の身体に直接使用されることのないもの（以下「体外滅菌消毒用医薬品」という。），咬合器の調整のために使用するもの及び器具の洗浄のために使用するもの以外に該当するものはないことから，これら以外のものは販売し，又は授与しないこと。

⑦　滅菌消毒（医療法施行規則（昭和23年厚生省令第50号）第9条の9第1項に規定する滅菌消毒をいう。以下同じ。）の業務を行う事業者であって滅菌消毒の業務に滅菌消毒用医薬品その他の医薬品を使用するもの

滅菌消毒の業務に使用する医薬品は，現時点では滅菌消毒用医薬品以外に該当するものはないことから，これ以外のものは販売し，又は授与しないこと。

⑧　ねずみ，はえ，蚊，のみその他これらに類する生物の防除の業務を行う事業者であって防除の業務に防除用医薬品その他の医薬品を使用するもの

防除の業務に使用する医薬品は，防除用医薬品のほか，体外滅菌消毒用医薬品が該当するものであり，これら以外のものは販売し，又は授与しないこと。

⑨　浄化槽，貯水槽，水泳プールその他これらに類する設備（以下「浄化槽等」という。）の衛生管理を行う事業者であって浄化槽等で滅菌消毒用医薬品その他の医薬品を使用するもの

浄化槽等で使用する医薬品は，現時点では体外滅菌消毒用医薬品以外に該当するものはないことから，これ以外のものは販売し，又は授与しないこと。

⑩　登録試験検査機関その他検査施設の長であって検査を行うに当たり必要な体外診断用医薬品その他の医薬品を使用するもの

登録試験検査機関その他検査施設としては，新施行規則第12条に規定する登録試験検査機関のほか，食品衛生法（昭和22年法律第233号）第4条第9項に規定する登録検査機関，臨床検査技師等に関する法律（昭和33年法律第76号）第20条の3第1項に規定する衛生検査所等が該当すること。

なお，検査を行うに当たり必要な医薬品は，体外診断用医薬品のほか，滅菌消毒用医薬品，試験検査に使用される標準品等が該当するものであり，これら以外のものは販売し，又は授与しないこと。

⑪　研究施設の長又は教育機関の長であって研究又は教育を行うに当たり必要な医薬品を使用するもの

研究又は教育を行うに当たり必要な医薬品は，動物実験等に使用する医薬品，実習用の医薬品等が該当するものであり，これら以外のものは販売し，又は授与しないこと。

⑫　医薬部外品，化粧品又は医療機器の製造業者であって製造を行うに当たり必要な医薬品を使用するもの

製造を行うに当たり必要な医薬品は，製造時の原材料として使用される局方医薬品等，製品検査に使用される体外診断用医薬品等及び器具の洗浄等に使用される精製水等が該当するものであり，これら以外のものは販売し，又は授与しないこと。

⑬　航空法（昭和27年法律第231号）第2条第18項に規定する航空運送事業を行う事業者であって航空法施行規則（昭和27年運輸省令第56号）第150条第2項の規定に基づく医薬品を使用するもの

⑭　船員法（昭和22年法律第100号）の適用を受ける船舶所有者であって船員法施行規則（昭和22年運輸省令第23号）第53条第1項の規定に基づく医薬品を使用するもの

⑮　①から⑭に掲げるものに準ずるものであって販売等の相手方として厚生労働大臣が適当と認めるもの

厚生労働大臣が適当と認めるものは，具体的には次に掲げるものであること。

ア　地方自治法（昭和22年法律第67号）第284条第1項に規定する一部事務組合が運営する消防署の長，空港又は共用飛行場の施設の長等であって，災害等の緊急事態に対処することを目的として必要な医薬品を備蓄するもの

イ　医療機器の修理業者であって，製品検査に体外診断用医薬品等を使用するもの又は器具の洗浄等のために精製水等を使用するもの

ウ　輸入品目である医薬部外品，化粧品又は医療機器の製造販売業者であって製品検査に体外診断用医薬品等を使用するもの

エ　潜函業務を行う事業者や有毒物質を取り扱う事業者等の危険な業務を行う事業者であって救護のために医療用酸素等を備え付けるもの又は中毒時に解毒剤等を使用するもの

オ　指定訪問看護事業者等（健康保険法（大正11年法律第70号）第88条第1項に規定する指定訪問看護事業者並びに介護保険法（平成9年法律第123号）第41条第1項に規定する指

定居宅サービス事業者（同法に規定する訪問看護を行う者に限る。）及び同法第53条第1項に規定する指定介護予防サービス事業者（同法に規定する介護予防訪問看護を行う者に限る。）をいう。以下同じ。）であって滅菌消毒用医薬品その他の医薬品を使用するもの

指定訪問看護事業者等で使用する医薬品は，滅菌消毒用医薬品のほか，医師の指示に基づき訪問看護を実施するため，臨時応急の処置や褥瘡の予防・処置として必要な，グリセリン（浣腸用及び外用に限る。），濃グリセリン（浣腸用に限る。），白色ワセリン，オリブ油，生理食塩液，注射用水及び精製水に限定されるものであり，これら以外のものは販売し，又は授与しないこと。

カ　食品等の製造業者であって製造時の原材料として局方医薬品等を使用するもの，製品検査に体外診断用医薬品等を使用するもの又は器具の洗浄のために精製水等を使用するもの

キ　動物飼育施設の長であって獣医師の指示書に基づき，注射用水等の人畜共通に用いられる医薬品を使用するもの

ク　業務上，感染症の予防等保健衛生を確保するために手指又は皮膚の消毒が必要な事業者であって，手指又は皮膚の消毒のために滅菌消毒用医薬品（手指・皮膚の消毒を効能・効果とするものであって，第3類医薬品に限る。）を使用するもの

ケ　学校の長であって，歯科医師の指示に基づき行う，う蝕予防のために必要な医薬品を使用するもの

コ　その他②から⑭に掲げるものに準じるものであって，当該医薬品の使用実態等をかんがみ卸売販売業者の販売等の相手方として適当と認められるもの

（関連事務連絡）

・「卸売販売業における医薬品の販売等の相手先に関する考え方について」
（平成23.3.31医薬食品局総務課事務連絡）

・「卸売販売業における医薬品の販売等の相手先に関する考え方について」（その2）
（平成24.3.16医薬食品局総務課事務連絡）

・「卸売販売業における医薬品の販売等の相手先に関する考え方について」の改正について
（平成28.3.29医薬・生活衛生局総務課事務連絡）

・「偽造医薬品の流通防止について（情報提供）」
（平成29.10.5医政局総務課事務連絡）

第6章　放射性医薬品について

1．放射性体外診断用医薬品の取扱い

放射性医薬品

放射性医薬品とは，放射性同位元素（放射性同位体：radioisotope（RI））を構造元素にもつ非密封の化合物及びそれらの製剤であり，臨床診断や治療に用いられる。法的には，法第2条第1項に規定される医薬品のうち，原子力基本法第3条第5号に規定される放射線を放出するものであって，医薬品医療機器法に基づいて承認を取得したものをいう。

放射性医薬品には，病気の診断を目的とするものと治療を目的とするものとがある。診断目的には，体内に投与される*in vivo*用（体内使用）のものと，体内には投与せず採取された血液中などに存在する生理活性物質や薬物などを定量するときに使用される*in vitro*（体外使用）のものとがあり，後者を放射性体外診断用医薬品という。

放射性体外診断用医薬品の取扱いについては，一般の体外診断用医薬品の規制の他に，次の規制がなされている。

（1）製造業

登録の権限

放射性体外診断用医薬品を製造しようとする場合は，製造所ごとに製造業の登録を受けなければならない。**（法第23条の2の3，規則第114条の8項第6号）**　登録の権限は，国内製造所については都道府県に委譲されている。

製造所における構造設備に関しては，QMS省令第5章及び放射性医薬品の製造及び取扱規則などで規制されている。

（2）販売業

販売業における構造設備は，薬局等構造設備規則第3条第2項（貯蔵設備，廃棄設備及び作業室の基準）で規制されている。

放射線障害の防止等に関する事項は，上記，放射性医薬品の製造及び取扱規則が準用される。なお，許可申請時には，取り扱う放射性医薬品の種類（核種）及び放射性医薬品を取り扱うために必要な設備の概要を記載した書類を添付し，これを変更した際は変更届が必要となる。

（3）製造販売承認

体外診断用医薬品については，認証品目（平成17.3.29告示121号）及び届出品目（平成17.3.29告示120号）として，基準及び一般的名称が定められているが，放射性

体外診断用医薬品については，これらの告示に含まれないこととされている。（平成18.5.11薬食機発第0511001号）　したがって，放射性体外診断用医薬品を製造販売する場合は，全て製造販売承認が必要となる。放射性体外診断用医薬品に関する製造販売承認申請については，一般の体外診断用医薬品と同じ扱いであるが，「備考」欄に放射性体外診断用医薬品である旨を記載すること。なお，新有効成分の規格は，（公社）日本アイソトープ協会が自主規格として公表しており，当該協会に提出することとされている。

2. 放射性医薬品の製造及び包装・表示・保管（輸入）を行う場合における障害防止主任者

放射性医薬品を製造（輸入）する場合には，上記のほか，次のような規制を受ける。

製造業者は次の各号に掲げる者のうちから障害防止主任者を選任して，放射性物質による障害の防止に関する監督を行わせなければならない。**（放射性医薬品の製造及び取扱規則第12条）**

1）　薬剤師

2）　放射性同位元素等による放射線障害の防止に関する法律（昭和32年法律第167号）（以下「障害防止法」という）第35条第1項に規定する第1種放射線取扱主任者免状を有する者

放射線取扱主任者

なお，放射性同位元素を取り扱う場合は，医薬品医療機器法のほかに障害防止法の適用を受ける。

この取扱いに際して行う手続きとしては，放射線取扱主任者の選任等があり，その目的は，放射線障害の防止について監督を行わせるためである。放射線取扱主任者を選任したときは，原子力規制委員会規則で定めるところにより，選任の日から30日以内に原子力規制委員会に届け出る必要がある。また，解任したときも同様の手続きを要する。**（障害防止法第34条第1項，第2項）**

第7章　向精神薬を含有する体外診断用医薬品の取扱い

1. 総括的事項

麻薬及び向精神薬取締法（昭和28年法律第14号，以下「麻向法」という。）による規制の対象となる向精神薬は，麻向法別表第三に掲げる10物質及びこれらと同種の濫用のおそれがあり，かつ同種の有害作用がある物として麻薬，麻薬原料植物，向精神薬及び麻薬向精神薬原料を指定する政令（平成2年政令第238号）で指定する78物質の計88物質（濫用のおそれ及び有害作用の程度により，第一種向精神薬から第三種向精神薬まで3種類に分類される（**表1参照**））並びにこれらを含有する物である。ただし，濫用のおそれがなく，かつ有害作用がないものとして厚生労働省令で定めるものは，麻向法の適用の一部が除外される。このように麻向法の適用の一部が除外されるものを「適用除外等対象向精神薬製剤」（以下「適用除外製剤」という。）という。

適用除外等対象向精神薬製剤

向精神薬を含有する体外診断用医薬品は，一般に含有する向精神薬の濃度が低く，適用除外製剤に該当するものが多いことから，本章では適用除外製剤に該当する体外診断用医薬品の取扱いについて述べることとする。適用除外製剤に該当しない場合は，通常の向精神薬と同様の規制を受けることとなるが，その場合の取扱いについては，下記の書籍*を参照されたい。

＊「麻薬・向精神薬・覚醒剤管理ハンドブック（第11版）」（（株）じほう）

2. 適用除外製剤

濫用のおそれがなく，かつ有害作用がないものとして厚生労働省令で定められている適用除外製剤は**表2**のとおりである。（表2以外の向精神薬を含有するものは適用除外製剤とはならない。）**（麻向法施行規則第44条，平成2年8月厚生労働省令47号）**

表1　向精神薬一覧

	物質名	薬理作用			物質名	薬理作用	
第1種	ジペプロール	鎮咳		第3種	デロラゼパム	中枢抑制	
第1種	セコバルビタール	中枢抑制	○	第3種	トリアゾラム	中枢抑制	○
第1種	フェネチリン	中枢興奮		第3種	ニトラゼパム	中枢抑制	○
第1種	フェンメトラジン	中枢興奮		第3種	ニメタゼパム	中枢抑制	
第1種	メクロカロン	中枢抑制		第3種	ノルダゼパム	中枢抑制	
第1種	メタカロン	中枢抑制		第3種	ハラゼパム	中枢抑制	
第1種	メチルフェニデート	中枢興奮	○	第3種	バルビタール	中枢抑制	
第1種	モダフィニル	中枢興奮	○	第3種	ハロキサゾラム	中枢抑制	○
第2種	アモバルビタール	中枢抑制	○	第3種	ピナゼパム	中枢抑制	
第2種	カチン	中枢興奮		第3種	ビニルビタール	中枢抑制	
第2種	グルテチミド	中枢抑制		第3種	ピプラドロール	中枢興奮	
第2種	シクロバルビタール	中枢抑制		第3種	ピロバレロン	中枢興奮	
第2種	ブタルビタール	中枢抑制		第3種	フェナゼパム	中枢興奮	
第2種	ブプレノルフィン	鎮痛	○	第3種	フェノバルビタール	中枢抑制	○
第2種	フルニトラゼパム	中枢抑制	○	第3種	フェンカンファミン	中枢興奮	
第2種	ペンタゾシン	鎮痛	○	第3種	フェンジメトラジン	中枢興奮	
第2種	ペントバルビタール	中枢抑制	○	第3種	フェンテルミン	中枢興奮	
第3種	アミノレクス	中枢興奮		第3種	フェンプロポレクス	中枢興奮	
第3種	アルプラゾラム	中枢抑制	○	第3種	ブトバルビタール	中枢抑制	
第3種	アロバルビタール	中枢抑制		第3種	プラゼパム	中枢抑制	
第3種	アンフェプラモン	中枢興奮		第3種	フルアルプラゾラム	中枢抑制	
第3種	エスクロルビノール	中枢抑制		第3種	フルジアゼパム	中枢抑制	○
第3種	エスタゾラム	中枢抑制	○	第3種	フルラゼパム	中枢抑制	○
第3種	エチゾラム	中枢抑制	○	第3種	ブロチゾラム	中枢抑制	○
第3種	エチナメート	中枢抑制		第3種	プロピルヘキセドリン	中枢興奮	
第3種	エチランフェタミン	中枢興奮		第3種	ブロマゼパム	中枢抑制	○
第3種	オキサゼパム	中枢抑制		第3種	ペモリン	中枢興奮	○
第3種	オキサゾラム	中枢抑制	○	第3種	ベンツフェタミン	中枢興奮	
第3種	カマゼパム	中枢抑制		第3種	マジンドール	食欲抑制	○
第3種	クアゼパム	中枢抑制	○	第3種	ミダゾラム	中枢抑制	○
第3種	クロキサゾラム	中枢抑制	○	第3種	メソカルブ	中枢興奮	
第3種	クロチアゼパム	中枢抑制	○	第3種	メダゼパム	中枢抑制	○
第3種	クロナゼパム	抗てんかん	○	第3種	メチプリロン	中枢抑制	
第3種	クロバザム	抗てんかん	○	第3種	メチルフェノバルビタール	中枢抑制	
第3種	クロラゼプ酸	中枢抑制	○	第3種	メフェノレクス	中枢興奮	
第3種	クロルジアゼポキシド	中枢抑制	○	第3種	メプロバメート	中枢抑制	
第3種	ケタゾラム	中枢抑制		第3種	レフェタミン	鎮痛	
第3種	ジアゼパム	中枢抑制	○	第3種	レミマゾラム	中枢抑制	○
第3種	セクブタバルビタール	中枢抑制		第3種	ロフラゼプ酸エチル	中枢抑制	○
第3種	ゾピクロン	中枢抑制	○	第3種	ロプラゾラム	中枢抑制	
第3種	ゾルピデム	中枢抑制	○	第3種	ロラゼパム	中枢抑制	○
第3種	テトラゼパム	中枢抑制		第3種	ロルメタゼパム	中枢抑制	○
第3種	テマゼパム	中枢抑制					

（令和5年8月現在）

注）各項目にはそれぞれ塩類及び製剤も含まれる。
第1種8物質，第2種9物質，第3種71（※）物質
○印は，わが国で医薬品として流通しているものを示す。
※上記の一覧以外に，「麻薬，麻薬原料植物，向精神薬及び麻薬向精神薬原料を指定する政令の一部を改正する政令」（令和3年政令第250号）によりクロナゾラム，ジクラゼパム，フルブロマゾラムの3物質が向精神薬に指定されている。

表2 適用除外製剤

1) バルビタールとして2.5％以下を含有する物
2) バルビタールとして20％以下でかつ血清を含有し，一容器中バルビタールとして100 mg以下を含有する物
3) バルビタールとして20％以下を含有し，一容器中バルビタールとして10 mg以下を含有する物
4) バルビタールとして50％以下でかつ血清を含有し，一容器中バルビタールとして10 mg以下を含有する物
5) バルビタール及びヨウ化アセチルコリンを含有し，一個中バルビタールとして10 mg以下を含有する物
6) クロナゼパム，ジアゼパム又はフェノバルビタールとして0.1％以下を含有する物
7) 放射性物質を含有する物

1）～7）に掲げる物は，いずれも人又は動物の身体に直接使用することが目的とされていない体外診断用医薬品及び検査用試薬である。

また，「血清」とは，人又は動物のいずれでもよく，抗血清も含まれる。適用除外製剤がキット製品の一部を構成している場合は，その構成試薬のみが適用除外製剤である。（平成2.8.22薬発第852号）

3. 適用除外製剤に関する麻向法の適用について

適用除外製剤は輸入，輸出，製剤又は小分けについて麻向法の適用があるのに対し，向精神薬に化学的変化を加えて向精神薬以外のものにすることや，譲渡し，輸出の際の表示，一般向けの広告の禁止，容器等の記載，保管・廃棄等の措置，事故の届出，向精神薬小売業者又は病院の開設者の記録，向精神薬試験研究施設設置者の記録及び届出について，麻向法の適用が除外される。

輸入し，製剤し又は小分けした適用除外製剤を譲り渡した先においても，譲渡，譲受，所持，保管，使用，廃棄について麻向法の適用を受けない。

（1）向精神薬取扱者の免許・登録

向精神薬輸入業者
向精神薬輸出業者
向精神薬製造製剤業者
向精神薬試験研究施設設置者

適用除外製剤を輸入する業者は向精神薬輸入業者の免許が，輸出する業者は向精神薬輸出業者の免許が，製剤又は小分けする業者は向精神薬製造製剤業者の免許が，学術研究又は試験検査のため適用除外製剤を輸入，輸出，製剤又は小分けする施設の設置者は向精神薬試験研究施設設置者の登録が必要である。（適用除外製剤を譲り渡す業者及び譲り受け使用する者は免許及び登録の必要はない。）

向精神薬輸入業者，輸出業者，製造製剤業者の免許申請は，麻向法施行規則に定められた申請書（別記第20号様式）に所定の手数料及び以下の書面を添えて，地方厚生局長に提出する。免許の有効期間は5年間である。

1) 営業所の平面図（向精神薬に関する業務を行う建物及びその周辺の見取図，向精神薬に関する業務を行っている場所を朱書きする他，建物の床壁，天井等の材質，鍵のかかる場所を記入する。）
2) 法人であるときは登記の謄本
3) 薬事に関する業務に責任を有する役員の診断書

向精神薬輸入業者，向精神薬製造製剤業者の免許を申請しようとする者が医薬品医療機器法の規定による医薬品又は体外診断用医薬品の製造販売業又は製造業の許可を受けている場合，申請書にその旨を付記かつ，当該許可証の写しを添付すれば，2）及び3）を省略して差し支えない。

また，向精神薬試験研究施設設置者の登録申請も麻向法施行規則に定める申請書（別記第26号様式）に所定の手数料及び以下の書面を添えて，都道府県知事に提出する。（国の設置する機関の場合は，地方厚生局長に提出する。）一度登録すれば，登録の取消し又は試験研究廃止届出をしない限り有効である。

1）　試験研究施設の平面図及び周辺の見取図（向精神薬に関する学術研究又は試験検査を行っている場所を朱書きする他，鍵のかかる場所を記入する。）

2）　向精神薬に関する学術研究又は試験検査の概要

3）　法人であるときは登記事項証明書

製薬企業等の研究所で研究を目的として適用除外製剤の輸入，輸出，製剤，小分けを行う場合は，向精神薬試験研究施設の登録の対象となる。しかし，同一敷地内に複数の研究所が配置されている場合には，複数の研究所全体を一つの登録の対象施設としてよい。

（2）向精神薬取扱責任者の設置

資格要件

適用除外製剤を取り扱う向精神薬輸入業者，輸出業者，製造製剤業者は，向精神薬営業所ごとに向精神薬取扱責任者を置き，向精神薬の取扱いについて適切な管理をさせなければならない。

向精神薬取扱責任者の資格要件は次のいずれかに該当する者である。

1）　薬剤師

2）　大学で薬学又は化学に関する専門の課程を修了した者

3）　高校又はそれと同等以上の学校で薬学又は化学に関する科目を修めて卒業後，向精神薬の輸入，製造，譲渡等の業務に4年以上従事した者

4）　向精神薬の輸入，製造，譲渡等の業務に7年以上従事した者

向精神薬取扱責任者を設置（変更）した場合は，30日以内に向精神薬取扱責任者の氏名，住所，資格，設置（変更）年月日等を，地方厚生局長を経由して厚生労働大臣に届け出なければならない。（届出は免許申請と同時に行って差し支えない。）

医薬品医療機器法の許可を受けている営業所の場合は，医薬品医療機器法の管理者が向精神薬取扱者を兼務することが適当である。また，営業所が2つの免許を有する場合の向精神薬取扱責任者の兼務は差し支えない。

向精神薬取扱責任者は，当該営業所における適用除外製剤の輸出，輸入，製剤，小分け，必要な記録等が適切に行われ，麻向法に違反しないよう，業務従事者を監督しなければならず，また，向精神薬営業者は，向精神薬取扱責任者がその義務を遂行するために必要と認めて述べる意見を尊重しなければならない。

（3）記　録

適用除外製剤を取り扱う向精神薬輸入業者，輸出業者，製造製剤業者は，輸入，輸出，製剤，小分けした適用除外製剤の品名，数量及びその年月日，適用除外製剤のために使用した向精神薬の品名，数量及びその年月日，輸入，輸出，製剤，小分けした適用除外製剤の成分の品名，成分の分量又は含量，適用除外製剤の用途，譲渡し又は廃棄した適用除外製剤の品名，並びに輸入，輸出，譲渡した相手方の氏名又は名称及び住所を記録

し，記録の日から2年間保存しなければならない。（向精神薬試験研究施設においては，適用除外製剤の記録は義務づけられていない。）

（4）届 出

適用除外製剤を取り扱う向精神薬輸入業者，輸出業者，製造製剤業者は，前年中に輸入，輸出，製剤，小分けした適用除外製剤について，次に掲げる事項を2月末までに厚生労働大臣に届け出なければならない。（向精神薬試験研究施設においては，適用除外製剤についての届出は義務づけられていない。）

・向精神薬名，販売名（キット製品の場合はキット名，向精神薬を含む構成試薬名）
・製剤した適用除外製剤の量，適用除外製剤を製剤するために使用した原体たる向精神薬の量
・向精神薬営業者から譲り受けて小分けした適用除外製剤の量
・輸入又は輸出した適用除外製剤の量，及び相手国の名称
・向精神薬を含有する容器の容量又は重量，容器ごとの向精神薬の品名，その他の成分の品名，それらの含有量及び用途

（5）輸出入の禁止，制限

適用除外製剤の輸出入は，向精神薬輸入（輸出）業者が輸入（輸出）する場合など一定の事由に該当する場合に限られている。

向精神薬輸入（輸出）業者が第一種向精神薬を含有する適用除外製剤を輸入（輸出）する場合は，その都度厚生労働大臣の許可が必要である。また，第二種向精神薬を含有する適用除外製剤を輸出する場合は輸出届出書を，輸入した場合は，輸出者の作成した輸出届出書をそれぞれ厚生労働大臣に提出しなければならない。

向精神薬輸入（輸出）業者以外の向精神薬試験研究施設設置者等が適用除外製剤を輸入（輸出）する場合及び特定地域（特定の向精神薬の輸入を制限する旨の通告を行った国）に当該向精神薬を含有する適用除外製剤を輸出する場合にも，その都度厚生労働大臣の許可が必要である。

（6）製剤の禁止，制限

向精神薬製造製剤業者が製剤し，小分けする場合，向精神薬試験研究施設において学術研究若しくは試験検査に従事する者が学術研究又は試験検査のため製剤し，小分けする場合，又は病院等において業務に従事する者が当該病院等における試験検査に用いる適用除外製剤を製剤する場合でなければ，適用除外製剤を製剤し，小分けしてはならない。

（7）監 督

厚生労働大臣又は都道府県知事は，向精神薬の取締り上必要と認めるときは，適用除外製剤を取り扱う向精神薬取扱者その他の関係者に対し，報告徴収，立入検査等を行うほか，以下のことを命じることができる。

1） 向精神薬営業者が向精神薬の保管，廃棄の方法等について規定に違反している場合

に，保管，廃棄方法の変更その他必要な措置を講ずべきこと。
2)　向精神薬営業者の営業所が構造設備の基準に適合しなくなった場合に，その改善等。
3)　向精神薬取扱責任者が麻向法その他薬事に関する法令に違反した場合等に，向精神薬取扱責任者の変更。
4)　向精神薬営業者が麻向法に違反した場合に，免許，登録の取消又は業務の停止。

適用除外等対象向精神薬製剤の規制について
（適用除外製剤）

麻向法	向精神薬に対する規制の内容	適用除外製剤に対する規制
免　　許 （第50条～第50条の4）	・輸入業者，輸出業者，製造製剤業者の免許，免許の有効期間，免許の失効，免許証の交付等，業務廃止等の届出，免許証の返納，免許証の記載事項変更届出，免許証の再交付 ・使用業者の免許，免許の有効期間，免許の失効，免許証の交付等，業務廃止等の届出，免許証の返納，免許証の記載事項変更届出，免許証の再交付 ・卸売業者，小売業者の免許，免許の有効期間，免許の失効，免許証の交付等，業務廃止等の届出，免許証の返納，免許証の記載事項変更届出，免許証の再交付	同　　左 免許不要 免許不要
登　　録 （第50条の5～7）	・試験研究施設設置者の登録，登録の失効，登録証の交付等，研究廃止等の届出，登録証の返納，登録証の記載事項変更届出，登録証の再交付	登録不要 ただし，輸入，輸出，製剤，小分けする場合は登録を要する。
輸入輸出の禁止及び制限 （第50条の8～14）	・輸入業者等以外の輸入の禁止，輸入の許可，輸出届出書の提出 ・輸出の禁止，輸出の許可，特定地域への輸出許可，輸出の届出等	同　　左 同　　左
製造等の禁止及び制限 （第50条の15） （第1項） （第2項）	・製造製剤業者等以外の製造，製剤，小分けの禁止 ・製造製剤業者，使用業者等以外が向精神薬に，化学的変化を加えて向精神薬以外の物にすることの禁止	同　　左 適用しない
譲渡し等の禁止及び制限 （第50条の16～第50条の17）	・譲渡し，譲り渡す目的での所持の禁止，制限	適用しない
広告の禁止及び制限 （第50条の18）	・一般向け広告の禁止	適用しない
容器及び被包の記載 （第50条の19）	・「㊍」の記号等の記載	適用しない
向精神薬取扱責任者 （第50条の20）	・取扱責任者の設置，届出の義務等	・輸入業者，輸出業者，製造製剤業者は同左 ・使用業者，卸売業者，小売業者には適用しない
保　管　等 （第50条の21）	・保管，廃棄等の義務	適用しない
事故の届出 （第50条の22）	・事故の届出の義務	適用しない

記　　録 (第 50 条の 23)	・向精神薬取扱者，輸入業者，輸出業者，製造製剤業者，使用業者，卸売業者，向精神薬小売業者，病院等の開設者及び向精神薬試験研究施設設置者の記録・保存の義務 〔記録事項〕 ・向精神薬営業者（小売業者を除く） 1.　輸入，輸出，製造，製剤，小分けした向精神薬の品名，数量，年月日 2.　向精神薬の製造，製剤のために使用した向精神薬の品名，数量，年月日 3.　向精神薬化学変化物の原料として使用した向精神薬の品名，数量，年月日 4.　向精神薬化学変化物の品名，数量，用途 5.　譲渡し，譲受け，廃棄した第一種，第二種向精神薬の品名，数量，年月日 6.　第一種，第二種向精神薬の輸入，輸出，譲渡し，譲受けの相手方の氏名又は名称，住所	・輸入業者，輸出業者，製造製剤業者には特例を適用 ・使用業者，卸売業者には適用しない ・輸入業者，輸出業者，製造製剤業者 1.　輸入，輸出，製剤，小分けした適用除外製剤の品名，数量，年月日 2.　適用除外製剤の製剤のために使用した向精神薬の品名，数量，年月日 3.　適用除外製剤の成分の品名，分量又は含量，適用除外製剤の用途 5.　譲渡し又は廃棄した適用除外製剤の品名 6.　適用除外製剤の輸入，輸出，譲渡しの相手方の氏名又は名称，住所
	・小売業者，病院等の開設者 1.　譲渡し，譲受け，廃棄した第一種，第二種向精神薬の品名，数量，年月日 2.　第一種，第二種向精神薬の譲渡し，譲受けの相手方の氏名又は名称，住所	適用しない
	・試験研究施設設置者 1.　輸入，輸出，製造した向精神薬の品名，数量，年月日 2.　譲渡し，譲受け，廃棄した第一種，第二種向精神薬の輸入，輸出，譲渡し，譲受けの相手方の氏名又は名称，住所	適用しない
届　　出 (第 50 条の 24)	・輸入業者，輸出業者，製造製剤業者，使用業者の届出の義務 〔届出事項〕 ・輸入業者，輸出業者，製造製剤業者，使用業者 1.　前年中に輸入，輸出，製造，製剤，小分けした向精神薬の品名，数量	・輸入業者，輸出業者，製造製剤業者には特例を適用する ・使用業者には適用しない ・輸入業者，輸出業者，製造製剤業者 1.　前年中に輸入，輸

	2.　前年中に向精神薬を製造し，製剤するために使用した向精神薬の品名，数量 3.　前年中に向精神薬化学変化物の原料として使用した向精神薬の品名，数量 4.　前年の初め及び末に所有した第一種向精神薬の品名，数量 5.　輸出・輸入の相手国名	出，製剤，小分けした適用除外製剤の品名，数量 2.　前年中に適用除外製剤を製剤するために使用した向精神薬の品名，数量 3.　適用除外製剤の成分の品名，分量又は含量，適用除外製剤の用途 5.　輸出，輸入の相手国名
	・試験研究施設設置者の届出の義務 1.　前年中に輸入し，輸出し，製造した向精神薬の品名，数量 2.　輸出，輸入の相手国名	適用しない
薬局開設者等の特例 (第50条の26)	・薬局開設者，医薬品卸売販売業の免許みなし	卸売業者，小売業者の免許は不要
監　　督 （第50条の38～第58条）	・報告の徴収等，措置命令，改善命令等，取扱責任者の変更命令，免許等の取消し等，聴聞，麻薬取締官等	同　　左
麻薬中毒者に対する措置等，雑則 (第58条の2～第63条)	・通報，麻薬中毒者等の診察，入院措置，相談，手数料，免許，許可の条件，2以上の資格を有する者の取扱，経過措置	同　　左
罰　　則 （第64条～第76条）	・罰則	同　　左

地方厚生局麻薬取締部所在地

地区麻薬取締官事務所	住所，電話，FAX	許認可相談	管轄区域
北海道厚生局　麻薬取締部	〒060-0808　札幌市北区北８条西２丁目1-1　札幌第一合同庁舎 TEL：011-726-3131 FAX：011-709-8063	TEL：011-726-3131 Mail：sapporoncd@mhlw.go.jp	北海道
東北厚生局　麻薬取締部	〒980-0014　仙台市青葉区本町3-2-23　仙台第二合同庁舎 TEL：022-221-3701 FAX：022-221-3713	TEL：022-221-3701 Mail：sendaincd@mhlw.go.jp	青森県，岩手県，宮城県，秋田県，山形県，福島県
関東信越厚生局　麻薬取締部	〒102-8309　東京都千代田区九段南１丁目２番１号　九段第三合同庁舎17階 TEL：03-3512-8688 FAX：03-3512-8689	TEL：03-3512-8691 Mail：tokyoncd@mhlw.go.jp	茨城県，栃木県，群馬県，埼玉県，千葉県，東京都，神奈川県，山梨県，新潟県，長野県
関東信越厚生局　麻薬取締部　横浜分室	〒231-0003　横浜市中区北仲通5-57　横浜第二合同庁舎 TEL：045-201-0770 FAX：045-212-2840	「麻薬・覚せい剤」相談 TEL：045-201-0770	
東海北陸厚生局　麻薬取締部	〒460-0001　名古屋市中区三の丸2-5-1　名古屋合同庁舎第２号館 TEL：052-951-6911 FAX：052-951-6876	TEL：052-951-6911 Mail：nagoyancd@mhlw.go.jp	静岡県，愛知県，岐阜県，三重県，富山県，石川県
近畿厚生局　麻薬取締部	〒540-0008　大阪市中央区大手前4-1-76　大阪合同庁舎第４号館 TEL：06-6949-6336 FAX：06-6949-6339	TEL：06-6949-6336 Mail：osakancd@mhlw.go.jp	滋賀県，京都府，大阪府，兵庫県，奈良県，和歌山県，福井県
近畿厚生局　麻薬取締部　神戸分室	〒650-0024　神戸市中央区海岸通29　神戸地方合同庁舎３階 TEL：078-391-0487 FAX：078-325-3769	「麻薬・覚せい剤」相談 TEL：078-391-0487	
中国四国厚生局　麻薬取締部	〒730-0012　広島市中区上八丁堀6-30　広島合同庁舎第４号館 TEL：082-227-9011 FAX：082-227-9174	TEL：082-227-9011 Mail：hiroshimancd@mhlw.go.jp	鳥取県，島根県，岡山県，広島県，山口県，徳島県，香川県，愛媛県，高知県
四国厚生支局　麻薬取締部	〒760-0019　高松市サンポート３番33号　高松サンポート合同庁舎４階 TEL：087-811-8910 FAX：087-823-8810	TEL：087-811-8910 Mail：takamatsuncd@mhlw.go.jp	

九州厚生局 麻薬取締部	〒812-0013 福岡市博多区博多駅東2-10-7 福岡第二合同庁舎 TEL：092-472-2331 FAX：092-472-2336	TEL：092-472-2331 Mail：fukuokancd@mhlw.go.jp	福岡県，佐賀県，長崎県，熊本県，大分県，宮崎県，鹿児島県，沖縄県
九州厚生局 麻薬取締部 小倉分室	〒803-0813 北九州市小倉北区城内5-1 小倉合同庁舎6階 TEL：093-591-3561 FAX：093-591-3516	「麻薬・覚せい剤」相談 TEL：093-591-3561	
九州厚生局 沖縄麻薬取締支所	〒900-0022 那覇市樋川1-15-15 那覇第一地方合同庁舎 TEL：098-854-2584 FAX：098-834-8978	「麻薬・覚せい剤」相談 TEL：098-854-0999	

第8章　一般用検査薬の取扱いについて

1. はじめに

セルフケア領域

近年の人口の高齢化や生活習慣病等の慢性疾患が増加するといった疾病構造の大きな変化に伴い，国民の健康管理意識が向上してきていることから，日常の健康管理の指標として検査薬を有効に利用できるよう，厚生省（当時）は平成元年11月に「セルフケア領域における検査薬に関する検討会」を設置し，一般用検査薬導入に際しての基本的考え方，一般原則及び範囲等について検討を行った。検討結果は第一次（平成2年6月）及び第二次報告（平成3年6月）としてまとめられた。

第一次報告では，セルフケア領域への導入に際しては，

1)　医療との関連において検査薬の役割に配慮すること。
2)　検査結果は専門的診断におきかわるものでないこと。
3)　誤った操作，誤った判断をされないものであること。

の基本的な考え方が示され，これに伴い検体・測定項目・方法・性能・使用者への情報提供等についての一般原則が示された。個々の検査薬については，検査薬の種類によりそれぞれ背景が異なることから，個別に検討することとされ，尿糖・尿蛋白検査薬についての具体的指針が示され，一般用として認められることとなった。なお，糖及び蛋白を同時に検出又は測定するものであっても差し支えないとされている。（平成2.11.9薬発第1141号）

尿糖・尿蛋白検査薬

妊娠検査薬

第二次報告では，妊娠検査薬と便潜血検査薬について検討され，妊娠検査薬についての具体的指針が示され，一般用として認められることとなった。（平成3.7.3薬発第699号）

便潜血検査薬

便潜血検査薬についてはセルフチェック上のメリットは高いとしながらも，既存検査薬の操作性，特異性等を考慮した場合，一般の人が使用するには困難と考えられることなどから，現時点では一般用検査薬としては適当といえない状況にあるが，条件の整った製品が開発されれば認めて差し支えないとの考えが示された。

その後，検査薬側の操作性や特異性等の改良が進み，一般の人が使用可能である製品が開発されたことから，「便潜血キットに係る一般用検査薬ガイドライン（案）について」が薬事・食品衛生審議会医療機器・体外診断薬部会（平成30年6月29日）で検討されたが，ガイドラインの発出には至っていない。

一般用検査薬の範囲拡大については，平成26年に内閣府　規制改革推進会議での検討を経て，「医療用検査薬から一般用検査薬への転用の仕組みの早期構築」が閣議決定され，薬事・食品衛生審議会医療機器・体外診断薬部会において，一般用検査薬の導入に関する一般原則の見直し及び一般用検査薬への転用の仕組みの検討が行われた。

その結果，一般原則は，侵襲性のない検体を対象とすること，販売に際して情報提供を充実すること等を盛り込んだ改正が行われるとともに，一般用検査薬への転用の仕組

みが作られた。

転用の仕組みについては，業界において検査項目ごとにガイドライン案を作成し，厚生労働省，及び独立行政法人医薬品医療機器総合機構（専門協議）での評価を行い，薬事・食品衛生審議会医療機器・体外診断薬部会での検討，パブリックコメントの実施後，一般用検査薬のガイドラインが発出され，検査項目として追加されることとなった。（平成 26.12.25 薬食発 1225 第 1 号，平成 27.3.23 薬食機参発 0323 第 1 号）

排卵日予測検査薬

排卵日予測検査薬については，上記転用の仕組みに従い，一般用検査薬への転用の検討が行われた。平成 27 年 5 月 8 日付で日本臨床検査薬協会から提出された「黄体形成ホルモンキットに係る一般用検査薬ガイドライン（案）」は，審査を経て，平成 27 年 11 月 10 日医療機器・体外診断薬部会で審議され，平成 27 年 11 月 20 日から 1 カ月間，パブリックコメントが実施された。その後，平成 28 年 1 月 15 日医療機器・体外診断薬部会での審議を経て，一般用黄体形成ホルモンキットに係る一般用検査薬ガイドラインが発出され（平成 28.2.22 薬生機発 0222 第 1 号），黄体形成ホルモンが一般用検査薬の検査項目として追加された。

新型コロナウイルス抗原定性試薬

新型コロナウイルス抗原定性検査キットについては，令和 4 年 8 月 10 日厚生労働省新型コロナウイルス感染症対策アドバイザリーボードにおいて，ネット販売等を可能にする OTC 化についての議論が行われ，休日・夜間や在宅で抗原定性検査キットを容易に手に入れられるようにしてほしいという国民の期待に応えるため，医療現場への供給を優先することを前提として，OTC 化に向けて具体的に検討を進める方向性について確認された。これを受けて，令和 4 年 8 月 17 日薬事・食品衛生審議会医療機器・体外診断薬部会での審議を経て「一般用 SARS コロナウイルス抗原キットに係る一般用検査薬ガイドライン」が「一般用新型コロナウイルス抗原定性検査キットに係る製造販売承認申請の取扱いについて」（令和 4.8.17 薬生機審発 0817 第 2 号厚生労働省医薬・生活衛生局医療機器審査管理課長通知）の別添として発出され，新型コロナウイルス抗原が一般用検査薬の検査項目として追加された。

新型コロナウイルス抗原・インフルエンザウイルス抗原定性同時検査試薬

新型コロナウイルス抗原定性検査キットに引き続き，令和 4 年 11 月 22 日厚生労働省新型コロナウイルス感染症対策アドバイザリーボードにおいて，新型コロナウイルス及びインフルエンザウイルスの両抗原を同時に検査できる抗原定性検査キットについても，新型コロナウイルス感染症及びインフルエンザが同時期に流行したときに備え，医療現場への供給を優先することを前提として OTC 化に向けて具体的に検討を進める方向性について議論された。これを受けて，令和 4 年 11 月 28 日薬事・食品衛生審議会医療機器・体外診断薬部会での審議を経て「一般用 SARS コロナウイルス抗原・インフルエンザウイルス抗原キットに係る一般用検査薬ガイドライン」が「一般用 SARS コロナウイルス抗原・インフルエンザウイルス抗原キットに係る一般用検査薬の製造販売承認申請の取扱いについて」（令和 4.11.29 薬生機審発 1129 第 1 号厚生労働省医薬・生活衛生局医療機器審査管理課長通知）の別添として発出され，新型コロナウイルス抗原・インフルエンザウイルス抗原（同時検査）が一般用検査薬の検査項目として追加された。

近年の動き

一般用検査薬については，規制改革推進会議（「規制改革推進に関する答申～デジタル社会に向けた規制改革の「実現」～」令和 3 年 6 月 1 日），で「一般原則の見直し」について引き続き検討することとされた。特に「一般用検査薬の導入に関する一般原則」において「侵襲がある」とされ，一般用検査薬とすることは難しいとされた血液を検体とする検査については，関係団体（日本臨床検査薬協会及び日本 OTC 医薬品協会）関係者出席の下，薬事・食品衛生審議会医療機器・体外診断薬部会（令和 3 年 8 月 4 日，令和 4 年 4 月 11 日及び令和 5 年 9 月 6 日）で検討されてきた。また，一般用検査薬については，令和5年度政府方針の中でも取り上げられている（「OTC医薬品・OTC検査薬の拡大に向けた検討等によるセルフメディケーションの推進」経済財政運営と改革の基本方針2023について（令和5年6月16日閣議決定），「セルフケア・セルフメディケーションを進めるとともに，薬局で市販されるOTC検査薬等の拡大に向けて，引き続き，医療用検査薬の検査項目ごとに課題整理を行う」成長戦略等のフォローアップ（令和5年6月16日内閣官房））。

2. 一般用検査薬の範囲

一般用検査薬の検査項目

一般用検査薬の範囲は，平成17.3.29告示121号で認証基準を定めて指定する体外診断用医薬品とされ，一般的名称で示すと，一般用グルコースキット，一般用総蛋白キット，一般用ヒト絨毛性性腺刺激ホルモンキットの3種類が認められた。

その後，一般用検査薬への転用の仕組み（平成26.12.25薬食発1225第1号）に則り，一般用検査薬としての転用のガイドライン案を審議する形で，平成28年に排卵日予測検査薬が，令和4年に，新型コロナウイルス抗原定性検査試薬及び新型コロナウイルス抗原・インフルエンザウイルス抗原定性同時検査試薬が，一般用検査薬として認められた。

令和5年8月末現在，一般用検査薬は，「体外診断用医薬品の一般的名称について」（平成17.4.1薬食発第0401031号厚生労働省医薬食品局長通知）及び「体外診断用医薬品の一般的名称の改正等について」（令和5.6.30薬生発0630第3号厚生労働省医薬・生活衛生局長通知）における一般的名称で示すと，一般用黄体形成ホルモンキット，一般用SARSコロナウイルス抗原キット及び一般用SARSコロナウイルス抗原・インフルエンザウイルス抗原キットの3種類が追加され，合計6種類が認められている。

なお，妊娠検査薬，排卵日予測検査薬には，一般用検査薬となる感度の範囲が示されている。

・一般用検査薬の感度の範囲

項　目	感度の範囲
妊娠検査薬（hCG）	最小検出感度50～200mIU/mLの範囲内（平成3.7.3薬審第552号）
排卵日予測検査薬	検出感度は，尿中の黄体形成ホルモンの濃度として20～50mIU/mLの範囲（平成28.2.22薬生機発0222第1号）

一般用検査薬の検体種

平成26年12月薬事・食品衛生審議会医療機器・体外診断薬部会における一般用検査薬の導入に関する一般原則の見直しによって，検体に既に認められている尿と糞便に加えて，鼻汁，唾液，涙液など侵襲のないものが適当であるとされた。また，検査項目として「健康状態を把握し，受診につなげていけるもの」という条件が追加された。ただし，悪性腫瘍，心筋梗塞や遺伝性疾患など重大な疾患の診断に関わるものは除外された。また，感染症に係る検査は個別の検査項目ごとに販売方法を含め慎重に検討を行うこととされた。（平成26.12.25薬食発1225第1号）

3. 承認（認証）申請上の取扱い

尿糖・尿蛋白検査薬及び妊娠検査薬については，平成17.3.29厚生労働省告示121号により，登録認証機関の認証が必要な体外診断用医薬品として指定されている。一方，「体外診断用医薬品の一般用検査薬への転用について」(平成26.12.25薬食発1225第1号）に従って策定されたガイドライン案に基づき承認申請された一般用検査薬であって，承認基準に適合するものについては，承認基準品目として，承認申請が必要な品目とされている。(平成28.2.22薬生発0222第5号)

一般用検査薬としての承認（認証）申請等の取扱いについては，医療用の体外診断用医薬品に準じることとされているので，各章の関連部分を参照すること。以下の点で医療用の体外診断用医薬品とその取扱い等が異なるので留意する必要がある。(平成2.11.9薬発第1141号，平成2.11.9薬審第114号)

1)　検査手順が簡便で，判定に際して特別な器具器械等を必要としないものであること。
2)　原則として，毒薬，劇薬等を構成試薬とするものでないこと。
3)　シリーズによる申請は認められないこと。
4)　申請書の備考欄には「一般用医薬品（一般用検査薬)」と記載すること。

また「体外診断用医薬品の一般用検査薬への転用について」(平成26.12.25薬食発1225第1号）に従って策定された以下の各ガイドラインの内容も参照すること。

平成28.2.22薬生発0222第5号
令和4.8.17薬生機審発0817第2号
令和4.11.29薬生機審発1129第1号

4.　添付文書等の記載について

「一般用検査薬（尿糖，尿蛋白，妊娠検査）の添付文書等作成に関するガイドラインについて（改訂版)」(平成13.4.24医薬安発第83号・医薬審発第527号・医薬監麻発第494号）が日本製薬団体連合会の自主的な申し合わせとして通知され，「一般用医薬品の添付文書記載要領について」(平成23.10.14薬食発1014第6号）が通知された。

また，一般消費者向けに販売等されることが想定されることから，一般用検査薬については添付文書等記載事項の省略はできないことが「体外診断用医薬品及び医療機器の添付文書等記載事項の省略に当たっての留意事項について」(平成26.9.1薬食安発0901第4号）にて通知された。

一般用検査薬の添付文書に記載すべき基本的項目は，「一般用検査薬の販売時の情報提供の充実について」(平成26.12.25薬食総発1225第1号・薬食機参発1225第4号）に示されている。排卵日予測検査薬，新型コロナウイルス抗原定性試薬及び新型コロナウイルス抗原・インフルエンザウイルス抗原定性同時検査試薬に関しては，一般用検査薬への転用ガイドラインの中で添付文書案が示されている。(平成28.2.22薬生機発0222第1号，令和4.8.17薬生機審発0817第2号，令和4.11.29薬生機審発1129第1号)

なお，本項の以下に，既存の「一般用検査薬」の添付文書の記載項目等の留意事項を紹介する。

(1)　添付文書の記載項目

尿糖・尿蛋白検査薬及び妊娠検査薬の添付文書については，添付文書作成のガイドライン（平成13.4.24医薬安発第83号・医薬審発第527号・医薬監麻発第494号）が示されており，一般用医薬品添付文書の記載要領によるが，検査薬であることを考慮して，基本的項目は以下のとおりとすることが示されている。

添付文書に記載すべき基本的項目

1)　「一般用検査薬」である旨の記載
2)　改訂年月
3)　添付文書の必読及び保存に関する事項
4)　販売名及び使用目的及びリスク区分
5)　製品の特徴
6)　使用上の注意
7)　使用目的
8)　使用方法
9)　キットの内容及び成分・分量
10) 保管及び取扱い上の注意
11) 保管方法・有効期間
12) 包装単位
13) 消費者相談窓口
14) 製造販売業者及び販売業者の氏名又は名称及び住所

その後，平成26年に一般用検査薬の転用の仕組みが新たに示される際に，一般用検査薬を正しく用いて健康状態を把握し，速やかな受診につなげるためには，一般用検査薬の販売にあたり情報提供を充実する必要があることから，一般用検査薬の導入に関する一般原則（平成26年12月5日）において，使用者への情報提供に関する事項が以下のように示された。また，一般用検査薬の転用の仕組みに則り一般用検査薬の項目とされた排卵日予測検査薬，新型コロナウイルス抗原定性試薬及び新型コロナウイルス抗原・インフルエンザウイルス抗原定性同時検査試薬については，この内容に準拠した添付文書案が各ガイドラインに示されている（平成28.2.22薬生機発0222第1号，令和4.8.17薬生機審発0817第2号，令和4.11.29薬生機審発1129第1号）。

一般用検査薬導入に関する一般原則（抜粋）

2. 製品への表示等について

検査薬が有効に活用されるために，使用者向けの文書を含む製品への表示等については，検査薬がもつ機能を使用者にわかり易く，且つ正確に伝えられるよう配慮する必要がある。このため添付文書などには，次のような工夫をすべきである。

①検査の目的・意義について説明すること。
②検体採取などについて説明すること。
③検査手順などについて平易な説明及び図解を多く取り入れること。
④判定に対する解釈を加え，検査結果への妨害物質の影響を説明すること。
⑤誤判定の可能性など検査の性能に関して説明をすること。

また，使用者に検査結果の経時的変化がわかるように検査結果を記録することをすすめるとともに適切に受診することを説明すること。

なお，添付文書に記載すべき基本的項目は次の通りとし，記載に際しては，使用者が理解しやすく自ら判断できる内容とするため，平易な表現で簡潔に記載すること。また，使用者に正確に情報を伝えるために，適宜，図表やイラストを用いる等の工夫をすること。

①検体採取などについて説明すること。
②検査手順などについて平易な説明及び図解を多く取り入れること。
③判定に対する解釈を加え，検査結果への妨害物質の影響を説明すること。

また，使用者に検査結果の経時的変化がわかるように検査結果を記録することをすすめることが望ましい。

なお，添付文書に記載すべき基本的項目は次の通りとし，一般用医薬品としてふさわしいものであることが必要である。
<添付文書に記載すべき基本的項目>
・改訂年月
・添付文書の必読及び保存に関する事項
・販売名及び一般的名称
・製品の特徴
・キットの内容及び成分・分量
・使用目的
・使用方法
・使用上の注意
　一般用検査薬に共通した位置付け
　使用に際しての注意
　　検体採取に関する注意
　　検査手順に関する注意
　　判定に関する注意
　その他（検査結果の記録）
・保管及び取扱い上の注意
・保管方法・有効期間
・包装単位
・消費者相談窓口
・製造販売業者等の氏名又は名称及び住所

（2）添付文書の記載上の注意及び記載例

1)　尿糖・尿蛋白検査薬

主な記載上の留意点及び記載例は以下のとおりである。

〈全般的事項〉

消費者自らが使用した場合に判断できる限度を明らかにし，検査時期，結果判定の取扱いなどについて，消費者の誤解を招くおそれがある表現は避けること。特に，疾病の診断・予防を意味するような用語は用いないよう留意すること。

〈各記載項目に関する事項〉

① 「一般用検査薬」である旨

添付文書の左上隅等に「一般用検査薬」，〈一般用検査薬〉等と記載する。

② 改訂年月

改訂年月を添付文書の左右いずれかの隅に記載する。作成年月を記載する場合も同様とする。

記載例　①　※：2014年12月改訂
　　　　②　　　2014年6月作成

③ 添付文書の必読及び保存に関する事項

「この添付文書をよく読んでからお使いください。また，必要なときに読めるように大切に保管してください。」「ご使用に際しては，この添付文書を必ずお読みください。また，必要なときに読めるように大切に保管してください。」を添付文書の上方の見やすい箇所に記載する。

④ 販売名及び使用目的及びリスク区分

一般的名称は「一般用グルコースキット」，「一般用総蛋白キット」と記載すること。また，使用目的は販売名と誤認されないように「尿糖（又は尿中ブドウ糖，尿中グルコース）検査用」「尿糖検出用」「尿糖検査薬」「尿糖検査用（又は検出用）試験紙」等の表現を用いて販売名の上に記載してもよい。尿中の糖及び蛋白を同時に検出又は測定する試薬についても同様とすること。

リスク区分として「第2類医薬品」を併記すること。

⑤　製品の特徴

尿糖，尿蛋白の検査の意義及び健康管理面との関わりを記載する場合には正確かつ簡潔に記述するとともに，「本検査薬は，病気の診断を行うものではありません。」等の注意を併せて記載すること。また，原理についても必要に応じて記載すること。

⑥　使用上の注意

「してはいけないこと」を記載し「検査結果から自分で病気の診断をしないこと。」「尿糖（又は尿蛋白）が検出された場合にはできるだけ早く医師の診断を受けること。」等を記載すること。

「相談すること」を記載し，「尿糖（又は尿蛋白）が検出された場合には医師にご相談ください。」「尿糖（又は尿蛋白）が検出されなくとも，何らかの症状がある場合には医師にご相談ください。」「医師の治療を受けている人はご使用前に（担当）医師（又は薬剤師）にご相談ください。」等を記載すること。

その他の注意として廃棄の際に留意すべき事項があれば記載し，「検査結果（検査した年月日・時刻・結果等）を記録しておくことをおすすめします。」等記載すること。

⑦　使用目的

承認・認証を受けた使用目的を正確に記載する。

⑧　使用方法

承認・認証を受けた使用方法（用法・用量）に基づき，使用の手順にそって正確かつわかりやすく記載すること。操作手順及び判定方法については原則として正確かつわかりやすく図解又は表形式とすること。読みとった色調表の数値に基づく結果の判定及びそれに関する説明は次表によること。

これは，各社で検査薬の感度が相違することによる一般消費者の混乱を防止する目的から，特に表現の統一を図ることとされたことによる。

〔尿糖の場合〕

・判定表

<table>
<tr><th>各社が設定する色調表の数値</th><th>判　定</th><th>説　明
（各社統一とするが，同等の表現可）</th></tr>
<tr><td>100 mg/dL 未満の場合</td><td>今回の検査ではほとんど尿糖は検出されませんでした</td><td>採尿の時間（食事の前後）や薬剤の服用などが検査値に影響することがあります。食後（1～2時間）にもう一度検査することをおすすめします</td></tr>
<tr><td>100 mg/dL 以上 150 mg/dL 未満の場合</td><td>今回の検査では少し尿糖が検出されました</td><td rowspan="2">食後（1～2時間）にもう一度検査し，二つの検査結果の記録を持って，医師にご相談ください</td></tr>
<tr><td>150 mg/dL 以上の場合</td><td>今回の検査では多めの尿糖が検出されました</td></tr>
</table>

注）なお，2段階の判定の場合には 100 mg/dL を分岐点とし，100 mg/dL 以上の判定欄の表現は「今回の検査では尿糖が検出されました」とする。

〔尿蛋白の場合〕

・判定表

各社が設定する色調表の数値	判　定	説　明（各社統一とするが，同等の表現可）
30 mg/dL 未満の場合	今回の検査ではほとんど尿蛋白は検出されませんでした	採尿の時間（運動後）や薬剤の服用などが検査値に影響することがあります。早朝尿（起床直後）でもう一度検査することをおすすめします
30 mg/dL 以上 100 mg/dL 未満の場合	今回の検査では少し尿蛋白が検出されました	早朝尿（起床直後）でもう一度検査し，二つの検査結果の記録を持って，医師にご相談ください
100 mg/dL 以上の場合	今回の検査では多めの尿蛋白が検出されました	

注）なお，2段階の判定の場合には 30 mg/dL を分岐点とし，30 mg/dL 以上の判定欄の表現は「今回の検査では尿蛋白が検出されました」とする。

結果の判定に用いる判定表の数値の記載については，下記によること。

色調表の数値に関しては，「0」の記載は不適当であるので，「0～（検出限界以下）」と記載すること。尿糖の場合「100 mg/dL」，尿蛋白の場合「30 mg/dL」の色調を必ず設定すること。

使用にあたっての留意事項を「使用に際して，次のことに注意すること。」という項目を設けて「採尿に関する注意」「検査手順に関する注意」「判定に関する注意」等に整理して必要に応じて簡潔に記載すること。

⑨　キットの内容及び成分・分量

当該検査薬の承認・認証を受けた内容に基づいて，その内容，成分・分量について使用者に正確かつわかりやすく記述すること。

⑩　保管及び取扱い上の注意

「小児の手の届かないところに保管すること。」「直射日光を避け，湿気の少ない所に密栓して保管すること。また，冷蔵庫内保管は避けること。」「品質を保持するために，他の容器に入れ替えないこと。」「使用直前に開封すること。」「使用期限が過ぎたものは使用しないこと。」等を記載すること。

⑪　保管方法・有効期間

承認・認証を受けた貯蔵方法及び有効期間に基づいて記載すること。

⑫　包装単位

「○○入り（又は○○回分，○○テスト）」等記載すること。

⑬　消費者相談窓口

「お問い合わせ先」として「この検査薬に関してのお問い合わせは，お買い求めの薬局・薬店又は下記までご連絡ください。」と記載してお客様相談窓口等の連絡先受付時間等を記載すること。

⑭　製造販売業者及び販売業者の氏名又は名称及び住所

販売業者について併記する場合は，製造販売業者，販売業者が区別できるように記載すること。

2) 妊娠検査薬

主な記載上の留意点及び記載例は以下のとおりである。

〈全般的事項〉

尿糖・尿蛋白検査薬に準じて行うが，特に妊娠の確定診断を意味するような用語は用いないように留意する。

〈各記載項目に関する事項〉

① 「一般用検査薬」である旨，② 改訂年月，③ 添付文書の必読及び保存に関する事項は，尿糖・尿蛋白検査薬を参照すること。

④ 販売名及び使用目的及びリスク区分

一般的名称は「一般用ヒト絨毛性性腺刺激ホルモンキット」と記載すること。また，使用目的は販売名と誤認されないよう「妊娠検査薬」「妊娠反応検査薬」「妊娠反応検査試薬」等の表現を用いて販売名の上に記載してもよい。特に妊娠の確定診断を意味するような用語は用いないよう留意すること。

リスク区分として「第2類医薬品」と併記すること。

⑤ 製品の特徴

妊娠検査の意義，早期検査の必要性，検査薬の位置付け等の情報を含め健康管理面との関わりを記載する場合には正確かつ簡潔に記述するとともに，「本検査薬は，妊娠の確定診断を行うものではありません。」等の注意を併せて記載すること。

⑥ 使用上の注意

「してはいけないこと」を記載し「検査結果から自分で妊娠の確定診断をしないこと。」「判定が陽性であれば妊娠している可能性があるが，正常な妊娠かどうかまでの判別はできないのでできるだけ早く医師の診断を受けること。」「妊娠の確定診断とは，医師が問診や超音波検査などの結果から総合的に妊娠の成立を診断することです。」等を記載すること。

「相談すること」を記載し，「次の人は，使用前に医師に相談すること。不妊治療を受けている人」「判定が陰性であっても，その後生理が始まらない場合，再検査するか医師に相談すること」等を記載すること。

「検査時期に関する注意」を記載し「この検査薬では，生理の周期が順調な場合は，生理予定日のおおむね1週間目頃から検査できます。しかし，妊娠の初期では，人によってはまれに尿中のhCGがごく少ないこともあり，陰性や不明瞭な結果を示すことがあります。このような結果がでてから，およそ1週間たってまだ生理が始まらない場合には，再検査するか又は医師にご相談ください。」「生理の周期が不規則な場合は，前回の周期を基準にして予定日を求め，おおむねその1週目頃に検査してください。結果が陰性でもその後生理が始まらない場合には，再検査するか又は医師にご相談ください。」等を記載すること。

その他の注意として廃棄の際に留意すべき事項があれば記載すること。

⑦ 使用目的

承認・認証を受けた使用目的を記載すること。

⑧ 使用方法

承認・認証を受けた使用方法（用法及び用量）に基づき，使用の手順にそって正確かつわかりやすく記載すること。操作手順及び判定方法については原則として正確かつわかりやすく図解又は表形式とすること。読み取った色調等に基づく結果の判定及びそれに関する説明としては，次表によること。

・判定表

各社が設定する判定方法（色等の比較等）	判　定	説　明（各社統一とするが同等の表現可）
	陽性又は（＋）	妊娠反応が認められました。妊娠している可能性があります。できるだけ早く医師の診断を受けてください。
	陰性又は（－）	今回の検査では妊娠反応は認められませんでした。しかし，その後月経が始まらない場合は，月経開始予定日のおよそ１週間後に再検査をするか又は医師にご相談ください。

特殊な容器などの使用方法については，イラストをつけるなどわかりやすく簡潔に記載するのが望ましい。

使用にあたっての留意事項を「使用に際して，次のことに注意すること。」という項目を設けて「採尿に関する注意」「検査手順に関する注意」「判定に関する注意」等に整理して必要に応じて簡潔に記載すること。

⑨　キットの内容及び成分・分量，⑩　保管及び取扱い上の注意，⑪　保管方法・有効期間，⑫　包装単位，⑬　消費者相談窓口，⑭　製造販売業者及び販売業者の氏名又は名称及び住所は，尿糖・尿蛋白検査薬を参照すること。

3)　排卵日予測検査薬

排卵日予測検査薬については，「黄体形成ホルモンキットに係る一般用検査薬ガイドラインの策定について」（平成 28. 2. 22 薬生機発 0222 第１号）で添付文書案が示されており，それと同等の情報提供が求められている。「判定のしかた」の「陽性」「陰性」の別が明確に区別できるようになどの留意事項も示されている。また，添付文書の他，お客様用ご使用の手引きによる情報提供も必要となる。

〈添付文書記載項目〉

①「一般用検査薬」である旨，②　改訂年月，③　添付文書の必読及び保存に関する事項は，尿糖・尿蛋白検査薬を参照すること。

④　販売名及び使用目的及びリスク区分

一般的名称，販売名，リスク区分として「第１類医薬品」と記載すること。

⑤　製品の特徴

「排卵日を事前に把握することの重要性」，「排卵日がわかるしくみ（測定の原理）」を記載すること。

⑥　使用上の注意

「してはいけないこと」として「避妊目的に使用できない」旨の記載を行うこと。

「相談すること」として，「使用前に医師に相談すること。」「検査期間中陰性が続き，LH サージが確認できない場合」の注意，「記載内容がわかりにくい場合は，医師，薬剤師に相談する」旨を記載すること。

その他，検査時期に関する注意，廃棄に関する注意を記載すること。

⑦　使用目的

承認を受けた使用目的を記載すること。

⑧　使用方法

「検査のタイミング」「検査のしかた」「判定のしかた」について，図などを用いてわかりやすく記載すること。

使用に際しての注意として，「採尿に関する注意」「検査手順に関する注意」「判定に関する注意」を記載すること。

検査結果記入欄を設けること。

【判定方法の例示】

検査キットの判定部を以下のように判定してください。

初めて陽性になったときが，LHサージが検出されたということであり，間もなく排卵がおこるというしるしです。

（以下　表中の判定を表す「陽性」「陰性」の文字については，文字色，枠内の一部の色分けなど陽性と陰性の別が明確に区別できるよう各社で工夫して表示する）

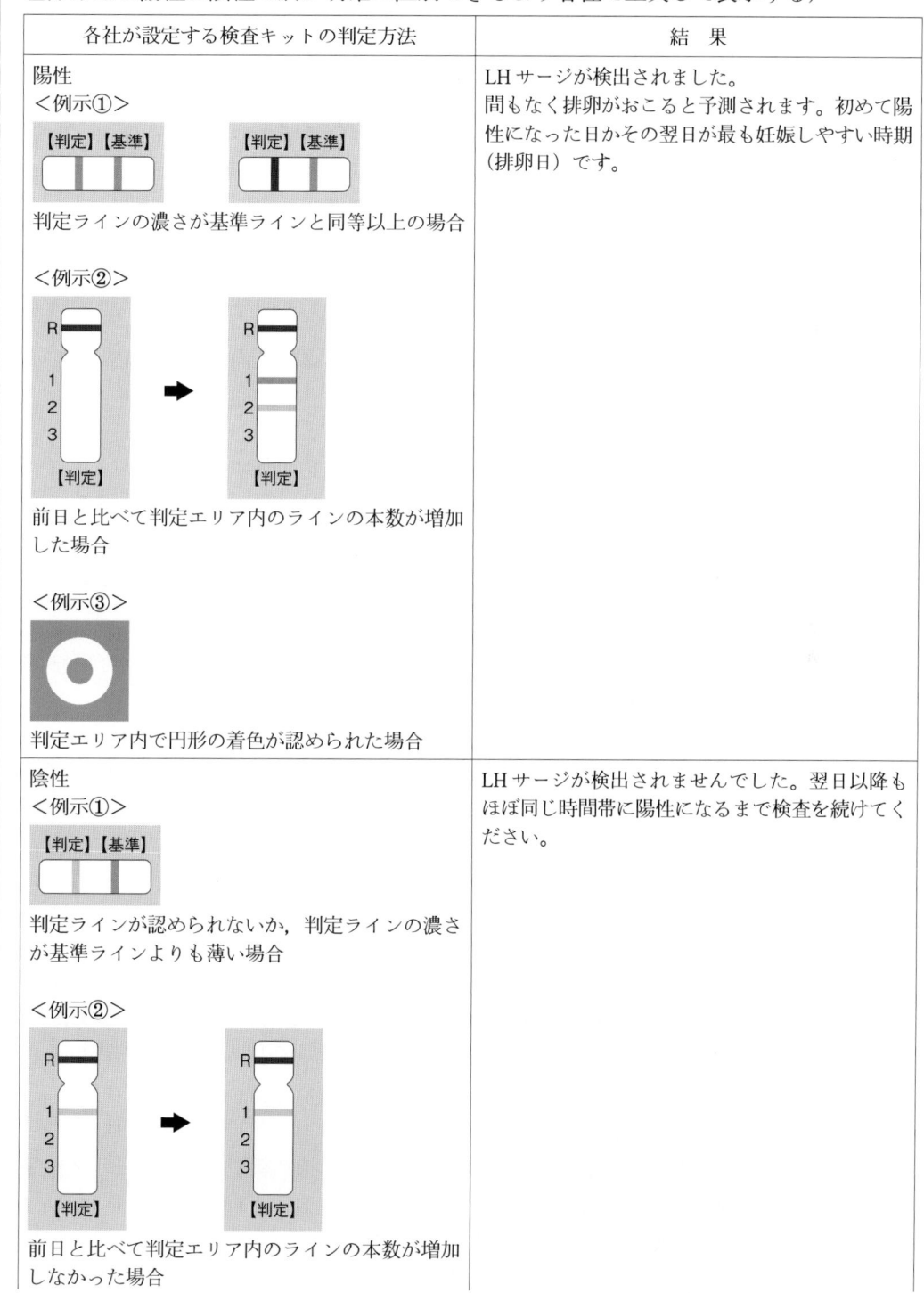

各社が設定する検査キットの判定方法	結　果
陽性 ＜例示①＞ 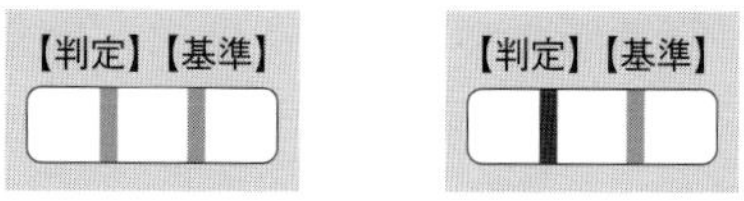 判定ラインの濃さが基準ラインと同等以上の場合 ＜例示②＞ 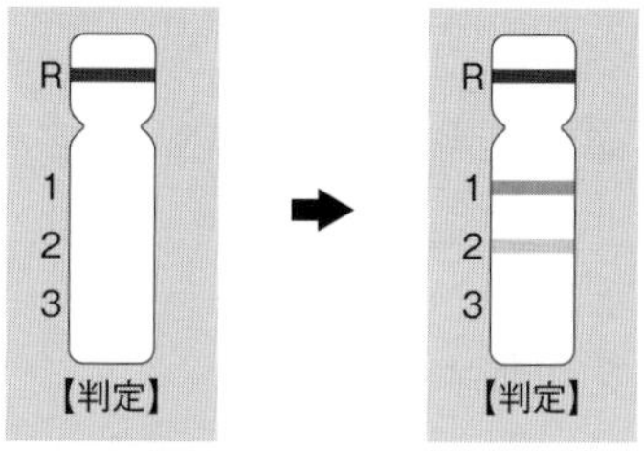 前日と比べて判定エリア内のラインの本数が増加した場合 ＜例示③＞  判定エリア内で円形の着色が認められた場合	LHサージが検出されました。 間もなく排卵がおこると予測されます。初めて陽性になった日かその翌日が最も妊娠しやすい時期（排卵日）です。
陰性 ＜例示①＞ 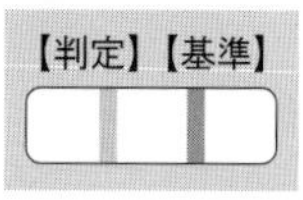 判定ラインが認められないか，判定ラインの濃さが基準ラインよりも薄い場合 ＜例示②＞ 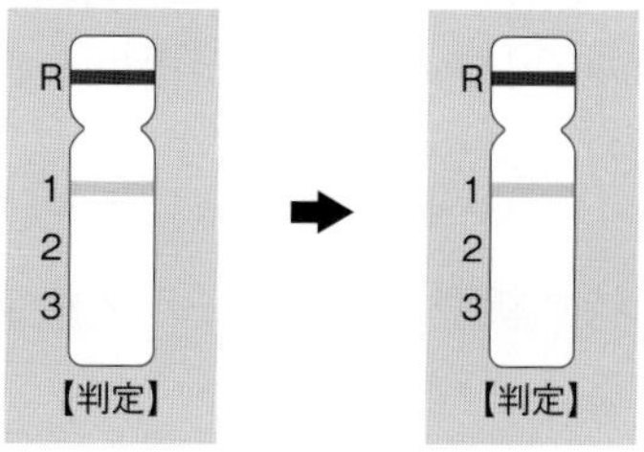 前日と比べて判定エリア内のラインの本数が増加しなかった場合	LHサージが検出されませんでした。翌日以降もほぼ同じ時間帯に陽性になるまで検査を続けてください。

<例示③> 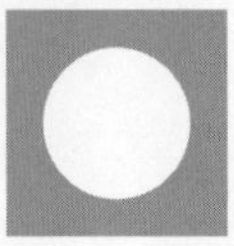 判定エリア内で円形の着色が認められなかった場合	

⑨　キットの内容及び成分・分量は，尿糖・尿蛋白検査薬を参照すること。
⑩　保管及び取扱い上の注意
　保管及び取扱上の注意を記載すること。
⑪　保管方法・有効期間，⑫　包装単位は，尿糖・尿蛋白検査薬を参照すること。
⑬　消費者相談窓口，⑭　製造販売業者及び販売業者の氏名又は名称及び住所
「お問い合わせ先」としてお客様相談窓口等の連絡先受付時間等を記載すること。販売業者について併記する場合は，製造販売業者，販売業者が区別できるように記載すること。

〈お客様用ご使用の手引き　記載項目〉
①　使用目的，一般的名称，販売名，リスク区分として「第1類医薬品」を記載すること。
②　使用者向け情報提供資料について　添付文書必読の旨を記載すること。
③　この検査薬の効果は？
④　この検査薬を使う前に確認すべきことは
　してはいけないこと，相談することを記載すること。
⑤　この検査薬の使い方は
　この検査薬の使い方を記載すること。
⑥　この検査薬の使用に際し，気を付けなければならないことは
　採尿，検査手順，判定に関する注意を記載すること
⑦　この検査薬の形は
　キットの形状を記載すること
⑧　この検査薬に含まれているのは
　反応系に関与する成分について記載すること
⑨　保管及び取扱い上の注意
⑩　Q&A
⑪　この検査薬についてのお問い合わせは

4)　新型コロナウイルス抗原定性試薬

「一般用新型コロナウイルス抗原定性検査キットに係る製造販売承認申請の取扱いについて」（令和4.8.17薬生機審発0817第2号）の別紙2を参考に記載する。また，別紙3-2の記載例を参考に使用者向け使用の手引きによる情報提供も必要となる。

主な記載上の留意点及び記載例は以下のとおりである。

〈全般的事項〉

尿糖・尿蛋白検査薬に準じて行うが，特に新型コロナウイルス感染の確定診断を意味するような用語は用いないように留意する。

〈各記載項目に関する事項〉

①「一般用検査薬」である旨，②　改訂年月，③　添付文書の必読及び保存に関する

事項は，尿糖・尿蛋白検査薬を参照すること。

④　販売名及び使用目的及びリスク区分

一般的名称を販売名の上に記載すること。

リスク区分として「第1類医薬品」と併記すること。

⑤　製品の特徴

新型コロナウイルス抗原検査の使用についての情報を含め健康管理面との関わりを記載する場合には正確かつ簡潔に記述するとともに，「お住まいの地域の自治体で医療機関の受診方法に関する案内が出ている場合は，その案内にしたがって適切に医療機関の受診等を行ってください。」「その他，濃厚接触者となった場合等における活用方法については，厚生労働省から発出された最新の情報を参照してください。」等の注意を併せて記載すること。また，新型コロナウイルス抗原の有無がわかるしくみ（測定の原理）も記載すること。

⑥　使用上の注意

「してはいけないこと」を記載し「検査結果から自分で病気の診断をすることはできません。」等を記載すること。

「相談すること」を記載し「この説明書の記載内容で分かりにくいことがある場合は，医師又は薬剤師に相談してください。」等を記載すること。

「廃棄に関する注意」を記載し「本キットや検体採取に使用した綿棒などは家庭ごみとして各自治体の廃棄方法に従って廃棄してください。」「使用後の綿棒等は感染性を有するおそれがありますので，廃棄時の取扱いには十分注意し，使用したキット（綿棒，チューブ等を含む）をごみ袋に入れて，しっかりしばって封をする，ごみが袋の外面に触れた場合や袋が破れている場合は二重にごみ袋に入れる等，散乱しないように気を付けてください。」等を記載すること。

⑦　使用目的

承認を受けた使用目的を記載すること。

⑧　使用方法

承認を受けた使用方法（用法及び用量）に基づき，使用の手順にそって正確かつわかりやすく記載すること。操作手順及び判定方法については原則として正確かつわかりやすく図解又は表形式とすること。検査キットの判定部に基づく結果の判定及びそれに関する説明としては，次表によること。

【判定方法の例示】

検査キットの判定部を以下のように判定してください。

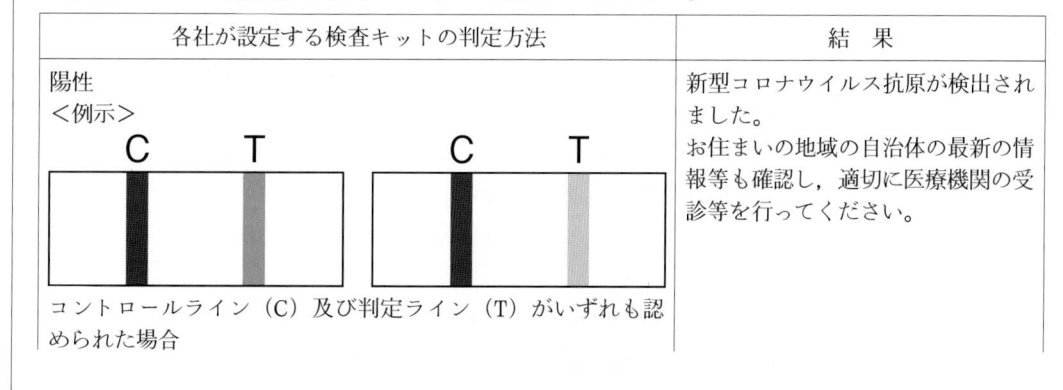

各社が設定する検査キットの判定方法	結　果
陽性 <例示> 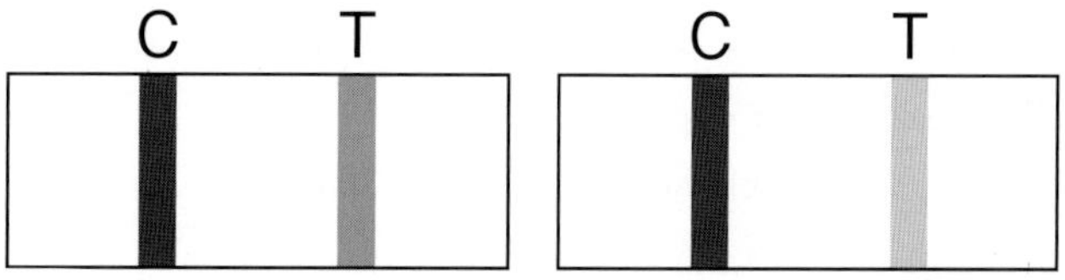 コントロールライン（C）及び判定ライン（T）がいずれも認められた場合	新型コロナウイルス抗原が検出されました。 お住まいの地域の自治体の最新の情報等も確認し，適切に医療機関の受診等を行ってください。

陰性 ＜例示＞ 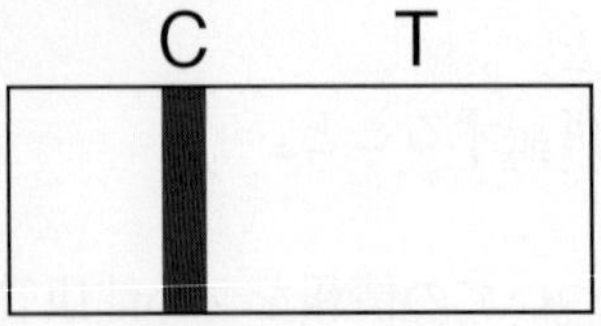 コントロールライン（C）が認められ，かつ判定ライン（T）が認められない場合	新型コロナウイルス抗原が検出されませんでした。 偽陰性（過って陰性と判定されること）の可能性も考慮し，症状がある場合には陽性であった場合と同様に，適切に医療機関の受診等を行ってください。 また，陰性であったとしても引き続き感染予防策を行ってください。
判定不能（再検査） ＜例示＞ 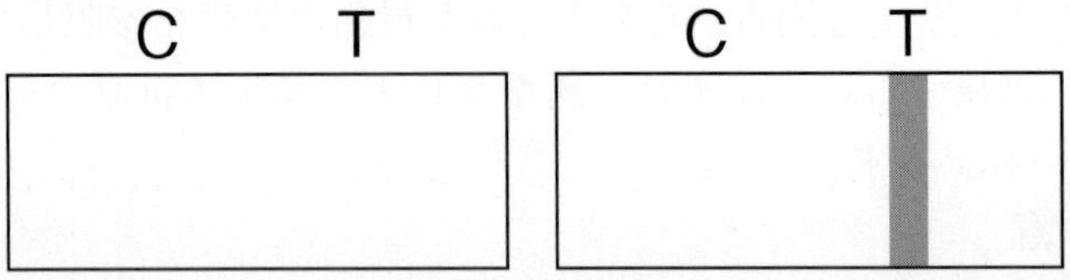 コントロールライン（C）にラインが認められなかった場合	たとえ，判定ライン（T）が認められたとしても，コントロールライン（C）にラインが認められないため，検査結果は無効です。新しい検査キットを用いて，もう一度，検査を行ってください。

使用にあたっての留意事項を「使用に際して，次のことに注意してください」という項目を設けて「検体採取に関する注意」「検査手順に関する注意」「判定に関する注意」等に整理して必要に応じて簡潔に記載すること。

⑨　キットの内容及び成分・分量は，尿糖・尿蛋白検査薬を参照すること。

⑩　保管及び取扱い上の注意

「小児の手の届かない所に保管してください。」「直射日光や高温多湿を避け，室温で保管してください。」「本品の反応温度は○～○℃の範囲であるため，冷たい場所や暖房器具の近く等で検査を行う場合には反応温度が範囲外とならないように注意してください。」「品質を保持するために，他の容器に入れ替えないでください。」「使用直前に開封してください。」「使用期限の過ぎたものは使用しないでください。」「反応容器の検体滴下部および判定窓は直接手などで触れないようにしてください。」等を記載すること。

⑪　保管方法・有効期間，⑫　包装単位は，尿糖・尿蛋白検査薬を参照すること。

⑬　消費者相談窓口，⑭　製造販売業者及び販売業者の氏名又は名称及び住所

「お問い合わせ先」としてお客様相談窓口等の連絡先受付時間等を記載すること。販売業者について併記する場合は，製造販売業者，販売業者が区別できるように記載すること。

5)　新型コロナウイルス抗原・インフルエンザウイルス抗原定性同時検査試薬

「一般用SARSコロナウイルス抗原・インフルエンザウイルス抗原キットに係る一般用検査薬の製造販売承認申請の取扱いについて」（令和4.11.29薬生機審発1129第1号）の別紙2を参考に記載する。また，別紙3-2の記載例を参考に使用者向け使用の手引きによる情報提供も必要となる。

主な記載上の留意点及び記載例は以下のとおりである。

〈全般的事項〉

尿糖・尿蛋白検査薬に準じて行うが，特に新型コロナウイルス感染又はインフルエンザウイルス感染の確定診断を意味するような用語は用いないように留意する。

〈各記載項目に関する事項〉

①「一般用検査薬」である旨，②　改訂年月，③　添付文書の必読及び保存に関する

事項は，尿糖・尿蛋白検査薬を参照すること。

④　販売名及び使用目的及びリスク区分

一般的名称を販売名の上に記載すること。

リスク区分として「第１類医薬品」と併記すること。

⑤　製品の特徴

この検査の使用についての情報を含め健康管理面との関わりを記載する場合には正確かつ簡潔に記述するとともに，「発熱等の感冒症状がみられた場合にセルフチェックとして本キットを使用し，判定結果を踏まえて，お住まいの地域の自治体からの案内にしたがって適切に医療機関の受診等を行ってください。」「発症からの経過時間によって判定結果が変わりうるため，症状が出てから本キットを使用するまでの時間を記録し，医療機関の受診時に本キットの結果とあわせて医師に伝えてください。」等の注意を併せて記載すること。また，「いずれの判定結果が陰性の場合でも，偽陰性（過って陰性と判定されること）の可能性があります。」「特にインフルエンザは，発病初期はウイルス量が少なくウイルス抗原を検出できない場合があることが知られています。」等を記載すること。なお，この検査のしくみ（測定の原理）も記載すること。

⑥　使用上の注意

「してはいけないこと」を記載し「検査結果から自分で病気の診断をすることはできません。」等を記載すること。

「相談すること」を記載し「この説明書の記載内容で分かりにくいことがある場合は，医師又は薬剤師に相談してください。」等を記載すること。

「廃棄に関する注意」を記載し「本キットや検体採取に使用した綿棒などは家庭ごみとして各自治体の廃棄方法に従って廃棄してください。」「使用後の綿棒等は感染性を有するおそれがありますので，廃棄時の取扱いには十分注意し，使用したキット（綿棒，チューブ等を含む）をごみ袋に入れて，しっかりしばって封をする，ごみが袋の外面に触れた場合や袋が破れている場合は二重にごみ袋に入れる等，散乱しないように気を付けてください。」等を記載すること。

⑦　使用目的

承認を受けた使用目的を記載すること。

⑧　使用方法

承認を受けた使用方法（用法及び用量）に基づき，使用の手順にそって正確かつわかりやすく記載すること。操作手順及び判定方法については原則として正確かつわかりやすく図解又は表形式とすること。検査キットの判定部に基づく結果の判定及びそれに関する説明としては，次表によること。

【判定方法の例示】

検査キットの判定部を以下のように判定してください。

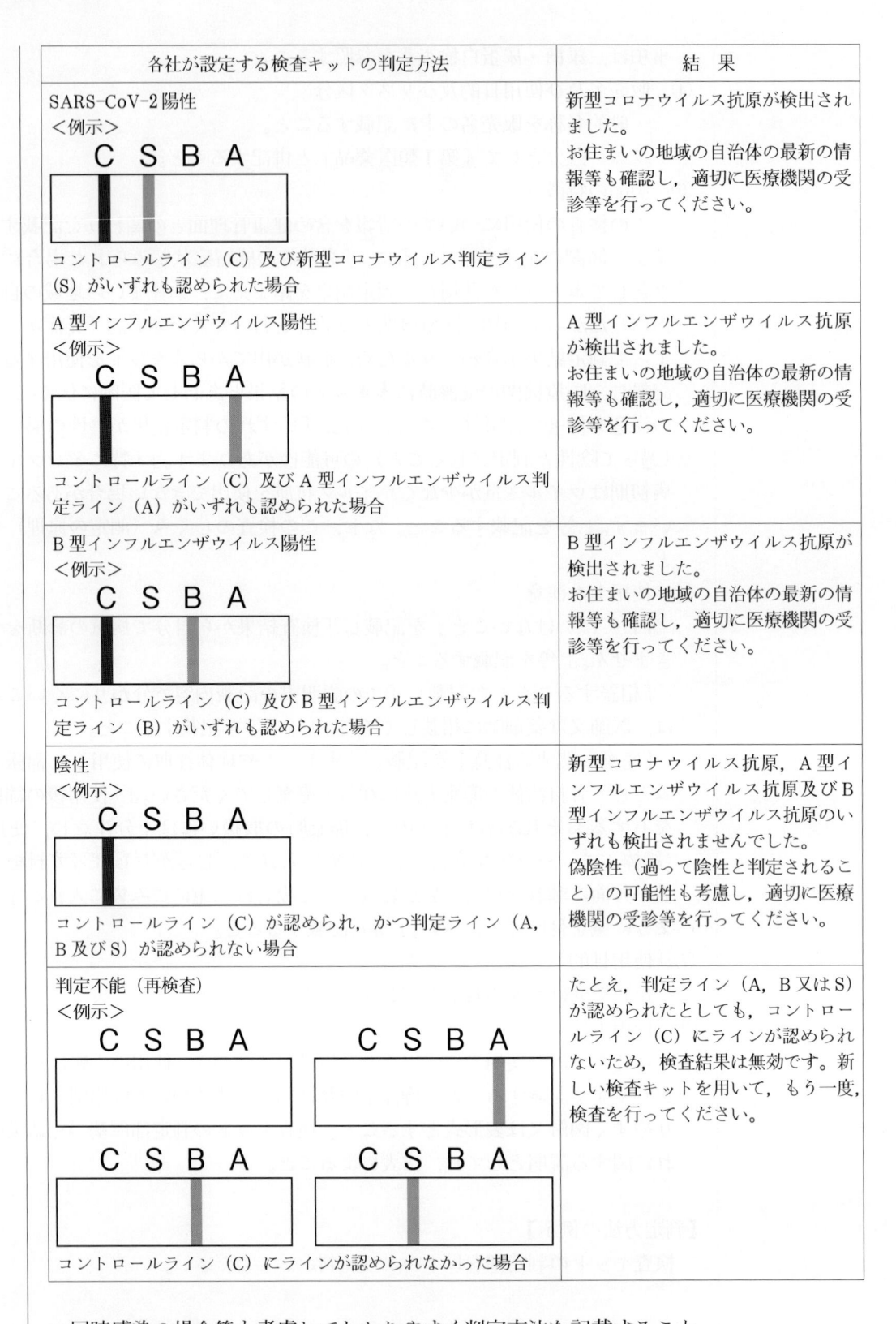

各社が設定する検査キットの判定方法	結　果
SARS-CoV-2陽性 ＜例示＞ 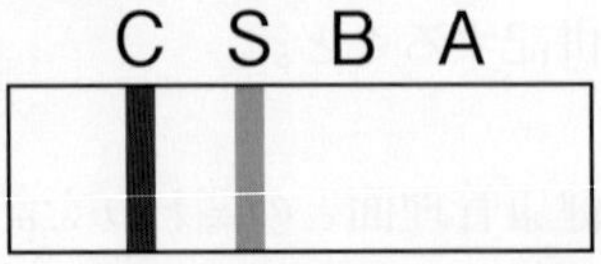 コントロールライン（C）及び新型コロナウイルス判定ライン（S）がいずれも認められた場合	新型コロナウイルス抗原が検出されました。 お住まいの地域の自治体の最新の情報等も確認し，適切に医療機関の受診等を行ってください。
A型インフルエンザウイルス陽性 ＜例示＞ 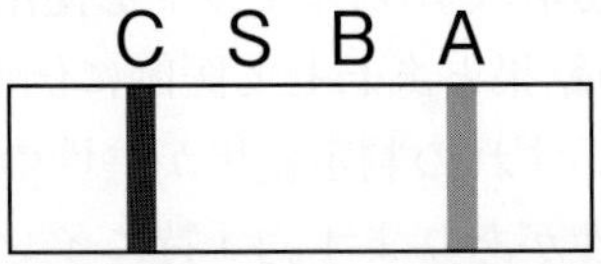 コントロールライン（C）及びA型インフルエンザウイルス判定ライン（A）がいずれも認められた場合	A型インフルエンザウイルス抗原が検出されました。 お住まいの地域の自治体の最新の情報等も確認し，適切に医療機関の受診等を行ってください。
B型インフルエンザウイルス陽性 ＜例示＞ 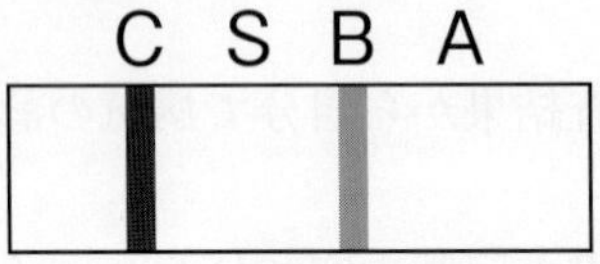 コントロールライン（C）及びB型インフルエンザウイルス判定ライン（B）がいずれも認められた場合	B型インフルエンザウイルス抗原が検出されました。 お住まいの地域の自治体の最新の情報等も確認し，適切に医療機関の受診等を行ってください。
陰性 ＜例示＞ 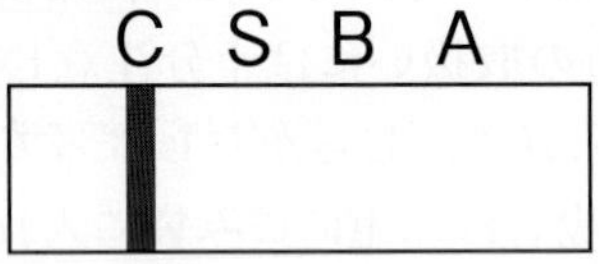 コントロールライン（C）が認められ，かつ判定ライン（A，B及びS）が認められない場合	新型コロナウイルス抗原，A型インフルエンザウイルス抗原及びB型インフルエンザウイルス抗原のいずれも検出されませんでした。 偽陰性（過って陰性と判定されること）の可能性も考慮し，適切に医療機関の受診等を行ってください。
判定不能（再検査） ＜例示＞ 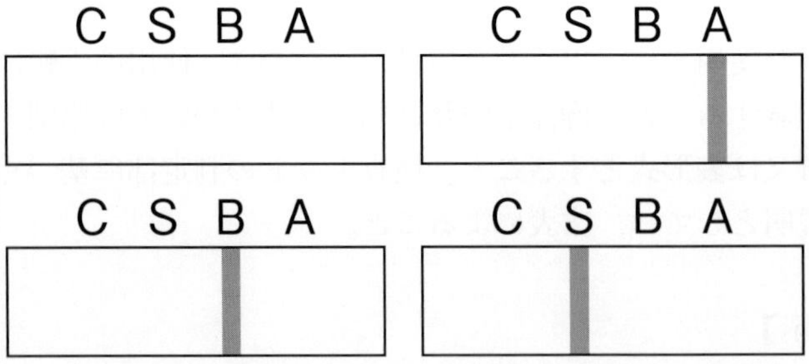 コントロールライン（C）にラインが認められなかった場合	たとえ，判定ライン（A，B又はS）が認められたとしても，コントロールライン（C）にラインが認められないため，検査結果は無効です。新しい検査キットを用いて，もう一度，検査を行ってください。

同時感染の場合等も考慮してわかりやすく判定方法を記載すること。

使用にあたっての留意事項を「使用に際して，次のことに注意してください」という項目を設けて「検体採取に関する注意」「検査手順に関する注意」「判定に関する注意」等に整理して必要に応じて簡潔に記載すること。

⑨　キットの内容及び成分・分量は，尿糖・尿蛋白検査薬を参照すること。

⑩　保管及び取扱い上の注意

「小児の手の届かない所に保管してください。」「直射日光や高温多湿を避け，室温で保管してください。」「本品の反応温度は○～○℃の範囲であるため，冷たい場所や暖房器具の近く等で検査を行う場合には反応温度が範囲外とならないように注意してください。」「品質を保持するために，他の容器に入れ替えないでください。」「使用直前に開封してください。」「使用期限の過ぎたものは使用しないでください。」「反応容器の検体滴下部および判定窓は直接手などで触れないようにしてください。」等を記載すること。

⑪　保管方法・有効期間，⑫　包装単位は，尿糖・尿蛋白検査薬を参照すること。

⑬　消費者相談窓口，⑭　製造販売業者及び販売業者の氏名又は名称及び住所

「お問い合わせ先」としてお客様相談窓口等の連絡先受付時間等を記載すること。販売業者について併記する場合は，製造販売業者，販売業者が区別できるように記載すること。

（3）直接の容器又は直接の被包の記載

1)　一般用検査薬の記載

一般用医薬品たる検査用試薬の外箱又は直接の容器には「体外診断用医薬品」の文字に変わり，「一般用検査薬」と明記すること。

2)　注意事項の記載

以下の注意事項を記載すること。

「小児の手の届かない所に保管すること。」「使用に際しては，添付文書をよく読むこと。」また，記載可能な場合は，「直射日光をさけ，なるべく（湿気の少ない）涼しい所に（密栓して）保管すること。［（　）内は必要な場合に記載すること。］」

なお，小売のために包装されている場合において，上記事項が外部の容器又は外部の被包を透かして容易に見ることができないときは，その外部の容器又は外部の被包にも同様の事項が記載されていなければならない。

妊娠検査薬の場合は，外部の容器又は外部の被包に，下記事項を記載することとされている。

確定診断は必ず医師にご相談ください。 この検査薬は.妊娠の早期判定の補助として用いるものです。

また，排卵日予測検査薬は，避妊目的の使用は禁止の旨の記載が「してはいけないこと」の記載とは別に，求められている。

3)　リスク分類と区分表示

リスク区分の決定

薬事法の一部を改正する法律（平成18年法律第69号）による改正後の薬事法（昭和35年法律第145号）第50条第6号の規定に基づき，薬事法第36条の3第1項に規定する区分ごとの表示（以下「区分表示」という。）を内容とする薬事法施行規則の一部を改正する省令（平成20年厚生労働省令第109号）が平成20年5月21日に公布された。

これにより，当時一般用検査薬として認められていた尿糖・尿蛋白検査薬，妊娠検査薬は，「体外診断用医薬品」として，「第二類医薬品」に指定された。

その後，医療用検査薬から一般用検査薬への転用の仕組みが示された平成26年12月

25日に発出された「体外診断用医薬品の一般用検査薬の転用について」では，一般用検査薬として取り扱う際の使用上の注意や，性能等を盛り込んだガイドライン案の評価とは別に，一般用医薬品としてのリスク区分を決定する仕組みとして，医薬品等安全対策部会，パブリックコメント等を経てリスク区分が決定する仕組みが示された。

排卵日予測検査薬は，「体外診断用医薬品の一般用検査薬への転用について」の通知に基づいて，黄体形成ホルモンキットに係る一般用検査薬ガイドラインが策定されたことを受け，平成28年3月16日　平成27年度第8回安全対策調査会及び平成28年8月1日平成28年度第1回安全対策部会で，リスク区分の検討が行われ，審議の結果，まずは第一類医薬品として販売し，2年間の適正使用調査の結果を踏まえて再度リスク区分の検討を行うこととされた。一般用黄体形成ホルモンキットに係る適正使用調査結果については，平成30年5月11日に医療機器・体外診断用医薬品部会で，1年目の中間報告の結果を，平成31年4月25日医療機器・体外診断用医薬品部会に2年目の最終報告が行われ，令和元年5月31日医薬品等安全対策調査会，パブリックコメント，令和元年8月5日医薬品等安全対策部会での審議を経て，第一類医薬品が相当であることが決定された。

また新型コロナウイルス抗原定性試薬については，令和4年8月23日，新型コロナウイルス抗原・インフルエンザウイルス抗原定性同時検査試薬については，令和4年12月1日の医薬品等安全対策部会での審議を経て第一類医薬品が相当であることが決定された。

リスク区分の表示

一般用検査薬は，一般用医薬品の一つであり，薬機法第36条の3第1項に規定する区分ごとの表示（以下「区分表示」という。）を直接の容器又は直接の被包に区分表示を行わなければならない。一般用妊娠検査薬，一般用尿糖尿蛋白検査薬は第二類医薬品に，排卵日予測検査薬，一般用SARSコロナウイルス抗原キット，一般用SARSコロナウイルス抗原・インフルエンザウイルス抗原定性同時検査キットは第一類医薬品に指定されており，次の表示を行うことが必要である。

①　区分表示の方法

区分表示として，「第1類医薬品」又は「第2類医薬品」と記載し枠で囲むこと。具体的には，枠は四角枠として以下のように記載する。

第1類医薬品	第2類医薬品

区分表示は基本的に直接の容器等，外部の容器等ともに，当該一般用医薬品の名称（以下「販売名」という。）が記載されている面と同じ面に記載することとし，販売名が複数の面に記載されている場合は，販売名が記載されている各面に記載することとする。

また，区分表示の文字等の大きさは，8ポイント以上とし，区分表示の文字等及び枠の色は黒字及び黒枠とすること。ただし，記載する場所の色等との比較において，できるだけ見やすくするために，白字及び白枠としても差し支えない。

さらに，色による区分ごとの識別や障害者に配慮した表示等を行うことは差し支えないが，その場合，容器又は被包の色調等に注意しつつ，適切に表示することとされている。

4)　直接の容器又は被包への反応系に関与する成分の分量の記載

規則第215条により，一般用検査薬についても，反応系に関与する成分の分量の表示の省略が認められた。

(4) 広告に関する取扱い

「一般用検査薬に係る広告について」(平成3.4.6監視指導課事務連絡) により，広告に係る監視指導上の留意点が示されている。一般用検査薬についての主な留意点は以下のとおりである。

① 広告内容は，特に専門的知識を持たない者でも十分理解できるよう，正確かつ平易なものであること。

② 消費者が自ら使用し判断できる限度を明らかにするなど，消費者に誤解を与える表現は避けること。

③ 疾病の診断，予防又は生体機能の診断に使用できる旨の表現は用いないこと。特に消費者自らが確定診断可能のような表現はしないこと。

④ 正確度100％等の表現はしないこと。

⑤ 感度等について他社と比較することのないよう特に留意すること。

広告に関する自主基準

一般用検査薬の広告については，「一般用検査薬広告の自主申し合わせについて」(令和4年12月28日日薬連自主申し合わせ) により，使用者に対し適切な情報提供を行うこと及び広告が虚偽又は誇大にわたらないようにすることを目的に，広告に対する留意点が示されている。

1) 一般的事項

一般用検査薬は，適正かつ適切な検査の実施により，健康状態を把握し，その結果に応じて速やかに受診につなげるという特性を考慮して，一般使用者への正確な情報提供を行うことを旨とし，医薬品等適正広告基準の「第3 (広告を行う者の責務)」に十分留意する他，次の事項にも留意すること。

① 広告内容は，特に専門的知識を持たない者でも十分理解できるよう，正確かつ平易なものであること。

② 一般生活者が自ら使用し判断できる限度を明らかにするなど，誤解を与える表現は避けること。

③ 一般生活者自らによる確定診断が可能であるかのような表現は行わないこと。

2) 広告における「使用上の注意」の表現

一般用検査薬については，広告中に使用上の注意を表現することとされている。テレビ，ラジオ，新聞・雑誌，ポスター・チラシ・インターネット等，各媒体における具体的な注意喚起方法及び表示内容が示されている。

3) その他

妊娠検査薬，排卵日予測検査薬については，子供向け番組等への出稿広告や，子供向け雑誌への出稿禁止が示されている。また排卵日予測検査薬については，目的外(避妊目的等) を助長する表現を行うことが禁止されている。

1) 尿糖・尿蛋白検査薬

「一般用検査薬に係る広告について」(平成3.4.6監視指導課事務連絡) により，広告に係る監視指導上の留意点が示されている。一般用検査薬についての主な留意点は以下のとおりである。

① 広告内容は，特に専門的知識を持たない者でも十分理解できるよう，正確かつ平易なものであること。

②　消費者が自ら使用し判断できる限度を明らかにするなど，消費者に誤解を与える表現は避けること。
③　疾病の診断，予防又は生体機能の診断に使用できる旨の表現は用いないこと。特に消費者自らが確定診断可能のような表現はしないこと。
④　正確度100％等の表現はしないこと。
⑤　感度等について他社と比較することのないよう特に留意すること。

2)　妊娠検査薬

上記尿糖・尿蛋白検査薬の取扱いに準ずるとともに妊娠検査の特殊性を考慮し，日本製薬団体連合会の自主的な申し合わせとして特に下記事項が追加されている。（平成3.9.30薬監第69号）　排卵日予測検査薬が一般用検査薬として承認されたことを踏まえ，「一般用検査薬広告の自主申し合わせ」（平成29年7月14日日本OTC医薬品協会及び日本臨床検査薬協会）が定められ，「一般用検査薬（妊娠検査薬）広告の自主申し合わせ」（平成3年9月11日日本製薬団体連合会）は廃止された。

また，新型コロナウイルス抗原定性試薬や新型コロナウイルス抗原・インフルエンザウイルス抗原定性同時検査試薬が一般用検査薬として承認されたことを踏まえ，「一般用検査薬広告の自主申し合わせ」は改訂された。（令和4年12月28日日本OTC医薬品協会及び日本臨床検査薬協会）

①　テレビ・ラジオによる広告放送時間帯
　（ア）　実施時間帯の制限
　（イ）　子供番組及び当該検査薬に馴染まないと思われる番組における広告禁止
②　「使用上及び取扱い上の注意」の表現
　（ア）　テレビ・ラジオ広告における具体的な注意喚起法及び表現内容
　（イ）　新聞・雑誌等活字媒体広告における具体的な注意喚起及び表示内容
③　子供向け雑誌における広告禁止

3)　排卵日予測検査薬（第一類医薬品）

記載文言「この検査薬は，薬剤師から説明を受け，「使用上の注意」をよく読んでお使いください。」

上記に加え，目的外の使用（避妊目的など）を助長する表現の禁止

4)　新型コロナウイルス抗原定性検査試薬及び新型コロナウイルス抗原・インフルエンザウイルス抗原定性同時検査試薬（第一類医薬品）

記載文言「この検査薬は，薬剤師から説明を受け，「使用上の注意」をよく読んでお使いください。」

その他留意事項

「研究用試薬」と区別する情報提供のために，強調しない範囲において「この検査薬は一般用検査薬として厚生労働省の承認を取得した体外診断用医薬品（一般用医薬品）です。」という記載をすることが望ましい。

5. 一般用検査薬の販売について

一般用検査薬の小売り販売には，リスク区分に応じた薬局又は医薬品の販売業（店舗

販売業，配置販売業）の許可が必要である。

薬局又は店舗販売業の管理において遵守すべき事項及び留意すべき事項は，次のとおりである。

(1) 管理者の設置

薬局開設者又は店舗販売業者は，その薬局又は店舗を自ら実地に管理し，又はその指定する者に実地に管理させなければならない。**(法第7条第2項，第28条第1項)** また，薬局は薬剤師を **(法第7条)**，店舗販売業は薬剤師又は登録販売者を管理者としておくことが義務づけられている。**(法第28条第2項)** さらに，一般用検査薬を含む第一類医薬品の販売又は授与に従事するものは，薬剤師，第二類医薬品の販売又は授与に従事するものは，薬剤師又は登録販売者であることが求められている。**(法第36条の9)**

(2) 構造設備基準

薬局，店舗販売業の構造設備については，薬局等構造設備基準への適合が必要である。**(法第5条，第26条第4項)**

薬局又は店舗販売業に関する薬局等構造設備基準には，面積や明るさなど薬局又は店舗の基本的な要件に加え，薬局又は店舗で取り扱う一般用医薬品の区分に応じた構造設備も規定されている。

〈第二類医薬品のみを販売する店舗販売業の構造設備の要件〉

- 医薬品を購入等しようとする者が容易に出入りできる構造であり，店舗であることがその外観から明らかであること。
- 換気が十分であり，かつ，清潔であること。
- 当該店舗販売業以外の店舗販売業の店舗又は薬局の場所，常時居住する場所及び不潔な場所から明確に区別されていること。
- 面積はおおむね13.2m²以上とし，店舗販売業の業務を適切に行うことができるものであること。
- 医薬品を通常陳列し，又は交付する場所にあっては60ルクス以上の明るさを有すること。
- 冷暗貯蔵のための設備を有すること。但し，冷暗貯蔵が必要な医薬品を取り扱わない場合は，この限りではない。

さらに，店舗販売業者が，第一類医薬品を取り扱う場合は，さらに以下の要件が必要となる。

- 第一類医薬品を陳列するために必要な陳列設備を有すること。
- 第一類医薬品陳列区画に一般用医薬品を購入等しようとするものが進入することができないよう必要な措置が採られていること。
- 開店時間のうち，第一類医薬品を販売し，又は授与しない時間がある場合には，第一類医薬品陳列区画を閉鎖することができる構造のものであること
- 第一類医薬品を陳列する場合には，第一類医薬品陳列区画の内部又は近接する場所にあること。

（3）業務体制

薬局又は店舗販売業の許可の要件として，医薬品の販売又は授与の業務を適切に行うために厚生労働省令に定める基準に適合することが求められている。**（法第5条，第26条第4項）** 厚生労働省令に定める基準には，第一類医薬品及び第二類医薬品について，次の要件が定められている。**（業務体制基準第1条第3項，4項，第2条第1項，2項）**

・第一類医薬品を販売等する営業時間内は，常時，当該店舗において薬剤師が勤務していること。

・第二類医薬品及び第三類医薬品を販売等する営業時間内は，常時，当該店舗において薬剤師又は登録販売者が勤務していること。

（4）一般用医薬品に関する情報提供等

前述のとおり，薬局開設者，店舗販売業者又は配置販売業者は厚生労働省令の定めるところにより，一般用検査薬である第一類医薬品を販売又は授与する際は薬剤師が，第二類医薬品を販売又は授与する際は，薬剤師又は登録販売者が行う必要がある。**（法第36条の9）** また，第一類医薬品である一般用検査薬を販売又は授与する場合，医薬品の「適正な使用」を目的として，当該医薬品を陳列又は交付する場所において，薬剤師に書面等をもって情報提供行わせなければならない。第二類医薬品である一般用検査薬を販売又は授与する場合については，医薬品の「適正な使用」を目的として，薬剤師又は登録販売者は，薬局又は店舗内の情報提供を行う場所において，消費者に対して必要な情報を提供するよう努めなければならない。**（法第36条の10第1項，3項，規則第159条の15，16）** さらに，第二類医薬品の情報提供を行う際，厚生労働省令で定められた事項について，確認するよう努めなければならない。**（法第36条の10第4項）**

◆医薬品のリスクの程度に応じた情報提供と相談体制

区分	対応する専門家	質問がなくても行う，積極的な情報提供	相談があった場合の応答
第一類医薬品	薬剤師	文書による情報提供を義務づけ	義務
第二類医薬品	薬剤師又は登録販売者	努力義務	
第三類医薬品		法律上の規定なし	

◆薬剤師が第一類医薬品の販売又は授与に当たって情報提供を行うべき項目**（規則第159条の15）**

① 当該第一類医薬品の名称
② 当該第一類医薬品の有効成分の名称及びその分量
③ 当該第一類医薬品の用法及び用量
④ 当該第一類医薬品の効能又は効果
⑤ 当該第一類医薬品に係る使用上の注意のうち，保健衛生上の危害の発生を防止するために必要な事項
⑥ その他当該第一類医薬品を販売し，又は授与する薬剤師がその適正な使用のために必要と判断する事項

◆薬剤師又は登録販売者が第二類医薬品の販売又は授与に当たって情報提供を行うよう努めるべき項目（**規則第 159 条の 16**）

① 当該第二類医薬品の名称（販売名）
② 当該第二類医薬品の有効成分の名称及びその分量
③ 当該第二類医薬品の用法及び用量
④ 当該第二類医薬品の効能又は効果
⑤ 当該第二類医薬品に係る使用上の注意のうち，保健衛生上の危害の発生を防止するために必要な事項
⑥ その他当該第二類医薬品を販売等するために薬剤師又は登録販売者がその適正な使用のために必要と判断する事項

◆薬剤師が第一類医薬品の販売又は授与に当たって確認するべき項目（**規則第 159 条の 15**）

・年齢
・他の薬剤又は医薬品の使用の状況
・性別
・症状
・前号の症状に関して医師又は歯科医師の診断を受けたか否かの別及び診断を受けたことがある場合にはその診断の内容
・現にかかつている他の疾病がある場合は，その病名
・妊娠しているか否かの別及び妊娠中である場合は妊娠週数
・授乳しているか否かの別
・当該第一類医薬品に係る購入，譲受け又は使用の経験の有無
・調剤された薬剤又は医薬品の副作用その他の事由によると疑われる疾病にかかつたことがあるか否かの別並びにかかつたことがある場合はその症状，その時期，当該薬剤又は医薬品の名称，有効成分，服用した量及び服用の状況
・その他法第 36 条の 10 第 1 項の規定による情報の提供を行うために確認が必要な事項

◆薬剤師又は登録販売者が第二類医薬品の販売又は授与に当たって確認するよう努めるべき項目（**規則第 159 条の 16**）

・年齢，他の薬剤又は医薬品の使用状況
・性別
・症状
・医師による診断の有無，ある場合はその診断内容
・現にかかっている他の疾病の名称
・当該品目の購入・譲り受け・使用の経験
・妊娠の有無，その週数
・授乳の別
・薬剤又は医薬品の副作用の経験及びその内容
・その他情報の提供及び指導を行うために確認が必要な事項

なお，一般用検査薬における情報提供については，平成 26.12.25 薬食総発 1225 第 1 号・薬食機参発 1225 第 4 号において，使用者に対して適切な情報提供を行う目的で販

売時の情報提供について販売に際しての指導事項が定められており，製造販売業者及び販売業者は，販売時の情報提供が適切に行われるよう，販売者に対する研修等を実施するよう努めなければならないとされている。

◆販売に際しての指導事項

・専門的診断に置き換わるものでないことについてわかり易く説明すること。
・検査薬の使い方や保管上の注意についてわかり易く説明すること。
・検体の採取時間とその意義をわかり易く説明すること。
・妨害物質及び検査結果に与える影響をわかり易く説明すること。
・検査薬の性能についてわかり易く説明すること。
・検査結果の判定についてわかり易く説明すること。
・適切な受診勧奨を行うこと。特に医療機関を受診中の場合は，通院治療を続けるよう説明すること。
・その他使用者からの検査薬に関する相談には積極的に応じること。

上記事項について，販売者は製品や添付文書等を用い，購入後も使用者が確認できるようにわかり易く説明すること。また，使用者に問い合わせ先を周知するなどし，相談に応じる体制を充実することが望ましい。

検査項目によっては，使用者のプライバシーに配慮した形で製品の説明を行うことが望ましい。

（5）その他の遵守事項等

一般用医薬品の販売又は授与に関する薬局又は店舗販売業者の遵守事項については，上述のもののほか試験検査，帳簿，譲渡譲受記録，貯蔵・陳列，従事者における名札の着用（従業者の区別），濫用等のおそれのある医薬品の取扱い，使用期限を超過した医薬品の取扱い等必要な遵守事項が定められている。**（規則第 11 条の 7，第 143 条）**

なお，一般用医薬品の販売に関する適正な業務運用については，各都道府県の薬事業務関連のホームページあるいは医薬品販売に関連する各種業界団体のホームページにて「一般用医薬品の適正販売等業務手順書」のモデルが公開されているので参考にされたい。

第9章　コンパニオン診断薬について

1. はじめに

昨今の科学技術の発展によりヒトゲノムやプロテオーム解析が進展することなどに伴い，疾病に関わる生体内分子の特定や解析が進んできている。現状では，悪性腫瘍の増殖等に関連する標的分子が特定されつつあり，その発現や変異等を前提とした医薬品の開発研究等，生体内分子すなわちバイオマーカーを活用して医薬品の投与対象患者を特定するなどの，いわゆる個別化医療が近年進展してきている。そのような中で，「国民の健康寿命の延伸」等の観点から平成25年6月14日に閣議決定した「日本再興戦略」の「戦略市場創造プラン」において個別化医療の推進について言及されるなど，政府としても積極的に取り組む姿勢が示されている。

個別化医療の中でも，疾患等に関連するバイオマーカーを利用して医薬品の投与対象患者を特定する場合，当該医薬品使用の前提として体外診断用医薬品を使用することとなるが，このような治療薬の選択等に用いられることにより個別化医療に資する体外診断用医薬品を「コンパニオン診断薬」と呼ぶ。当該医薬品の有効性及び安全性は，コンパニオン診断薬の性能に直接的な影響を受けるものである。したがって，当該医薬品の有効性及び安全性並びにそのコンパニオン診断薬の性能を確保しつつ，当該医薬品及びコンパニオン診断薬を医療現場で同時に利用可能とするためには，医薬品及びコンパニオン診断薬双方の開発者が開発の留意点を共有して適切な連携を図るとともに，承認審査に際しても必要な連携を図ることが重要であるとされている。

2. コンパニオン診断薬等の範囲

コンパニオン診断薬等とは，特定の医薬品の有効性又は安全性の向上等の目的で使用する次のいずれかに該当するものであって，当該医薬品の使用に不可欠な体外診断用医薬品又は医療機器（単に疾病の診断等を目的とする体外診断用医薬品又は医療機器を除く。）である。

1)　特定の医薬品の効果がより期待される患者を特定するための体外診断用医薬品又は医療機器

2)　特定の医薬品による特定の副作用について，それが発現するおそれの高い患者を特定するための体外診断用医薬品又は医療機器

3)　特定の医薬品の用法・用量の最適化又は投与中止の判断を適切に実施するために必要な体外診断用医薬品又は医療機器（平成25.7.1薬食審査発0701第10号）

コンパニオン診断薬等の範囲については，治験届，承認申請時の申し出や総合機構におけるコンパニオン診断薬等の要否の検討を踏まえ，以下のような点をもとに個別に該

当性が判断するとされている。

① 診断薬等を使用して治療薬の投与の可否や投与量の調節等を行って臨床試験が実施されること。

② 治療薬の効能・効果，用法・用量又は効能・効果若しくは用法・用量に関連する使用上の注意において，当該診断薬等の使用により治療薬の投与の可否や投与量の調節等を行うことを具体的に示すことを予定していること。

また，承認されている医薬品の一部変更承認申請により追加された効能・効果に対する投薬の判断に不可欠な診断薬等についても，コンパニオン診断薬と扱われると考えて差し支えない。（平成25.7.1審査管理課事務連絡）

なお，個別事例について判断に疑義がある場合は総合機構と相談することが望ましい。

3. コンパニオン診断薬等及び関連する医薬品に関する留意事項

（1）承認申請に係る留意事項

1) コンパニオン診断薬等を用いる必要がある医薬品であって，当該コンパニオン診断薬等が承認されていない場合には，原則として，当該医薬品の承認申請を行う際は，同時期に当該コンパニオン診断薬等の承認申請が行われるべきとされている。そのため，当該医薬品の申請者は，コンパニオン診断薬等の開発について，自ら，又はあらかじめコンパニオン診断薬等に係る他の開発企業と連携し，双方で開発や申請に必要な情報の共有に努めるなどして，十分に推進すべきである。

2) コンパニオン診断薬等及び関連する医薬品について，両者を同時期に承認申請する場合は，承認申請書の備考欄に，その旨をそれぞれ記載する。（平成25.7.1薬食審査発0701第10号）

コンパニオン診断薬の承認申請の時期については，原則として医薬品と同時申請が望ましいが，遅くとも医薬品の承認申請から1カ月以上遅れないように申請を行う必要がある。なお，やむを得ない事情により承認申請が遅れる場合には，個別に判断する必要があるため，当該医薬品の申請者より，可能な限り早期の段階で総合機構の医薬品の承認審査を担当する部等に相談することが望ましい。（平成25.7.1審査管理課事務連絡）

3) バイオ後続品（国内で既に製造販売承認を与えられているバイオテクノロジー応用医薬品（以下「先行バイオ医薬品」という。）と同等／同質の医薬品として，異なる製造販売業者により開発される医薬品をいう。以下同じ。）におけるコンパニオン診断薬等については，以下のとおり取扱うこととされている。（令和6.5.1医薬薬審発0501第1号・医薬機審発0501第1号）

・先行バイオ医薬品の適応判定の補助を使用目的として製造販売承認されているコンパニオン診断薬等については，当該先行バイオ医薬品のバイオ後続品の適応判定の補助に用いて差し支えない。

・先行バイオ医薬品の適切な投与を行うための補助を使用目的として製造販売承認されている体外診断用医薬品又は医療機器については，当該先行バイオ医薬品のバイオ後続品の適切な投与を行うための補助に用いて差し支えない。

（2）治験の届出に係る留意事項

1）医薬品の治験の届出にあたり，対応するコンパニオン診断薬等の開発が行われている場合には，治験届の備考欄にその旨を記載する。また，当該コンパニオン診断薬等の開発状況について，コンパニオン診断薬等の国内外の承認取得の有無，開発企業名，開発に関する連携状況等を，可能な範囲で簡潔に記載する。

治験依頼者とは別の企業が当該コンパニオン診断薬等を輸入し，当該企業が品質の確認，治験用である旨の表示等（以下「表示等」という。）を行った上，治験依頼者に供給する必要がある場合は，当該コンパニオン診断薬等の名称（販売名，成分名等），数量，使用目的ならびに表示等を行う企業の名称及び住所を治験届の備考欄に記載する。

2）コンパニオン診断薬等のうち医療機器に該当し，治験届が必要なものについては，当該治験届の備考欄にその旨を記載し，関連する医薬品の開発状況について，可能な範囲で簡潔に記載する。なお，医療機器の治験届が必要とされる範囲については「機械器具等に係る治験の計画等の届出の取扱い等について」（平成25.3.29 薬食機発0329第10号）を参照すること。

3）上記1）に基づく治験の届出の際には，必要に応じ，総合機構又は厚生労働省医薬・生活衛生局審査管理課から医薬品の治験届出者に対してコンパニオン診断薬等の開発状況に関する問い合わせが行われる場合があるので留意すること。（平成25.7.1 薬食審査発0701第10号）

（3）総合機構の審査体制

同時期に承認申請されたコンパニオン診断薬等及び関連する医薬品については，総合機構において，医薬品の審査担当部とコンパニオン診断薬等の審査担当部との間で十分な連携が図られ，審査の進行管理等についても必要な調整が図られるとされている。併せて，開発段階の治験相談についても同様に連携を図ることとされている。（平成25.7.1 薬食審査発0701第10号）

（4）医薬品横断的コンパニオン診断薬等

医薬品，医療機器等の品質，有効性及び安全性の確保等に関する法律（昭和35年法律第135号）第23条の2の5第1項の承認を受けたコンパニオン診断薬等のうち，医薬品横断的コンパニオン診断薬等の全ての要件を満たすと考えられる製品について，医薬品横断的コンパニオン診断薬等への該当性の事前確認を希望する製造販売業者等においては，厚生労働省へ提案書を提出することとされている。総合機構による該当性評価を経て，医薬品横断的コンパニオン診断薬等に該当すると判断されたコンパニオン診断薬等については，一部変更承認申請により使用目的等（体外診断用医薬品の場合には使用目的欄，医療機器の場合には使用目的又は効果欄）を，特定の医薬品の適応判定に限定しない記載へ変更し，必要な注意喚起内容を追記する等の手続きを行う。（令和4.3.31 薬生薬審発0331第1号・薬生機審発0331第1号・薬生安発0331第1号）

なお，医薬品横断的コンパニオン診断薬等の取り扱いについては関連する事務連絡（令和4.3.31 事務連絡）も参照すること。

(5) 希少がんを対象とした医師主導治験により開発された医薬品の承認申請

希少がんを対象とした医師主導治験により開発された特定のバイオマーカーに基づき投与される医薬品であって，当該医薬品の一部変更承認申請と同時期に関連するコンパニオン診断薬の承認申請を行うことができない医薬品については，全ての要件を満たす場合に当該医薬品の一部変更承認申請を先行して行っても差し支えない。ただし，医薬品の承認にあたっては承認のあった日から一定の期限までにコンパニオン診断薬の承認申請を行うことを承認条件として付されることに留意すること。(令和5.2.24薬生薬審発0224第5号・薬生機審発0224第1号)

4. コンパニオン診断薬の製造販売承認申請に際し留意すべき事項

「コンパニオン診断薬等に該当する体外診断用医薬品の製造販売承認申請に際し留意すべき事項について」(平成26.2.19薬食機発0219第4号) は，コンパニオン診断薬として製造販売承認申請される体外診断用医薬品だけでなく，既承認の体外診断用医薬品であっても，当該体外診断用医薬品をコンパニオン診断薬等とする新医薬品の承認申請(医薬品の効能追加による一部変更承認申請を含む。)に伴い，コンパニオン診断薬等としての使用目的を追加する一部変更承認申請にも適用される。

(1) 製造販売承認申請書に記載する事項

1) 使用目的欄

(ア) から (ウ) に示した内容を含めて記載する。

(ア) 検査対象

・検体 (組織，細胞等) を用いる場合は，採取する部位 (血液中，組織中等) 及び検体の種類を可能な範囲で記載する。

・がん組織を検査対象とする場合はその旨を記載する。

　なお，固形癌の診断等，組織生検が難しく胸水又は腹水中から調製した細胞診検体を用いることがある場合で，当該検体を用いることの妥当性が示されていれば，「がん組織中又は細胞診検体中の～」のような記載としても可能である。なお，検体の採取方法，保存方法等が測定結果に影響を及ぼし，特に注意が必要な場合には，検体の採取方法，保存方法等を【操作方法又は使用方法】欄に記載する。(平成26.3.28薬食機発0328第7号Q2)

(イ) 測定項目及び検出・測定の別

・検出・測定の対象となる遺伝子名，タンパク名等を記載する。

・特定遺伝子の検査を行う場合については，必要に応じて対象とするコドンや遺伝子変異領域等も記載する。

(ウ) 臨床的意義

・コンパニオン診断薬等であることが明確になるように，関連する医薬品の一般的名称及び当該医薬品の投与における体外診断用医薬品の必要性 (適応の判定，副作用の予測，投与量の判断等) について記載する。

・申請品目がコンパニオン診断薬として使用される医薬品の適応疾患名を記載する。なお，がん組織を検査対象とする場合は，適応がん種を記載することでよい（肺癌，乳癌，胃癌，大腸癌等）。

なお，複数の医薬品に対して使用されるコンパニオン診断薬であって，医薬品の適応疾患がそれぞれ異なる場合は，医薬品と適応疾患の組み合わせがわかるように，例えば「◯◯（医薬品一般名）の●●癌患者及び△△（医薬品一般名）の▲▲癌患者への適応を判定するための補助に用いる。」という記載が考えられる。また，記載内容が複雑であり，文章のみではわかりにくく誤解を生じるおそれがある場合等については，箇条書き等の対応も可能である。（平成26.3.28薬食機発0328第7号Q1）

また，疾患名を記載する際は，適応疾患に治療ライン等は含めないと考えて差し支えない。例えばがんであれば，原則として，転移性，再発，難治性等の記載は必要ない。（平成26.3.28薬食機発0328第7号Q3）

記載例

【使用目的】欄の記載方法
・ヒト白血球の細胞表面上に発現する○○抗原の検出（○○（医薬品一般名）の○○患者への適応を判定するための補助に用いる。）
・がん組織から抽出したゲノムDNA中の○○遺伝子変異（コドン○○）の検出（○○（医薬品一般名）の○○癌患者への適応を判定するための補助に用いる。）
・がん組織中の○○遺伝子の増幅度の測定（○○（医薬品一般名）の○○癌患者への適応を判定するための補助に用いる。）
・全血から抽出したゲノムDNA中の○○遺伝子多型の判定（○○（医薬品一般名）の○○患者への投与量を判断するための補助に用いる。）

2)　反応系に関与する成分欄

（ア）抗原検出キットの場合

・モノクローナル抗体の場合は，産生クローン名等の抗体を特定できる情報を記載する。

・ポリクローナル抗体の場合は，免疫動物種及び免疫抗原の情報等を記載する。

なお，製品の性能を特定，担保するために適切な規格（製造元の規格等）を反応系に関与する成分欄の別紙規格として設定する。規格設定の例として，当該ポリクローナル抗体の物理化学的性質（クロマトグラフィーパターン，分光学的性質等），生物学的性質（結合特性等）等の規格，原料規格，不純物に関する試験規格，又は製品出荷規格等が考えられるが，適切な規格の設定に関して疑義がある場合は，個別に総合機構に相談することが望ましい。（平成26.3.28薬食機発0328第7号Q5）

また，組換えDNAを用いてモノクローナル抗体を産生している場合，例えばハイブリドーマでの抗体産生以外の抗体産生方法の例として，組換えDNAプラスミドの導入等による抗体産生があるが，この場合，抗体産生用プラスミド構築後のプラスミド名等の挿入したタンパク質を特定する情報及びプラスミドを導入する産生細胞名を記載することが考えられる。（平成26.3.28薬食機発0328第7号Q4）

（イ）抗体検出キットの場合

・主要な抗原の情報等，特異性を担保するために重要な情報等について記載する。

なお，重要な情報等とは，ペプチド抗原を用いる場合は，下記記載例のように抗原ペプチド領域の情報を記載する。抗原ペプチド領域のアミノ酸配列が不明であるなど，記載例とは異なる記載が必要な場合（高次構造やマトリックスを認識する場合等）は，使用する抗原の作成・精製方法の概要を記載すること等による記載が考えられるが，適切な記載に関して疑義がある場合は，個別に総合機構に相談することが望ましい。（平成 26.3.28 薬食機発 0328 第 7 号 Q6）

（ウ）遺伝子検査の場合

・反応特異性を担保するプライマーやプローブ等検出する部位に関する遺伝子配列又は領域等について記載する。

遺伝子配列が膨大であるなど下記記載例で示した配列では記載しにくい場合は，遺伝子マップを別紙図として示す対応が考えられる。また，国際塩基配列データベースのアクセッション番号を記載することで対応可能な場合には，当該情報を記載する方法も考えられる。（平成 26.3.28 薬食機発 0328 第 7 号 Q7）

記載例

【反応系に関与する成分】欄の記載方法
・抗◯◯モノクローナル抗体（マウス）
産生クローン名：◯◯（マウスミエローマ細胞由来）
・抗◯◯ポリクローナル抗体（ウサギ）
免疫抗原の情報：ヒト◯◯タンパクの◯◯番目～◯◯番目のアミノ酸配列（◯◯）ペプチド抗原
・ヒト◯◯タンパク抗原ペプチド（ヒト◯◯タンパクの◯◯番目～◯◯番目のアミノ酸配列（◯◯））
・①プライマー 1：5'-AGCTAGCTAGCTAGCTAGCT-3',
②プライマー 2：5'-AGCTAGCTAGCTAGCTAGCT-3',
③プローブΔ ：5'-AGCTAGCTAGCTAGCTAGCTAGCT-3' 等

3) その他留意事項

・既承認の体外診断用医薬品のうち，コンパニオン診断薬の適用範囲に該当するものについては，何らかの承認事項一部変更承認申請を行う際に承認書の記載事項を整備すること。

なお，記載整備の要否及び記載整備が必要な品目における記載整備すべき項目については，個別事例ごとに判断すべきであるが，判断が難しい場合が多いと考えられるため，当該既承認品目の承認事項一部変更承認申請を行う際，事前に総合機構に相談することが望ましい。（平成 26.3.28 薬食機発 0328 第 7 号 Q8）

その他の記載事項については，「第 3 章　体外診断用医薬品の製造販売承認・認証・届出」の「2. 製造販売承認申請」の項を参照されたい。

第10章　表示・電子添文（旧添付文書）

I．表　　示

1．はじめに

医薬品は生命関連製品であるため，特に適正な使用が望まれ，ユーザーに対し所要の情報の提供は欠くことができない。そのため医薬品医療機器法では，医薬品製造販売業者に対して，医薬品の直接の容器，直接の被包に所定の事項の記載を義務付けている。

ただし，直接の容器，直接の被包への記載の面積が狭いものや内容量が少ないものについては，医薬品医療機器法施行規則で一部の事項の記載を省略できる特例が定められている。特に体外診断用医薬品については，その特性や国際間流通を円滑にするなどの配慮から，表示記載の簡略化措置がとられている。

本章では，医療用に用いられる体外診断用医薬品について記述する。体外診断用医薬品の表示については，（一社）日本臨床検査薬協会発行の「体外診断用医薬品表示マニュアル」を参照するとよい。

2．直接の容器又は直接の被包の記載事項

（1）　法第50条には，医薬品について厚生労働省令で別段の定めをした場合を除き，その直接の容器又は直接の被包に，次に掲げる事項の記載を義務付けている。

直接の容器，被包とは，医薬品がじかに収められている固形の容器（缶，びん，箱等），被包（紙，布，ビニール等の容れ物）であり，内袋（単に防湿等を目的として容器を包むビニールの袋とか，散剤を一回分の服用量ずつ収めた薬袋など，そのままの形では流通することが考えられないもの）は含まない。

体外診断用医薬品の場合，例えば，「○○○測定用試液」が試薬又は試液A，B，C，Dを組み合せ，そのセット全体を1品目の医薬品として承認を受けたものであるとき，A，B，C，Dのそれぞれを入れている容器は直接の容器である。（昭和48.10.22薬監第281号）

被包についても，これに準じた取扱いが考えられる。

1）　製造販売業者の氏名又は名称及び住所

氏名は自然人に，名称は法人に対応する。（昭和29.7.22薬事発第183号）　住所は，法人の場合は総括製造販売責任者がその事務を行う事務所の所在地とする。**（規則第213条）**　なお，体外診断用医薬品の場合，住所は都道府県名及び市町村

名又は特別区名の記載としてもよい。**(規則第 215 条)**

2) 名称（日局収載医薬品では，日局で定められた名称，その他の医薬品で一般的名称のあるものでは，その一般的名称）

体外診断用医薬品のキットの構成試薬（前記○○○測定用試液の例の A，B，C，D）については，承認を受けた一般的名称「○○○キット」及び販売名「○○○測定用試液」のほか，○○○測定用基質液等 A，B，C，D のそれぞれの名称を併せて表示する。(昭和 48.10.22 薬監第 281 号)

シリーズ品として承認（認証）を受けた（又は製造販売届出した）製品は，シリーズ名と構成製品名を記載すること。構成製品名は，キットの構成欄又は内容欄等へ表示することでも差し支えない。一般的名称の表示については，シリーズとしての一般的名称又は構成製品の一般的名称のいずれかの表示でも差し支えない（いずれか一方を表示する際は，各構成製品の一般的名称を記載することが望ましい)。

3) 製造番号又は製造記号

4) 重量，容量，又は個数等の内容量

5) 日局収載医薬品では,「日本薬局方」の文字及び日局で直接の容器又は直接の被包に記載するように定められた事項

6) 要指導医薬品では，厚生労働省令で定める事項

7) 一般用医薬品では，法第 36 条の 7 第 1 項に規定する区分ごとに，厚生労働省令で定める事項

8) 法第 41 条第 3 項の規定により基準が定められた体外診断用医薬品では，その基準で直接の容器又は直接の被包に記載するように定められた事項

9) 法第 42 条第 1 項により基準が定められた医薬品では，貯法，有効期間その他その基準で直接の容器又は直接の被包に記載するように定められた事項

10) 局方外医薬品では，その有効成分の名称（一般的名称があるものは，その一般的名称）及びその分量（有効成分が不明のものは，その本質及び製造方法の要旨）

体外診断用医薬品は，反応系に関与する成分の名称及び分量を記載する。ただし，製造販売承認（認証）の際，分量に幅記載が認められたものにあっても，幅で表示するのではなく実際の量（一点値）で表示すること。なお，分量については記載の省略が可能である。**(規則第 215 条)**

11) 厚生労働大臣が指定する医薬品では,「注意―人体に使用しないこと」の文字

12) 厚生労働大臣の指定する医薬品では，その使用の期限

昭和 55.9.26 厚生省告示第 166 号で指定された医薬品についての規定であるが，体外診断用医薬品は，同告示の第 49 号に「法第 14 条（体外診断薬では法第 23 条の 2 の 5）の規定に基づく承認事項として有効期間が定められている医薬品」が規定されているので，承認された使用の期限を月単位まで記載する。また，法第 23 条の 2 の 23 及び法第 23 条の 2 の 12 で規定されている体外診断用医薬品についても，認証書又は届出書に基づいた使用の期限を記載すること。

ただし，以上の体外診断用医薬品であっても，製造又は輸入後適切な保存条件のもとで 3 年を超えて性状及び品質が安定な医薬品については，使用期限表示の対象から除かれている。

13) その他，厚生労働省令で定められた事項

規則第 210 条に次のように規定されている。

ア）製造専用医薬品にあっては，「製造専用」の文字

イ）法第23条の2の17第1項の承認を受けた体外診断用医薬品では，外国製造医療機器等特例承認取得者の氏名及びその所在地の国名並びに選任外国製造医療機器等製造販売業者の氏名並びに住所

基準適合性認証を受けた体外診断用医薬品であって本邦に輸出されるものは，外国特例認証取得者の氏名及び住所地の国名並びに法第23条の3第1項の規定により選任した製造販売業者の氏名及び住所

（2）法第44条には，毒薬，劇薬について，その直接の容器又は直接の被包に，毒薬については，黒地に白枠，白字をもって，その品名及び「毒」の文字を，劇薬については，白地に赤枠，赤字をもって，その品名及び「劇」の文字を記載することを定めている。

キット製品である体外診断用医薬品の場合は，構成試薬の名称に当該表示をすることが必要とされている。（昭和48.10.22薬監第281号）

（3）「体外診断用医薬品」の表示

体外診断用医薬品については，他の医療用医薬品等とその取扱いを異にする点が多いので，他の医薬品と識別するため，「体外診断用医薬品」，また，放射性医薬品にあっては，「体外診断用医薬品（放射性）」の表示を行うこととするが，「体外診断用放射性医薬品」の表示であっても差し支えない。

この表示は，外箱に表示された場合には直接の容器に記載する必要はない。（昭和60.7.15薬審1第5号，昭和63.11.1監視指導課監視第1係事務連絡　Q＆A No.3）

3. 外部の容器又は外部の被包の記載事項

法第51条には，医薬品の直接の容器又は直接の被包が，一般消費者や病院，診療所等医薬品を使用する者に対して販売，授与する目的のために包装されている場合に，法第44条又は法第50条で規定された直接の容器又は直接の被包に記載された表示事項が，外部の容器又は外部の被包を透かして容易に見えないときは，外部の容器又は外部の被包にも表示事項の記載を義務付けている。

外部の容器又は外部の被包が二以上ある場合には，一番外側の容器又は被包（一番外側の容器，被包が透明なものであるときは，それを透かして容易に見ることのできる容器又は被包）がここでいう「外部の容器又は外部の被包」と解される。

4. 表示事項記載にあたっての留意事項

本章Ⅰ.の2.及び3.に述べられた表示事項の記載については，法第53条に，次のことに留意するよう規定されている。また，その他関連の法及び規則，通知等のほか，「社団法人日本臨床検査薬協会作成の『改正薬事法に基づく体外診断用医薬品の直接表示及び添付文書記載Q＆Aについて』の送付について」（平成17.12.26監視指導・麻薬対策課事務連絡，平成17.12.22臨薬協発17第73号）についても参考とすること。

（1）他の文字，記事，図画又は図案に比較して見やすい場所に記載されていなければならないこと。

（2） その医薬品を一般に購入し，又は使用する者が読みやすく，理解しやすいような用語による正確な記載がなければならないこと。

また，規則第217条第1項には，法に定める記載事項は，特に明瞭に記載されていなければならないとしており，規則第218条には，法第50条から第52条までの事項の記載が邦文でされなければならないと定めている。これは，医薬品を購入し，使用する者が理解しやすいように記載することを定めたものである。

5. 容器，被包に記載してはならない事項

法第54条には，医薬品の容器，被包等に記載してはならない事項を次のように定めている。

（1） その医薬品に関し，虚偽若しくは誤解を招くおそれのある事項

（2） 法第14条，第19条の2，第23条の2の5又は第23条の2の17の承認を受けていない効能，効果又は性能（第14条第1項，第23条の2の5第1項又は第23条の2の23第1項の規定により厚生労働大臣がその基準を定めて指定した医薬品にあっては，その基準において定められた効能，効果又は性能を除く。）

（3） 保健衛生上危険がある用法，用量又は使用期間

6. 表示の特例（その1）

上記2.（1）で説明した表示の記載については，規則第211条第1項及び第2項に，次のような特例が定められている。

（1） 表示面積が狭く表示事項が明瞭に記載できない医薬品

1） 2ミリリットル以下のアンプル又はこれと同等の大きさの直接の容器若しくは直接の被包に収められた医薬品

2） 2ミリリットルを超え10ミリリットル以下のアンプル若しくはこれと同等の大きさのガラスその他これに類する材質からなる直接の容器で，その記載事項がその容器に直接印刷されているものに収められた医薬品

1），2）何れかに該当する医薬品であって，当該事項がその医薬品の外部の容器又は外部の被包に記載されている場合は，次の項目について，その記載を省略又は簡略化できる。ただし，毒薬，劇薬に関する表示の簡略記載は認められない。

ア） 製造販売業者の氏名又は名称及び住所（簡略化）

イ） 製造番号又は製造記号（省略）

ウ） 重量，容量又は個数等の内容量（省略）

エ）「日本薬局方」の文字（簡略化）

オ） 有効成分の名称及びその分量（省略）

カ）「注意―習慣性あり」の文字（簡略化）

キ）「注意―医師等の処方箋により使用すること」の文字（簡略化）

ク）「注意―人体に使用しないこと」の文字（省略）

ケ） 使用の期限（省略）

コ） 外国特例承認取得者等の氏名等（簡略化）

（2） 表示事項の記載場所が著しく狭く，（1）の特例によって記載すべき事項も明瞭

に記載できない医薬品

（1）の特例によって記載すべき事項も明瞭に記載できない直接の容器又は直接の被包に収められた医薬品であって厚生労働大臣の許可を受けたものについては，外部の容器又は外部の被包に法第50条各号の記載事項が記載されている場合には，これらの事項が医薬品の直接の容器又は直接の被包に記載されていることを要しない。

ただし，現在厚生労働大臣の許可を受けたものはない。

7. 表示の特例（その2）

規則第215条第1項の規定より，体外診断用医薬品について，以下のように記載の一部を省略又は簡略化することができる。

（1）「製造販売業者の住所」の記載を，「製造販売業者の所在地の都道府県名及び市町村名又は特別区名」の記載をもって代えることができる。

（2） 有効成分の分量を省略することができる。

8. 表示の特例（その3）

規則第215条第2項の規定により，体外診断用医薬品であって，その外部の容器又は外部の被包に「体外診断用医薬品」の文字の記載があるものについては，法第50条に規定する表示事項が当該医薬品の外部の容器又は外部の被包に記載されている場合，直接の容器又は直接の被包への記載の一部を省略，他の文字の記載，略名，略号等の記載をもって代えることができる。

（1） 直接の容器又は直接の被包に記載すべき事項であるが省略できるもの。

1） 重量，容量又は個数等の内容量

2） 日本薬局方において直接の容器又は直接の被包に記載するように定められた事項。ただし，有効期間を除く。

3） 法第41条第3項の規定によって定められた基準において直接の容器又は直接の被包に記載するように定められた事項。ただし，有効期間を除く。

4） 法第42条第1項の規定によって定められた基準において直接の容器又は直接の被包に記載するように定められた事項。ただし，有効期間を除く。

5） 有効成分の名称（一般的名称のあるものにあっては，その一般的名称）及びその分量（有効成分が不明なものにあっては，その本質及び製造方法の要旨）

（2） 直接の容器又は直接の被包に記載すべき事項であるが，他の文字，略名又は略号の記載をもって代えることができるもの。

1） 製造販売業者の氏名又は名称及び住所については，次のいずれかの記載をもって代えることができる。

ア） 製造販売業者の略名

（例示）

外　箱	直接の容器
東京都千代田区霞が関 1-2-1 厚生労働製薬株式会社	（略名） 厚生労働製薬

イ）　商標法によって登録された製造販売業者の商標

ウ）　製造販売業者の略号。ただし，当該医薬品の外部の容器又は外部の被包の記載と照合することにより当該事項を容易に確認できるものに限る。

（例示）

外　箱	直接の容器
東京都千代田区霞が関 1-2-1 厚生労働製薬株式会社（コウヤク）	（略号） コウヤク

エ）　輸入先製造業者の略名，商標法によって登録された商標又は略号。ただし，当該医薬品の外部の容器又は外部の被包の記載と照合することにより容易に確認できるものに限る。

（例示）

外　箱	直接の容器
東京都千代田区霞が関 1-2-1 厚生労働製薬株式会社 （輸入先　ディアグノスチックリエイジェント）	（略名） ディアグノスチック
東京都千代田区霞が関 1-2-1 厚生労働製薬株式会社 （輸入先　Diagnostic Reagent Co. Ltd）（DRC）	（略号） DRC

2）　名称（局方収載医薬品にあっては，局方において定められた名称，その他の医薬品で一般的名称のあるものにあっては，その一般的名称）については，当該医薬品の外部の容器又は外部の被包の記載と照合することにより，当該事項を容易に確認できる場合にあっては，その略名又は略号の記載をもって代えることができる。

（例示）（表示 Q & A No. 11）

外　箱	直接の容器
グルコースオキシダーゼ試薬	（略名） グルコースオキシダーゼ
コレステロール発色液 （CHOL 発色液）	（略号） CHOL 発色液
 基質液（R—1） 緩衝液（R—2） 発色液（R—3） 標準液（R—4）	（略号） R—1 R—2 R—3 R—4

3）「日本薬局方」の文字については，「日局」又は「J・P」の文字の記載をもって代えることができる。

4）　外国特例承認取得者等の氏名等については，次のいずれかの記載をもって代えることができる。

ア）　外国特例承認取得者又は外国特例認証取得者の略名

イ）商標法によって登録された外国特例承認取得者又は外国特例認証取得者の商標

ウ）外国特例承認取得者又は外国特例認証取得者の略号。ただし，当該医薬品の外部の容器又は外部の被包の記載と照合することにより，当該事項を容易に確認できるものに限る。

9. 複数承認等にまたがる共通試薬の表示

複数製造販売承認（認証）及び届出にまたがる共通試薬の直接の容器等への表示については，販売名及び一般的名称は該当する販売名及び一般的名称を複数併記し，その他の構成試薬名等の共通する法定表示事項は繰り返しの表示は必要ない。また，その共通試薬が反応系に関与する成分を含む場合には，その添付文書には，各販売名，各一般的名称，各製造販売承認（認証）又は届出番号，構成試薬名，製造販売業者名を記載し，併せて「共通試薬である旨」及び「取り扱いについての詳細は，個々のキットの添付文書を参考とする旨」を記載すること。なお。反応系に関与する成分を含まない場合は，従来どおり添付文書の添付は要しない。（平成17.12.26監視指導・麻薬対策課事務連絡，平成17.12.22臨薬協発17第73号 Q&A Q8）

10. 体外診断用医薬品の有効期間の表示方法

医療用医薬品である体外診断用医薬品は，人の身体に直接使用されることがないこと，複数かつ小容器の試薬から構成されるキットの形態のものが多いこと，医師等の専門家により直接使用されるなど，他の医薬品とは異なる特性を有するものであることに鑑み，その有効期限（使用の期限を含む。以下同じ。）の記載方法について，有効期限の月を示す記載においては，「1月」等であれば「JAN」等の文字を使用することができる。（昭和63.11.1薬監第78号）

（例）JAN. 2023, Jan. 23, FEB. 1. 2023, 1. AUG. 2023, SEPTEMBER. 23, 23/November 等

ただし，EXP. 010923やEXP. 090123は，2023年1月9日か2023年9月1日かが不明確であるので，認められない。（昭和63.11.1監視指導課監視第1係事務連絡 Q&A No.13）

11. 製造番号又は製造記号の記載

製造番号又は製造記号については，その表示事項が製造番号又は製造記号であることが明瞭に認識できるよう注意して記載することとなっている。（昭和63.11.1監視指導課監視第1係事務連絡 Q&A No.12）

（例示）

製造番号	620521AM
ロット番号	620521BN
Lot No.	631012CP
lot	631012DQ
Batch No.	631012ER
batch	631012FS 等

12. 臨床性能試験薬の表示

臨床性能試験については当分の間，平成9年厚生省令第29号による改正前の旧規則第67条の例によって実施する。（平成9.3.27薬発第421号） 旧規則第67条7号によれば，臨床性能試験等又はその容器若しくは被包に，次に揚げる事項を邦文で記載することになっている。

（1） 臨床性能試験用である旨

（2） 臨床性能試験依頼者の氏名及び住所（当該者が本邦内に住所を有しない場合にあっては，その氏名及び住所地の国名並びに臨床性能試験国内管理人の氏名及び住所）

（3） 化学名又は識別記号（開発番号）

（4） 製造番号又は製造記号

（5） 貯蔵方法，有効期間等を定める必要があるものについては，その内容

なお，旧規則第67条8号により臨床性能試験薬等に添付する文書，その臨床性能試験薬等又はその容器若しくは被包（内袋を含む。）には，次に掲げる事項を記載してはならない。

（1） 予定される販売名

（2） 予定される使用目的又は性能（品目仕様）

（3） 予定される用法又は用量

13. 向精神薬の表示

体外診断用医薬品の成分として，麻薬及び向精神薬取締法（以下「麻向法」という。）で定められた，第一種から第三種までの向精神薬を用い，なおかつ，適用除外対象向精神薬製剤に該当しないものにあっては，麻向法第50条の19により，容器及び容器の直接の被包に，下記事項の記載が必要とされている。

（1） ㊐の記号

（2） 成分たる向精神薬の品名及び分量又は含量

（3） 向精神薬製造製剤業者又は向精神薬輸入業者の氏名及び住所

なお，㊐の記号を表示するに際しては，見やすい場所であれば，その位置，色等の指定は特にない。（麻薬等関係質疑応答集 平成21年3月監視指導・麻薬対策課Q359，Q360）

ただし，「(3) 向精神薬製造製剤業者又は向精神薬輸入業者の氏名及び住所」については，法第14条第1項の承認を受けた医薬品である向精神薬の場合は，法第50条第1

号に定める製造販売業者の氏名（法人にあっては，その名称）及び住所をもって代えることができる。**（麻向法規則第38条第1項）**　なお，ここでいう製造販売業者の住所とは，総括製造販売責任者がその業務を行う事務所の所在地とする。**（麻向法規則第38条第2項）**

さらに，麻向法規則第37条により容器等の記載の特例が次のように示されている。

（1）　輸出用の向精神薬は，㊈の記号，向精神薬製造製剤業者又は向精神薬輸入業者の住所の記載を省略することができる。ただし，成分たる向精神薬の品名及び分量又は含量の記載は必要とし，さらに，「輸出用」の表示は，運搬用の包装等に表示する。

（2）　臨床性能試験薬については，麻向法規則第37号第1項2号に規定されている治験薬に準じるものとして㊈の記号，その他の事項の記載を省略することができる。

（3）　容器の面積が狭く表示事項が明瞭に記載できない向精神薬

1）　2ミリリットル以下のアンプル又はこれと同等の大きさの容器に収められた向精神薬

2）　2ミリリットルを超え，10ミリリットル以下のアンプル若しくはこれと同等の大きさのガラスその他これに類する材質からなる容器で，その記載事項がその容器に直接印刷されているものに収められた向精神薬

1），2）の何れかに該当する向精神薬であって，当該事項がその容器の直接の被包に記載されている場合は，㊈の記号及び向精神薬の分量又は含量の省略ができるほか，次の項目についてその記載を簡略化できる。

ア）　成分たる向精神薬の品名はその製剤の名称をもって代えることができる

イ）　向精神薬製造製剤業者又は向精神薬輸入業者の氏名及び住所は，略名又は商標法によって登録された商標の記載をもって代えることができる。

ただし，法第14条第1項の承認を受けた医薬品である向精神薬については，法第50条第1号に定める製造販売業者の略名をもって代えることができる。**（麻向法規則第37条第2項）**

14. 符　　号

令和元年の法改正により，体外診断用医薬品の仕様及び取扱い上の必要な注意等については，「注意事項等情報」と定義された上でその情報は電子的に提供されることになった。具体的には法第52条に医薬品の容器又は被包に，医薬品医療機器総合機構ホームページに公開された注意事項等情報（法第68条の2，規則第210条の2）を入手するために必要な「符号」の表示が規定され，注意事項等情報を入手するために必要な「符号」にはGS1-128シンボル又はGS1データマトリックスを用いることとされ，表示する商品コードにはGTIN-13（わが国ではJANコードと一般的に呼称されているもの）GTIN-14又はGTIN-12を使用することとされている。また表示しなければならない容器等は販売包装単位（通常，卸売販売業者等から医療機関等に販売される最小の包装単位（最小販売単位）をいう）とされている。（**規則第210条の2**，令和3.2.19薬生安発0219第1号）

なお法第52条第2項で規定される医薬品（一般用医薬品，要指導医薬品等）は対象外とされ，表示面積が狭い場合は特例がある。**（法第52条第1項）**　また，輸出用医薬品は対象外とされる。**（令第74条）**

Ⅱ部 10章

法第68条の2の5には，医薬品を特定するための「符号（特定用符号）」の表示が規定されている。特定用符号の表示にはGS1-128シンボル又はGS1データマトリックスを用い，表示するデータは商品コード及び製造識別子（有効・使用期限及びロット番号又はシリアル番号）とされている。（令和4.9.13医政産情企発0913第2号・薬生安発0913第2号）また表示しなければならない容器等は販売包装単位（法第68条の2に基づく表示）であるが，その他に元梱や個装への表示も求められている。（令和4.9.13医政産情企発0913第2号・薬生安発0913第2号）

表示面積が狭い場合や緊急承認又は特例承認での特例措置がある。**（規則第228条10の10）**

法第52条で求められる「符号」と法第68条の2の5で求められる「符号（特定用符号）」は共通のGS1-128シンボル又はGS1データマトリックスを用いて差支えないが，特定用の符号には製造識別子も必要である点に注意すること。

Ⅱ．電子添文（旧添付文書）

1．体外診断用医薬品電子添文の機能と役割

令和元年の法改正により，体外診断用医薬品の仕様及び取扱い上の必要な注意等については，「注意事項等情報」と定義された上でその情報は電子的に提供されることになった。注意事項等情報の記載内容は，法第52条（添付文書等の記載事項），法第53条（記載方法）及び法第54条（記載禁止事項）に規定されている。従来，注意事項等情報（旧添付文書）の提供は紙の添付文書の製品への同梱により行われてきたが，この薬機法改正により2021年8月以降，一般用体外診断用医薬品を除き製品への同梱が廃止され，電子的に閲覧することが基本となった。具体的には，製品が入っている箱につけられたバーコードまたは二次元コード（体外診断用医薬品は，GS1-128シンボル又はGS1-128データマトリックスとする。）をスマートフォンやタブレットのアプリケーションなどを使って読み取り，その情報をもとにインターネットを経由して総合機構のホームページに掲載されている最新の電子化された添付文書にアクセスして閲覧を行う。添付文書の閲覧が電子化されたことで，常に最新の情報を使った安全対策が可能となった。

電子添文の作成に当たっては，これら医薬品医療機器法の関連する各条文及び関連通知（平成17.3.31薬食安発第0331014号，令和3.6.11薬生発0611第5号）を十分に理解することが必要である。なお電子添文の記載内容として規定されている事項は，製造販売承認（認証）書又は製造販売届書に記載されている事項との整合性を図るとともに，法第50条（直接の容器等の記載事項）において規定されている直接の容器等への表示内容との整合性も確保することが必要とされる。

電子添文を作成（改訂）するに当たって以下の点について留意すべきである。

（1） 記載情報量について

法第68条の2では医薬品等の製造販売業者は，医薬品等の適正な使用に必要な情報を医療関係者に提供するよう規定されていることから，電子添文の作成（改訂）に際しては，必要な情報を十分に吟味し選択するとともに，その表現について

も理解しやすいよう簡潔にまとめることが望ましい。

（2）　データの取扱いについて

電子添文の記載内容は根拠とすべきデータに基づくことが必須である。原則としてオリジナルなデータに基づく正確な記載が必要であり，具体的な記述に当たっては次の点に留意すること。

1）　例外的なデータを取り上げて，それが一般的な事実であるような印象を与える表現はしないこと。

2）　文献，データ等の引用に当たっては，その出典を明らかにすること。

3）　主要文献として記載した文献を含め，記載内容の裏付けとなる文献を収集整備し，情報の提供の依頼があればただちに提供できるよう，十分な情報管理体制を整えることが必要である。

2.　各項目記載上の一般的留意事項

（1）　記載の順序は原則として「体外診断用医薬品の電子化された添付文書の記載要領について」（令和3.6.11薬生発0611第5号）（以下「電子添文記載要領通知」という。）の記載項目に示された番号の順とする。

（2）　各項目の記載に当たっては内容を十分検討し，分かりやすい表現で記載すること。できる限り全項目について記載することが望ましいが，記載すべき適切な情報のない場合には「項目名」を含め省略しても差し支えない。

（3）　「(3) 製造販売承認（認証）番号（又は届出番号）」，「(5) 一般的名称」，「(6) 名称」，「(11) 使用目的」，「(14) 用法・用量（操作方法）」及び「(19) 貯蔵方法，有効期間」の各項目の記載に当たっては，製造販売承認申請，製造販売認証申請もしくは製造販売届出内容を正確に記載すること。

（4）　「(7) 警告」から「(10) 形状・構造等（キットの構成）」まで，「(12) 測定原理」，「(13) 操作上の注意」，「(15) 測定結果の判定法」から「(18) 使用上又は取扱い上の注意」まで及び「(20) 包装単位」の各項目においては，製造販売承認，製造販売認証申請時に添付した資料内容又は製造販売承認，製造販売認証内容と同様の内容とすること。

（5）　「(7) 警告」から「(19) 製造販売業者の氏名又は名称及び住所」までの各項目の記載に当たっては，項目名を明示した上で記載すること。

（6）　「(16) 臨床的意義」の記載に当たっては，原則として自社データ又は科学的な裏付けのあるもので信憑性の高いと判断される文献等に基づく正確な記載が必要である。また，この場合にあっては出典を明らかにすること。

（7）　項目名等主要な事項の記載に当たっては，ゴシック体を用いるなど他の項目に比較して見やすくするよう工夫をすること。

（8）　反応系に関与する成分を含まない構成試薬を単独で流通させる場合は，添付文書の添付は要しない。（平成17.12.26監視指導・麻薬対策課事務連絡，平成17.12.22臨薬協発17第73号 Q&A Q8）

3. 記載項目

（1） 作成・改訂年月
（2） 薬効分類名（体外診断用医薬品であることの明記）
（3） 製造販売承認（認証）番号（又は届出番号）
（4） 一般的注意事項
（5） 一般的名称
（6） 名称
（7） 警告
（8） 重要な基本的注意
（9） 全般的な注意
（10） 形状・構造等（キットの構成）
（11） 使用目的
（12） 測定原理
（13） 操作上の注意
（14） 用法・用量（操作方法）
（15） 測定結果の判定法
（16） 臨床的意義
（17） 性能
（18） 使用上又は取扱い上の注意
（19） 貯蔵方法，有効期間
（20） 包装単位
（21） 主要文献
（22） 問い合わせ先
（23） 製造販売業者の氏名又は名称及び住所

必要に応じて，製品コード番号，又は在庫管理番号を付すことは差し支えない。

4. 記載項目の解説

電子添文記載要領通知に示されている記載要領は以下のとおりであるが，合わせて「体外診断用医薬品の添付文書の記載要領について」（平成 17.3.31 薬食安発第 0331014 号）も参照すること。

（1） 作成・改訂年月

1） 初版作成・改訂の作成年月及び版数を右（左）上隅冒頭等に記載すること。

2） 改訂年月の記載は，次の方法により記載すること。

・改訂を行った字句，項目等のうち該当する箇所の右肩に「＊」印を付し，改訂箇所を明確にする。

・電子添文の右（左）上隅等冒頭に「＊」と改訂年月を記載する。

・作成年月又は改訂年月の記載は，次々回の改訂が行われるまで継続表示することとし，新たな改訂年月の記載にあたっては，前々回の改訂年月を削除し，前回改訂年月に新たな改訂年月を併記する。

また，今回と前回のそれぞれ改訂箇所を明確にすること。

なお，改訂箇所の示し方については，「体外診断用医薬品の電子化された添付文書の改訂箇所の示し方について」（令和3.9.10臨薬協発2021-035号）も参照にすること。

（2）　薬効分類名

電子添文の左上隅に「体外診断用医薬品」と記載すること。なお，放射性医薬品の場合には，「体外診断用医薬品（放射性）」又は「体外診断用放射性医薬品」と記載すること。

（3）　製造販売承認（認証）番号（又は届出番号）

電子添文の右（左）上隅等冒頭に製造販売承認（認証）番号又は届出番号を記載すること。

1）原則として販売名の右（左）方側に記載すること。

2）製造販売承認番号，製造販売認証番号又は届出番号のいずれかを記載すること。「製造販売承認番号20X00AMZXXXXXXXX」等のように各番号の別を記載する場合は，それぞれ「承認番号」，「認証番号」，「届出番号」等，承認（認証）又は届出の別が分かるように省略しても差し支えない。（平成17.12.26監視指導・麻薬対策課事務連絡，平成17.12.22臨薬協発17第73号 Q&A Q12）

3）添付文書のない場合は，容器又は被包に記載すること。（平成1.8.7薬発第684号，平成1.8.7監視指導課事務連絡）

（4）　一般的注意事項

「使用の前に本電子化された添付文書をよく読むこと」の旨を記載すること。

（5）　一般的名称等

1）体外診断用医薬品の一般的名称を記載すること。

2）シリーズ品は，シリーズの一般的名称及び各構成製品の一般的名称を併せて記載すること。

3）同一シリーズ製品中の複数の構成製品を一つの添付文書にまとめる場合は，形状・構造等（キットの構成）欄等に構成製品の一般的名称が全て記載されていれば，シリーズの一般的名称のみを記載しても差し支えない。

4）条件付き承認，緊急承認又は特例承認された体外診断用医薬品の場合には，その旨を記載すること。

（6）　名称（販売名）

承認（認証）を受けた又は届出した販売名を記載すること。シリーズ品の場合は，シリーズ名のほかに構成製品名も記載すること。なお，販売名と誤認されない形で識別記号等を併記しても差し支えない。（例えば，○○○測定用，○○○装置用）

なお，販売名の記載に当たっては，以下の点についても留意すること。

1）中央部の見やすいところに，「一般的名称」の文字よりも大きい字で記載すること。

2）輸入品の場合，輸入先の販売名を併記しても差し支えない。

3）品番を記載しても差し支えないが販売名の一部と誤認されないようにすること。

4）同一シリーズ製品中の複数の構成製品を一つの電子添文にまとめる場合は，形状・構造等（キットの構成）欄等に構成製品名，が全て記載されていれば，シリーズ名のみを記載しても差し支えない。

（7）　警告

適用患者等に関して警告事項があればその内容を具体的に記載すること。赤枠で囲い，赤字で記載すること。

通知等で指定された注意事項及び承認審査時に指示された事項を記載すること。

また，記載にあたっては総合機構の情報提供業務サイト（https://www.pmda.go.jp/safety/info-services/0001.html）を参照すること。

1）　血糖検査用グルコースキット：「『血糖検査用グルコースキット』の『使用上の注意』の改訂について」（平成16.9.29薬食安発第0929003号）

2）　自己血糖検査用グルコースキット（グルコース脱水素酵素法のうち補酵素にピロロキノリンキノンを使用するもの）：「簡易血糖自己測定器及び自己血糖検査用グルコースキット（グルコース脱水素酵素法のうち補酵素にピロロキノリンキノンを使用するもの）の安全対策について」（平成17.2.7医政総発0207001号・薬食安発第0207001号）

3）　血液検査用グルコースキット，自己検査用グルコースキット（「使用上の注意」の改訂について）：「『使用上の注意』の改訂について」（平成19.9.7薬食安発第0907003号）

（8）　重要な基本的注意

使用目的，適用期間，適用すべき患者の選択等に関する重要な基本的注意事項があればその内容を具体的に記載すること。赤枠で囲い，黒字で記載すること。

原則として，通知等で指定された注意事項及び承認審査時に指示された事項を記載すること。なお，警告が無い場合は本文冒頭に記載すること。以下は重要な基本的注意の一例である。

1）　HBs抗原検査薬：平成15.12.18臨薬協発15第75号【（社）臨床検査薬協会申し合わせ事項】

2）　HCV抗体検査薬：「C型肝炎ウイルス抗体の検出を目的とする体外診断用医薬品の使用上の注意事項の変更等について」（平成14.3.25医薬審発第0325043号・医薬安発第0325002号）

3）　インフルエンザウイルス抗原検出試薬：「インフルエンザウイルス抗原の検出を目的とする体外診断用医薬品の使用上の注意事項の変更等について」（平成15.10.6薬食審査発第1006003号・薬食安発第1006001号）

（9）　全般的な注意

本剤を取扱うに当たって必要と考えられる注意事項について，「体外診断用医薬品の添付文書の記載要領について」（平成17.3.31薬食安発第0331014号）を参考に記載すること。

（10）　形状・構造等（キットの構成）

キットを構成する試薬，反応系に関与する成分及び規制区分等について記載すること。

1）　各構成試薬の名称を記載すること。

各構成試薬の名称は，承認又は認証された名称とすること。製造販売届出品については，製造販売届書に記載された名称とすること。

2）　反応系に関与する成分についてはその名称（一般的名称があるものにあっては，その一般的名称）を記載すること。抗体（抗血清）については，その由来（動物種）を記載し，抗体にあってはモノクローナル抗体かポリクローナル抗体かの別を記載すること。

成分名について，そのまま記載することが原則だが製造販売承認書等に略名を付した場合や医学・薬学の論文や学会等で広く用いられている略名又は慣用名を用いることは差し支えない。但し，その場合は正式名を併記しておくこと。

3）キットの構成試薬が毒薬，劇薬等に該当するものについては，㊕又は㊎等の文字及びその該当成分の名称及び分量を記載すること。向精神薬（適用除外製剤を除く）に該当するものについては，㊗の文字を記載すること。

4）反応系に関与しない成分は，公衆衛生・環境保全の観点から情報提供が必要と考えられる場合は記載することが望ましい。

（11）使用目的

1）検体の種類，検査項目及び測定又は検出の別等を承認（認証）書又は届書の使用目的欄の記載に従って正確に記載すること。

2）製造販売承認の使用目的欄に記載した臨床的意義を記載すること。

3）「一般的名称」に「(一部）条件付き承認品目」と記載する品目については，対象となる使用目的に注釈を付し明示すること。

（12）測定原理

測定原理及び特徴を記載すること。

なお，特に診断リスクの高い感染症検査などでは抗体，抗原，プローブなどの特性やその特定に基づく測定限度等について詳細に説明すること。

（13）操作上の注意

測定値に影響を与える諸因子とそれらに対する操作上の注意事項を，本剤の国内外発表文献又は社内資料に基づき，次の事項を記載すること。

1）測定試料の性質，採取法

ア）測定試料（血清，血漿，尿，糞便等）を保存する場合の注意事項（冷蔵保存，冷凍保存，安定性等）等を記載すること。

イ）測定試料採取時の注意事項（抗凝固剤等）があれば記載すること。被検検体に濁りがあり，測定に影響するようであれば処置方法（遠心分離，ろ過等）を記載すること。

ウ）冷蔵又は冷凍保存されていた被検検体を室内温度に戻して使用する場合はその旨を記載すること。

2）妨害物質・妨害薬剤

ア）反応を妨害する物質等を記載すること。この場合，ビリルビン，ヘモグロビン，乳び等の一般的な物質等のほか，当該測定項目・測定方法に特異的に影響を及ぼす物質がある場合には，それらの物質についての情報を併せて記載すること。

イ）免疫学的交叉反応により，その測定結果に影響がある場合にはその旨を記載すること。また，服用されている薬剤等により測定値が影響を受けることが明らかな場合には，その薬剤名等を記載すること。

3）その他

専用試薬の場合には，その旨を記載する等必要な事項を記載する。

（14）用法・用量（操作方法）

詳細な操作方法を記載すること。

1）試薬の調製方法（使用者があらかじめ準備する必要のある試薬の調製方法も含む）

試薬の調製方法と調製後の貯法・有効期間を記載すること。乾燥製剤であって溶解液が添付されている場合には，その溶解方法，溶解後の貯法，有効期間について記載すること。

II部 10章

また，冷蔵あるいは冷凍保存されていた調製試薬を室内温度に戻して使用する場合はその旨を記載することについても留意すること。

2) 必要な器具・器材・試料等

特に使用者があらかじめ用意しなければならない器具・器材があれば記載すること。

検量線を作成するための試料等を別途入手する必要がある場合には，その旨を記載すること。

3) 測定（操作）法

測定（操作）法は標準的な手順を記載すること。なお，機器を使用する場合は，試薬側から見て，その使用方法の必要な操作法を記載すること。また，測定（操作）法の記載に当たっては，以下の点にも留意すること。

ア） 分光光度計のような測定機器を使用する場合には一般的な名称を用いること。

イ） 自動分析器を使用する場合にあっては，試薬側から見て，同様に，試料，試薬等の採取量，反応条件，測定波長等機器が自動的に行う操作を記載すること。なお，これらをフローチャートの記載に代えてもよい。

ウ） 専用分析器を使用する場合は，分析機器側から見た操作法を参考として記載することは差し支えない。

(15) 測定結果の判定法

測定結果の判定法及び判定にかかる注意事項を記載すること。また，参考正常値（基準範囲）等を記載する場合には，その出典を明らかにすること。

なお，測定結果の判定法に当たっては，以下の点にも留意すること。

1) 結果判定に重大な影響を与えるおそれのある事項があるときは，その旨及び対策等を含め「判定上の注意」として本欄に記載すること。

2) 感染症検査等の場合以下の事項についての記載も考慮すること。

ア） 判定基準の明確化（当該試薬のカットオフ値，陽性・陰性の判定法，判定保留，再測定が必要な場合等）について記載すること。

イ） 陽性又は偽陽性の例において，他の方法により確認試験（例えば，ウェスタンブロット法等）が必要な場合にはその旨を記載すること。

ウ） 抗体測定において，測定結果が陰性であっても，ウインドウ・ピリオド（感染後抗体が検出できる量までになる期間）及び免疫機能低下により抗体産生能が低下している場合がある旨の注意を記載すること。

エ） 自己免疫疾患患者の血清では免疫反応の場合，非特異的反応が起こり得るので測定結果に基づく診断は他の検査や臨床症状等を考慮して総合的に判断する旨を記載すること。

オ） 免疫グロブリン製剤を投与されている患者では，梅毒・HIV 抗体が陽性になることがあるので判定に際し注意する旨を記載すること。

(16) 臨床的意義

1) 新規品目等について次の事項を記載すること。

ア） 標的疾患又は異常

イ） 当該疾患の従来の標準的診断法との対比

ウ） 有病正診率及び無病正診率

エ） カットオフ値を変動させることにより診断的意義が変わる場合には，各カットオフ値における有病正診率及び無病正診率を記載すること。

オ）その他臨床診断上有用と思われる事項について記載すること。

2）その他の品目の場合，臨床診断上の有用性について記載する場合には，自社データ等に基づき記載すること。測定項目は新しくないが，測定方法が新しい品目の場合，必要に応じ，上記1）のウ）～オ）の項目を記載することが考えられる。

3）承認後一定の期間を経過し，同種項目の製品が承認された時点，もしくは，既存の項目であると認知された時点（病院，学会等において既知の項目であると認知された時点等）以降は，臨床的意義欄の記述を行わなくても差し支えない。

(17) 性能

性能（感度，正確性，同時再現性，測定範囲），相関性試験成績及び較正用の基準物質に関する情報について記載すること。なお，感度，正確性，同時再現性以外の項目を設定した場合は，その項目について記載すること。

1）性能の記載に当たっては，品目仕様欄で設定した性能の規格を示しても差し支えない。

2）測定範囲の記載に当たっては，自社の当該製品の国内外発表文献又は社内資料に基づき記載すること。なお，検出を目的とするものについては最小検出感度を記載すること。また，測定を目的とするものは測定範囲を記載するが，測定範囲の下限は最小検出感度を記載することが望ましい。

3）相関性試験成績に関する記載に当たっては，既承認医薬品又は基準的方法（方法名を記載）との相関性に関する成績を記載する。なお，製造販売届出品にあっては，相関性試験成績を省略しても差し支えない。また，相関性試験成績については，申請者自身もしくは外国製造業者が行ったもの又は信頼できる検査機関のデータでも差し支えない。

4）他製品との比較は，それが汎用製品であり，かつ十分な客観性のある比較データがある場合のみ記載すること。この場合は比較する汎用製品についてはその測定法を問わない。ただし，使用者に対し，他社製品との優劣を示唆しないように注意すること。

5）較正用の基準物質に関する情報の記載にあっては，標準品（標準物質）の名称を記載すること。なお，製造販売届出品目にあっては，承認不要品目として告示された標準品（標準物質）又は標準法の名称を記載すること。

(18) 使用上又は取扱い上の注意

1）取扱い上（危険防止）の注意

試料及び試薬を取り扱う上で危険防止等注意すべき事項を記載すること。なお，製造販売承認（認証）書又は製造販売届書の中で取扱い上の注意事項が特に定められている場合はそれを記載すること。

また，取扱い上の注意事項としては，以下の記載内容が考えられる。このほかにも製品の特性から鑑み必要な事項があれば併せて記載する。

ア）使用者の感染による危険防止に関する事項

「試料はHIV，HBV，HCV等の感染のおそれがあるものとして取扱うこと。」

「検査に当たっては感染の危険を避けるため使い捨て手袋を着用すること。」

「感染を避けるために口によるピペッテングを行わないこと。」

イ）使用者の試薬による危険防止に関する事項

試薬の中にアジ化ナトリウム等毒性の高いものや酸，アルカリ等皮膚及び粘膜を刺激するものが入っている場合には，注意の喚起と応急処置に関する事項（例：試薬が誤って目や口に入った場合には，水で十分に洗い流す等の応急措置を行い，必要があれば医師の手当て等を受けること。）

2) 使用上の注意

試薬を使用するに当たって注意すべき事項を記載すること。なお，使用上の注意事項として以下の記載内容が考えられる。このほかにも製品の特性から鑑み必要な事項があれば併せて記載する。

ア） 試薬の取扱い（保存温度等）に関する注意事項

イ） 有効期限を過ぎた試薬の使用を禁止する旨の事項

ウ） キットの他のロットとの組合わせによる使用の禁止等の注意事項

エ） キットの構成試薬で個別に補充するものがあれば，その旨の明記

オ） 試薬の注ぎ足し行為を禁止する旨の注意事項

3) 廃棄上の注意

廃棄に当たって注意すべき事項を記載すること。なお，廃棄上の注意事項としては，以下の記載内容が考えられる。このほかにも製品の特性から鑑み必要な事項があれば併せて記載する。

ア） 必要に応じ，試料，廃液及び器具類の滅菌・消毒に関する記載
（例：試料中には，HBV，HCV や HIV 等の感染性のものが存在する場合がありますので，使用した器具（ピペット，試験管等），廃液等は次亜塩素酸剤（有効塩素濃度 1,000 ppm，1 時間以上で処理），グルタールアルデヒド（2%，1 時間以上で処理）等による消毒のほか，オートクレーブ処理（121℃，20 分間以上）による滅菌や焼却などの処理をすること。）

イ） 試薬及び器具等を廃棄する場合には，廃棄物処理法や感染性廃棄物処理マニュアル等に関する規定に従って処理する旨の記載

ウ） 廃棄に当たっては，水質汚濁防止法等の規制に留意して処理する旨の記載

エ） 飛散した場合の拭き取りと消毒に関する事項の記載
（例：次亜塩素酸ナトリウム等で拭き取る。）

オ） 保存剤等としてアジ化ナトリウムや水銀化合物を使用している場合には，廃棄に関して必要な注意事項の具体的な記載
（例：本品にはアジ化ナトリウムを含有しています。アジ化ナトリウムは鉛管，銅管と反応して爆発性の強い金属アジドを生成することがありますので，廃棄の際は大量の水とともに流してください。）

4) その他の注意

(19) 貯蔵方法・有効期間

承認（認証）書又は届書に記載した貯蔵方法及び有効期間を記載すること。

(20) 包装単位

1) 包装単位を記載すること。

2) 複数の包装単位が存在する場合には，原則としてすべてを記載すること。

(21) 主要文献

文献に関する記載に当たっては以下の点に留意すること。

1) 各項目記載の裏付けとなるデータの中で主要なものについて，主要文献として本項目に記載すること。なお，臨床成績の記載（比較試験成績，副作用等）の裏付けとなる文献は優先的に記載することが望ましいこと。

2) 主要文献として記載した文献の内容を引用している各項目の該当部分について

は，使用者が当該文献を検索できるよう引用番号を付すこと。

3)　文献名の記載は次を参考とすること。

著者名，雑誌名（略名でよい），巻数（号数），頁数，年号

(22)　問い合わせ先

問い合わせ先の記載に当たっては，情報伝達の主部門の名称及び住所等の連絡先を記載すること。なお，問い合わせにFAXを使用していない場合には，FAX番号は記載しなくても差し支えない。

(23)　製造販売業者の氏名又は名称及び住所

1)　製造販売業者（選任製造販売業者を含む）の氏名又は名称並びに主たる機能を有する事務所の所在地の住所及び電話番号を記載すること。

ただし，問い合わせ先又はGVP対応の専用電話番号等が記載されている場合等は，省略してもよい。（平成17.12.26監視指導・麻薬対策課事務連絡，平成17.12.12臨薬協発17第73号 Q&A Q14）

2)　製造販売業者の電話番号は，緊急連絡先として随時連絡が通じる連絡先の電話番号を記載すること。なお，問合わせ先と製造販売業者の電話番号が同じ場合には，省略しても差し支えない。

3)　提携先（製造業者，販売業者等）の名称を併記しても差し支えないが，製造販売業者と明確に区別できる表記とすること。

5. 改訂箇所の示し方

電子添文の改訂箇所の示し方については以下の通りであるが，合わせて「体外診断用医薬品の電子化された添付文書の改訂箇所の示し方について」（令和3.9.10臨薬協発2021-035号）も参照し改訂すること。

(1)　第1回目の改訂については「＊」，第2回目の改訂については「＊＊」を改訂箇所に回答する最も下位の項目の前に記すこと。改訂箇所を示す記号は「＊」とし，その他記号は使わないこと。

(2)　第3回目以降の改訂については，直近2回の改訂履歴として，新たな改訂箇所に「＊＊」，前回の改訂箇所に「＊」を記すこと。

(3)　下位の項目をすべて新設した場合は，それらを包含する上位の項目の前に「＊＊」または「＊」を記すこと。

(4)　直近2回の改訂が同じ箇所になった場合，改訂履歴として「＊＊」及び「＊」の両方を記すこと。

(5)　該当する項目名および項目ごと削除した場合は，改訂箇所の表示は要さないこと。

(6)　内容に影響を与えない修正（句読点や「てにをは」）を修正する場合，改行等体裁を整える場合等）については，改訂箇所を明示する必要はないこと。

記 載 例

本電子化された添付文書をよく読んでから使用してください。

体外診断用医薬品

＊2024 年 1 月改訂（第 2 版）
2023 年 6 月作成（第 1 版）

製造販売届出番号（又は自己認証番号）○○○○

コレステロールキット……一般的名称
血清又は血漿中の総コレステロール測定用……識別記号
○ ○ ○ ○ ○ ○（販売名）

[警告]……(記載すべき事項がない場合には，本項目は省略してもよい)

[重要な基本的注意]……(記載すべき事項がない場合には，本項目は省略してもよい)

[全般的な注意]

1. 本製品は，体外診断用でありそれ以外の目的に使用しないでください。
2. 診断は他の関連する検査結果や臨床症状等に基づいて総合的に判断してください。
3. 添付文書以外の使用方法については保証をいたしません。
4. 標準液には，ヒト由来成分が含まれており，感染の危険があるので感染性のあるものとして取り扱ってください。
5. 使用する機器の添付文書及び取扱い説明書をよく読んでから使用してください。

[形状・構造等（キットの構成）]

1. 酵素試薬
   コレステロールオキシダーゼ
   4-アミノアンチピリン
2. 酵素試薬溶解液
   フェノール
3. 標準液（総コレステロール濃度 ○○mg/dL）

毒劇等の規制区分の対象となる構成試薬はここでその旨を併記する。

[使用目的]

血清又は血漿中の総コレステロール量の測定

[測定原理]

遊離型コレステロールにコレステロールオキシダーゼを作用させ，Δ^4-コレステノン………………………………………………………………………………この色素を○○○nm で測定します。

図○ 測定原理図解

[操作上の注意]

（1） 測定試料の性質，採取法
1） 検体は血清，血漿いずれでも……………………………………………………………………。
2） 血漿はヘパリン加…………………………………………………………………………………。
3） 検体は，冷蔵－○℃で○日間，冷凍－○℃で○日間保存できます。
4） 濁りのある検体では，○○G で 5 分遠心分離を行い濁りを除去して使用……………。

（2） 妨害物質・妨害薬剤
1） アスコルビン酸の大量投与…………………………………………………………………。

2）ビリルビンは○○mg ……………………………………………………………………。
（3）その他……(記載すべき事項がない場合には，本項目は省略してもよい)

[用法・用量（操作方法）]

（1）試液の調製方法
酵素試薬の1瓶に酵素試薬溶解液○○mLを加えて ……………………………………。
この調製試薬は○○℃保管で約○○週間使用可能です。
調製試薬は必ず室内温度に戻して……………………………………………………………。
（2）必要な器具・器材・試料等……（記載すべき事項がない場合には，本項目は省略してもよい）
（3）測定（操作）法

	検体用	標準用	ブランク用
血　清　（mL）	○○	―	―
標準液　（mL）	―	○○	―
調製試薬（mL）	○○	○○	○○

よく混和し，○○℃で○分間加温したあと○○分以内に○○を対照として○○○nmで吸光度を測定します。

[測定結果の判定法]

基準範囲　○○～○○　mg/dL[1)]
判定上の注意
異常検体あるいは特殊検体の特定因子が……………………………………………………。

[臨床的意義]……（記載すべき事項がない場合には，本項目は省略してもよい）

[性能]

（1）性能
①感度　精製水を試料とするときの吸光度は○．○○○～○．○○○であり，標準液○○mg/dLを試料とするときの吸光度は○．○○○～○．○○○の範囲です。
②正確性　既知濃度の管理血清を測定するとき，既知濃度の○○％以内にあります。
③同時再現性　同一検体を○回同時に測定するとき，○○○の変動係数（C.V.）は○○％以下です。
④測定範囲　○○～○○mg/dLです。
（2）相関性試験成績……（届出品目の場合，相関性試験成績の記載は省略してもよい）
（3）較正用の基準物質（標準物質）　NIST（SRM 909 B）

[使用上又は取扱い上の注意]

（1）取扱い上（危険防止）の注意
1）試料（検体）はHIV，HBV，HCV等の感染の恐れがあるものとして取り扱ってください。
検査にあたっては感染の危険を避けるため使い捨て手袋を着用し，また口によるピペッティングはしないでください。
2）○○はアルカリ性溶液（pH○．○）です。使用に際しては，試液が直接皮膚に付着したり，目に入らないように注意してください。
3）試薬が誤って目や口に入った場合には，水で十分に洗い流す等の応急処置を行い，必要があれば医師の手当て等を受けてください。
（2）使用上の注意

1) 本品は凍結を避け，貯法に従い保存してください。凍結させた試薬は，品質が変化して正しい結果が得られないことがありますので使用しないでください。
2) 使用期限を過ぎた試薬は使用しないでください。
3) 各構成試薬は個別に包装されていますので，組み合わせて使用してください。
4) キット内の試薬は正確な反応が得られるように組み合わせてありますので，製造番号の異なる試薬を組み合わせて使用しないでください。また，同一の製造番号の試薬であっても試薬の注ぎ足しはしないでください。

（3） 廃棄上の注意
1) 試料（検体）中にはHIV，HBV，HCV等の感染性のものが存在する場合がありますので，廃液，使用済み器具など次亜塩素酸ナトリウム（有効塩素濃度1,000 ppm，1時間以上浸漬）またはグルタールアルデヒド（2%，1時間以上浸漬）による消毒処理あるいはオートクレーブ（121℃，20分間以上）による滅菌処理を行ってください。
2) 試薬は保存剤として以下のとおりアジ化ナトリウムを含有しています。アジ化ナトリウムは鉛管，銅管と反応して爆発性の強い金属アジドを生成することがありますので，廃棄の際は多量の水と共に流してください。
　○○試薬：○%
　△△試薬：○%
3) 試薬及び器具等を廃棄する場合には，廃棄物の処理及び清掃に関する法律，水質汚濁防止法等の規定に従って処理してください。

［貯蔵方法・有効期間］
（1） 貯蔵方法　2～8℃に保存
（2） 有効期間　1年間
　＊使用期限は，外装に記載してあります。

［包装単位］

コードNo.	品名	包装
3260……	○○○○	50 mL用×2瓶
3261……	○○○○	100 mL用×2瓶

＊他に包装がありますので，お問い合わせください。

＊［主要文献］
1. 著者名，雑誌名（略名でよい），巻数（号数），頁数，年号
2. ……………………………………………………………………………………
3. ……………………………………………………………………………………

［問い合わせ先］
○○製薬株式会社　○○部　○○課
〒○○○－○○　東京都○○区○○町1-2-3
TEL ○○○○－○○○○
FAX □□□□－□□□□

［製造販売業者の氏名又は名称及び住所］
製造販売元　○○製薬株式会社
　東京都○○区○○町1-2-3
販売元　□□商事株式会社
　東京都○○区○○町2-3-4

6. 総合機構ホームページへの電子添文の掲載

（1） 総合機構ホームページへの体外診断用医薬品注意事項等情報（電子添文）の掲載について

体外診断用医薬品の安全性・有効性と適正な使用を確保するため，電子添文の作成が体外診断用医薬品製造販売業者に義務付けられている。また，医療現場において体外診断用医薬品が適正かつ安全に利用されるために，最新の注意事項等情報を医療関係者が即時に入手可能な状況が必要である。

体外診断用医薬品の製造販売業者は，薬機法第68条の2に基づき総合機構のホームページに電子添文を掲載しなければならない。（令和2.3.11薬生安発0311第1号）

（2） GS1商品コードの紐付け情報の登録

製品に付されているGS1コードをスマートフォンやタブレットなどのアプリケーションを使用して閲覧するためには，総合機構のホームページに掲載している添付文書とGS1コード（GTIN-14）の紐付け登録を行わなければならない。

登録の詳細は医療機器及び体外診断用医薬品の製造販売業者サイト（IKWサイト：https://ikw.info.pmda.go.jp/index.html）に掲載されているので，そちらを参照するとよい。なお，CSV形式を用いて複数品目の添付文書とGS1コードの一括登録も可能である。（令和2.11.11総合機構安全性情報・企画管理部事務連絡「医療機器及び体外診断用医薬品の電子添文とGS1コードの紐付け情報の登録について」）

（3） 電子添文掲載の流れ

総合機構ホームページへの電子添文情報掲載は製造販売業者が行う。掲載の手順は，以下のとおり。詳細な利用方法や電子添文情報の作成方法については『体外診断用医薬品製造販売業者向けサイト』（https://ikw.info.pmda.go.jp/index.html）に掲載されている。（平成20.4.3薬食安発第0403002号）

ア）総合機構への企業登録

製造販売業者の情報を総合機構に登録してIDとパスワードを入手する。

イ）電子添文情報の作成

各企業において，電子添文情報のデータ作成を行う。

データの形式として，SGML形式とPDF形式の2種類が必要となるが，電子添文情報作成のツールとして，以下の「WORD版SGML入力支援ツール」が『体外診断用医薬品製造販売業者向けサイト』にて配布されている。なお，本ソフトを使用せずに独自の方法でSGML形式データを作成しても差し支えない（DTDは公開されている）。

ウ）電子添文情報のシステムへのアップロード

『体外診断用医薬品製造販売業者向けサイト』にログインし，作成した電子添文情報をシステムにアップロードする。

問い合わせ先
独立行政法人医薬品医療機器総合機構
医薬品医療機器情報提供システム　体外診断用医薬品担当
〒100-0013　東京都千代田区霞が関3-3-2　新霞ヶ関ビル
ivd-helpdesk@pmda.go.jp　　　TEL　03-3506-9003

体外診断用医薬品の添付文書の電子化については，総合機構ホームページの『体外診断用医薬品情報提供システム　TKW 操作マニュアル編』(https://ikw.info.pmda.go.jp/taishin/download/guide_tjn/file/TKW_Manual.pdf）を参照するとよい。

（4） 電子添文の掲載が必要となる対象範囲

機構のホームページでの電子化された添付文書の掲載が必要となる製品は，製造販売されている製品である。したがって，製造販売の承認等の整理手続き（以下「承認整理」という。）を行っていない製品については，電子化された添付文書を機構のホームページへ掲載する必要がある。ただし，体外診断用医薬品の場合，法の施行日（令和３年８月１日）以降に製造販売業者から出荷を行うことがない製品については，法の施行日時点で承認整理が行われていない場合であっても，電子添文の機構のホームページへの掲載は必要ない。なお，今後，市場に出荷する予定のない製品については，市場での使用実態等を踏まえ，承認整理を行うことが望ましい。(令和3.7.14 医薬安全対策課事務連絡)

7. 紙媒体添付文書の同梱廃止について

経過措置が終了した令和５年８月１日以降も，紙媒体による注意事項等情報（電子化された添付文書を印刷した文書）を製品に継続して同梱することは可能かという点については，例外として施行規則等で定められた品目を除き，安全性情報等を迅速に提供するという法律の趣旨から従来の紙媒体の添付文書を同梱することは避けること。(令和3.7.14 医薬安全対策課事務連絡)

8. 添文ナビについて

注意事項等情報の閲覧に当たっては，総合機構のホームページ上において検索することも可能だが，医薬品等の容器等に記載された符号（GS1 バーコード）をスマートフォン等のアプリケーション（以下「アプリ」という。）で読み取ることで，簡便に最新の注意事項等情報を閲覧することができる。利用可能なアプリの１つとして，(一財）流通システム開発センター（GS1Japan)，日本製薬団体連合会，及び（一社）日本医療機器産業連合会が共同で開発したアプリ「添文ナビ」が令和３年４月１日から無償で提供されている。添文ナビは，Apple 及び Google の各公式ストアにおいて，ダウンロードできる。(令和3.5.10 医薬安全対策課事務連絡)

9. 総合機構への添付文書改訂相談

総合機構では，医療機器，体外診断用医薬品の安全性に関して，製造販売業者を対象に添付文書及び患者向け説明文書（取扱説明書を含む）の改訂等に伴う相談（改訂相談）を受け付けている。改訂相談を行う際は総合機構ホームページに掲載の要領に従って実施する。

（1）　相談要領

体外診断用医薬品の添付文書改訂相談については，「「体外診断用医薬品の添付文書等の改訂等に伴う相談について」の一部改正について」（令和5.6.22総合機構医療機器品質管理・安全対策部事務連絡）及び「体外診断用医薬品の添付文書等の改訂等に伴う相談について」（令和4.7.29総合機構医療機器品質管理・安全対策部事務連絡）にその相談要領の詳細が記載されている。添付文書を改訂する際は，事務連絡に記載されている改訂相談が必要な項目等を確認のうえ，下記申し込み方法等に従って改訂相談を申し込む。なお，相談項目その他で不明な点がある場合は，下記の総合機構の医療機器安全対策課に確認すること。

（2）　申込方法

総合機構ホームページに掲載されている相談申込票（体外診断用医薬品の添付文書の改訂等）に必要事項を記入のうえ，ファクシミリまたはe-mailにて相談を申込む。その後，担当部署より相談日時の調整等の連絡が来る。

（3）　申込先

独立行政法人 医薬品医療機器総合機構 医療機器品質管理・安全対策部 医療機器安全対策課宛〔FAX：03-3506-9514〕〔e-mail：anzen1-menkai@pmda.go.jp〕

※メールアドレスは半角。

※メール1通あたりの総サイズは10MB以下とする。10MBを超える場合は複数メールに分割して送付する。

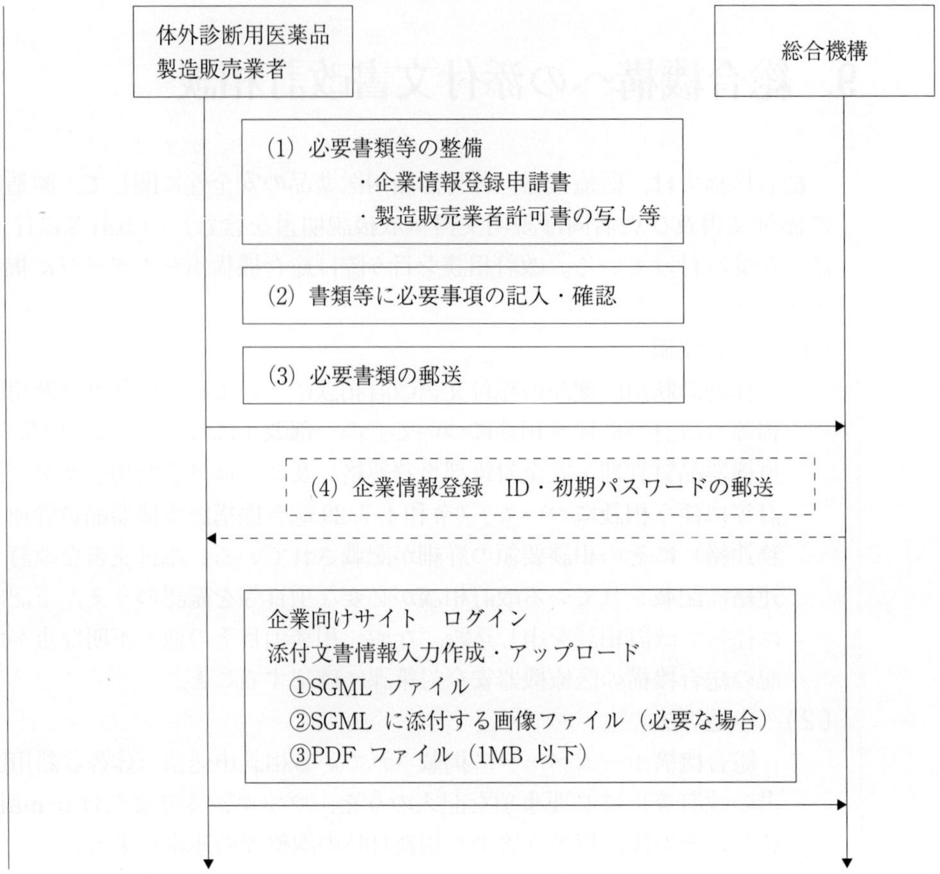
体外診断用医薬品
製造販売業者
総合機構
(1) 必要書類等の整備
・企業情報登録申請書
・製造販売業者許可書の写し等
(2) 書類等に必要事項の記入・確認
(3) 必要書類の郵送
(4) 企業情報登録　ID・初期パスワードの郵送
企業向けサイト　ログイン
添付文書情報入力作成・アップロード
①SGML ファイル
②SGML に添付する画像ファイル（必要な場合）
③PDF ファイル（1MB 以下）

第11章　輸入・輸出の取扱いについて

Ⅰ．輸　　入

1. 概　　要

体外診断用医薬品を医薬品医療機器法で規定する承認や認証を受けないで，又は届出をしないで輸入する者に対し，法第56条の2の規定に基づく輸入に係る厚生労働大臣の確認を求めることで，国民の保健衛生上の危害を防止している。

従来，「医薬品等及び毒劇物輸入監視要領について」にて，厚生労働省確認済輸入報告書（薬監証明）の取得が求められていたが，同通知は廃止され，「医薬品等に係る輸入確認要領について」（令和2.8.31薬生監麻発0831第4号，最新改定：令和6.6.28医薬監麻発0628第4号）及び「毒劇物輸入確認要領について」（令和2.8.31薬生発0831第23号）の2つの通知に分けて発行され，輸入確認申請という手続きによって，輸入確認証の取得が求められることになった。

なお，令和5年2月1日から「医薬品等輸入確認情報システム」の運用が開始され，医薬品等の輸入確認申請について，オンラインでの手続きが可能となった。

2. 税関への証明書類の提出又は提示区分

外国から本邦に到着し，保税地域内に蔵置された体外診断用医薬品，及び未到着の体外診断用医薬品で，船荷証券（B/L）若しくは航空貨物運送状（AWB）が発行されているものについて，輸入者はその通関に当たって以下の区分に従い，必要な書類を税関に提出又は提示しなければならない。

1)　製造販売承認（認証）の取得又は届出を行っているもの

製造販売業許可証又は製造業登録証の写し，及び製造販売承認（認証）書又は製造販売届書の写しの提示を必要とする。

2)　承認等を受けていない体外診断用医薬品の場合

ア．厚生労働省確認済輸入確認書を必要とするもの。

試験研究・社内見本用，医療従事者個人用等下記イに掲げるもの以外が該当する。

イ．特段の書類の提出を必要としないもの。

a．個人の輸入者自身が使用することが明らかな一定の範囲内の医薬品

b．医師又は歯科医師が治療に用いるために輸入する一定の範囲内の医療機器

c．医師又は歯科医師が主体となって実施する臨床試験に使用するために自ら輸入

する場合であって，臨床試験データベースに臨床試験情報が登録されている場合等

3. 輸入品である体外診断用医薬品の通関に当たっての表示

製造販売業者又は製造業者が輸入する体外診断用医薬品については，その直接の容器若しくは直接の被包又は添付される文書に「輸入」の文字や原産国名等を記載することで，輸入品であることを明示し，国産品であるとの誤解が生じないようにすること。（平成 17.3.28 監視指導・麻薬対策課事務連絡）

4. 体外診断用医薬品を輸入する際の通関時の手続き

業として体外診断用医薬品を輸入しようとする場合，輸入通関時に，税関に対して，製造販売業許可や製造業の登録を受けていること及び輸入しようとする品目が法に基づく承認等を受けていることを証明する必要がある。

また，製造販売のための承認や認証を取得する前の体外診断用医薬品を輸入することも可能であるが，この場合には，税関に対して，法に基づく製造販売業許可や製造業登録を受けていること及び輸入しようとする品目が法に基づく承認や認証を受けるための申請を行っていることを証明する必要がある。

税関に対して提示が必要な書類は，以下のとおり。

1）　承認（認証）を受けている又は届出を行っている体外診断用医薬品を輸入する場合
- ①　製造販売業許可証又は製造業登録証の写し
- ②　製造販売承認書，製造販売認証書又は製造販売届書の写し
  （品目の名称及び製造販売業者名がわかる部分（頁）のみの抜粋で可。但し，国内の製造業者が輸入する場合には，製造販売承認書等の製造所名称に係る記載のうち当該製造業者が確認できる部分（頁）の提出が必要）

2）　承認（認証）申請中の体外診断用医薬品を輸入する場合
- ①　製造販売業許可証又は製造業登録証の写し
- ②　製造販売承認申請書又は製造販売認証申請書の写し
  （品目の名称及び製造販売業者名がわかる部分（頁）のみの抜粋で可。但し，国内の製造業者が輸入する場合には，製造販売承認書等の製造所名称に係る記載のうち当該製造業者が確認できる部分（頁）の提出が必要）

上記資料のうち，製造販売届書の写しや製造販売承認（認証）申請書の写しについては，提出先である総合機構又は登録認証機関の受付印が押印されたものの写しに限る。

また，製造販売認証申請の場合で，申請書に受付印が押印されない場合には，申請書の写しに加えて提出先登録認証機関が申請書を受理した旨を証明できる資料の写しも提示する。

5. 輸入確認証

医薬品医療機器法で規定する承認等を受けていない体外診断用医薬品を輸入する場合は，輸入確認申請書を担当地方厚生局に提出し確認を受けること。

担当地方厚生局及び監視範囲は次のとおりである。

① 関東信越厚生局健康福祉部薬事監視指導課：
　函館税関，東京税関及び横浜税関で輸入されるもの

② 近畿厚生局健康福祉部薬事監視指導課：
　名古屋税関，大阪税関，神戸税関，門司税関，長崎税関又は沖縄地区税関の管轄区域内で輸入されるもの

なお，上記以外に，到着する税関等により適宜他の地方厚生局が業務を行う場合がある。

(1) 輸入確認に必要な書類

1) 臨床性能試験に使用する場合（治験計画の届出が不要なもの）

原則としてわが国においてまだ承認等を受けていない体外診断用医薬品を企業が主体となり，医薬品医療機器法の規定による製造販売の承認申請に必要な臨床性能試験成績収集のために使用することが目的とされ自ら輸入するものについては，次の書類を提出する。

a. 輸入確認申請書（規則様式第97の3）正副2通

b. 輸入品目の臨床試験計画書（体外診断用医薬品にあっては「臨床性能試験計画書」とする）（様式1）1通

（複数の臨床性能試験に使用する目的で一括して輸入する場合は，臨床性能試験計画書に代えて輸入数量の算出根拠等を示した臨床性能試験計画見込書（様式5）を添付する。分割して輸入する場合には，輸入経過表（様式6）を添付する。この場合，輸入したものの臨床性能試験に着手しないこととなった時点及び臨床性能試験の中止・終了等の時点で臨床試験計画の変更・中止・終了届で報告を行うこと。（参考様式））

c. 仕入書（invoice）（写）1通

d. 航空貨物運送状（AWB）（写）又は船荷証券（B/L）（写）1通

国際郵便の場合は，税関が輸入者に発出する「外国から到着した郵便物の税関手続きのお知らせ」（写）

2) 試験研究等に使用する場合

（ア） 試験研究・社内見本

医薬品医療機器法の規定による製造販売承認（認証）申請等に際し，添付すべき試験成績（品質試験，性能試験等）の資料を得るため，又は社内見本（輸入者自身が商品価値等を判断するためのものであり，市場開拓等のため，たとえ無償といえども第三者に配布することを目的としないものをいう。）に使用することが目的とされるものについては，次の書類を提出する。

A 試験研究（品質試験，薬理試験，製剤化試験等）用の場合

様式第九十七の三（第二百十八条の二の二関係）

医薬品
体外診断用医薬品
医薬部外品
化粧品
医療機器
再生医療等製品
輸入 確認申請書

品名			数量	業許可等の有無及びその種類
輸入の目的	①治験（企業）用、②臨床試験（医師）用、③試験研究・社内見本用、④展示用、⑤個人用、⑥医療従事者個人用、⑦再輸入品・返送品用、⑧その他（　　　）			
誓約事項	□上記輸入の目的のために使用するもので、他に販売、貸与又は授与するものではありません。 □当該輸入に係る必要な調査、指導、情報の収集、意見の聴取その他の必要な協力を行います。 □医薬品等の輸入に関して厚生労働省等から提供される情報を輸入する前及び輸入した後に確認するよう努めます。			
確認事項	□過去二年以内に薬事に関する法令で政令で定めるもの又はこれに基づく処分に違反したことはありません。			
輸入しようとする品目の製造業者名及び国名				
（製造業者名）		（国名）		
輸入年月日	船荷証券、航空運送状等の番号		到着空港、到着港又は蔵置場所	
当該申請に関する手続を申請者に代わつて行う者がいる場合	氏名			
	住所			
	連絡先			
	確認事項	□過去二年以内に薬事に関する法令で政令で定めるもの又はこれに基づく処分に違反したことはありません。		
備考				
確認欄	特記事項 厚生労働大臣（地方厚生局長）㊞			

上記により、医薬品／体外診断用医薬品／医薬部外品／化粧品／医療機器／再生医療等製品の輸入に係る確認を申請します。

年　月　日

住所
連絡先
氏名
（送付先の名称）
（送付先の住所）
（送付先の連絡先）

厚生労働大臣（地方厚生局長） 殿

（注意）

1 用紙の大きさは、A4とすること。
2 この申請書は、正副2通提出すること。
3 字は、墨、インク等を用い、楷書ではつきりと書くこと。
4 品名及び数量の欄には、仕入書(invoice)に記載されている品名及び数量を記載すること。これらの欄にその記載事項の全てを記載することができないときは、これらの欄に「別紙のとおり」と記載し、別紙を添付すること。
5 業許可等の有無及びその種類の欄には、医薬品、体外診断用医薬品、医薬部外品、化粧品又は医療機器の製造販売業にあつては法第12条第1項又は法第23条の2第1項に掲げる許可の種類のうち該当するもの、再生医療等製品の製造販売業にあつては再生医療等製品製造販売業許可と、薬局製造販売医薬品製造販売業にあつては薬局製造販売医薬品製造販売業許可と記載すること。
6 誓約事項の欄には、当該誓約事項を確認の上、☑と記入すること。
7 確認事項の欄には、当該事実がないときに☑と記入すること。
8 到着空港、到着港又は蔵置場所の欄には、当該申請書を提出する時点で予定している到着空港、到着港又は蔵置場所を記載すること。
9 当該申請に関する手続を申請者に代わつて行う者がいる場合の欄には、その者の氏名、住所及び連絡先を記載するとともに、確認事項の欄を確認の上、当該事実がないときに☑と記入すること。
10 備考の欄には、再輸入品・返送品用の場合には再輸入・返送に至った理由及び今後の措置について記載すること。
11 氏名の記載について、法人にあつては、名称及び代表者の氏名を記載すること。
12 住所の記載について、法人にあつては、主たる事務所の所在地を記載すること。
13 連絡先の記載について、電話番号及び電子メールアドレスを記載すること。
14 申請者の住所と品目の送付先が異なる場合、送付先の名称及び住所を記載すること。

a．輸入確認申請書（規則様式第97の3）正副2通
b．輸入品目の試験研究計画書（様式2）1通
医師，大学又は試験研究機関の研究者等が輸入する場合には，これに加えて医師等の免許証（写）又は在職証明書を提出する。また，試験研究を外部委託する場合には，委託先との委受託関係が分かる資料を提出する。
c．仕入書（invoice）（写）1通
d．航空貨物運送状（AWB）（写）又は船荷証券（B/L）（写）1通
国際郵便の場合は，税関が輸入者に発出する「外国から到着した郵便物の税関手続きのお知らせ」（写）

B　社内見本用の場合
a．輸入確認申請書（規則様式第97の3）正副2通
b．商品説明書（様式4）商品ひとつにつき1通
輸入品の名称・成分・規格，効能効果等を記載するもの。販売名等から，その内容が容易に判断できるものについては，追加資料として，販売業者等の商品説明書又はパンフレットのコピーを添付することも可。
c．仕入書（invoice）（写）1通
d．航空貨物運送状（AWB）（写）又は船荷証券（B/L）（写）1通
国際郵便の場合は，税関が輸入者に発出する「外国から到着した郵便物の税関手続きのお知らせ」（写）

（イ）　展示用として使用する場合
学会，公的機関等が主催又は後援する展示会等で，学術研究の向上，発展，科学技術又は産業の振興等を目的として未承認体外診断用医薬品等を展示する場合，次の書類を提出する。
a．輸入確認申請書（規則様式第97の3）正副2通
b．輸入品目の商品説明書（様式4）1通
c．仕入書（invoice）（写）1通
d．展示主催者からの出展要請書（様式7，原本）1通
輸入者が展示主催者である場合は，当該展示会等の概要がわかる資料　1通
e．航空貨物運送状（AWB）（写）又は船荷証券（B/L）（写）1通
国際郵便の場合は，税関が輸入者に発出する「外国から到着した郵便物の税関手続きのお知らせ」（写）

3)　その他，個人用，再輸入，自家消費等の目的での輸入の手続き並びに毒物・劇物の輸入の手続きは，以下の通知並びに地方厚生局ホームページを参照すること。

医薬品・医療機器・医薬部外品・化粧品等に関するもの
・医薬品等に係る輸入確認要領について（令和2.8.31薬生監麻発0831第4号）
・医薬品等輸入確認要領の改正について（令和6.6.28医薬監麻発0628第4号）
・「医薬品，医療機器等の品質，有効性及び安全性の確保等に関する法律に係る医薬品等の通関の際における取扱要領」の改正について（令和5.6.30薬生発第0630第1号）

毒物・劇物に関するもの
・毒劇物輸入確認要領について（令和2.8.31薬生発0831第23号，改正：令和6.9.20医薬発0920第16号）

（2）輸入確認及び輸入通関のための主な書類作成要領及び留意点

1)　輸入確認申請書（規則様式第 97 の 3）

① 日付は厚生労働省地方厚生局へ提出する年月日を記入する。郵送等により提出する場合には，送付日を記載する。

② 輸入者の「氏名・住所」欄は，法人の場合，その名称及び代表者の氏名並びに本社所在地を記入し，代表者印を押印する。住所は都道府県から記入する。

③「送付先の名称・住所・連絡先」欄には，申請者の住所と品目の送付先が異なる場合，仕入書（invoice）及び航空貨物運送状（AWB）等に記載された送付先の情報を記載する（仕入書（invoice）及び航空貨物運送状（AWB）等の情報が一致しており，宛先が申請者の施設であること）。

④「連絡先」欄には，内容について照会できる担当者電話番号及び電子メールアドレスを記入すること。

⑤「品名」及び「数量」欄には，仕入書（invoice）記載の名称及び数量を記入する。書ききれない場合はこれらの欄に「別紙のとおり」と記載し，別紙を添付する。

⑥「業許可等の有無及びその種類」欄には，「体外診断用医薬品製造販売業許可」を有する場合はその旨を，業許可を有していない場合は「無」と記載する。

⑦「輸入の目的」欄には，該当する目的（①～⑧のいずれか１つ）に○印を付し，「⑧その他」の場合には具体的に記載する。「再輸入品・返送品用」の場合は，備考欄に再輸入又は返送に至った理由及び今後の措置について記載すること。

⑧「誓約事項」欄には，チェック項目を確認の上，□内にチェックする。

⑨「輸入しようとする品目の製造業者名及び国名」欄には，当該輸入品の製造業者名及びその国名を記入する。

⑩「輸入年月日」欄は，本邦に陸揚げされ，蔵置された年月日を記入する。ただし，手荷物の場合は到着年月日，郵便物の場合は，税関からの「外国から到着した郵便物の税関手続のお知らせ」（以下「到着通知はがき」という）の通知年月日，未到着の場合は到着予定日を記入する。

⑪「船荷証券，航空運送状等の番号」欄には，船荷証券（B/L）又は航空貨物運送状（AWB）の番号，到着通知はがきの通知番号，便名等を記入する。

⑫「到着空港，到着港又は蔵置場所」欄には，当該品が到着した空港若しくは港又は保税蔵置されている場所の名称を記入する。

⑬ その他注意事項として，以下に留意すること。

・正副２通作成する。
・押印・捨印は不要。
・誤って記入した場合は＝線を引き，その上段に正しく記入する。修正液での修正は不可。訂正印は不要（薬事監視専門官に訂正印を受けること。）
・別紙等を添付する場合，その大きさはＡ４とする。

2)　臨床試験計画書（様式 1）

① 体外診断用医薬品の場合，様式名を「臨床性能試験計画書」とする。

②「臨床試験依頼者名及び所在地」欄には，法人の場合，その名称及び代表者氏名並びに本社所在地を記入する。医師又は歯科医師の場合は，氏名，所属機関の名称及び所在地を記入する（多施設共同試験の場合は，代表者（輸入者）の氏名，

所属機関の名称及び所在地を記入する)。
③「商品名」欄には，invoice 記載の名称を記入する。
④「化学名，一般的名称又は本質等」の欄には，一般的名称を記入する。
⑤「規格」欄には，体外診断用医薬品の原理及び構造の概略を記入する。
⑥「用途」欄には，当該品の使用目的，効能・効果等を記入する。
⑦「臨床試験研究要旨」欄には，臨床性能試験の目的を記入する。(例えば,「有効性及び安全性を確認するための臨床性能試験」など。)
⑧「実施期間」欄には，臨床性能試験を実施する期間を記入する。
⑨「実施予定機関の名称及び所在地」欄には，臨床性能試験実施予定機関名（病院名）及び所在地を記入する（複数記載可)。
⑩「診療科名」欄には，臨床性能試験を実施する診療科名を記入する。
⑪「主任者氏名」欄には，臨床性能試験を実施する担当医師名を記入する。
⑫「交付数量」欄には，臨床性能試験実施機関に交付する数量を記入する。

3) 試験研究計画書（様式 2)

①「試験依頼者名及び所在地」欄には，法人の場合，その名称及び代表者氏名並びに本社所在地を記入する。医師，大学・試験研究機関の研究者等の場合は，氏名，所属機関の名称及び所在地を記入する。
②「試験研究場所名称・所在地」欄には，当該品の試験研究を行う場所の名称・所在地を記入する。原則として，試験研究場所は自社又は公的機関である。外部委託する場合には，委託先との委受託関係がわかる資料を添付する。
③「主任者氏名」欄には，当該品を実際に試験研究する主任担当者の氏名及び役職を記入する。
④「商品名」欄には，invoice 記載の名称を記入する。
⑤「化学名，一般的名称又は本質等」欄には，一般的名称を記入する。
⑥「用途」欄には，当該品の使用目的，効能・効果等を記入する。
⑦「試験研究要旨」欄には，できる限り詳細に試験研究内容を記入する。試験の種類，試験項目及び検体使用数量の内訳も記入する。
⑧「備考」欄には，今後の方針等，参考となる事項があれば記入する。
⑨ その他注意事項として，以下に留意すること。
・試験研究場所が複数ある場合には，それぞれの試験研究計画書を作成する。

4) 個人用（医師向け）の輸入について

個人の輸入者自身が使用することが明らかな場合や医師が自らの患者の治療等，あるいは自らの研究のために無承認・無許可医薬品を輸入する場合は，国内で販売又は授与をしない限り，その必要理由を書面で示すとともに，所定の手続に従い輸入することは可能である。しかし，安易に輸入業者に対し輸入手続を依頼してくる場合も見受けられる。基本的には，個人輸入に係る手続を説明し，輸入業者が関与できないことの理解を得る必要がある。その上でなお，重ねて依頼があった場合，医師の代理として通関手続をとらざるを得ない場合も考えられる。当該諸手続は，あくまでも依頼のあった医師の代理行為にとどめるべきで，輸入品が業者宛に送付されるようなことは避けなければならない。

様式第九十七の三(第二百十八条の二の二関係)

医薬品
体外診断用医薬品
医薬部外品
化粧品
医療機器
再生医療等製品
輸入 確認申請書

品名	数量	業許可等の有無及びその種類

輸入の目的	①治験(企業)用、②臨床試験(医師)用、③試験研究・社内見本用、④展示用、⑤個人用、⑥医療従事者個人用、⑦再輸入品・返送品用、⑧その他(　　　)
誓約事項	□上記輸入の目的のために使用するもので、他に販売、貸与又は授与するものではありません。 □当該輸入に係る必要な調査、指導、情報の収集、意見の聴取その他の必要な協力を行います。 □医薬品等の輸入に関して厚生労働省等から提供される情報を輸入する前及び輸入した後に確認するよう努めます。
確認事項	□過去二年以内に薬事に関する法令で政令で定めるもの又はこれに基づく処分に違反したことはありません。

輸入しようとする品目の製造業者名及び国名	
(製造業者名)	(国名)

輸入年月日	船荷証券、航空運送状等の番号	到着空港、到着港又は蔵置場所

当該申請に関する手続を申請者に代わつて行う者がいる場合	氏名	
	住所	
	連絡先	
	確認事項	□過去二年以内に薬事に関する法令で政令で定めるもの又はこれに基づく処分に違反したことはありません。

備考	
確認欄	特記事項 厚生労働大臣(地方厚生局長) ㊞

上記により、医薬品／体外診断用医薬品／医薬部外品／化粧品／医療機器／再生医療等製品の輸入に係る確認を申請します。

年　月　日

住所
連絡先
氏名
(送付先の名称)
(送付先の住所)
(送付先の連絡先)

厚生労働大臣(地方厚生局長) 殿

(注意)

1 用紙の大きさは、A4とすること。
2 この申請書は、正副2通提出すること。
3 字は、墨、インク等を用い、楷書ではつきりと書くこと。
4 品名及び数量の欄には、仕入書(invoice)に記載されている品名及び数量を記載すること。これらの欄にその記載事項の全てを記載することができないときは、これらの欄に「別紙のとおり」と記載し、別紙を添付すること。
5 業許可等の有無及びその種類の欄には、医薬品、体外診断用医薬品、医薬部外品、化粧品又は医療機器の製造販売業にあつては法第12条第1項又は法第23条の2第1項に掲げる許可の種類のうち該当するもの、再生医療等製品の製造販売業にあつては再生医療等製品製造販売業許可と、薬局製造販売医薬品製造販売業にあつては薬局製造販売医薬品製造販売業許可と記載すること。
6 誓約事項の欄には、当該誓約事項を確認の上、☑と記入すること。
7 確認事項の欄には、当該事実がないときに☑と記入すること。
8 到着空港、到着港又は蔵置場所の欄には、当該申請書を提出する時点で予定している到着空港、到着港又は蔵置場所を記載すること。
9 当該申請に関する手続を申請者に代わつて行う者がいる場合の欄には、その者の氏名、住所及び連絡先を記載するとともに、確認事項の欄を確認の上、当該事実がないときに☑と記入すること。
10 備考の欄には、再輸入品・返送品用の場合には再輸入・返送に至った理由及び今後の措置について記載すること。
11 氏名の記載について、法人にあつては、名称及び代表者の氏名を記載すること。
12 住所の記載について、法人にあつては、主たる事務所の所在地を記載すること。
13 連絡先の記載について、電話番号及び電子メールアドレスを記載すること。
14 申請者の住所と品目の送付先が異なる場合、送付先の名称及び住所を記載すること。

〔様式1〕

臨床試験計画書

臨床試験依頼者名 及び所在地				
臨床試験用医薬品等 名称	商品名			
	化学名，一般的名称又は本質等			
規格				
用途 (効能又は効果)				
臨床試験研究要旨				
実施期間				
実施予定機関の名称 及び同所在地	診療科名	主任者氏名	交付数量	備考

(注) 1．この用紙は承認等を受けていない医薬品等を臨床試験用の目的で輸入する場合に提出すること。
2．この様式の大きさはA4とすること。

記載上の注意

①臨床試験依頼者名及び所在地	・法人の場合は、法人の名称及び代表者の氏名並びに本社所在地を記入すること。医師又は歯科医師の場合は、氏名、所属機関の名称及び所在地を記入すること(多施設共同試験の場合は、代表者(輸入者)の氏名、所属機関の名称及び所在地を記入すること)。
②商品名	・invoiceに記載されている名称を記入すること。
③化学名、一般的名称又は本質等	・一般的名称を記入すること。
④規格	・医薬品の剤形、医療機器若しくは体外診断用医薬品の原理及び構造の概略又は再生医療等製品の特性等を記入すること。
⑤用途	・当該品の使用目的、効能・効果等を記入すること。
⑥臨床試験研究要旨	・臨床試験の目的を記入すること。 (例えば「有効性及び安全性を確認するための臨床試験」など。)
⑦実施期間	・臨床試験を実施する期間を記入すること。
⑧実施予定機関の名称及び所在地	・臨床試験実施予定機関名(病院名)及び所在地を記入すること(複数記載可)。
⑨診療科名	・臨床試験を実施する診療科名を記入すること。
⑩主任者氏名	・臨床試験を実施する担当医師名を記入すること。
⑪交付数量	・臨床試験実施機関に交付する数量を記入すること。

〔様式2〕

試験研究計画書

試験依頼者名及び所在地	
試験研究場所 名称	
所在地	
主任者氏名	
品名等	商品名
	化学名，一般的名称又は本質等
用途（効能又は効果）	
試験研究要旨	
備考	

（注）1．この用紙は承認等を受けていない医薬品等を試験研究・社内見本用の目的で輸入する場合に提出すること。
2．この様式の大きさはA4とすること。

記載上の注意

①試験依頼者名及び所在地	・法人の場合は、法人の名称及び代表者の氏名並びに本社所在地を記入すること。 ・医師、大学・試験研究機関の研究者等の場合は、氏名、所属機関の名称及び所在地を記入すること。
②試験研究場所名称・所在地	・当該品の試験研究を行う場所の名称・所在地を記入すること。 （原則として、試験研究場所は自社又は公的機関である。） （外部委託する場合には、委託先との委受託関係がわかる資料を添付すること。）
③主任者氏名	・当該品を実際に試験研究する主任担当者の氏名及び役職を記入すること。
④商品名	・invoiceに記載されている名称を記入すること。
⑤化学名，一般的名称又は本質等	・一般的名称を記入すること。
⑥用途	・当該品の使用目的、効能・効果等を記入すること。
⑦試験研究要旨	・できる限り詳細に試験研究内容を記入すること（「薬理試験」等の試験の種類、試験項目及び検体使用数量の内訳も記入すること）。
⑧備考	・今後の方針等、参考となる事項があれば記入すること。
⑨その他	・試験研究場所が複数ある場合には、それぞれの試験研究計画書を作成すること。

〔様式4〕

商　品　説　明　書
(個人・医療従事者用医薬品以外)

商　品　名	
化学名、一般的名称又は本質	
用　途 (効能・効果)	
規　格	

(注)　1．この用紙は承認等を受けていない医薬品等を試験研究・社内見本用，展示用，個人用(医薬品を除く。)，医療従事者個人用(医薬品を除く。)等の目的で輸入する場合に提出すること。
2．この様式の大きさはＡ４とすること。

記　載　上　の　注　意

①商　品　名	・invoiceに記載されている名称を記入すること。
②化学名、一般的名称又は本質	・一般的名称を記入すること。
③用　途	・当該品を輸入者が何のために使用するのかを具体的に記入すること。 ・当該品の使用目的、効能・効果等も記入すること。
④規　格	・当該品の剤形等を記載すること。(例：「300mg/カプセル、100カプセル/箱」、「100mg/タブレット、50タブレット/ボトル」) ・医療機器の場合は原理及び構造の概略等を記入すること。(例：「インプラント 直径5mm 長さ15mm」) ・再生医療等製品の場合は製品の特性等を記載すること。
⑤そ　の　他	・商品ごとに商品説明書を作成すること。 ・捺印は不要。

〔様式5〕

臨 床 試 験 計 画 見 込 書

臨床試験依頼者名及び所在地		㊞
臨床試験用医薬品等名称	商品名	
	化学名，一般的名称又は本質等	
数量		
用途（効能又は効果）		
臨床試験研究要旨		
実施期間		

（注）1. この用紙は承認等を受けていない医薬品等を複数の臨床試験に使用する目的で一括して輸入する場合に提出すること。
2. 「数量」欄には、輸入する使用(総)数量(kg、錠、カプセル等)を記載すること。
3. この様式の大きさはＡ４とすること。

〔様式５つづき(算出根拠の記載例)〕

臨床試験薬＿＿＿＿＿＿＿の輸入数量の算出根拠

臨床試験薬＿＿＿＿＿＿は、＿＿＿＿＿＿の効能・効果を対象にして、下記のような臨床試験を国内で計画中です。予定交付数量は、各相の規模に応じて、１例あたりの交付数量(１日投与量、予定投与期間)、１施設あたりの目標症例数、予定施設数、厚生労働省提出用、識別不能性確認用、包装見本用、品質試験用、包装ロス量、予備量を記載しました。

下記の臨床試験及び臨床試験に係る目的以外には使用しません。

つきましては、本品の輸入手続に関し、よろしくお取り計らい願います。

臨床試験	第Ⅰ相		第Ⅱ相		第Ⅲ相	
含量	5mg	10mg	5mg	10mg	5mg	10mg
予定投与期間	７日間		２ヶ月		１年	
投与方法	毎食後　経口		毎食後　経口		毎食後　経口	
交付数量	12	12				
１例使用量	1	1				
１施設の目標症例数	12	12				
予定施設数	1	1				
厚生労働省提出用	1	1				
識別不能性確認用	1	1				
包装見本用	1	1				
品質試験用	200	200				
包装ロス量	20	20				
予備量	15	15				
計	250	250				

合計 錠数　5mg　　錠、　10mg　　錠

〔様式6〕

輸入経過表(例１)

交付先	回数 ／ 交付計画数量	１回目	２回目	・・・	・・・
○○病院	１０	３	２		
○○病院	１０	２	３		
○○病院	１０	２	３		
○○病院	１０	３	３		
計	４０	１０	１１		
(年月日・輸入確認番号)					

輸入経過表(例２)

試験項目	回数 ／ 輸入計画数量	１回目	２回目	・・・	・・・
○○試験	３０	１０	５		
○○試験	１５	１０			
○○試験	１５	５			
○○試験	２０	５	５		
計	８０	３０	１０		
(年月日・輸入確認番号)					

〔様式7〕

出　展　要　請　書

年　　月　　日

（出展者名）　　殿

展示主催者名
代表者名　　　　　印

＿＿＿＿＿＿展示会への出展依頼

貴社より出展要請のありました下記(１)の医薬品医療機器等法未承認品については、当会で十分検討した結果、当会の趣意に合致していると判断致しましたので、下記(２)及び(３)を条件に標記展示会に出展をしていただきたく、ご依頼申し上げます。

記

(１)出展依頼品目(注１)
（品名）　　　　　　　　（数量）

(２)出展場所及び期間
出展場所　：（出展会場名）
出展期間　：　　年　月　日 〜　　年　月　日

(３)出展条件(注２)
① 未承認品であり、販売、貸与、授与できない旨を明示すること。
② 予定される販売名は標ぼうしないこと。
③ 製造方法、効能効果、性能に関する標ぼうは精密かつ客観的に行われた実験のデータ等の事実に基づいたもの以外は行わないこと。（ただし、デザイン展等はこれらを標ぼうしてはならない。）
④ 関連資料等の配布は原則として行わないこと。
⑤ 展示終了後は、販売、貸与、授与せず、廃棄、返送等の適切な措置をとること。

(注１)出展依頼品目が複数の場合は、列記すること。
(注２)出展条件は、ガイドラインの主旨にそって展示会の種類により内容を決定し、不要な条件を削除して作成すること。

医師又は歯科医師の代理人としての輸入業者等が輸入手続を行う場合は，輸入確認申請書等の必要書類のほか，輸入業者等の担当者個人に対しての委任状を持参の上，確認を受け，通関することになる。また，必要書類をそろえて通関業者に委託すれば，全ての手続きを代行してくれる。

仕入書（invoice）がない場合や，あっても不明確な場合，税関又は通関業者の内容点検確認書の提出を要求されることがある。

Ⅱ．輸　　出

1．概　　要

体外診断用医薬品を輸出しようとするときは，医薬品医療機器法並びに輸出関連法規の規制に則る必要がある。

輸出用体外診断用医薬品は，外国で使用されるものであるため，輸出に当たって製造販売承認（認証・届出）（以下承認等）は不要とされているが，体外診断用医薬品を輸出するために製造又は輸入しようとする者は，輸出用体外診断用医薬品製造等（輸入）届書（以下「輸出届」という）を，あらかじめ総合機構を経由して厚生労働大臣に提出する必要がある。**（令第 74 条の 2，規則第 265 条の 2）**

ただし，医薬品医療機器法上の承認等を受けた体外診断用医薬品を国内で流通する形のまま輸出する場合や，治験薬，輸入品返品，試験用サンプル及び見本等を輸出する場合は，輸出届を提出する必要はない。

また，外国政府又は国際機関から体外診断用医薬品の製造所における製造管理又は品質管理の方法がQMS省令に適合していることの証明を求められた場合に限り，QMS適合性調査を受ける必要がある。**（法第 80 条第 2 項）**

その他，動物由来成分を含む体外診断用医薬品の原料や中間製品をEU地域に輸出する場合，EC規則（Regulation (EC) No 1069/2009）と運用規則（Commission Regulation (EU) No 142/2011）により，製造所を登録しておく必要がある。

2．輸出用体外診断用医薬品（製造等・輸入）届

輸出用の体外診断用医薬品には，承認等を受けた体外診断用医薬品を輸出するために製造（輸入）しようとする場合と，輸出先国の事情（法制，疾病，医療・保健環境，気候，風土等）に適応するため，承認等を受けていない体外診断用医薬品又は承認等の内容の一部を変更した体外診断用医薬品を輸出専用に製造（輸入）しようとする場合がある。これらの体外診断用医薬品については，輸出用として製造（輸入）するために新たに承認等を受ける必要はないが，規則様式第百十四の二（二）の輸出届書（正本1通，副本1通）を，総合機構を経由して厚生労働大臣に提出しなければならない。

なお，輸出届書の届け出は，輸出証明の発給等の関連手続きの要否及び処理期間を十分に考慮したうえで，輸出開始前の適切な時期に行うこと。（令和4.6.22医薬品審査管

理課事務連絡）

（1）輸出用体外診断用医薬品（製造等・輸入）届書の作成

① 製造販売業として届け出る場合は，許可番号，許可の種類，主たる機能を有する事務所の名称，所在地を，製造業として届け出る場合は，登録番号，製造所の名称，所在地を記載する。

② 製造し又は輸入する品目欄は，製造販売承認申請書等の記載事項に従い，一般的名称から操作方法又は使用方法を記載する。

なお，承認等を受けているものと同一の場合は，使用目的欄から使用方法の各欄に当該承認等の体外診断用医薬品に係わる承認等年月日，承認等番号，承認等販売名を記載した上で，当該承認等医薬品に係わる各事項に同一である旨を記載することで差し支えないこと。

③ 輸出先欄には輸出する国を記載すること。

（2）輸出届書の届出者・届出時期

（**規則第265条の2**，令和4.6.22医薬品審査管理課事務連絡）

輸出届書の提出は，体外診断用医薬品を輸出しようとする者（医療機器等輸出業者という）が行う必要があり，輸出証明の発給や適合性調査等の関連手続きの要否及び処理期間を十分に考慮した上で，輸出開始前の適切な時期に届け出る必要がある。

医療機器等輸出業者は，製造販売業者又は製造業者のいずれかとなり，製造行為の委託等を行っている場合，委託を受けた者ではなく，委託等を行った者が，輸出届書を提出する。届出者が製造販売業と製造業の両方を有している場合，製造業の情報を届出者の情報に記載する。

様式第百十四の二（二）（第二百六十五条の二関係）

輸出用　体外診断用医薬品　製造等／輸入　届書

製造販売業又は製造業の許可又は登録番号及び年月日		
主たる機能を有する事務所又は製造所の名称		
主たる機能を有する事務所又は製造所の所在地		
製造等をし、又は輸入をしようとする品目	名称　一般的名称	
	名称　輸出用名称	
	使用目的	
	形状、構造及び原理	
	反応系に関与する成分	
	品目仕様	
	使用方法	
輸出先		
備考		

上記により、輸出用の体外診断用医薬品の　製造等／輸入　の届出をします。

年　月　日

住　所（法人にあつては、主たる事務所の所在地）

氏　名（法人にあつては、名称及び代表者の氏名）

厚生労働大臣　　殿

（注意）

1　用紙の大きさは、A4とすること。
2　この届書は、正副2通提出すること。
3　字は、墨、インク等を用い、楷書ではつきりと書くこと。
4　製造等をし、又は輸入をしようとする品目欄にその記載事項の全てを記載することができないときは、同欄に「別紙のとおり」と記載し、別紙を添付すること。

(3) 承認等を取得していない品目の輸出届書の添付資料

医薬品医療機器法上の承認等を取得していない品目を輸出する場合は備考欄に以下の事項を記載し，必要な資料を添付すること。(平成4.12.24薬発第1262号)

a．届出に係る体外診断用医薬品の承認等を国内で取得していない理由。

b．届出に係る体外診断用医薬品又はこれを原料とする体外診断用医薬品についての輸出先国における輸入販売又は製造販売の許可あるいは承認等の有無。

c．届出に係る体外診断用医薬品に関して，知り得ている品質，有効性及び安全性に関する知見の概要。

(4) 変更届

輸出届書に記載された事項に変更を生じた場合は，規則様式第六による届書（正本1通，副本1通）を提出する。

様式第六（第十六条、第十六条の二、第十六条の三、第九十九条、第百条、第百十四条の六十九、第百十四条の七十、第百二十七条、第百三十七条の六十五、第百三十七条の六十六、第百七十四条、第百七十六条、第百九十五条、第二百六十五条、第二百六十五条の二、第二百六十五条の三関係）

変　更　届　書

業務等の種別			
許可番号、認定番号又は登録番号及び年月日			
薬局、主たる機能を有する事務所、製造所、店舗、営業所又は事業所	名　称		
	所在地		
変更内容	事　項	変　更　前	変　更　後
変更年月日			
備　考			

上記により、変更の届出をします。

年　月　日

住　所（法人にあつては、主たる事務所の所在地）

氏　名（法人にあつては、名称及び代表者の氏名）

厚生労働大臣
地方厚生局長
都道府県知事　殿
保健所設置市市長
特別区区長

（注意）

1　用紙の大きさは、Ａ４とすること。
2　字は、墨、インク等を用い、楷書ではつきりと書くこと。
3　業務等の種別欄には、薬局、地域連携薬局、専門医療機関連携薬局、第１種医薬品、第２種医薬品、医薬部外品、化粧品、第１種医療機器、第２種医療機器、第３種医療機器、体外診断用医薬品、再生医療等製品若しくは薬局製造販売医薬品の製造販売業、医薬品、医薬部外品、化粧品、医療機器、体外診断用医薬品、再生医療等製品若しくは薬局製造販売医薬品の製造業、認定外国製造業者若しくは登録外国製造業者、登録認証機関、店舗販売業、配置販売業若しくは卸売販売業、高度管理医療機器等の販売業若しくは貸与業（指定視力補正用レンズ又はプログラム高度管理医療機器のみの販売業又は貸与業を除く。）、指定視力補正用レンズ若しくはプログラム高度管理医療機器のみの販売業若しくは貸与業、特定管理医療機器の販売業若しくは貸与業（補聴器、家庭用電気治療器又はプログラム管理医療機器以外の特定管理医療機器を販売又は貸与する場合に限る。）、補聴器、家庭用電気治療器若しくはプログラム管理医療機器のみの販売業若しくは貸与業、管理医療機器（特定管理医療機器を除く。）の販売業若しくは貸与業又は医療機器の修理業の別を記載すること。
4　医薬品等の製造業者若しくは認定外国製造業者又は医療機器の修理業者については、この届書は地方厚生局長に提出する場合にあつては正本１通及び副本２通を、厚生労働大臣、都道府県知事、保健所を設置する市の市長又は特別区の区長に提出する場合にあつては正本１通を提出すること。
5　管理医療機器の販売業又は貸与業にあつては、許可番号、認定番号又は登録番号及び年月日欄にその販売業又は貸与業の届出を行つた年月日を記載すること。
6　配置販売業にあつては、所在地欄に営業区域を記載し、名称欄の記載を要しないこと。
7　管理者の変更の場合は、変更後の管理者が薬剤師又は登録販売者であるときはその者の薬剤師名簿登録番号及び登録年月日又は販売従事登録番号及び登録年月日を、責任技術者の変更の場合は、変更後の責任技術者が第91条第１項若しくは第２項、第91条の２又は第114条の53第１項から第３項までの各号のいずれに該当するかを、医薬品又は体外診断用医薬品の総括製造販売責任者の変更の場合は、変更後の総括製造販売責任者が薬剤師であるときは薬剤師名簿登録番号及び登録年月日を、薬剤師以外の者であるときはその者が第86条第１項第１号イ若しくはロ、第２号イからハまで、第３号イ若しくはロ又は第114条の49の２第１項第１号若しくは第２号のいずれに該当するかを、医薬品又は体外診断用医薬品の総括製造販売責任者補佐薬剤師の変更の場合は、変更後の総括製造販売責任者補佐薬剤師の薬剤師名簿登録番号及び登録年月日を、営業所管理者の変更の場合は、変更後の営業所管理者が薬剤師であるときは薬剤師名簿登録番号及び登録年月日を、薬剤師以外の者であるときはその者が第154条各号のいずれに該当するかを、高度管理医療機器等営業所管理者の変更の場合は、変更後の高度管理医療機器等営業所管理者が第162条第１項から第４項までの各号のいずれに該当するかを、特定管理医療機器営業所管理者等の変更の場合は、変更後の特定管理医療機器営業所管理者等が第175条第１項各号のいずれに該当するかを、再生医療等製品営業所管理者の変更の場合は、変更後の再生医療等製品営業所管理者が第196条の４第１項各号のいずれに該当するかを変更後欄に付記すること。
8　医薬品又は体外診断用医薬品の総括製造販売責任者の変更の場合のうち、新たに総括製造販売責任者として薬剤師以外の者を置く場合には、総括製造販売責任者補佐薬剤師の氏名、住所、薬剤師名簿登録番号及び登録年月日を変更後欄に付記すること。
9　管理者以外の薬剤師又は登録販売者に変更があつた場合のうち、新たに薬事に関する実務に従事する薬剤師又は登録販売者となつた者がいる場合には、その者の薬剤師名簿登録番号及び登録年月日又は販売従事登録番号及び登録年月日を変更後欄に付記すること。
10　薬事に関する業務に責任を有する役員の変更の場合は、備考欄に、変更後の役員が法第５条第３号イからトまでのいずれかに掲げる者に該当するときはそのいずれに該当するかを記載し、該当しないときは「なし」と記載すること。
11　登録外国製造業者又は認定外国製造業者にあつては、外国語により申請者の住所及び氏名を並記すること。
12　様式第114、様式第114の２又は様式第114の３による届出に記載された事項に変更を生じた場合における令第74条第１項、令74条の２第１項又は令74条の３第１項の規定による届出の場合は、正副２通を提出すること。

3. 輸出用体外診断用医薬品のQMS適合性調査

製造業者は，輸出用の体外診断用医薬品の製造に当たっては，当該品目の登録製造所について，外国政府又は国際機関から体外診断用医薬品の製造所における製造管理又は品質管理の方法がQMS省令に適合していることの証明を求められた場合に限り，QMS適合性調査を受ける必要がある。**（法第80条第2項）** また，このQMS適合性調査は5年ごとに受けなければならない。**（令第73条の3）** なお，QMS対象品目の範囲については，国内用の体外診断用医薬品と変わらない。**（令第73条の2）** QMS適合性調査申請については，「第3章　9. QMS適合性調査申請」を参照のこと。

4. 輸出用体外診断用医薬品に関する医薬品医療機器法の一部適用除外の特例

輸出用体外診断用医薬品は，外国で使われるものであるから，法の一部の適用を除外し，その他必要な特例が定められている。

体外診断用医薬品の輸出については，輸出用体外診断用医薬品製造（輸入）届を行い，その届出の内容に従って製造する場合は，次の規定は適用されない。**（令第74条の2）**

製造販売の承認（法第23条の2の5）
検定（法第43条）
毒薬及び劇薬の表示（法第44条）
毒薬及び劇薬の開封販売等の制限（法第45条）
毒薬及び劇薬の譲渡手続（法第46条）
毒薬及び劇薬の交付の制限（法第47条）
毒薬及び劇薬の貯蔵及び陳列（法第48条）
直接の容器等の記載事項（法第50条）
外部容器等の記載事項（法第51条）
記載方法（法第53条）
記載禁止事項（法第54条）
不正表示医薬品の販売・授与等の禁止（法第55条第1項）
販売，製造等の禁止（法第56条）
封（法第58条）
UDI表示（法第52条，法第68条の2の5）
添付文書等の記載事項（法第68条の18）

5. 証明書の発給

体外診断用医薬品を輸出しようとする場合，輸出先国からその体外診断用医薬品がわが国の医薬品医療機器法の規定に基づき製造されたものである旨等の証明書を要求されることがある。

証明書の発給に係る手続きは，次のとおりである。（令和3.8.2薬生発0802第4号，

令和5.9.1医薬品審査管理課，医療機器審査管理課，医薬安全対策課，監視指導・麻薬対策課事務連絡）

（1）証明事項について

① 製造販売業許可又は製造業登録に関する事項（QMS省令に関する事項を除く。）
② 製造販売承認（認証・届出）に関する事項（輸出用の製造（輸入）届に関する事項を含む。）（QMS省令に関する事項を除く。）
③ 製造所（外国製造所を除く。）に係るQMS省令の要求事項への適合状況に関する事項
④ 医薬品製剤証明書（体外診断用医薬品）に関する事項
⑤ 医薬品製剤承認・許可状況陳述書（体外診断用医薬品）に関する事項

（2）証明書発給の申請手続きについて

証明書発給の申請は，様式1の証明書発給申請書（正本1通）及び証明書用紙に，添付書類及び総合機構が別途定める承認・添付文書等証明確認調査申請書を添えて，総合機構に提出する。

様式第２６号

承認・添付文書等証明確認調査申請書

証明確認調査種別	□医療用医薬品等　□一般用／要指導医薬品　□医薬部外品 □医療機器　□体外診断用医薬品　□再生医療等製品
証明事項	□１．製造販売業の許可 □２．製造業の許可又は登録 □３．製造販売承認(認証・届出)内容(輸出届出内容) □４．製造販売承認申請中 □５．添付資料 □６．GLP 適合状況 □７－１．GMP 省令要求事項適合状況(様式14－１) □７－２．GMP 省令要求事項適合状況(様式15) □８．QMS 省令要求事項適合状況 □９．GCTP 省令要求事項適合状況 □10．治験計画内容 □11．医薬品製剤証明書 □12．医薬品製剤承認・許可状況陳述書 □13．治験薬 GMP 通知要求事項適合状況（実地調査あり） □14．治験薬 GMP 通知要求事項適合状況（実地調査なし）
品目名	
製造所等の名称	
製造所等の所在地	
証明書発行部数	英文　部・和文　部　合計　部
証明書提出先国等	
備考	

上記により証明確認調査を申請します。

令和　年　月　日

住　所（法人にあっては，主たる事務所の所在地）
氏　名（法人にあっては，名称並びに代表者の役職名及び氏名）

独立行政法人医薬品医療機器総合機構
理　事　長　　　殿

（注意）
1　用紙の大きさは，日本産業規格Ａ４とすること。
2　書式は，ワープロ等を用いて作成すること。
3　記入欄が足りない場合は，別紙で添付すること。
4　手数料を機構の口座に払い込んだことを証する書類の写しを裏面に貼付すること。
5　証明書発行部数欄の合計は，必要とする証明書の合計部数を記入すること。
6　証明事項欄の７－１又は７－２に該当する場合は，「輸出用医薬品，輸出用医療機器等の証明書の発給について」(平成26年11月25日薬食発1125第12号厚生労働省医薬食品局長通知)の様式14－１(証明書)又は様式15(証明内容通知書)のうち，発給を希望するものを選択すること。

様式第２６号の裏面

連　絡
担当者名　　電話
番号（　）　　ファクシミリ
番　号（　）

振込金受取書等（写）貼付欄　（この欄に糊付けしてください。）

・市中銀行等の窓口に備え付けの用紙の場合，金融機関により振込金受領書，領収書，領収済通知書等名称が異なる場合があります。

・原本は不要です。写しで結構です。

・はがれないように糊付けしてください。

Ⅱ部 11章

（3）証明書発給申請書について

様式1により作成し，宛先は次に示す担当課長宛とする。

①　製造販売業許可又は製造業登録に関する事項：医薬安全対策課（※ただし，他課の証明事項に付随して申請する場合は当該担当課）

②　製造販売承認（認証・届出）に関する事項：医療機器審査管理課

③　製造所に係るQMS省令の要求事項への適合状況に関する事項：監視指導・麻薬対策課

④　医薬品製剤証明書（体外診断用医薬品）に関する事項：医療機器審査管理課

⑤　医薬品製剤承認・許可状況陳述書（体外診断用医薬品）に関する事項：医療機器審査管理課

本申請書には，発給を申請する証明書用紙を添付すること。証明書用紙は原則として正副2通とするが，証明書を2通以上必要とする場合には必要な枚数の正本及び副本1通を添付すること。なお，備考欄に同一国等に2通以上必要とする理由を記載すること。

（4）証明書用紙の作成

次に示す該当する様式に従って作成すること。様式が輸出先国等の要求する証明書と合致しない場合には，あらかじめ総合機構又は担当課に照会すること。なお，外国文による証明の場合は，和訳文も併せて提出すること。

①　製造販売業許可又は製造業登録に関する事項：様式3-2又は4-2

②　製造販売承認（認証・届出）に関する事項：様式5-3，6-3，7-3，8-4，8-6，9-2，10-2又は11

③　製造所に係るQMS省令の要求事項への適合状況に関する事項：様式14-2

④　医薬品製剤証明書（体外診断用医薬品）に関する事項：様式19

⑤　医薬品製剤承認・許可状況陳述書（体外診断用医薬品）に関する事項：様式20

（様式１）

証明書発給申請書

事　　　項	□　ア．製造販売業の許可 □　イ．製造業の許可又は登録 □　ウ．製造販売承認（認証・届出）内容（輸出届出内容） □　エ．製造販売承認申請中 □　オ．添付資料 □　カ．ＧＬＰ基準適合状況 □　キ．ＧＭＰ・ＱＭＳ・ＧＣＴＰ省令要求事項適合状況 □　ク．治験計画内容 □　ケ．医薬品製剤証明書 □　コ．医薬品製剤承認・許可状況陳述書 □　サ．治験薬ＧＭＰ
品目区分	□　医薬品　　□　医薬部外品 □　体外診断用医薬品　　□　再生医療等製品
品目（製品）名	
製造所等の名称	
製造所等の所在地	
証明書提出先国等（部数）	
備　　　考	

上記により，別添の証明書の発給を申請します。

年　　月　　日

住所：（法人にあっては，主たる事業所の所在地）
氏名：（法人にあっては，名称及び代表者の氏名）

厚生労働省医薬局○○○課長　殿

（注意）

1．用紙の大きさは，Ａ４とすること。
2．この申請書は，正本１通提出すること。
3．書式は，ワープロ等を用いて作成すること。
4．事項欄には，該当する証明事項にレ印を付けること。
5．品目区分欄には，該当する品目区分にレ印を付けること。
6．品目（製品）名欄には，該当する名称を記載し，輸出用名称を（　　　　）を付して添記すること。
7．製造所等の名称欄及び製造所等の所在地欄には，事項欄のア，イ，キ及びケに該当する場合においては製造販売業者の主たる機能を有する事務所又は製造所の名称及び所在地を，事項欄のカに該当する場合においては試験施設の名称及び所在地を，事項欄のサに該当する場合においては治験薬製造施設の名称及び所在地を記載すること。なお，事項欄のウ，エ及びオに該当する場合においては，記載を要しないこと。
8．証明書提出先国等欄には，該当する証明事項ごとに証明書提出先国等を記載すること。証明書を２通以上必要とする場合においては，提出先国等ごとの通数を記載すること。
9．備考欄には，次により記載すること。
（1）事項欄のアに該当する場合は，製造販売業許可の番号，許可年月日及び証明書を必要とする理由を記載すること。
（2）事項欄のイに該当する場合は，製造業許可又は登録の番号，許可又は登録年月日及び証明書を必要とする理由を記載すること。
（3）事項欄のウに該当する場合は，製造販売承認（認証・届出）の番号，承認（認証・届出）年月日及び証明書を必要とする理由を記載すること。
（4）事項欄のエに該当する場合は，承認申請年月日，受付番号，受付年月日及び証明書を必要とする理由を記載すること。
（5）事項欄のオに該当する場合は，製造販売承認（届出）の番号，承認（届出）年月日及び証明書を必要とする理由を記載すること。
（6）事項欄のカに該当する場合は，証明書を必要とする理由を記載すること。
（7）事項欄のキに該当する場合は，証明書を必要とする理由を記載すること。
（8）事項欄のクに該当する場合は，治験計画の届出年月日及び証明書を必要とする理由を記載すること。
（9）事項欄のケに該当する場合は，製造業許可又は登録の番号，許可又は登録年月日，製造販売承認の番号，承認年月日及び証明書を必要とする理由を記載すること。
（10）事項欄のコに該当する場合は，製造販売承認（届出）の番号，承認（届出）年月日及び証明書を必要とする理由を記載すること。
（11）事項欄のサに該当する場合は，証明書を必要とする理由を記載すること。
10．本申請書には，発給を申請する証明書用紙を添付すること。証明書用紙は原則として正副２通とするが，証明書を２通以上必要とする場合には必要な枚数の正本及び副本１通を添付すること。なお，備考欄に同一国等に２通以上必要とする理由を記載すること。

（5）添付書類

① 製造販売業許可又は製造業登録に関する事項

様式 3-3 の場合

・製造販売業の許可証の写し

様式 4-3 の場合

・製造業の登録証の写し

② 製造販売承認（認証・届出）に関する事項

様式 5-3，7-3，8-4，8-6 又は 10-2 の場合

・製造販売業の許可証の写し
・製造業の登録証の写し
・輸出用体外診断用医薬品製造（輸入）届書を提出している場合はその控えの写し
・製造販売承認書（一部変更承認書及び軽微変更届書を含む。）又は製造販売認証書（一部変更認証書及び軽微変更届書を含む。）の写し又は製造販売届出書（製造販売届出事項変更届書を含む。）の控えの写し（旧改正法施行前の規定に基づき承認（許可）された品目であって，製造（輸入）承認書（一部変更承認書を含む。）又は品目変更（追加）許可書が当該証明内容の確認に必要な場合は，その写し。以下同じ。）

様式 6-3 又は 9-2 の場合

・製造販売業の許可証の写し
・製造業の登録証の写し
・輸出用体外診断用医薬品製造（輸入）届書を提出している場合はその控えの写し

様式 11 の場合

・製造販売業の許可証の写し
・製造販売承認申請書（一部変更承認申請書を含む。）の写し（旧改正法施行前の規定に基づき申請された品目は，製造（輸入）承認申請書（一部変更承認申請書を含む。）の写し）

③ 製造所に係る QMS 省令の要求事項への適合状況に関する事項

・製造業の登録証の写し
・輸出用体外診断用医薬品製造（輸入）届書を提出している場合はその控えの写し
・製造販売承認品目，製造販売認証品目又は輸出用体外診断用医薬品の製造（輸入）届書において製造販売承認品目若しくは製造販売認証品目の情報を引用している品目の場合は，製造販売承認書（一部変更承認書及び軽微変更届書を含む。）又は認証書の写し
・様式 23「機器・体外診 QMS 省令要求事項適合証明書発行の必要性等」及び様式 23 別紙「証明希望製品に係る QMS 調査に関する調書」の各欄に必要事項を記載したもの

④ 医薬品製剤証明書（体外診断用医薬品）に関する事項

・製造販売業の許可証の写し
・製造業の登録証の写し
・輸出用体外診断用医薬品製造（輸入）届書を提出している場合はその控えの写し
・製造販売承認書（一部変更承認書及び軽微変更届書を含む。）の写し又は製造販売届出書（製造販売届出事項変更届書を含む。）の控えの写し
・承継品目である場合は承継届の控えの写し

・証明書が必要である根拠を示す輸出先国等の法令（該当部分の原文及び和訳）
・添付文書（現に使用しているものを白色A4版台紙に貼付すること。両面印刷の場合は，表面及び裏面それぞれを台紙に貼付すること。なお，貼付に当たっては，左1.7 cm以上の余白を設けること。また，申請中に変更があった場合は，遅滞なく差換えを行うこと。）
・国内で実際に販売されている旨の陳述書（様式21に必要事項を記載すること。）及びその根拠を示すものとして現に流通している容器の表示及び容器外装を展開し平面としたものをそれぞれA4版にコピーしたもの。なおコピーに当たっては，左1.7 cm以上の余白を設けること。

　また，証明希望品目において厚生労働省と協議の上，安全対策及び品質管理上の特別な措置を講じている場合は，陳述書の特記事項にその具体的内容を記載し，無い場合は「無し」とすること。
・様式23「機器・体外診QMS省令要求事項適合証明書発行の必要性等」及び様式23別紙「証明希望製品に係るQMS調査に関する調書」の各欄に必要事項を記載したもの

⑤　医薬品製剤承認・許可状況陳述書（体外診断用医薬品）に関する事項
・製造販売業の許可証の写し
・輸出用体外診断用医薬品製造（輸入）届書を提出している場合はその控えの写し
・製造販売承認書（一部変更承認書及び軽微変更届書を含む。）の写し又は製造販売届書（製造販売届出事項変更届書を含む。）の控えの写し

（6）承認・添付文書等証明確認調査申請書について

　総合機構により定められた様式第26号に従って作成すること。なお，裏面には手数料を総合機構が指定する金融機関への振込明細の写しを貼付すること（貼付欄に貼り付けできない場合は，申請書にクリップで留めること）。証明書の交付を郵送で希望する場合は，切手を貼付した返信用の封筒（宛名を記載すること。）も添付すること。

（様式３－３）

証　明　書

日本国厚生労働省は，（製造販売業者の氏名（法人にあっては名称）），（製造販売業者の住所（法人にあっては主たる事務所の所在地））が日本国医薬品医療機器等法第２３条の２第１項の規定により許可された体外診断用医薬品製造販売業者であることを証明します。

製造販売業者名（又は主たる機能を有する事務所の名称）：

所在地：

許可番号：

厚薬　第　　　　号

年　月　日

厚生労働省医薬局医薬安全対策課長

(Form No.3-3)

MINISTRY OF HEALTH, LABOUR AND WELFARE
GOVERNMENT OF JAPAN
2-2, KASUMIGASEKI 1-CHOME, CHIYODA-KU, TOKYO 100-8916

CERTIFICATE

It is hereby certified that (Name of the Marketing Authorization Holder), (Address) is an in vitro diagnostic marketing authorization holder licensed in accordance with the provision of Paragraph 1, Article 23-2 of the Pharmaceuticals, Medical devices and Other Therapeutic Products Act of Japan.

Name of the Marketing Authorization Holder :

(or Name of the Office for General Marketing Manager)

Address:

Licence Number:

No.

TOKYO, date

（医薬安全対策課長名）

Director, Pharmaceutical Safety Division

Pharmaceutical Safety Bureau

Ministry of Health, Labour and Welfare

（様式４－３）

証　明　書

日本国厚生労働省は，（製造業者の氏名（法人にあっては，名称）），（製造業者の住所（法人にあっては，主たる事務所の所在地））が日本国医薬品医療機器等法第２３条の２の３第１項の規定により登録された体外診断用医薬品製造業者であることを証明します。

製造所の名称：

製造所の所在地：

登録番号：

厚薬　第　　　　　号

年　　月　　日

厚生労働省医薬局医療機器審査管理課長

(Form No.4-3)

MINISTRY OF HEALTH, LABOUR AND WELFARE
GOVERNMENT OF JAPAN
2-2, KASUMIGASEKI 1-CHOME, CHIYODA-KU, TOKYO 100-8916

CERTIFICATE

It is hereby certified that (name of the manufacturer), (address) is an in vitro diagnostic manufacturer registered in accordance with the provision of Paragraph 1, Article 23-2-3 of the Pharmaceuticals, Medical devices and Other Therapeutic Products Act of Japan.

Name of Manufacturing Site:

Address:

Registration Number:

No.

TOKYO, date

（医療機器審査管理課長名）
Director, Medical Device Evaluation Division
Pharmaceutical Safety Bureau
Ministry of Health, Labour and Welfare

（様式５－３）

証　明　書

日本国厚生労働省は，（製造販売業者の氏名（法人にあっては，名称）），（製造販売業者の住所（法人にあっては，主たる事務所の所在地））によって製造販売された下記体外診断用医薬品が，日本国医薬品医療機器等法の規定に準拠して，厚生労働省の監督のもとに製造（輸入）され，かつ，日本国内において販売することを認められているものであることを証明します。

体外診断用医薬品の名称：

厚薬　第　　　　号
　　　　年　　月　　日

厚生労働省医薬局医療機器審査管理課長

(Form No.5-3)

MINISTRY OF HEALTH, LABOUR AND WELFARE
GOVERNMENT OF JAPAN
2-2, KASUMIGASEKI 1-CHOME, CHIYODA-KU, TOKYO 100-8916

CERTIFICATE

It is hereby certified that the following in vitro diagnostic(s) marketed by (Name of the Marketing Approval Holder), (Address) is(are) manufactured(imported) under our supervision as stipulated in the Pharmaceuticals, Medical devices and Other Therapeutic Products Act of Japan and is(are) allowed to be sold in Japan.

In vitro diagnostic(s):

No.
TOKYO, date

（医療機器審査管理課長名）
Director, Medical Device Evaluation Division
Pharmaceutical Safety Bureau
Ministry of Health, Labour and Welfare

（様式６－３）

証　明　書

日本国厚生労働省は，（製造業者の氏名（法人にあっては，名称）），（製造業者の住所（法人にあっては，主たる事務所の所在地））によって製造（輸入）された下記体外診断用医薬品が，日本国医薬品医療機器等法の規定に準拠して，厚生労働省の監督のもとに製造（輸入）されているものであることを証明します。

製品名：

厚薬　第　　　　号

年　　月　　日

厚生労働省医薬局医療機器審査管理課長

(Form No.6-3)

MINISTRY OF HEALTH, LABOUR AND WELFARE
GOVERNMENT OF JAPAN
2-2, KASUMIGASEKI 1-CHOME, CHIYODA-KU, TOKYO 100-8916

CERTIFICATE

It is hereby certified that the following in vitro diagnostic(s) manufactured(imported) by (Name of the Manufacturer), (Address) is(are) manufactured(imported) under our supervision as stipulated in the Pharmaceuticals, Medical devices and Other Therapeutic Products Act of Japan.

Product(s):

No.

TOKYO, date

（医療機器審査管理課長名）
Director, Medical Device Evaluation Division
Pharmaceutical Safety Bureau
Ministry of Health, Labour and Welfare

（様式７－３）

証 明 書

日本国厚生労働省は，（製造販売業者の氏名（法人にあっては，名称）），（製造販売業者の住所（法人にあっては，主たる事務所の所在地））によって輸出される下記体外診断用医薬品が，日本国医薬品医療機器等法の規定に準拠して，厚生労働省の監督のもとに製造（輸入）されているものであることを証明します。

製品名：

厚薬 第 号

年 月 日

厚生労働省医薬局医療機器審査管理課長

(Form No.7-3)

MINISTRY OF HEALTH, LABOUR AND WELFARE
GOVERNMENT OF JAPAN
2-2, KASUMIGASEKI 1-CHOME, CHIYODA-KU, TOKYO 100-8916

CERTIFICATE

It is hereby certified that the following in vitro diagnostic(s) exported by (Name of the Marketing Approval Holder), (Address) is(are) manufactured(imported) under our supervision as stipulated in the Pharmaceuticals, Medical devices and Other Therapeutic Products Act of Japan.

Product(s):

No.

TOKYO, date

（医療機器審査管理課長名）
Director, Medical Device Evaluation Division
Pharmaceutical Safety Bureau
Ministry of Health, Labour and Welfare

（様式８－４）

証　明　書

日本国厚生労働省は，（製造販売業者の氏名（法人にあっては，名称）），（製造販売業者の住所（法人にあっては，主たる事務所の所在地））によって製造販売された下記体外診断用医薬品が，日本国医薬品医療機器等法の規定に準拠して，厚生労働省の監督のもとに製造（輸入）され，かつ，日本国内において販売することを認められているものであることを証明します。

製品名：
製造販売承認（届出）年月日：
製造販売承認（届出品目）番号：
反応系に関与する成分：
使用方法：
使用目的：

厚薬　第　　　　号
年　月　日

厚生労働省医薬局医療機器審査管理課長

(Form No.8-4)

MINISTRY OF HEALTH, LABOUR AND WELFARE
GOVERNMENT OF JAPAN
2-2, KASUMIGASEKI 1-CHOME, CHIYODA-KU, TOKYO 100-8916

CERTIFICATE

It is hereby certified that the following in vitro diagnostic(s) marketed by (Name of the Marketing Approval Holder), (Address) is(are) manufactured(imported) under our supervision as stipulated in the Pharmaceuticals, Medical devices and Other Therapeutic Products Act of Japan and is(are) allowed to be sold in Japan.

Product(s) :
Date of Marketing Approval(Notification):
Marketing Approval(Notification) Number:
Reactive Ingredient(s):
Assay Procedure:
Intended Use:

No.
TOKYO, date

（医療機器審査管理課長名）
Director, Medical Device Evaluation Division
Pharmaceutical Safety Bureau
Ministry of Health, Labour and Welfare

（様式８－６）

証 明 書

日本国厚生労働省は，（製造販売業者の氏名（法人にあっては，名称）），（製造販売業者の住所（法人にあっては，主たる事務所の所在地））によって製造販売された下記体外診断用医薬品が，日本国医薬品医療機器等法の規定に準拠して，厚生労働省の監督のもとに製造（輸入）され，かつ，日本国内において製造販売するために必要な登録認証機関による認証を受けたものであることを証明します。

体外診断用医薬品の名称：
認証機関の名称：
認証番号：
認証年月日：

厚薬 第 号
年 月 日

厚生労働省医薬局医療機器審査管理課長

(Form No.8-6)

MINISTRY OF HEALTH, LABOUR AND WELFARE
GOVERNMENT OF JAPAN
2-2, KASUMIGASEKI 1-CHOME, CHIYODA-KU, TOKYO 100-8916

CERTIFICATE

It is hereby certified that the following in vitro diagnostic(s) marketed by (Name of the Marketing Approval Holder), (Address) is(are) manufactured(imported) under our supervision as stipulated in the Pharmaceuticals, Medical devices and Other Therapeutic Products Act of Japan, and is(are) certified by Certification Body to be marketed in Japan.

Product(s):
Name of Registered Certification Body:
Certification Number:
Date of Issue:

No.
TOKYO, date

（医療機器審査管理課長名）
Director, Medical Device Evaluation Division
Pharmaceutical Safety Bureau
Ministry of Health, Labour and Welfare

（様式９－２）

証　明　書

日本国厚生労働省は，（製造業者の氏名（法人にあっては，名称）），（製造業者の住所（法人にあっては，主たる事務所の所在地））によって製造（輸入）された下記体外診断用医薬品が，日本国医薬品医療機器等法の規定に準拠して，厚生労働省の監督のもとに製造（輸入）されているものであることを証明します。

製品名：

反応系に関与する成分：

使用方法：

使用目的：

厚薬　第　　　　号

年　　月　　日

厚生労働省医薬局医療機器審査管理課長

(Form No.9-2)

MINISTRY OF HEALTH, LABOUR AND WELFARE
GOVERNMENT OF JAPAN
2-2, KASUMIGASEKI 1-CHOME, CHIYODA-KU, TOKYO 100-8916

CERTIFICATE

It is hereby certified that the following in vitro diagnostic(s) manufactured(imported) by (Name of the Manufacturer), (Address) is(are) manufactured(imported) under our supervision as stipulated in the Pharmaceuticals, Medical devices and Other Therapeutic Products Act of Japan.

Product(s):

Reactive Ingredient(s):

Assay Procedure:

Intended Use:

No.

TOKYO, date

（医療機器審査管理課長名）
Director, Medical Device Evaluation Division
Pharmaceutical Safety Bureau
Ministry of Health, Labour and Welfare

（様式１０－２）

証　明　書

日本国厚生労働省は，（製造販売業者の氏名（法人にあっては，名称）），（製造販売業者の住所（法人にあっては，主たる事務所の所在地））によって輸出される下記体外診断用医薬品が，日本国医薬品医療機器等法の規定に準拠して，厚生労働省の監督のもとに製造（輸入）されているものであることを証明します。

製品名：
反応系に関与する成分：
使用方法：
使用目的：

厚薬　第　　　　号
年　　月　　日

厚生労働省医薬局医療機器審査管理課長

(Form No.10-2)

MINISTRY OF HEALTH, LABOUR AND WELFARE
GOVERNMENT OF JAPAN
2-2, KASUMIGASEKI 1-CHOME, CHIYODA-KU, TOKYO 100-8916

CERTIFICATE

It is hereby certified that the following in vitro diagnostic(s) exported by (Name of the Marketing Approval Holder), (Address) is(are) manufactured(imported) under our supervision as stipulated in the Pharmaceuticals, Medical devices and Other Therapeutic Products Act of Japan.

Product(s):
Reactive Ingredient(s):
Assay Procedure:
Intended Use:

No.
TOKYO, date

（医療機器審査管理課長名）
Director, Medical Device Evaluation Division
Pharmaceutical Safety Bureau
Ministry of Health, Labour and Welfare

（様式１１）

証　明　書

日本国厚生労働省は，下記品目が，日本国医薬品医療機器等法の規定に基づく医薬品（医薬部外品，医療機器，体外診断用医薬品，再生医療等製品）の製造販売承認申請中であることを証明します。

医薬品（医薬部外品，医療機器，体外診断用医薬品，再生医療等製品）の名称：
製造販売承認申請受付年月日：
製造販売承認申請受付番号：
申請者の氏名：
申請者の住所：

厚薬　第　　　　号
年　　月　　日

厚生労働省医薬局医薬品審査管理課長
（厚生労働省医薬局医療機器審査管理課長）

(Form No.11)

MINISTRY OF HEALTH, LABOUR AND WELFARE
GOVERNMENT OF JAPAN
2-2, KASUMIGASEKI 1-CHOME, CHIYODA-KU, TOKYO 100-8916

CERTIFICATE

It is hereby certified that the following product(s) has(have) been applied for the marketing approval of pharmaceutical(s) (quasi-drug(s), medical device(s), in vitro diagnostic(s) or regenerative medicine product(s)) as stipulated in the Pharmaceuticals, Medical devices and Other Therapeutic Products Act of Japan.

Product(s):
Reception Date of Application for Marketing Approval:
Reception Number of Application for Marketing Approval:
Name of Applicants:
Address of Applicants:

No.
TOKYO, date

（医薬品審査管理課長（医療機器審査管理課長）の氏名）
Director, （担当課の名称）
Pharmaceutical Safety Bureau
Ministry of Health, Labour and Welfare

（様式１４－２）

証 明 書

日本国厚生労働省は，以下の製品（医療機器・体外診断用医薬品）を製造している（製造業者の氏名（法人にあっては名称）），（製造業者の住所（法人にあっては主たる事務所の所在地））の以下の製造所が定期的な調査を受け，当該製造所における製造が，我が国の医療機器及び体外診断用医薬品の製造管理及び品質管理の基準に関する省令（機器・体外診ＱＭＳ省令）の要求事項に適合することを証明します。

製造所の名称：

製造所の所在地：

製品名：

厚薬　第　　　　号

年　　月　　日

厚生労働省医薬局監視指導・麻薬対策課長

(Form No.14-2)

MINISTRY OF HEALTH, LABOUR AND WELFARE
GOVERNMENT OF JAPAN
2-2, KASUMIGASEKI 1-CHOME, CHIYODA-KU, TOKYO 100-8916

CERTIFICATE

It is hereby certified that the following manufacturing site of (Name of the Manufacturer), (Address), in which the following product(s) is(are) produced is subject to our inspections at suitable intervals, and the manufacturing in the site conforms to all the requirements of the Ministerial Ordinance on Standards for Manufacturing Control and Quality Control for Medical Devices and In-vitro Diagnostics ("Medical Devices/IVDs QMS Ordinance")

Name of Manufacturing Site:

Address:

Product(s):

No.

TOKYO, date

（監視指導・麻薬対策課長名）
Director, Compliance and Narcotics Division
Pharmaceutical Safety Bureau
Ministry of Health, Labour and Welfare

（様式１９）

医薬品製剤証明書 [1]

本証明書は世界保健機関（ＷＨＯ）勧告の様式に準拠したものである。
（総則及び注釈を添付）。

証明書番号：　　　　　　　　　輸　出　国：日本
　　　　　　　　　　　　　　　輸入国等：

1.　製品名及び投与剤型：

1.1　有効成分 [2] 及び単位投与剤型当たりの分量 [3] （賦形剤を含む全成分構成の記載が好ましい）[4]：　添付の通り

1.2　この医薬品は日本国内において製造販売が承認されていますか。[5]
□はい　　－Ａブロックへ [6]
□いいえ　－Ｂブロックへ [6]

1.3　この医薬品は日本国内において実際に製造販売されていますか。
□はい　　□いいえ　　□不明（該当するものを記載する）

－Ａブロック－

2A.1	製造販売承認番号 [7] 及び年月日： 承認番号： 年 月 日：
2A.2	製造販売承認保持者（氏名及び住所）： 氏名（法人にあっては，名称）： 住所（法人にあっては，主たる事務所の所在地）：
2A.3	製造販売承認保持者の資格：[8] □a　□b　□c　（注釈8の分類に従って該当する記号を記載する）
2A.3.1	分類b及びcの場合，当該最終製品の製造業者の氏名及び住所：[9] 氏名（法人にあっては，名称）： 住所（法人にあっては，主たる事務所の所在地）：
2A.4	承認審査概要が添付されていますか。[10] □はい　□いいえ（該当するものを記載する）
2A.5	ここに添付の製品情報は，承認書に完全に従っていますか。[11] □はい　□いいえ　□添付せず（該当するものを記載する）
2A.6	証明書発給申請者の氏名及び住所（製造販売承認保持者と異なる場合）[12] 氏名（法人にあっては，名称）： 住所（法人にあっては，主たる事務所の所在地）：

－Ｂブロック－

2B.1	証明書発給申請者の氏名及び住所： 氏名（法人にあっては，名称）： 住所（法人にあっては，主たる事務所の所在地）：
2B.2	申請者の資格： □a　□b　□c （注釈8の分類に従って該当する記号を記載する）
2B.2.1	分類b及びcの場合，当該最終投与剤型の製造業者の氏名及び住所：[9] 氏名（法人にあっては，名称）： 住所（法人にあっては，主たる事務所の所在地）：
2B.3	なぜ製造販売の承認がないのですか。（該当するものを記載する） □法律上不要である　□申請せず　□考慮中　□却下された
2B.4	備考：[13]

3.　証明当局は最終製品の製造所の定期調査を行っていますか。
□はい　　□いいえ　　□該当せず [14] （該当するものを記載する）

3.1　定期調査の期間（年間）：　　　年間

3.2　この製品の製造は調査されましたか。
□はい　　□いいえ　（該当するものを記載する）

3.3　当該製造所及び製造工程は世界保健機関（ＷＨＯ）のＧＭＰに適合していますか。[15]
□はい　　□いいえ　（該当するものを記載する）

4.　申請者から提出された情報はこの製品の製造の全てに関して証明当局を満足させていますか。[16]
□はい　　□いいえ　（該当するものを記載する）
「いいえ」の場合は，理由を説明：

証明当局の住所：
日本国東京都千代田区霞が関１－２－２　厚生労働省医薬局
医薬品審査管理課（医療機器審査管理課）
電話番号：　　+81-3-3595-2431（+81-3-3595-2419）
ファックス番号：+81-3-3597-9535（+81-3-3597-0332）
証明者の名称：
医薬品審査管理課長（医療機器審査管理課長）
（医薬品審査管理課長（医療機器審査管理課長）の氏名）
署名：

スタンプ及び日付：

（以下の総則，注釈は申請書への添付は不要）

総則

この様式の使用法に関する指示及びこの制度の施行についての情報は，ガイドラインを参照すること。この様式はコンピューターによる作成に適合したものである。タイプ書面にて提出すること。注釈や説明を伴うときは必要に応じて別紙を添付すること。

注釈

1．ＷＨＯ勧告の様式に従った本証明書は，輸出国における当該医薬品製剤及び証明申請者の実態を確認し，証明するものであること。剤型及び力価の相違により製造体制及び承認情報は相違するので，本証明書は個々の医薬品に対するものであること。
2．可能な限り，国際一般名称（INNs）又は国内の一般名称を使用すること。
3．当該投与剤型の分量組成（全構成成分）は証明書に記載するか，またはこれに添付すること。
4．構成成分の量的な詳細の記載が好ましいものであること。その提示には製造販売承認保持者の同意を必要とするものであること。
5．製造販売承認書に当該製品の販売，流通または投与に適用される規制がある場合においては，その詳細を添付すること。
6．２Ａ及び２Ｂの項は，相互に排他的であること。
7．仮承認またはまだ承認されていない場合においては，その旨を記載すること。
8．当該医薬品の製造販売承認保持者が，次のいずれに該当するかを記載すること。
  (a) 当該剤型を製造している
  (b) 他の者により製造された剤型の包装又は表示を行っている
  (c) 上記のいずれにも該当しない
9．この情報は，製造販売承認保持者の同意によってのみ提供することができること。製造販売承認されていない医薬品の場合は申請者の同意によってのみ提供することができること。この項を充たすことができないことは，関係者がこの情報を提供することに同意していないことを意味すること。製造所に関する情報は当該医薬品の許可の一部分であることに留意すること。製造所が変更されたときは，その許可書は更新されるべきであり，さもなければ許可書はもはや有効ではないこと。
10. 当該医薬品が製造販売承認されている根拠を要約した行政当局作成の文書をいうものであること。
11. ＷＨＯ事務総長に特別留保条件として通知した通り，証明日の時点において輸出国で使用されている添付文書を指すこと。
12. かかる状況下においては，製造販売承認保持者からの証明書発行の承諾が必要であること。この承諾は当局に対し申請者によって提示されなければならないこと。
13. 申請者が登録を申請しなかった理由を記載すること。
  (a) 当該製品が，輸出国においては流行しておらず，特に熱帯病のような疾病の治療専用に開発されてきた場合
  (b) 当該製品が熱帯条件の下での安定性を改善するために組成を変えた場合
  (c) 当該製品が輸入国等の医薬製品に使用が認められていない添加物を除くために組成が変えられた場合
  (d) 当該製品が有効成分の異なる最大投与量に合わせるため組成が変えられた場合
  (e) その他
14. 「該当せず」とは当該製造業者が製品証明の発行国と異なった国等にあり，査察が製造国等の後援で実施されたことを意味すること。
15. 証明書において引用している「医薬品の製造管理及び品質管理に関する基準」とは，”the report of the thirty second Expert Committee on Specifications for Pharmaceutical Preparation (WHO Technical Report Series, No. 823, 1992, Annex 1)”に含まれているものをいう。特に生物製剤に適用される勧告は，”the WHO Expert Committee on Biological Standardization (WHO Technical Report Series, No. 822, 1992, Annex 1)”で成文化されていること。
16. この項は，製造販売承認保持者または申請者が上記注釈 8 で記載した(b)または(c)に該当するときに記載すること。当該製造に外国等の請負人が関与している場合は特に重要であること。かかる状況下，申請者は，最終製品に至る各製造段階に責任のある請負当事者の確認に関する情報並びにかかる当事者に対して行われた管理の内容と程度に関する情報を証明当局に提供しなければならないこと。

(Form No.19)

MINISTRY OF HEALTH, LABOUR AND WELFARE
GOVERNMENT OF JAPAN
2-2, KASUMIGASEKI 1-CHOME, CHIYODA-KU, TOKYO 100-8916

Certificate of a Pharmaceutical Product [1]

This certificate conforms to the format recommended by the World Health Organization (General instructions and explanatory notes attached).

Certificate No.:　　　　Exporting Country：Japan
Importing Country：

1.　Name and dosage form of Product：

1.1　Active ingredient(s) [2] and amount(s) per unit dose [3] (complete quantitative composition including excipients is preferred)：See Attachments [4]

1.2　Is this product licensed［approved and licensed］to be placed on the market for use in the exporting country? [5]
☐yes　-　See Block A [6]
☐no　-　See Block B [6]

1.3　Is this product actually on the market in the exporting country?
☐yes　☐no　☐unknown (key in as appropriate)

—A—

2A.1	Number of product licence [7] and date of issue［marketing approval number and date］： No.： Date：
2A.2	Product licence holder［marketing approval holder］(name and address)： Name： Address：
2A.3	Status of product licence holder［marketing approval holder］： [8] ☐a　☐b　☐c (key in appropriate category as defined in note 8)
2A.3.1	For categories b and c the name and address of the manufacturer producing the dosage form are： [9] Name： Address：
2A.4	Is summary Basis of Approval appended? [10] ☐yes　☐no (key in as appropriate)
2A.5	Is the attached product information complete and consonant with the licence［approval］? [11] ☐yes　☐no　☐not provided (key in as appropriate)
2A.6	Applicant for certificate, if different from licence holder [marketing approval holder](name and address)： [12] Name： Address：

—B—

2B.1	Applicant for certificate(name and address)： Name： Address：
2B.2	Status of applicant： ☐a　☐b　☐c (key in appropriate category as defined in note 8)
2B.2.1	For categories b and c the name and address of the manufacturer producing the dosage form are： [9] Name： Address：
2B.3	Why is marketing authorization lacking? ☐not required　☐not requested ☐under consideration　☐refused (key in as appropriate)
2B.4	Remarks: [13]

3.　Does the certifying authority arrange for periodic inspection of the manufacturing plant in which the dosage form is produced?
☐yes　☐no　☐not applicable [14] (key in as appropriate)
If no or not applicable proceed to question 4.

3.1　Periodicity of routine inspection(years)：　　years

3.2　Has the manufacture of this type of dosage form been inspected?
☐yes　☐no (key in as appropriate)

3.3　Do the facilities and operations conform to GMP as recommended by the World Health Organization? [15]
☐yes　☐no　☐not applicable(key in as appropriate)

4.　Does the information submitted by the applicant satisfy the certifying authority on all aspects of the manufacture of the product？ [16]
☐yes　☐no (key in as appropriate)
If no, explain：

Address of certifying authority：
Pharmaceutical Safety Bureau,
Ministry of Health, Labour and Welfare
2-2, Kasumigaseki 1-chome,
Chiyoda-ku
Tokyo 100-8916

Pharmaceutical Evaluation Division（Medical Device Evaluation Division）
Telephone：　+81-3-3595-2431　(+81-3-3595-2419)
Fax：　+81-3-3597-9535　(+81-3-3597-0332)

Name of authorized person:　**（医薬品審査管理課長（医療機器審査管理課長）の氏名）**
Director,（**担当課の名称**）

Signature：
Stamp and Date：

General instructions

Please refer to the guidelines for full instructions on how to complete this form and information on the implementation of the Scheme.
The forms are suitable for generation by computer. They should always be submitted as hard copy, with responses printed in type rather than handwritten. Additional sheets should be appended, as necessary, to accommodate remarks and explanations.

Explanatory notes

1. This certificate, which is in the format recommended by WHO, establishes the status of the pharmaceutical product and of the applicant for the certificate in the exporting country. It is for a single product only since manufacturing arrangements and approved information for different dosage forms and different strengths can vary.
2. Use, whenever possible, International Nonproprietary Names (INNs) or national nonproprietary names.
3. The formula (complete composition) of the dosage form should be given on the certificate or be appended.
4. Details of quantitative composition are preferred, but their provision is subject to the agreement of the product licence holder［approval and manufacturing licence holder］.
5. When applicable, append details of any restriction applied to the sale, distribution or administration of the product that is specified in the product licence［approval］.
6. Section 2A and 2B are mutually exclusive.
7. Indicate, when applicable, if the licence［approval］ is provisional, or the product has not yet been approved.
8. Specify whether the person responsible for placing the product on the market：
   (a) manufactures the dosage forms；
   (b) packages and/or labels a dosage forms manufactured by an independent company；or
   (c) is involved in none of the above.
9. This information can be provided only with the consent of the product licence holder［approval and manufacturing licence holder］or, in the case of non registered products, the applicant.
   Non completion of this section indicates that the party concerned has not agreed to inclusion of this information.
   It should be noted that information concerning the site of production is part of the product licence. If the production site is changed, the licence must be updated or it will cease to be valid.
10. This refers to the document, prepared by some national regulatory authorities, that summarizes the technical basis on which the product has been licensed［approved and licensed］.
11. This refers to the package insert which is used in the exporting country at the date of certification, as informed to Director General of WHO as the special reservation.
12. In this circumstance, permission for issuing the certificate is required from the product licence holder［approval and manufacturing licence holder］. This permission must be provided to the authority by the applicant.
13. Please indicate the reason that the applicant has provided for not requesting registration：
   (a) the product has been developed exclusively for the treatment of conditions particularly tropical diseases not endemic in the country of export；
   (b) the product has been reformulated with a view to improving its stability under tropical conditions；
   (c) the product has been reformulated to exclude excipients not approved for use in pharmaceutical products in the country of import;
   (d) the product has been reformulated to meet a different maximum dosage limit for an active ingredient；
   (e) any other reason, please specify.
14. Not applicable means that the manufacture is taking place in a country other than that issuing the product certificate and inspection is conducted under the aegis of the country of manufacture.
15. The requirements for good practices in the manufacture and quality control of drugs referred to in the certificate are those included in the report of the thirty second Expert Committee on Specifications for Pharmaceutical Preparations (WHO Technical Report Series, No.823, 1992, Annex 1). Recommendations specifically applicable to biological products have been formulated by the WHO Expert Committee on Biological Standardization (WHO Technical Report Series, No.822, 1992, Annex 1).
16. This section is to be completed when the product licence holder［approval and manufacturing licence holder］or applicant conforms to status (b) or (c) as described in note 8 above. It is of particular importance when foreign contractors are involved in the manufacture of the product. In these circumstances the applicant should supply the certifying authority with information to identify the contracting parties responsible for each stage of manufacture of the finished dosage form, and the extent and nature of any controls exercised over each of these parties.

（様式２０）

陳述書番号：

輸 出 国：日本
輸入国等：

医薬品製剤承認状況陳述書[1]

本陳述書は，下記製品の日本国における承認の有無を示すものである。
申請者　　氏名（法人にあっては，名称）：
　　　　　住所（法人にあっては，主たる事務所の所在地）：

製品名	投与剤型	有効成分[2] 及び単位投与剤型当たりの分量	承認番号及び年月日[3]

証明当局は，申請者（若しくは製造販売承認保持者）の申請により，上記に記載の個々の製品につきＷＨＯ勧告の様式に従って，別途，完全な「医薬品製剤証明書」を発行する。

証明当局の住所：　東京都千代田区霞が関 1-2-2　厚生労働省医薬局
証明者の名称：　医薬品審査管理課長（医療機器審査管理課長）
（医薬品審査管理課長（医療機器審査管理課長）の氏名）

医薬品審査管理課　／ 医療機器審査管理課
電話番号：　+81-3-3595-2431 / +81-3-3595-2419
ファックス番号：　+81-3-3597-9535 / +81-3-3597-0332
署名：
スタンプ及び日付：

本証明書はＷＨＯ勧告の様式に合致している。（総則及び注釈は別添の通りである。）

（以下の総則，注釈は申請書への添付不要）

総則

この様式の使用法に関する指示及びこの制度の施行についての情報は，ガイドラインを参照すること。この様式はコンピューターによる作成に適合したものである。タイプ書面にて提出すること。注釈や説明を伴うときは必要に応じて別紙を添付すること。

注釈

1．本証明書は，国際入札に応札した入札の予備的適格審査をするよう要請された輸入代理人の利用に供するもので，入札条件として同代理人によって要求されるものであること。申請者（若しくは製造販売承認保持者）の申請により，証明書に記載の個々の医薬品につきＷＨＯ勧告の様式に従って「医薬品製剤証明書」が発行されるものとすること。
2．可能な限り，国際一般名称又は国内一般名称を使用すること。
3．承認・許可が付与されていない場合には，「法律上要求されず」，「申請せず」，「審査中」，「却下された」の何れかを記入すること。

(Form No.20)

MINISTRY OF HEALTH, LABOUR AND WELFARE
GOVERNMENT OF JAPAN
2-2, KASUMIGASEKI 1-CHOME, CHIYODA-KU, TOKYO 100-8916

No. of Statement

Exporting Country: Japan
Importing Country:

Statement of Licensing [Approval and Licensing] Status of Pharmaceutical Product(s)[1]

This statement indicates only whether or not the following products are licensed [approved] to be put on the market in the exporting country.

Applicant Name:
Address:

Name of Product	Dosage form	Active ingredient(s)[2] and amount(s) per unit dose	Product licence No. and date of issue[3] [Product approval No. and date of manufacturing licence]

The certifying authority undertakes to provide, at the request of the applicant (or, if different, the product licence holder [product approval and manufacturing licence holder]), a separate and complete Certificate of a Pharmaceutical Product in the format recommended by WHO, for each of the products listed above.

Address of certifying authority: Pharmaceutical Safety Bureau
Ministry of Health, Labour and Welfare of Japan
2-2, Kasumigaseki 1-chome
Chiyoda-ku
Tokyo 100-8916

Name of authorized person: （医薬品審査管理課長（医療機器審査管理課長）の氏名）
Director, （担当課の名称）

Pharmaceutical Evaluation Division/ Medical Device Evaluation Division
Telephone number: +81-3-3595-2431 / +81-3-3595-2419
Fax number: +81-3-3597-9535 / +81-3-3597-0332

Signature:

Stamp and date:

This statement conforms to the format recommended by the World Health Organization (general instructions and explanatory note attached).

General instructions

Please refer to the guidelines for full instructions on how to complete this form and information on the implementation of the Scheme. The forms are suitable for generation by computer. They should always be submitted as hard copy, with responses printed in type rather than handwritten. Additional sheets should be appended, as necessary, to accommodate remarks and explanations.

Explanatory notes

1. This statement is intended for use by importing agents who are required to screen bids made in response to an international tender and should be requested by the agent as a condition of bidding. The statement indicates that the listed products are authorized to be placed on the market for use in the exporting country. A Certificate of a Pharmaceutical Product in the format recommended by WHO will be provided, at the request of the applicant and, if different, the product licence holder [product approval and licence holder], for each of the listed products.
2 Use, whenever possible, International Nonproprietary Names (INNs) or national nonproprietary names.
3 If no product licence [product approval and manufacturing licence] has been granted, enter "not required", "not requested", "under consideration" or "refused" as appropriate.

（様式２３）

機器・体外診ＱＭＳ省令要求事項適合証明書発行の必要性等

１．必要性

① 提出要請　（Ａ～Ｄのうち該当項に○を付して下さい）

Ａ．相手国等政府の要求に基づく相手国等輸入業者からの要請

Ｂ．相手国等政府からの要請

Ｃ．相手国等輸入業者からの要請

Ｄ．その他（　　　　　）

（上記Ａ～Ｄにかかる詳細：複数に提出する場合，それぞれ箇条書きして下さい）

② 提出理由　（Ａ～Ｄのうち該当項に○を付して下さい）

Ａ．相手国等の法規（医薬品医療機器等法等）に基づく提出

Ｂ．相手国等輸入業者との契約等に基づく提出

Ｃ．相手国等輸入業者への参考のため提出

Ｄ．その他（　　　　　）

（上記Ａ～Ｄにかかる詳細：複数に提出する場合，それぞれ箇条書きして下さい）

２．用途

① 使用目的　（Ａ～Ｄの該当項に○を付して下さい）

Ａ．輸出時の相手国関税通過

Ｂ．相手国での製造や販売を行うための登録申請

Ｃ．相手国での製造や販売を行うための登録更新

Ｄ．その他（　　　　　）

（上記Ａ～Ｄにかかる詳細：複数に提出する場合，それぞれ箇条書きして下さい）

②．本証明書の送付先　（Ａ～Ｄのうち該当項に○を付して下さい）

Ａ．相手国等政府

Ｂ．相手国等輸入業者

Ｃ．相手国等輸入業者を通じて，相手国等政府

Ｄ．その他（　　　　　）

（上記Ａ～Ｄにかかる詳細：複数に提出する場合，それぞれ箇条書きして下さい）

様式２３　別紙

証明希望製品に係るQMS調査に関する調書

機構　　　調査権者確認年月日（　　　年　　月　　日現在）

1. 製造業登録の情報

	確認
1）製造業者名：	
2）製造所名：	
3）所在地：	
4）登録番号：	

2. 証明申請に係る品目の情報

	確認
1）品目名：*証明申請に係る品目の輸出用名称を記入すること*	
2）当該製造所での製造工程：	
3）品目の種類：［ 国内流通品 ・ 輸出届品 ］	
4）品目の調査権者：［ 機構 ］	

3. 当該製造所のQMS調査情報

	確認
1）実地調査の有無：［ 有 ・ 無 ］実地調査を実施していれば，2）以降を記入	
2）調査年月日：　　年　　月　　日～　　月　　日	
3）調査者：［ 機 構］	
4）調査品目：［当該品・その他（調査した品目名　　　　）］	
5）調査時の対象製造工程：	

4. QMS 調査の状況

1）証明申請に係る品目のQMS適合性：［ 適合 ・ 不適合 ］
2）調査年月日：　　年　　月　　日～　　月　　日 （調査予定日：　　年　　月　　日～　　月　　日）
3）対象工程：
4）報告書：［ 本調書に添付・後日送付・送付済み（　　年　　月　　日：　　　　）］
5）過去５年の違反歴：［ 有 ・ 無 ］ 有：　　年　　月：［ 業務停止 ・ 不良品報告 ・ QMS不適合 ］ 　　　　年　　月：［ 業務停止 ・ 不良品報告 ・ QMS不適合 ］ 違反等の詳細の別紙添付：［ 有 ・ 無 ］
6）備考：*・3. 4）がその他の時，申請品目と同等の工程と判断できるか否か　などのコメントを記入すること* *・海外当局からの指摘等の情報を把握している場合は記入すること*

申請者記入欄

調査権者記入欄

［　］　該当項目に○印

II部 11章

6. その他

(1) 体外診断用医薬品に該当しない雑品の輸出に係る証明書

単独で製造販売するキャリブレータや管理血清等，我が国において体外診断用医薬品に該当しない雑品であっても，その輸出に当たり，輸出先国より日本国内で合法的に販売が許可されていることの証明を求められることがある。

一般社団法人日本臨床検査薬協会にて，会員向けに「非該当証明書」を発行しており，その申請に必要な提出書類と注意事項は次のとおりである。なお，会員以外の会社においては事務局に問合せすること。

① 「体外診断用医薬品以外の雑品の輸出時に係る証明」の発行申請書
- 輸出国，製品名，包装形態を明記すること。(複数の製品名や包装形態があり枠内に記載できない場合は，別紙に記載することで良い)
- 申請者は，申請会社の代表者又は体外診断用医薬品事業を統括する役職者であり，申請書に押印されていること。

② 「非該当証明書」の英文書式
- 製造所ごとに作成すること。
- 体外診断用医薬品製造販売業の許可証に記載されている名称及び住所が，英文書式に記載されている名称及び住所と合致していること。
- 製造工場又は製造元が異なる場合には，体外診断用医薬品製造業の登録証又は製造所が日本に存在することを示す書類に記載されている名称及び住所が，英文書式に記載されている名称及び住所と合致していること。
- 本様式は作成後，電子メールにて，臨床検査薬協会の担当者宛に送ること。(メール送信時にはメール中に輸出先国名を記載すること)

③ 体外診断用医薬品製造販売業許可証の写し

④ 体外診断用医薬品製造業登録証の写し，または製造所，工場が日本に存在することを示す書類（登記簿謄本の写し等）
- 台湾向けの証明書の場合，QSD 登録した製造所である必要がある。

⑤ 申請した輸出商品が国内販売品と同一の製品名，製品コード番号，包装形態の場合，日本国内で販売されていることを証明する資料
- 製品名や製品コード番号等について，申請した製品であることを確認できる資料で，例えば，取扱説明書，製品カタログ，発売通達等
- 日本国内で販売されていることを示す資料がない場合には，日本国内で販売されていることを証明する念書
- 申請された製品が，製品名，包装形態，取扱説明書および製品カタログ等から体外診断用医薬品以外の雑品と判断できること。

⑥ 日本国内販売品と輸出品の製品名，包装形態や製品コード番号が異なる場合には，日本国内販売品と輸出品が同一である旨を証明する念書

(2) 動物由来成分を含む体外診断用医薬品の中間製品等のEU地域への輸出

動物由来成分を含む体外診断用医薬品の原料や中間製品をEU地域に輸出する場合，EC規則（Regulation（EC）No 1069/2009）と運用規則（Commission Regulation（EU）No 142/2011）により，その製造所はEUの所管当局に登録されておく必要がある。

なお，動物由来成分を含んでいても，それが最終製品（CEマークを付けた体外診断用医薬品）の場合は，この登録は不要である。

製造所登録は，日本臨床検査薬協会が製造所登録申請を取りまとめ，厚生労働省医薬局医療機器審査管理課にリストを提出する。当該製造所リストは，厚生労働省からEUの所管当局へ送付され，TRACES program Animal by products Section Ⅶへの登録が行われることとなる。

毎年2月上旬頃に日本臨床検査薬協会から会員会社に登録についての案内が送付されるので，新規登録，登録更新，登録廃止，登録内容変更の必要がある会社は，案内の文書に従って手続きを行う。体外診断用医薬品製造業の登録番号で登録されるため，製造業を取得した製造所である必要がある。

第12章　その他

I．薬事工業生産動態統計調査報告

1．概　　要

（1）調査の趣旨

この調査は，統計法に基づく基幹統計調査として薬事工業生産動態統計調査規則により実施され，医薬品，医薬部外品，医療機器及び再生医療等製品に関する毎月の生産の実態等を明らかにすることを目的としている。調査事項は，月間生産（輸入）数量及び金額，月間出荷数量及び金額，並びに月末在庫数量及び金額である。

基幹統計調査であるこの調査の内容については，秘密が保護され，統計目的以外の徴税事務等に使用されるようなことはない。

報告義務者が報告（調査票の提出）を拒む場合，又は虚偽の報告をした場合は罰せられる。

（2）調査の対象

調査の対象は，法の規定により医薬品等の製造販売業の許可を受けて医薬品等を製造販売する者（以下「製造販売業者」という。）である。

（3）結果の公表

集計結果は集計完了後，速やかに公表される。毎月の結果は，薬事工業生産動態統計調査月報として公表され，さらに年報として毎年分が公表される。

2．調査の実施

（1）調査票の交付

調査票は，政府統計オンライン調査総合窓口にログインし，調査月の電子調査票よりダウンロードする。

（URL：http://www.e-survey.go.jp）

（2）調査票の記入

調査票の記入に当たっては，調査票記入要領を参照して正確に記載すること。

（3）提出方法及び期限

原則オンラインで提出する。ただし，インターネット環境がない等の事情によりオンライン調査システムを用いた報告が困難な場合は，CD又は紙の調査票を郵送にて提出する。調査票の提出期限は，調査月の翌月15日（土日祝日の場合は翌営業日）である。

1)　オンラインによる提出

「政府統計オンライン調査総合窓口」にログインし，「調査票一覧」に掲載されている調査月のExcel調査票をダウンロードする。ダウンロードした調査票に記入，送信する。

専用のID・パスワードが必要となるため，厚生労働省医政局医薬産業振興・医療情報企画課（以下「産情課」という。）に連絡する。また，オンライン調査システム以外のオンライン報告（例：電子メール）は認められていない。

「政府統計オンライン調査総合窓口」については，URL：https://www.e-survey.go.jpで確認すること。

2)　郵送による提出

CD又は紙媒体の記入済みの調査票を郵送で提出する。メールやFAXを用いた提出は認められないこと，紙調査表は2枚1組の専用調査票を厚生労働省から郵送すること等，提出手続きの説明があるため，オンライン回答が困難な場合は，必ず事前に厚生労働省へ連絡する。問い合わせ先は産情課 調査統計係である。CDによる報告用の調査票は厚生労働省ホームページからダウンロードする。

（URL：https://www.mhlw.go.jp/toukei/list/105-1e.html#list08）

（4）公　表

提出された調査票は，審査，集計され，調査月の翌月十五日（土日祝日の場合は翌営業日）の翌日から起算して60日後までに公表される。

Ⅱ．体外診断用医薬品企業の倫理

体外診断用医薬品は，疾病の診断，治療方針，予後の観察等に活用され人間の生命に直接関わることから，研究開発から生産，販売，市販後に至るまで，高い企業倫理に基づいた活動を取ることが求められている。

したがって，法令順守（コンプライアンス）はもちろんであるが，（一社）日本臨床検査薬協会では，「体外診断用医薬品企業活動倫理要綱」（付録7）を策定した。また，本要綱を遂行するための指針として「試用体外診断用医薬品に関する管理基準」（付録8）及び「体外診断用医薬品プロモーションガイドライン」（付録9）を策定している。

体外診断用医薬品企業はこれらの要綱，管理基準，ガイドラインを遵守して自主基準を策定し活動を行う必要がある。

Ⅱ部
12章

Ⅲ．電磁的記録媒体による手続きについて

1．電磁的記録媒体による手続きの概要

医薬品等の承認・許可事務の効率化，厚生労働省，地方厚生局，都道府県及び総合機構間の情報処理の効率化，情報の共有化，審査事務の進行管理等を目的として，電磁的記録媒体による手続きが規則第284条に規定され，規定に基づいた電子申請ソフトが厚生労働省FD申請のホームページ（https://web.fd-shinsei.mhlw.go.jp/index.html）に公開されている。また，詳細は「電磁的記録媒体を利用した申請等の取扱い等について（通知）」（令和5.12.26医薬発1226第5号）及び「電磁的記録媒体を利用した申請等の取扱い等の詳細について（通知）」（令和5.12.26医薬薬審発1226第1号・医薬機審発1226第3号）に示されている。

申請者は，上記通知に従い，電子申請ソフトを用いて，電磁的記録媒体に記録すべき内容を一定のルールのもとに要領よく入力し，都道府県又は総合機構に提出することとなる。

2．電磁的記録媒体による手続きの対象

電磁的記録媒体による手続きの対象となる書類は，規則第284条及び「電磁的記録媒体を利用した申請等の取扱い等の詳細について（通知）」（令和5.12.26医薬薬審発1226第1号・医薬機審発1226第3号）で示された様式による医薬品等の申請，届出等に係る書類であり，**別表**に示す。

電子申請ソフトで出力した，電磁的記録媒体（CD-ROM又はFD）は1枚提出し，次の事項を電磁的記録媒体に表示することになっている。

（1）　申請者，届出者等の氏名（法人にあっては法人の名称のみ）

（2）　申請年月日，届出年月日等

（3）　記録している書類のフォーマット番号と数

申請に際しては，申請者，届出者等の氏名及び住所並びに申請，届出等の趣旨とその年月日を記載した書類（以下「申請等の書面」という。）を付し，電磁的記録媒体の記録内容を印字した書面を提出する。（電磁的記録媒体への記録項目，申請等の書面記載要領等は令和5.12.26医薬薬審発1226第1号・医薬機審発1226第3号の別添を参照のこと。）なお，これらの書面は電子申請ソフトで作成でき，その正本にあたる書面に印紙又は証紙を貼付する。

申請者から提出された電磁的記録媒体は，都道府県及び総合機構において医薬品医療機器申請・審査システムによる受付処理が行われる。受付処理後，付番されたシステム受付番号は，受付票に記載され申請者等に渡される。

受付後の審査等は，システム受付番号で進められ，問い合わせ等にも必要であるので取扱いには注意すること。

別表

電磁的記録媒体による手続きの対象となる書類

	書　類　名
1	様式第三　許可証・認定証・登録証・基準適合証書換え交付申請書
2	様式第四　許可証・認定証・登録証・基準適合証再交付申請書
3	様式第六　変更届書
4	様式第八　休止・廃止・再開届書
5	様式第九　医薬品・体外診断用医薬品・医薬部外品・化粧品・医療機器・再生医療等製品製造販売業許可申請書
6	様式第十一　医薬品・体外診断用医薬品・医薬部外品・化粧品・医療機器・再生医療等製品製造販売業許可更新申請書
7	様式第十二　医薬品・医薬部外品・化粧品・再生医療等製品製造業許可申請書
8	様式第十四　医薬品・医薬部外品・化粧品・再生医療等製品製造業許可更新申請書
9	様式第十五　医薬品・医薬部外品・化粧品・再生医療等製品製造業許可区分変更・追加申請書
10	様式第十八　医薬品・医薬部外品・再生医療等製品外国製造業者認定申請書
11	様式第二十　医薬品・医薬部外品・再生医療等製品外国製造業者認定更新申請書
12	様式第二十一　医薬品・医薬部外品・再生医療等製品外国製造業者認定区分変更・追加申請書
13	様式第二十二　医薬品・医薬部外品・化粧品製造販売承認申請書
14	様式第二十三　医薬品・医薬部外品・化粧品製造販売承認事項一部変更承認申請書
15	様式第二十四　医薬品・医薬部外品・化粧品製造販売承認事項軽微変更届書
16	様式第二十五　医薬品・医薬部外品適合性調査申請書
17	様式第三十　医薬品再審査申請書
18	様式第三十五　医薬品再評価申請書
19	様式第三十八　医薬品・医薬部外品・化粧品製造販売承認承継届書
20	様式第三十九　医薬品・医薬部外品・化粧品製造販売届出書
21	様式第四十　医薬品・体外診断用医薬品・医薬部外品・化粧品・医療機器製造販売届出事項変更届書
22	様式第五十　製造販売用医薬品・医薬部外品・化粧品・医療機器・再生医療等製品輸入届書
23	様式第五十一　製造販売用医薬品・医薬部外品・化粧品・医療機器・再生医療等製品輸入変更届書
24	様式第五十二　製造用医薬品・医薬部外品・化粧品・医療機器・再生医療等製品輸入届書
25	様式第五十二の二　製造用医薬品・医薬部外品・化粧品・医療機器・再生医療等製品輸入変更届書
26	様式第五十三　外国製造医薬品・医薬部外品・化粧品製造販売承認申請書
27	様式第五十四　選任外国製造医薬品等製造販売業者・選任外国製造医療機器等製造販売業者・選任外国製造再生医療等製品製造販売業者・外国特例医薬品等承認取得者・外国特例医療機器等承認取得者・外国特例再生医療等製品承認取得者変更届書
28	様式第五十五　外国製造医薬品・医薬部外品・化粧品製造販売承認事項一部変更承認申請書
29	様式第五十六　外国製造医薬品・医薬部外品・化粧品製造販売承認事項軽微変更届書
30	様式第五十七　外国製造医薬品・医薬部外品適合性調査申請書
31	様式第五十九　外国製造医薬品再審査申請書
32	様式第六十一　外国製造医薬品再評価申請書
33	様式第六十三　外国製造医薬品・医薬部外品・化粧品製造販売承認承継届書
34	様式第六十三の二　医療機器・体外診断用医薬品製造業登録申請書

35	様式第六十三の四　医療機器・体外診断用医薬品製造業登録更新申請書
36	様式第六十三の五　医療機器・体外診断用医薬品外国製造業者登録申請書
37	様式第六十三の七　医療機器・体外診断用医薬品外国製造業者登録更新申請書
38	様式第六十三の八（一）　医療機器製造販売承認申請書
39	様式第六十三の八（二）　体外診断用医薬品製造販売承認申請書
40	様式第六十三の九（一）　医療機器製造販売承認事項一部変更承認申請書
41	様式第六十三の九（二）　体外診断用医薬品製造販売承認事項一部変更承認申請書
42	様式第六十三の十（一）　医療機器製造販売承認事項軽微変更届書
43	様式第六十三の十（二）　体外診断用医薬品製造販売承認事項軽微変更届書
44	様式第六十三の十一　医療機器・体外診断用医薬品適合性調査申請書
45	様式第六十三の十七　医療機器・体外診断用医薬品使用成績評価申請書
46	様式第六十三の二十　医療機器・体外診断用医薬品製造販売承認承継届書
47	様式第六十三の二十一（一）　医療機器製造販売届書
48	様式第六十三の二十一（二）　体外診断用医薬品製造販売届書
49	様式第六十三の二十二（一）　外国製造医療機器製造販売承認申請書
50	様式第六十三の二十二（二）　外国製造体外診断用医薬品製造販売承認申請書
51	様式第六十三の二十三（一）　外国製造医療機器製造販売承認事項一部変更承認申請書
52	様式第六十三の二十三（二）　外国製造体外診断用医薬品製造販売承認事項一部変更承認申請書
53	様式第六十三の二十四（一）　外国製造医療機器製造販売承認事項軽微変更届書
54	様式第六十三の二十四（二）　外国製造体外診断用医薬品製造販売承認事項軽微変更届書
55	様式第六十三の二十五　外国製造医療機器・体外診断用医薬品適合性調査申請書
56	様式第六十三の三十　外国製造医療機器・体外診断用医薬品使用成績評価申請書
57	様式第六十三の三十二　外国製造医療機器・体外診断用医薬品製造販売承認承継届書
58	様式第七十五の二　再生医療等製品製造販売承認申請書
59	様式第七十五の三　再生医療等製品製造販売承認事項一部変更承認申請書
60	様式第七十五の四　再生医療等製品製造販売承認事項軽微変更届書
61	様式第七十五の五　再生医療等製品適合性調査申請書
62	様式第七十五の九　再生医療等製品再審査申請書
63	様式第七十五の十二　再生医療等製品再評価申請書
64	様式第七十五の十五　再生医療等製品製造販売承認承継届書
65	様式第七十五の十六　再生医療等製品製造管理者承認申請書
66	様式第七十五の十七　外国製造再生医療等製品製造販売承認申請書
67	様式第七十五の十八　外国製造再生医療等製品製造販売承認事項一部変更承認申請書
68	様式第七十五の十九　外国製造再生医療等製品製造販売承認事項軽微変更届書
69	様式第七十五の二十　外国製造再生医療等製品適合性調査申請書
70	様式第七十五の二十二　外国製造再生医療等製品再審査申請書
71	様式第七十五の二十四　外国製造再生医療等製品再評価申請書
72	様式第七十五の二十六　外国製造再生医療等製品製造販売承認承継届書
73	様式第九十一　医療機器修理業許可申請書
74	様式第九十三　医療機器修理業許可更新申請書

75	様式第九十四　医療機器修理業修理区分変更・追加許可申請書
76	様式第九十九　生物由来製品製造管理者承認申請書
77	様式第百十三（一）　輸出用医薬品・医薬部外品適合性調査申請書
78	様式第百十三（二）　輸出用医療機器・体外診断用医薬品適合性調査申請書
79	様式第百十三（三）　輸出用再生医療等製品適合性調査申請書
80	様式第百十四　輸出用医薬品・医薬部外品・化粧品製造・輸入届書
81	様式第百十四の二（一）　輸出用医療機器製造・輸入届書
82	様式第百十四の二（二）　輸出用体外診断用医薬品製造・輸入届書
83	様式第百十四の三　輸出用再生医療等製品製造・輸入届書
84	様式第百十五　化粧品外国製造販売業者・外国製造業者届書
85	様式第百二十　原薬等登録原簿登録申請書
86	様式第百二十二　原薬等登録原簿登録証書換え交付申請書
87	様式第百二十三　原薬等登録原簿登録証再交付申請書
88	様式第百二十四　原薬等登録原簿変更登録申請書
89	様式第百二十五　原薬等登録原簿軽微変更届書
90	様式第百二十六　原薬等登録原簿登録承継届書
91	承認整理届
92	差換え願
93	取下げ願
94	記載整備届書
95	同一性確認届書

付録 1

体外診断用医薬品・承認（認証）基準品目基本要件基準適合性チェックリスト（例示）

第一章　一般的要求事項

基本要件基準	体外診断用医薬品への適用・不適用	適合の方法	特定文書の確認	該当する添付資料・資料概要
（設計）				
第一条　医薬品，医療機器等の品質，有効性及び安全性の確保等に関する法律（昭和三十五年法律第百四十五号）第二条第十四項に定める体外診断用医薬品（専ら動物のために使用されることが目的とされているものを除く。以下同じ。）は，当該体外診断用医薬品の意図された使用条件及び用途に従い，また，必要に応じ，技術知識及び経験を有し，並びに教育及び訓練を受けた意図された使用者によって適正に使用された場合において，患者の臨床状態及び安全を損なわないよう，使用者（当該体外診断用医薬品の使用に関して専門的知識を要する場合にあっては当該専門的知識を有する者に限る。以下同じ。）及び第三者（当該体外診断用医薬品の使用に当たって安全や健康に影響を受ける者に限る。第四条において同じ。）の安全や健康を害すことがないよう，並びに使用の際に発生する危険性の程度が，その使用によって患者の得られる有用性に比して許容できる範囲内にあり，高水準の健康及び安全の確保が可能なように設計及び製造されていなければならない。	適用	要求項目を包含する認知された基準に適合することを示す。 認知規格に従ってリスク管理が計画・実施されていることを示す。	医療機器及び体外診断用医薬品の製造管理及び品質管理の基準に関する省令（平成 16 年厚生労働省令第 169 号）[QMS 省令] JIS T 14971：医療機器―リスクマネジメントの医療機器への適用[JIST リスクマネジメント] 体外診断用医薬品の製造販売承認申請について（平成 28 年 2 月 22 日薬生発 0222 第 5 号）[IVD 承認局長通知]〔体外診断用医薬品の製造販売認証申請について（平成 26 年 11 月 21 日薬食発 1121 第 18 号）[IVD 認証局長通知]〕 体外診断用医薬品の製造販売承認申請に際し留意すべき事項について（平成 26 年 11 月 21 日薬食機参発 1121 第 16 号）[IVD 承認参事官通知]〔体外診断用医薬品の製造販売認証申請に際し留意すべき事項ついて（平成 26 年 11 月 21 日薬食機参発 1121 第 19 号）[IVD 認証参事官通知]〕	「QMS 省令」に適合する旨の自己宣言書 リスクマネジメントに関する資料
（リスクマネジメント）				
第二条　体外診断用医薬品の設計及び製造に係る製造販売業者又は製造業者（以下「製造販売業者等」という。）は，最新の技術に立脚して体外診断用医薬品の安全性を確保しなければならない。危険性の低減が要求される場合，製造販売業者等は各危害についての残存する危険性が許容される範囲内にあると判断されるように危険性を管理しなければならない。この場合において，製造販売業者等は次の各号に掲げる事項を当該各号の順序に従い，危険性の管理に適用しなければならない。 一　既知又は予見し得る危害を識別し，意図された使用方法及び予測し得る誤使用に起因する危険性を評価すること。	適用	認知規格に従ってリスク管理が計画・実施されていることを示す。	[JIST リスクマネジメント] [IVD 承認局長通知]〔[IVD 認証局長通知]〕 [IVD 承認参事官通知]〔[IVD 認証参事官通知]〕	リスクマネジメントに関する資料

二　前号により評価された危険性を本質的な安全設計及び製造を通じて，合理的に実行可能な限り除去すること。 三　前号に基づく危険性の除去を行った後に残存する危険性を適切な防護手段により，合理的に実行可能な限り低減すること。 四　第二号に基づく危険性の除去を行った後に残存する危険性を示すこと。				
(体外診断用医薬品の性能及び機能)				
第三条　体外診断用医薬品は，製造販売業者等の意図する性能を発揮できなければならず，体外診断用医薬品としての機能を発揮できるよう設計及び製造されなければならない。	適用	要求項目を包含する認知された基準に適合することを示す。	〔QMS 省令〕 〔IVD 承認局長通知〕 (〔IVD 認証局長通知〕) 〔IVD 承認参事官通知〕 (〔IVD 認証参事官通知〕)	「QMS 省令」に適合する旨の自己宣言書
(製品の有効期間)				
第四条　製造販売業者等が設定した体外診断用医薬品の製品の有効期間の範囲内において当該体外診断用医薬品が製造販売業者等の指示に従って，通常の使用条件の下で発生しうる負荷を受け，かつ，製造販売業者等の指示に従って適切に保管された場合に，体外診断用医薬品の特性及び性能は，患者，使用者及び第三者の健康及び安全を脅かす有害な影響を与える程度に劣化等による悪影響を受けるものであってはならない。	適用	要求項目を包含する認知された基準に適合することを示す。 認知規格に従ってリスク管理が計画・実施されていることを示す。	〔QMS 省令〕 〔JIST リスクマネジメント〕 〔IVD 承認局長通知〕 (〔IVD 認証局長通知〕) 〔IVD 承認参事官通知〕 (〔IVD 認証参事官通知〕)	「QMS 省令」に適合する旨の自己宣言書 リスクマネジメントに関する資料
(輸送及び保管等)				
第五条　体外診断用医薬品は，製造販売業者等の指示及び情報に従った条件の下で輸送及び保管され，かつ意図された使用方法で使用された場合において，その特性及び性能が低下しないよう設計，製造及び包装されていなければならない。	適用	要求項目を包含する認知された基準に適合することを示す。 認知規格に従ってリスク管理が計画・実施されていることを示す。	〔QMS 省令〕 〔IVD 承認局長通知〕 (〔IVD 認証局長通知〕) 〔IVD 承認参事官通知〕 (〔IVD 認証参事官通知〕) 〔JIST リスクマネジメント〕	「QMS 省令」に適合する旨の自己宣言書 安定性に関する資料 リスクマネジメントに関する資料
(体外診断用医薬品の有効性)				
第六条　体外診断用医薬品の既知又は予測することができる全ての危険性及び副作用は，通常の使用条件の下で，合理的に実行可能な限り低減され，当該体外診断用医薬品の意図された有効性と比較した場合に受容できるものでなければならない。	適用	認知規格に従ってリスク管理が計画・実施されていることを示す。 承認〔認証〕基準に基づき既承認〔認証〕品との同等性について示す。 既存品のある場合は，意図した性能について同等性を示す。	〔JIST リスクマネジメント〕 体外診断用医薬品の承認基準について（平成 27 年 1 月 20 日薬食発 0120 第 1 号） 〔IVD 承認基準通知〕 (体外診断用医薬品の認証基準について（平成 27 年 1 月 20 日薬食発 0120 第 4 号） 〔IVD 認証基準通知〕) 〔IVD 承認局長通知〕 (〔IVD 認証局長通知〕)	リスクマネジメントに関する資料 既存体外診断用医薬品との相関性に関する資料 申請品目の説明に関する資料

第二章　設計及び製造要求事項

基本要件	体外診断用医薬品への適用・不適用	適合の方法	特定文書の確認	該当する添付資料・資料概要
（体外診断用医薬品の化学的特性等）				
第七条　体外診断用医薬品は，使用材料の選定について，必要に応じ，次の各号に掲げる事項について注意が払われた上で，設計及び製造されていなければならない。 一　毒性及び可燃性 二　使用材料と検体及び分析物（生体組織，細胞，体液及び微生物等を含む。）との間の不適合性による性能の低下 三　その他必要な事項	適用	リスク分析を行い，使用材料の安全性を確認。	[JIST リスクマネジメント] [IVD 承認局長通知] 〔[IVD 認証局長通知]〕 [IVD 承認参事官通知] 〔[IVD 認証参事官通知]〕	リスクマネジメントに関する資料
2　体外診断用医薬品は，その使用目的に応じ，当該体外診断用医薬品の輸送，保管及び使用に携わる者及び患者に対して汚染物質及び残留物質（以下「汚染物質等」という。）が及ぼす危険性を最小限に抑えるように設計，製造及び包装されていなければならず，また，汚染物質等に接触する生体組織，接触時間及び接触頻度について注意が払われていなければならない。	適用	リスク分析を行い，使用材料の安全性を確認。	[JIST リスクマネジメント] [IVD 承認局長通知] 〔[IVD 認証局長通知]〕 [IVD 承認参事官通知] 〔[IVD 認証参事官通知]〕	リスクマネジメントに関する資料
3　体外診断用医薬品は，当該体外診断用医薬品から溶出又は漏出する物質が及ぼす危険性が合理的に実行可能な限り，適切に低減するよう設計及び製造されていなければならない。特に発がん性，変異原性又は生殖毒性を有する物質には特別な注意を払わなければならない。	適用	リスク管理の規格に適合することを確認。	[JIST リスクマネジメント] [IVD 承認局長通知] 〔[IVD 認証局長通知]〕 [IVD 承認参事官通知] 〔[IVD 認証参事官通知]〕	リスクマネジメントに関する資料
4　体外診断用医薬品は，当該体外診断用医薬品自体及びその目的とする使用環境に照らして，偶発的にある種の物質がその体外診断用医薬品へ侵入する危険性又はその体外診断用医薬品から浸出することにより発生する危険性を，合理的に実行可能な限り，適切に低減できるよう設計及び製造されていなければならない。	適用	リスク管理の規格に適合することを確認。	[JIST リスクマネジメント] [IVD 承認局長通知] 〔[IVD 認証局長通知]〕 [IVD 承認参事官通知] 〔[IVD 認証参事官通知]〕	リスクマネジメントに関する資料
（微生物汚染等の防止）				
第八条　体外診断用医薬品及び当該体外診断用医薬品の製造工程は，患者，使用者及び第三者（当該体外診断用医薬品の使用に当たって感染の危険性がある者に限る。以下この条において同じ。）に対する感染の危険性がある場合，これらの危険性を，合理的に実行可能な限り，適切に除去又は低減する	適用	リスク管理の規格に適合することを確認。	[JIST リスクマネジメント] [IVD 承認局長通知] 〔[IVD 認証局長通知]〕 [IVD 承認参事官通知] 〔[IVD 認証参事官通知]〕	リスクマネジメントに関する資料

付

録

よう，次の各号を考慮して設計されていなければならない。 一　取扱いを容易にすること。 二　必要に応じ，使用中の体外診断用医薬品からの微生物漏出又は曝露を，合理的に実行可能な限り，適切に低減すること。 三　必要に応じ，患者，使用者及び第三者による体外診断用医薬品又は検体への微生物汚染を防止すること。				
2　製造販売業者等は，体外診断用医薬品に組み込まれた動物由来の組織，細胞及び物質（以下「動物由来組織等」という。）の処理，保存，試験及び取扱いにおいて，患者，使用者及び第三者に対する最適な安全性を確保し，かつ，ウイルスその他の感染性病原体対策のため，妥当性が確認されている方法を用いて，当該体外診断用医薬品の製造工程においてそれらの除去又は不活化を図ることにより安全性を確保しなければならない。ただし，使用に当たりウイルスその他の感染性病原体が必要な体外診断用医薬品又はそれらの除去若しくは不活化により性能が低下する体外診断用医薬品は，この限りでない。	適用	リスク管理の規格に適合することを確認。	[JIST リスクマネジメント]	リスクマネジメントに関する資料
3　体外診断用医薬品に組み込まれたヒト由来の組織，細胞及び物質（以下「ヒト由来組織等」という。）は，適切な入手先から入手されたものでなければならない。製造販売業者等は，ドナー又はヒト由来の物質の選択，ヒト由来組織等の処理，保存，試験及び取扱いにおいて，患者，使用者及び第三者に対する最適な安全性を確保し，かつ，ウイルスその他の感染性病原体対策のため，妥当性が確認されている方法を用いて，当該体外診断用医薬品の製造工程においてそれらの除去又は不活化を図り，安全性を確保しなければならない。ただし，使用に当たりウイルスその他の感染性病原体が必要な体外診断用医薬品又はそれらの除去若しくは不活化により性能が低下する体外診断用医薬品は，この限りでない。	適用	リスク管理の規格に適合することを確認。	[JIST リスクマネジメント]	リスクマネジメントに関する資料
4　製造販売業者等は，体外診断用医薬品に組み込まれた微生物由来組織等（微生物由来の細胞及び物質）は，微生物由来組織等の処理，保存，試験及び取扱いにおいて，患者，使用者又は第三者へ最適な安全性を確保しなければならない。製造販売業者等は，ウイルス及びその他の感染性病原体対策のため，妥当性が確認されている方法を用いて，当該体外診断用医薬品の製造工	適用	リスク管理の規格に適合することを確認。	[JIST リスクマネジメント]	リスクマネジメントに関する資料

程においてそれらの除去又は不活化を図り，安全性を確保しなければならない。ただし，使用に当たりウイルスその他の感染性病原体が必要な体外診断用医薬品又はそれらの除去若しくは不活化により性能が低下する体外診断用医薬品は，この限りでない。				
5　滅菌状態又は特別な微生物学的状態にあることを表示した体外診断用医薬品は，包装が破損又は開封されない限り，販売時及び製造販売業者等により指示された条件で輸送及び保管する時に当該状態を維持できるように設計，製造及び包装されていなければならない。	不適用	滅菌品等の表示はない		
6　滅菌状態又は特別な微生物学的状態にあることを表示した体外診断用医薬品は，妥当性が確認されている適切な方法により当該状態にするための処理が行われた上で製造され，必要に応じて滅菌されていなければならない。	不適用	滅菌品等の表示はない		
7　滅菌を施さなければならない体外診断用医薬品は，適切に管理された状態で製造されなければならない。	適用	要求項目を包含する認知された基準に適合することを示す。	[QMS 省令]	「QMS 省令」に適合する旨の自己宣言書
8　非滅菌体外診断用医薬品の包装は，当該体外診断用医薬品の品質を落とさないよう所定の清浄度を維持するものでなければならない。	適用	要求項目を包含する認知された基準に適合することを示す。	[QMS 省令]	「QMS 省令」に適合する旨の自己宣言書
(使用環境に対する配慮)				
第九条　体外診断用医薬品が，他の体外診断用医薬品，医療機器その他の装置等と併用される場合は，当該体外診断用医薬品と当該装置等が安全に接続され，かつ，当該併用により当該体外診断用医薬品及び当該装置等の性能が損なわれないようにしなければならない。	適用	リスク管理の規格に適合することを確認。	[JIST リスクマネジメント]	リスクマネジメントに関する資料
2　前項の場合の使用上の制限事項は，注意事項等情報として公表され，又は体外診断用医薬品に添付する文書（第十一条において「添付文書」という。）若しくはその容器若しくは被包（第十四条において「添付文書等」という。）に記載されていなければならない。	適用	使用に際して必要な情報の提供の有無を確認。	体外診断用医薬品の添付文書の記載要領について（平成17年3月10日薬食発第0310006号） [IVD 添付文書記載要領①] 体外診断用医薬品の添付文書の記載要領について（平成17年3月31日薬食発第0331014号） [IVD 添付文書記載要領②]	添付文書（案）
3　体外診断用医薬品は，その使用に当たって患者，使用者及び第三者（体外診断用医薬品の使用に当たって次の各号に掲げる危険性を受ける者に限る。）に生じる次の各号に掲げる危険性が，合理的かつ適切に除去又は低減されるように設計及び製造されなければならない。	適用	リスク管理の規格に適合することを確認。	[JIST リスクマネジメント] [IVD 承認局長通知] 〔[IVD 認証局長通知]〕 [IVD 承認参事官通知] 〔[IVD 認証参事官通知]〕	リスクマネジメントに関する資料

一　物理的及び人間工学的特性に関連した傷害の危険性 二　体外診断用医薬品の意図された使用目的における人間工学的特性，人的要因及びその使用環境に起因した誤使用の危険性 三　合理的に予測可能な外界からの影響又は環境条件に関連する危険性 四　通常の使用条件の下で，曝露された物質，液体又はガスと接触して使用することに関連する危険性 五　物質が偶然に体外診断用医薬品に侵入する危険性 六　検体を誤認する危険性 七　研究又は治療のために通常使用される他の体外診断用医薬品又は医療機器と相互干渉する危険性				
4　体外診断用医薬品は，通常の使用及び単一の故障状態において，火災又は爆発の危険性を最小限度に抑えるよう設計及び製造されていなければならない。可燃性物質又は爆発誘因物質とともに使用される（これらの物質に曝露し，又はこれらの物質と併用される場合を含む。）ことが意図されている体外診断用医薬品については，細心の注意を払って設計及び製造しなければならない。	適用	リスク管理の規格に適合することを確認。	［JIST リスクマネジメント］ ［IVD 承認局長通知］ 〔［IVD 認証局長通知］〕 ［IVD 承認参事官通知］ 〔［IVD 認証参事官通知］〕	リスクマネジメントに関する資料
5　体外診断用医薬品は，意図する性能を発揮するために必要な較正が安全に実施できるよう設計及び製造されていなければならない。	適用	リスク管理の規格に適合することを確認。	［JIST リスクマネジメント］ ［IVD 承認局長通知］ 〔［IVD 認証局長通知］〕 ［IVD 承認参事官通知］ 〔［IVD 認証参事官通知］〕	リスクマネジメントに関する資料
6　体外診断用医薬品は，すべての廃棄物の安全な処理を容易にできるように設計及び製造されていなければならない。	適用	リスク管理の規格に適合することを確認。	［JIST リスクマネジメント］ ［IVD 承認局長通知］ 〔［IVD 認証局長通知］〕 ［IVD 承認参事官通知］ 〔［IVD 認証参事官通知］〕	リスクマネジメントに関する資料
（測定又は診断機能に対する配慮）				
第十条　体外診断用医薬品は，適切な科学的及び技術的方法に基づいて，その性能が使用目的に合致するように，設計及び製造されていなければならない。設計に当たっては，感度，特異性，正確性に係る真度及び精度（反復性，再現性を含む。）並びに既知の干渉要因の管理及び検出限界に適切な注意を払わなければならない。性能特性は，製造販売業者等が設定する体外診断用医薬品の有効期間の範囲内又は使用期限において維持されなければならない。	適用	設計，製造にかかわる基本的な要求事項で，「医療機器及び体外診断用医薬品の製造管理及び品質管理の基準に関する省令（平成16年厚生労働省令第169号）」に適合する。 リスク分析を行い，	［QMS 省令］ ［JIST リスクマネジメント］ ［IVD 承認基準通知］ 〔［IVD 認証基準通知］〕 ［IVD 承認局長通知］ 〔［IVD 認証局長通知］〕 ［IVD 承認参事官通知］ 〔［IVD 認証参事官通知］〕	「QMS 省令」に適合する旨の自己宣言書 リスクマネジメントに関する資料 既存体外診断用医薬品との相関性に関する資料 性能に関する資料

		便益性を検証する。 承認〔認証〕基準に基づき既承認〔認証〕品との同等性について示す。 既存品のある場合は，意図した性能について同等性を示す。		
2　体外診断用医薬品の性能が較正器又は標準物質の使用に依存している場合，これらの較正器又は標準物質に割り当てられている値の遡及性は，利用可能な標準的測定方法又は高次の標準物質を用いて保証されなければならない。	適用	意図した性能を保証すること。	［QMS 省令］ ［IVD 承認局長通知］ 〔［IVD 認証局長通知］〕 ［IVD 承認参事官通知］ 〔［IVD 認証参事官通知］〕	「QMS 省令」に適合する旨の自己宣言書
3　数値で表現された値については，可能な限り標準化された一般的な単位を使用し，体外診断用医薬品の使用者に理解されるものでなければならない。	適用	使用に際して必要な情報の提供の有無を確認。	［IVD 添付文書記載要領①］ ［IVD 添付文書記載要領②］	添付文書（案）
（放射線に対する防御）				
第十一条　体外診断用医薬品は，その使用目的に沿って，測定等のために適正な水準の放射線の放射を妨げることなく，患者，使用者及び第三者（体外診断用医薬品の使用に当たって放射線被曝の危険性がある者に限る。第三項において同じ。）への放射線被曝が合理的に実行可能な限り適切に低減するよう，設計，製造及び包装されていなければならない。	適用	設計，製造にかかわる基本的な要求事項で，「医療機器及び体外診断用医薬品の製造管理及び品質管理の基準に関する省令（平成 16 年厚生労働省令第 169 号）」に適合する。 規定された法律に適合	［QMS 省令］ ［JIST リスクマネジメント］ ［IVD 承認局長通知］ ［IVD 承認参事官通知］ 放射性同位元素等による放射線障害の防止に関する法律（昭和 32 年 6 月 10 日法律第 167 号） ［放射線障害防止法］	「QMS 省令」に適合する旨の自己宣言書 リスクマネジメントに関する資料
2　体外診断用医薬品が，障害発生の恐れがある水準又は潜在的な危害が生じる水準の可視又は不可視の放射線を放射する場合，放射する放射線の特性及び線量を合理的に実行可能な限り適切に制御又は調整できるよう設計及び製造されていなければならない。また，視覚的表示又は聴覚的警報を合理的に実行可能な限り具備していなければならない。	適用	設計，製造にかかわる基本的な要求事項で，「医療機器及び体外診断用医薬品の製造管理及び品質管理の基準に関する省令（平成 16 年厚生労働省令第 169 号）」に適合する。 規定された法律に適合	［QMS 省令］ ［JIST リスクマネジメント］ ［IVD 承認局長通知］ ［IVD 承認参事官通知］ ［放射線障害防止法］	「QMS 省令」に適合する旨の自己宣言書 リスクマネジメントに関する資料
3　体外診断用医薬品は，意図しない二次放射線又は散乱線による患者，使用者及び第三者への被曝を合理的に実行可能な限り低減するよう設計及び製造されていなければならない。	適用	設計，製造にかかわる基本的な要求事項で，「医療機器及び体外診断用医薬品の製造管理及び品質管理の基	［QMS 省令］ ［JIST リスクマネジメント］ ［IVD 承認局長通知］	「QMS 省令」に適合する旨の自己宣言書 リスクマネジメントに関する資料

		準に関する省令（平成16年厚生労働省令第169号）」に適合する。 規定された法律に適合	［IVD 承認参事官通知］ ［放射線障害防止法］	
4　放射線を放出する体外診断用医薬品の注意事項等情報又は添付文書には，放射する放射線の性質，患者及び使用者に対する防護手段，誤使用の防止法並びに取扱い中の固有の危険性の排除方法について，詳細な情報が記載されていなければならない。	適用	情報の提供の有無を確認。	［IVD 添付文書記載要領①］ ［IVD 添付文書記載要領②］	添付文書（案）
（機械的危険性に対する配慮）				
第十二条　体外診断用医薬品は，動作抵抗，不安定性及び可動部分に関連する機械的危険性から，患者，使用者及び第三者（体外診断用医薬品の使用に当たって機械的危険性がある者に限る。）を防護するよう設計及び製造されていなければならない。	適用	リスク管理の規格に適合することを確認。	［JIST リスクマネジメント］	リスクマネジメントに関する資料
2　体外診断用医薬品は，可動部分に起因する危険性又は破壊，分離若しくは物質の漏出に起因する危険性がある場合には，その危険を防止するための，適切な仕組みが組み込まれていなければならない。	適用	リスク管理の規格に適合することを確認。	［JIST リスクマネジメント］	リスクマネジメントに関する資料
（自己検査用体外診断用医薬品に対する配慮）				
第十三条　自己検査用体外診断用医薬品（体外診断用医薬品のうち，その使用に当たり専門的な知識を必ずしも有しない者が使用することを意図したものをいう。以下同じ。）は，当該自己検査用体外診断用医薬品の使用者が利用可能な技能及び手段並びに通常生じ得る使用者の技術及び環境の変化の影響に配慮し，用途に沿って適正に操作できるように設計及び製造されていなければならない。	適用	リスク分析を行い，便益性を検証する。 情報の提供の有無を確認。	［JIST リスクマネジメント］ ［IVD 承認局長通知］ 〔［IVD 認証局長通知］〕 ［IVD 承認参事官通知］ 〔［IVD 認証参事官通知］〕 ［IVD 添付文書記載要領①］ ［IVD 添付文書記載要領②］	リスクマネジメントに関する資料 添付文書（案）
2　自己検査用体外診断用医薬品は，当該体外診断用医薬品の使用，検体の使用及び検査結果の解釈に当たって，使用者が誤使用する危険性を合理的に実行可能な限り低減するように設計及び製造されていなければならない。	適用	リスク分析を行い，便益性を検証する。	［JIST リスクマネジメント］ ［IVD 承認局長通知］ 〔［IVD 認証局長通知］〕 ［IVD 承認参事官通知］ 〔［IVD 認証参事官通知］〕	リスクマネジメントに関する資料
3　自己検査用体外診断用医薬品については，合理的に実行可能な限り，製造販売業者等が意図したように機能することを使用者が検証できる手順を定めておかなければならない。	適用	リスク分析を行い，便益性を検証する。 情報の提供の有無を確認。	［JIST リスクマネジメント］ ［IVD 承認局長通知］ 〔［IVD 認証局長通知］〕	リスクマネジメントに関する資料 添付文書（案）

			[IVD 承認参事官通知] 〔[IVD 認証参事官通知]〕 [IVD 添付文書記載要領①] [IVD 添付文書記載要領②]	
（注意事項等情報の公表又は添付文書等への記載による使用者への情報提供）				
第十四条　製造販売業者等は，体外診断用医薬品が製造販売される際に，使用者の体外診断用医薬品に関する訓練及び知識の程度を考慮し，当該体外診断用医薬品の注意事項等情報の公表又は添付文書等への記載により，製造販売業者名，安全な使用法及びその性能を確認するために必要な情報を，使用者が容易に理解できるように提供しなければならない。	適用	情報の提供の有無を確認。	[IVD 添付文書記載要領①] [IVD 添付文書記載要領②]	添付文書（案）
（性能評価及び臨床性能試験）				
第十五条　体外診断用医薬品の性能評価を行うために収集されるすべてのデータは，医薬品，医療機器等の品質，有効性及び安全性の確保等に関する法律その他関係法令の定めるところに従って収集されなければならない。	適用	試験を実施したものが虚偽のないことを自己宣誓する。	[IVD 承認局長通知] 〔[IVD 認証局長通知]〕 [IVD 承認参事官通知] 〔[IVD 認証参事官通知]〕	添付資料における陳述署名
2　体外診断用医薬品は，前項に定めるもののほか，臨床性能試験の試験成績に関する資料及び医薬品，医薬部外品，化粧品，医療機器及び再生医療等製品の製造販売後安全管理の基準に関する省令（平成十六年厚生労働省令第百三十五号）に基づき，当該体外診断用医薬品に応じて必要とされる試験成績及びデータその他の記録により継続的に評価されなければならない。	適用	試験を実施したものが虚偽のないことを自己宣誓する。 市販後の安全性を担保する。	[IVD 承認局長通知] 〔[IVD 認証局長通知]〕 [IVD 承認参事官通知] 〔[IVD 認証参事官通知]〕 医薬品，医薬部外品，化粧品及び医療機器の製造販売後安全管理の基準に関する省令（平成 16 年厚生労働省令第 135 号） [GVP 省令]	添付資料における陳述署名 [QMS 省令]

付録

付録 2

GVP 対応
体外診断用医薬品
製造販売後安全管理業務手順書モデル

（一社）日本臨床検査薬協会

【本手順書モデルは例示です。このモデルを参考とし，医薬品医療機器法を遵守し，各社の業態・実態にあわせて手順書を作成してください。】

GVP 省令	体外診断用医薬品　製造販売後安全管理業務手順書モデル	備　考
医薬品，医薬部外品，化粧品，医療機器及び再生医療等製品の製造販売後安全管理の基準に関する省令 目次 第一章　総則 第二章　第一種製造販売業者の製造販売後安全管理の基準 第三章　第二種製造販売業者の製造販売後安全管理の基準 第四章　第三種製造販売業者の製造販売後安全管理の基準 第五章　雑則 附則	第一章　総則 Ⅰ．目的 体外診断用医薬品製造販売後安全管理業務手順書は，医薬品医療機器法（以下「法」という。）及び平成 16 年厚生労働省令第 135 号（平成 16 年 9 月 22 日付）に定められた「医薬品，医薬部外品，化粧品，医療機器及び再生医療等製品の製造販売後安全管理の基準に関する省令」第一章，第三章及び第五章に基づき作成するものである。 Ⅱ．定義 1）「安全管理情報」とは，体外診断用医薬品の品質，有効性及び安全性に関する事項その他体外診断用医薬品の適正な使用のために必要な情報をいう。 2）「安全確保業務」とは，製造販売後安全管理に関する業務のうち，安全管理情報の収集，検討及びその結果に基づく必要な措置（以下「安全確保措置」という。）に関する実務をいう。 3）「臨床検査薬情報担当者」とは，体外診断用医薬品の適正な使用に資するために，医療関係者を訪問すること等により安全管理情報を収集し，提供することを主な業務として行う者をいう。	
第一章　総則 第一条（趣旨） この省令は，医薬品医療機器法（以下「法」という。）第十二条の二第二号に規定する製造販売後安全管理（以下「製造販売後安全管理」という。）に係る厚生労働省令で定める基準を定めるものとする。 第二条（定義） この省令で「安全管理情報」とは，医薬品，医薬部外品，化粧品，医療機器及び再生医療等製品（以下「医薬品等」という。）の品質，有効性及び安全性に関する事項その他医薬品等の適正な使用のために必要な情報をいう。 2　この省令で「安全確保業務」とは，製造販売後安全管理に関する業務のうち，安全管理情報の収集，検討及びその結果に基づく必要な措置（以下「安全確保措置」という。）に関する業務をいう。	Ⅲ．組織，責任者の業務 1．製造販売業者の業務 製造販売業者は，製造販売後安全管理に関し，次の業務を行う。 1）　安全確保業務を適性かつ円滑に遂行しうる能力を有する人員を充分に確保すること。 2）　安全管理責任者を任命すること。なお，安全管理責任者は次の要件を満たすこと。 （1）　安全確保業務を適切に遂行しうる能力を有する者であること。 （2）　医薬品等の販売に係る部門に属する者でないことその他安全確保業務の適正かつ円滑な遂行に支障を及ぼすおそれがない者であること。 3）　製造販売業者は，製造販売後安全管理業務を適正かつ円滑に実施するため，次に掲げる手順を記載した製造販売後安全管理業務手順書（以下，手順書という）を作成する。 （1）　安全管理情報の収集に関する手順	各社の手順書に安全管理責任者を任命する者を定める必要がある。 安全管理責任者が不在時の場合の代行者を定めておく必要がある。

付録

3　この省令で「医薬品リスク管理」とは，安全確保業務のうち，医薬品の製造販売業者が，安全性及び有効性に関し特に検討すべき事項を有する医薬品について，その安全性及び有効性に係る情報収集，調査，試験その他医薬品を使用することに伴うリスクの最小化を図るための活動を実施するとともに，その結果に基づく評価及びこれに基づく必要な措置を講ずることにより，当該医薬品の安全性及び有効性に係る適切なリスク管理を行うものであって，法第七十九条第一項の規定により法第十四条第一項の規定による承認に条件として付されるものをいう。

4　この省令で「医薬情報担当者」とは，医薬品の適正な使用に資するために，医療関係者を訪問すること等により安全管理情報を収集し，提供することを主な業務として行う者をいう。

5　この省令で「医療機器情報担当者」とは，医療機器の適正な使用に資するために，医療関係者を訪問すること等により安全管理情報を収集し，提供することを主な業務として行う者をいう。

6　この省令で「再生医療等製品情報担当者」とは，再生医療等製品の適正な使用に資するために，医療関係者を訪問すること等により安全管理情報を収集し，提供することを主な業務として行う者をいう。

7　この省令で「第一種製造販売業者」とは，法第四十九条第一項に規定する厚生労働大臣の指定する医薬品（以下「処方箋医薬品」という。），高度管理医療機器又は再生医療等製品の製造販売業者をいう。

8　この省令で「第二種製造販売業者」とは，処方箋医薬品以外の医薬品又は管理医療機器の製造販売業者をいう。

9　この省令で「第三種製造販売業者」とは，医薬品部外品，化粧品又は一般医療機器の製造販売

（2）　安全管理情報の検討その結果に基づく安全確保措置の立案に関する手順

（3）　安全確保措置の実施に関する手順

（4）　安全管理責任者から総括製造販売責任者への報告に関する手順

（5）　市販直後調査を行う場合にあっては，市販直後調査に関する手順

（6）　自己点検に関する手順

（7）　製造販売後安全管理に関する業務に従事する者に対する教育訓練に関する手順

（8）　製造販売後安全管理に関する業務に係る記録の保存に関する手順

（9）　国内品質業務運営責任者その他の製造販売に係る業務の責任者との相互の連携に関する手順

（10）　その他製造販売後安全管理業務を適正かつ円滑に実施するために必要な手順

4）　製造販売後安全管理業務に従事する者の責務及び管理体制を文書に定めること。

5）　上記3）の手順書及び上記4）の責務及び管理体制の文書を作成し，又は改訂したときはその都度，当該手順書にその日付を記載すること。

6）　製造販売後安全管理に係る自己点検，教育訓練及び記録の保存については，手順書に基づき，自ら指定する者又は安全管理責任者に行わせること。

7）　総括製造販売責任者がその業務を行う事務所に，手順書その他製造販売後安全管理業務に必要な文書を備え付けること。また，総括製造販売責任者が業務を行う場所以外で製造販売後安全管理業務を実施する場合，その業務に必要とする手順書等の写しを当該場所に備え付けること。

2．総括製造販売責任者の業務

総括製造販売責任者は，製造販売後安全管理に関し，次の業務を行う。

1）　安全管理責任者が安全確保業務を統括し業務の円滑な実施を図るよう管理監督すること。

2）　必要な措置を決定し，その実施を関連部門に指示すること。

3）　安全確保措置の実施の進捗状況，又は結果について確認すること。

4）　安全管理責任者の意見を尊重すること。

その他製造販売後安全管理業務とは，製造販売後安全管理業務の一部の委託等が考えられる。

製造販売後安全管理業務を実施する部門とは，営業部門，学術部門，消費者対応部門等製造販売後安全管理業務に携わる全ての部門をいう。

管理体制を文書により定めるとは，組織図等を作成することが考えられる。

業者をいう。

第二章　第一種製造販売業者の製造販売後安全管理の基準

—第三条から第十二条まで省略—

第三章　第二種製造販売業者の製造販売後安全管理の基準

（注記：第十四条によって準用される第一章を読み替えたもの。第十三条を含め，第Ａ条，第Ｂ条…と記載する。）

第Ａ条（安全確保業務に係る組織及び職員）

第二種製造販売業者は，安全確保業務を適正かつ円滑に遂行しうる能力を有する人員を十分に有しなければならない。

2　第二種製造販売業者は，次に掲げる要件を満たす安全確保業務の責任者（以下この章において「安全管理責任者」という。）を置かなければならない。

一　安全確保業務を適正かつ円滑に遂行しうる能力を有する者であること。

二　医薬品等の販売に係る部門に属する者でないことその他安全確保業務の適正かつ円滑な遂行に支障を及ぼすおそれがない者であること。

3　安全確保業務（安全管理責任者以外の者に行わせる業務を除く。）を行う部門は，医薬品等の販売に係る部門その他安全確保業務の適正かつ円滑な遂行に支障を及ぼすおそれのある部門から独立していなければならない。

第Ｂ条（総括製造販売責任者の業務）

第二種製造販売業者は，次の各号に掲げる業務を法第二十三条の二の十四第二項に規定する医療機器等総括製造販売責任者（以下「総括製造販売責

5)　安全管理責任者と国内品質業務運営責任者及びその他必要な責任者との密接な連携を図らせること。

6)　安全確保措置について，その一部を安全管理責任者以外の者に行わせる場合，その実施につき文書により指示するとともに，その写しを安全管理責任者に保存させる。

3．安全管理責任者の業務

安全管理責任者は，手順書に基づき次の業務を行う。

1)　安全確保業務を統括すること。

2)　手順書に基づき安全確保業務を行うために必要な事項（細則等）を文書により定めること（以下，手順書と合わせ手順書等という）。

3)　前号の文書を作成し，又は改訂したときはその都度，当該文書にその日付を記載し，これを保存すること。

4)　安全確保業務を自ら実施すること。また，安全確保業務の実施を他に行わせる場合は，文書により依頼し，その写しを保存すること，及びその実施状況を管理すること。

5)　安全確保業務について必要があると認めるときは，総括製造販売責任者に対し文書により必要な意見を述べ，その写しを保存すること。

4．安全確保業務を実施する部門の業務

安全確保業務の実施者は，手順書等に基づき次の業務を行う。

1)　安全管理責任者の依頼の文書及び手順書等に基づき安全確保業務を実施すること。

2)　安全管理責任者の依頼の文書に基づき安全確保業務を実施したときは，手順書等に基づき，安全管理責任者に文書により報告すること。

付録

任者」という。）に行わせなければならない。
一　第Ａ条第二項に規定する安全管理責任者を監督すること。
二　前号の安全管理責任者の意見を尊重すること。
三　第一号の安全管理責任者と品質保証責任者（医療機器及び体外診断用医薬品の製造管理及び品質管理の基準に関する省令（平成十六年厚生労働省令第百六十九号）第七十二条第一項（同令第七十二条の三第三項において準用する場合を含む。）に規定する国内品質業務運営責任者をいう。以下同じ。）その他の処方箋医薬品以外の医薬品又は管理医療機器の製造販売に係る業務の責任者と密接な連携を図らせること。

第Ｃ条（製造販売後安全管理手順書等）
第二種製造販売業者は，製造販売後安全管理を適正かつ円滑に行うため，次に掲げる手順を記載した製造販売後安全管理業務手順書を作成しなければならない。
一　安全管理情報の収集に関する手順
二　安全管理情報の検討及びその結果に基づく安全確保措置の立案に関する手順
三　安全確保措置の実施に関する手順
四　安全管理責任者から総括製造販売責任者への報告に関する手順
五　市販直後調査を行う場合にあっては，市販直後調査に関する手順
六　自己点検に関する手順
七　製造販売後安全管理に関する業務に従事する者に対する教育訓練に関する手順
八　製造販売後安全管理に関する業務に係る記録の保存に関する手順
九　品質保証責任者その他の処方箋以外の医薬品又は管理医療機器の製造販売に係る業務の責任者との相互の連携に関する手順

十　その他製造販売後安全管理に関する業務を適正かつ円滑に実施するために必要な手順

2　第二種製造販売業者は，製造販売後安全管理に関する業務に従事する者の責務及び管理体制を文書により適切に定めなければならない。

3　第二種製造販売業者は，総括製造販売責任者又は安全管理責任者に，安全確保業務の適正かつ円滑な実施のために必要な事項を文書により定めさせなければならない。

4　第二種製造販売業者は，第一項の手順書又は第二項の文書を作成し，又は改訂したときは，当該手順書又は文書にその日付を記録し，これを保存しなければならない。

5　第二種製造販売業者は，総括製造販売責任者又は安全管理責任者が第三項の文書を作成し，又は改訂したときは，当該文書にその日付を記録させ，これを保存させなければならない。

6　第二種製造販売業者は，総括製造販売責任者がその業務を行う事務所に第一項の手順書，第二項及び第三項の文書並びにその取扱う処方箋以外の医薬品又は管理医療機器の安全性に関する文書その他安全確保業務に必要な文書（以下この章において「製造販売後安全管理業務手順書等」という。）を備え付けるとともに，安全確保業務を行うその他の事務所に製造販売後安全管理業務手順書等のうち，その事務所が担当する物に係るものの写しを備え付けなければならない。

第 D 条（安全管理責任者の業務）

第二種製造販売業者は，製造販売後安全管理業務手順書等に基づき，次に掲げる業務を安全管理責任者に行わせなければならない。

一　安全確保業務を統括すること。

二　安全確保業務が適切かつ円滑に行われているか確認し，その記録を作成し，保存すること。

三　安全確保業務について必要があると認めるときは，総括製造販売責任者に対し文書により意見を述べ，その写しを保存すること。		
第E条（安全管理情報の収集） 第二種製造販売業者は，製造販売後安全管理業務手順書等に基づき，次に掲げる安全管理情報を安全管理責任者に収集させ，その記録を作成させなければならない。 一　医療関係者からの情報 二　学会報告，文献報告その他研究報告に関する情報 三　厚生労働省その他政府機関，都道府県及び独立行政法人医薬品医療機器総合機構からの情報 四　外国政府，外国法人等からの情報 五　他の製造販売業者等からの情報 六　その他安全管理情報 2　第二種製造販売業者は，安全管理責任者に第一項の規定により収集させた記録を保存させなければならない。	第二章　安全管理情報の収集に関する手順 1．収集すべき安全管理情報 収集すべき安全管理情報とは，当該体外診断用医薬品の品質，有効性及び安全性に関する事項その他体外診断用医薬品の適正な使用のために，必要な情報であって，次に掲げるものをいう。 1）　医療関係者からの情報 2）　学会報告，文献報告その他研究報告に関する情報 3）　厚生労働省その他政府機関，都道府県及び独立行政法人医薬品医療機器総合機構（以下，機構という。）からの情報 4）　外国政府，外国法人等からの情報 5）　他の製造販売業者等からの情報 6）　その他安全管理情報 これらの安全管理情報を収集するために，その収集方法及び収集手順を以下のとおり定める。 2．担当者の設置 安全管理責任者は，製造販売後安全管理業務を行う者の中から，安全管理情報の収集に関する担当者を定めることができる。担当者は，第一章総則に定める「4.安全確保業務を実施する部門の業務」に従い収集業務を実施する。 3．医療関係者からの情報 1）　収集対象 医療関係者から報告された安全管理情報を収集対象とする。 2）　手順 （1）　連絡依頼 臨床検査薬情報担当者等は，医療関係者等に安全管理情報の提供の重要性を充分に説明し，対象体外診断用医薬品による健康被害の発生又はその発生が疑われる場合には連絡をもらえるよう依頼する。 （2）　医療関係者からの安全管理情報の収集	医療関係者とは，医師・歯科医師・薬剤師・臨床検査技師・病院開設者・薬局開設者等をいう。 法第68条の10並びに同施行規則第228条の20（副作用等報告）の規定に基づき報告を行う場合，安全管理責任者は，定められた期間内に報告を行うことができるよう，業務の管理，確認を行わなければならない。

	臨床検査薬情報担当者等は，医療関係者から安全管理情報を収集した場合には，安全管理情報連絡票を用いて（以下，連絡票という）を原則としてX営業日以内（又は細則等に定める期間内）に安全管理責任者又は担当者（以下「担当者等」という）に報告する。 （3） 再調査 ① 担当者等は連絡票入手後，速やかに報告内容について安全管理情報の検討に必要な事項が記入されているかどうかの確認を行う。 ② 健康被害の発生又はその発生のおそれがある場合，法第68条の10並びに同施行規則第228条の20の規定に基づき報告が必要かどうか判断するに必要な事項［3）関連事項（2）参照］が記入されているかどうかの確認を行う。 ③ 安全管理責任者は法第68条の10並びに同施行規則第228条の20の規定に基づき報告が必要かどうかを判断するに必要な事項が未確認の場合は，それらの事項を可能な限り速やかに確認するように調査担当者（連絡した臨床検査薬情報担当者やその他の担当者をいう）へ連絡し，その調査結果を報告（連絡票への追記を含む）するよう指示する。 ④ 担当者等は，安全管理責任者の指示に基づき報告した者と連絡をとり，未確認事項等を調査し，その結果を安全管理責任者に文書等により報告（連絡票への追記を含む）する。 ⑤ 安全管理責任者は調査結果を入手後，速やかにその内容を確認する。 （4） 詳細調査 ① 安全管理責任者は，検討の結果，法第68条の10並びに同施行規則第228条の20の規定に該当する可能性があると判断した場合は，必要に応じて調査担当者に速やかに詳細調査を指示する。 ② 調査担当者は，直ちに情報を提供した医療関係者等に連絡をとり，詳細調査を行う。 ③ 調査担当者は，医療関係者等より必要な情報を収集する。疑問点があれば可能な限り，その場で確認し，速やかに担当者等に送付する。 ④ 担当者等は医療関係者から情報を入手後，速やかにその内容	収集した情報の担当者等への報告は，必ずしも「安全管理情報連絡票」等紙様式に限定されるものではなく，電磁的方法，記録を利用することもできる。自社での伝達方法を（様式名等含め）具体的に規定する。 細則等：各社で定める。

	を検討する。 3)　関連事項 （1）　連絡票で情報収集が必要な事項 安全管理情報の収集に用いる連絡票の様式は細則等に定める。	細則等：各社で定める。
	＜入手する安全管理情報（例示）＞ 連絡票 1．情報入手日，記入年月日，記入者名及び所属 2．医療機関名（施設名，科名），販売店名，医療関係者名 3．対象製品名 4．使用時の情報（種類，溶血，乳びの有無，特殊検体の有無等及び操作法など） 5．健康被害の内容	必ずしも連絡票及び詳細調査票の2様式を作成する必要はない。必要情報が入手できるよう各社で定める。
	6．健康被害の重篤度 7．当該体外診断用医薬品との関連（確実か，疑われるか，否定できないか，否定できるか，不明か） 詳細調査票 1．情報入手日，記入年月日 2．施設名，科名，施設所在地，医療関係者名 3．対象製品名 4．患者又は使用者情報（患者イニシャル，カルテ番号など） 5．年齢（生年月日），性別 6．原疾患名 7．健康被害の内容，発生年月日，経過・処置，重篤度 8．その他必要な事項 （2）　厚生労働大臣に報告する際に最低限必要な情報 1．情報入手日 2．販売名及び製造販売業者名 3．副作用等の詳細 4．報告企業の意見	重篤度とは，死亡，障害，若しくはこれらにつながるおそれがあるか，入院又は入院期間の延長か，これらに準じて重篤か，軽微か否かの程度をいう。
	5．処置と今後の対策 4．学会報告，文献報告その他研究報告に関する情報	今後の対策とは，「使用上の注意」の改訂を行い医療関係者への一層の注意喚起を行うこととした等の記載等が考えられる。

	1)　収集対象 対象体外診断用医薬品の安全管理情報のうち，国内外の学術雑誌や学会を通じて公表される情報，その他研究報告を収集対象とする。	
	2)　収集範囲 調査対象の学会・文献は細則等に定める。	細則等：各社で定める。
	3)　手順 （1）　担当者等は，対象体外診断用医薬品に関連した記載がないかどうかを確認し，安全管理情報に該当する文献情報を見いだした場合には，その文献を入手し，速やかにその内容を記録する。 （2）　安全管理責任者は，法第68条の10並びに同施行規則第228条の20に該当すると考えられる安全管理情報を入手した場合は，必要に応じ，再調査及び詳細調査を実施する。	対象となる臨床検査関連文献としては，次のようなものが考えられる。各社の判断において，取扱う製品等に応じ，適宜選択又は追加する。 1)　臨床病理（日本臨床検査医学会） 2)　臨床化学（日本臨床化学会） 3)　日本臨床検査自動化学会会誌（日本臨床検査自動化学会） 4)　医学検査（日本臨床衛生検査技師会誌） 5)　検査と技術（医学書院） 6)　臨床検査（医学書院） 7)　生物試料分析（生物試料分析科学会）
	4)　関連事項 収集した文献・学会情報の記録方法は，細則等に定める。 ＜記録する項目（例示）＞ 1．情報入手日，記入年月日 2．所属及び担当者名 3．対象製品名，当該製品の測定項目名 4．対象文献名・文献表題及びその他書誌事項又は学会名及び演題名 5．文献又は学会発表の概要 6．関連情報	細則等：各社で定める。
	5．厚生労働省その他政府機関，都道府県及び機構からの情報 1)　収集対象 対象体外診断用医薬品の安全管理情報のうち，厚生労働省，その他政府機関及び機構を通じて公表，通知される情報を収集対象とする。 2)　手順 （1）　担当者等は，対象体外診断用医薬品に関連した記載がないかどうかを確認し，安全管理情報に該当する情報を見いだした場合に	

付録

は，速やかにその内容を所定の調査票に記入する。

（2） 安全管理責任者は，必要に応じ，再調査及び詳細調査を実施する。

3） 関連事項

行政機関からの情報の収集に用いる調査票の様式は細則等に定める。

細則等：各社で定める。

＜記録する項目（例示）＞

1．情報入手日，記入年月日
2．所属及び担当者名
3．対象製品名，当該製品の測定項目名
4．公表，通知の文書名
5．情報の概要
6．関連情報

6．外国政府，外国法人等からの情報

1） 収集対象

対象体外診断用医薬品に対する諸外国における症例報告及び製造，輸入又は販売の中止，回収，廃棄その他保健衛生上の危害の発生又は拡大を防止するための措置に関する情報（以下「国外情報」という）などを収集対象とする。

2） 手順

（1） 担当者等は，国外提携企業から諸外国における症例報告及び製造，輸入又は販売の中止，回収，廃棄その他保健衛生上の危害の発生又は拡大を防止するための措置に関する情報を入手する。

（2） 担当者等は，国外情報を入手した場合は，その内容を記録する。

（3） 再調査及び詳細調査

安全管理責任者は，法第68条の10並びに同施行規則第228条の20に該当すると考えられる安全管理情報を入手した場合は，必要に応じ，再調査及び詳細調査を実施する。

3） 関連事項

収集した国外情報の記録内容の記録方法は細則等に定める。

細則等：各社で定める。

＜記録する項目（例示）＞

1．情報入手日，記入年月日
2．所属及び担当者名
3．対象製品名，当該製品の測定項目名
4．情報の入手先

	5．情報の概要 6．関連情報 7．他の製造販売業者等からの情報 1)　収集対象 対象体外診断用医薬品に対する安全管理情報のうち，他の製造販売業者，製造業者，提携先企業，業界団体（以下「製造販売業者等」という）から報告された情報を収集対象とする。 2)　手順 （1）　担当者等は，他の製造販売業者等から安全管理情報を入手した場合は，その内容を記録する。 （2）　安全管理責任者は，法第 68 条の 10 並びに同施行規則第 228 条の 20 に該当すると考えられる安全管理情報を入手した場合は，必要に応じ，再調査及び詳細調査を実施する。 3)　関連事項	
	収集した他の製造販売業者等からの情報の記録方法は細則等に定める。 ＜記録する項目（例示）＞ 1．情報入手日，記入年月日 2．所属及び担当者名 3．対象製品名，当該製品の測定項目名 4．情報の入手先 5．情報の概要 6．関連情報 8．その他安全管理情報 1)　収集対象	細則等：各社で定める。
	対象体外診断用医薬品の安全管理情報のうち，上記 3. から 7. 項以外から報告された情報（以下「その他安全管理情報」という）を収集対象とする。 2)　手順 （1）　その他安全管理情報を入手した場合は，その内容を記録する。 （2）　安全管理責任者は，法第 68 条の 10 並びに同施行規則第 228 条の 20 に該当すると考えられる安全管理情報を入手した場合は，必要に応じ，再調査及び詳細調査を実施する。	その他安全管理情報とは，品質保証部門からの情報，消費者等，（卸売販売業者等）製品受領者からの情報をいう。

	3）関連事項 収集したその他安全管理情報の記録方法は細則等に定める。 ＜記録する項目（例示）＞ 1．情報入手日，記入年月日 2．所属及び担当者名 3．対象製品名，当該製品の測定項目名 4．情報の入手先 5．情報の概要 6．関連情報	細則等：各社で定める。
第F条（安全管理情報の検討及びその結果に基づく安全確保措置の立案） 第二種製造販売業者は，製造販売後安全管理業務手順書等に基づき，次に掲げる業務を安全管理責任者に行わせなければならない。 一　前条及び第H条の規定により収集した安全管理情報を遅滞なく検討し，その結果を記録すること。 二　前号の安全管理情報について，国内品質業務運営責任者が把握する必要があると認められるものである場合にあっては，当該安全管理情報を国内品質業務運営責任者に遅滞なく文書で提供すること。 三　第一号の検討の結果，必要があると認めるときは，廃棄，回収，販売の停止，電子添文の改訂，医薬情報担当者又は医療機器情報担当者による医療関係者への情報の提供又は法に基づく厚生労働大臣への報告その他の安全確保措置を立案すること。 四　前号の規定により立案した安全確保措置の案（以下この章において「安全確保措置案」という。）について，医療機器等総括製造販売責任者に文書により報告し，その写しを保存すること。	第三章　安全管理情報の検討及びその結果に基づく安全確保措置の立案に関する手順 1．担当責任者の設置 安全管理責任者は，製造販売後安全管理業務を行う者の中から，安全管理情報の収集に関する担当責任者を定めることができる。担当責任者は，第一章総則に定める「4.安全確保業務を実施する部門の業務」に従い収集業務を実施する。担当責任者は，安全管理責任者に代わり以下の業務を行う。 2．手順 1）点検・確認 安全管理責任者は，収集された安全管理情報の内容を確認，把握する。 2）検討 （1）重篤度，予測性等の検討 安全管理責任者は，法第68条の10並びに同施行規則第228条の20の規定をふまえ，速やかに入手した情報毎に次に定める項目につき，重篤度，予測性等について検討する。 ①　法第68条の10及び同施行規則第228条の20の規定に基づき重篤度判定を行う。 ②　使用上の注意事項から予測できないものか否かを検討する。 ③　研究報告の場合は，当該体外診断用医薬品により人の健康に重大な影響を与えるおそれがあるか否か，又は当該体外診断用医薬品が承認（認証又は届出）事項の効能効果（使用目的）を有しないことを示すものか否かを検討する。 ④　外国政府，外国法人等からの措置情報の場合は，有効性及び	予測性とは，電子添文の使用上の注意事項等から予測されうることをいう。

	安全性の観点から製造，輸入，販売が中止され若しくは回収などの措置がなされたか否かを検討する。 （2）　関連性の評価 安全管理責任者は，速やかに当該体外診断用医薬品と安全管理情報との関連性を評価する。 （3）　検討結果の記録 安全管理責任者は，上記で検討した結果を記録する。 （4）　国内品質業務運営責任者への報告 安全管理責任者は，収集した安全管理情報のうち，国内品質業務運営責任者が把握する必要があると認められる場合は，速やかに国内品質業務運営責任者に文書により報告する。 3)　安全確保措置の立案 安全管理責任者は，厚生労働省等の指示，各情報から判断し，必要に応じ，安全確保措置案を立案する。なお，安全確保措置案としては下記に示すものが考えられる。 安全確保措置案の種類 ①　今後同様の報告の収集に努める。 ②　法第 68 条の 10 及び同施行規則第 228 条の 20 の規定並びに通知等に基づき当該情報を機構へ報告する。 ③　使用上の注意事項等の電子添文の関連箇所を改訂する。 ④　適正使用情報等に関する文書を配布する。 ⑤　安全確保の見地から製品の廃棄，回収，販売の停止を行う。 ⑥　安全確保の見地から承認（認証又は届出）事項の変更を申請（届出）する。 ⑦　その他必要かつ有効な措置 4)　安全管理責任者から総括製造販売責任者への報告及び記録の保存 安全管理責任者は，立案した安全確保措置案について医療機器等総括製造販売責任者に文書により報告し，その写しを保存すること。	当該体外診断用医薬品と安全管理情報との関連性の評価とは，収集した情報の内容が体外診断用医薬品に起因するものか否かを評価することをいう。 より適正かつ円滑な評価のためには，必要に応じて評価委員会等の設置も考えられる。 その他必要かつ有効な措置とは，Web サイトでの情報提供等が考えられる。
第 G 条（安全確保措置の実施） 第二種製造販売業者は，製造販売後安全管理業務手順書等に基づき，次に掲げる業務を総括製造販売責任者に行わせなければならない。 一　安全確保措置案を適正に評価し，安全確保措置を決定するとともに，それらの記録を作成し，保存すること。	第四章　安全確保措置の実施に関する手順 1．担当責任者の設置 安全管理責任者は，製造販売後安全管理業務を行う者の中から，安全確保措置の実施に関する担当責任者を定めることができる。担当責任者は，第一章総則に定める「4. 安全確保業務を実施する部門の業務」に従い安全確保業務を実施する。担当責任者は，安全管理責任者に代わり以下の	総括製造販売責任者による安全確保措置の決定業務については，安全管理責任者に行わせることができること。この場合，安全確保措置に遺漏がないよう，当該業務に係る医療機器等総括

二　安全確保措置を安全管理責任者に行わせる場合にあっては，その実施につき文書により指示し，これを保存させること。

三　安全確保措置を安全管理責任者以外の者に行わせる場合にあっては，その実施につき文書により指示するとともに，その写しを安全管理責任者に保存させること。

四　安全確保措置を安全管理責任者以外の者に行わせる場合にあっては，当該安全管理責任者以外の者にその記録を作成させ，文書により報告させるとともに，その写しを安全管理責任者に交付させること。

五　前号及び次項第四号の規定に基づく報告を確認し，必要な措置を決定すること。

2　第二種製造販売業者は，製造販売後安全管理業務手順書等に基づき，次に掲げる業務を安全管理責任者に行わせなければならない。

一　前項の規定による医療機器等総括製造販売責任者の指示に基づき安全確保措置を行い，その記録を作成し，保存すること。

二　安全確保措置の実施の結果等について，医療機器等総括製造販売責任者に文書により報告し，その写しを保存すること。

三　前項第四号の写しを保存すること。

3　第二種製造販売業者は，安全確保措置案のうち，あらかじめ製造販売後安全管理業務手順書等に定めるものについての第一項第一号に規定する業務を医療機器等総括製造販売責任者に代えて安全管理責任者に行わせることができる。この場合にあっては，前二項に規定する業務について必要な事項をあらかじめ製造販売後安全管理業務手順書等に定めておかなければならない。

業務を行う。

2．手順

1)　安全確保措置の決定・指示

医療機器等総括製造販売責任者は，安全管理責任者により報告された安全確保措置案を検討し，安全確保措置を決定するとともに，その記録を作成する。医療機器等総括製造販売責任者は，決定した安全確保措置を文書により安全管理責任者に指示し，安全管理責任者はこれを保存する。

2)　安全確保措置の実施

安全管理責任者は，厚生労働省等からの指示又は自主的な安全確保措置に基づく対応を自ら実施又は関連部門に文書により指示する。関連部門は安全管理責任者の指示に従い，安全確保措置を実施する。安全確保措置の実施と管理については，「第三章　安全管理情報の検討及びその結果に基づく安全確保措置の立案に関する手順」3）の安全確保措置案の種類に従い下記のとおり対応する。

（1）　安全確保措置案②の実施と管理

安全管理責任者は，法第 68 条の 10 及び同施行規則第 228 条の 20 の規定並びに通知等に基づき当該情報を機構へ報告することが求められているものは，定められた期間内に機構へ報告する。なお，機構への報告は，別途定める副作用等報告に関する手順に従う。

（2）　安全確保措置案③の実施と管理

（イ）　安全管理責任者は使用上の注意等の改訂の指示を行う。

（ロ）　安全管理責任者は使用上の注意等が改訂された場合，必要に応じてお知らせ文書等を配布する措置を行う。

（ハ）　安全管理責任者は，医療機関等への情報提供の指示を臨床検査薬情報担当者等に文書により行う。

（ニ）　臨床検査薬情報担当者等は，医療機関等への情報伝達の進捗状況を安全管理責任者に報告する。安全管理責任者は必要に応じて進捗状況を医療機器等総括製造販売責任者へ文書により報告する。

（ホ）　厚生労働省等からの指示による場合は，安全管理責任者は情報伝達完了の報告を厚生労働省等へ報告する。

（3）　安全確保措置案④の実施と管理

前項（ロ）以降の手順に従う。

製造販売責任者と安全管理責任者の所掌範囲その他必要な事項を手順書等に予め定めておくこと。

医療機器等総括製造販売責任者が安全確保措置を安全管理責任者以外の者に行わせる場合，総括製造販売責任者は，その実施について，文書により指示する。安全管理責任者はその文書（またはその写し）を保存する。

副作用等報告に関する手順は各社で定める。

お知らせ文書等の等とは，使用者向けお知らせカード等が考えられる。

	（4）　安全確保措置案⑤の実施と管理 別途定める回収処理に関する手順に従う。 （5）　安全確保措置案⑥の実施と管理 安全管理責任者は，承認（認証）事項の一部変更承認（認証）申請等を行う場合，関連部門に対し文書により依頼する。 （6）　(1)～(5) のいずれの場合においても，安全管理責任者は安全確保措置の開始から完了までの経過を記録する。 3)　安全確保措置の結果の報告及び記録の保存 安全管理責任者は，安全確保措置が適切に実施され終了したかを確認の上，医療機器等総括製造販売責任者に文書により報告し，その写しを保存する。 4)　医療機器等総括製造販売責任者の結果の確認 医療機器等総括製造販売責任者は，上記報告により，安全確保措置が適切に実施されたことを確認する。なお，必要に応じて追加の措置を決定し，安全管理責任者に文書により指示する。	安全管理責任者以外の者に安全確保措置を実施させた場合は，医療機器等総括製造販売責任者は，安全管理責任者以外の者にその記録を作成させ，文書により報告させるとともに，その写しを安全管理責任者に交付させること。
	第五章　安全管理責任者から総括製造管理責任者への報告に関する手順 第三章及び第四章の中で規定済みである。	
第Ｈ条（市販直後調査） 第二種製造販売業者は，市販直後調査を行う場合にあっては，その行う市販直後調査ごとに，医薬品リスク管理計画書に基づき，総括製造販売責任者又は安全管理責任者に，次に掲げる事項を記載した実施計画書（以下，「市販直後調査実施計画書」という。）を作成させなければならない。 一　市販直後調査の目的 二　市販直後調査の方法 三　市販直後調査の実施期間 四　その他必要な事項 2　第二種製造販売業者は，総括製造販売責任者又は安全管理責任者が市販直後調査実施計画書を作成し，又は改訂したときは，市販直後調査実施計画書にその日付を記載させ，これを保存させなければならない。	第六章　市販直後調査に関する手順 必要が生じた際に定める。	

付録

3　第二種製造販売業者は，総括製造販売責任者がその業務を行う事務所に市販直後調査実施計画書を備え付けるとともに，市販直後調査を行うその他の事務所にその写しを備え付けなければならない。 4　第二種製造販売業者は，製造販売後安全管理業務手順書等，医薬品リスク管理計画書及び市販直後調査実施計画書に基づき，安全管理責任者に市販直後調査を行わせるとともに，次に掲げる業務を安全管理責任者に行わせなければならない。 一　市販直後調査が適正かつ円滑に行われているかどうか確認すること。 二　市販直後調査の実施に関する記録を作成し，これを保存すること。 三　必要があると認めるときは，市販直後調査実施計画書を改訂すること。		
第Ⅰ条（自己点検） 第二種製造販売業者は，製造販売後安全管理業務手順書等に基づき，あらかじめ指定した者に製造販売後安全管理に関する業務について，定期的に自己点検を行わせなければならない。 2　第二種製造販売業者は，前項のあらかじめ指定した者が安全管理責任者であるときは，安全管理責任者に前項の自己点検の記録を作成させ，これを保存させなければならない。 3　第二種製造販売業者は，第一項のあらかじめ指定した者が安全管理責任者以外の者であるときは，当該者に第一項の自己点検の記録を作成させ，安全管理責任者に対して文書により報告させるとともに，これを安全管理責任者に保存させなければならない。 4　第二種製造販売業者は，安全管理責任者に自己点検の結果を第二種製造販売業者及び総括製造販売責任者に対して文書により報告させ，その写しを保存させなければならない。	第七章　自己点検に関する手順 1．手順 1)　担当責任者の指定 製造販売業者は，自己点検を実施する者を指定する。（以下，自己点検担当責任者という） 2)　自己点検の実施内容 自己点検担当責任者は，次の内容についての自己点検を行う。 （1）　組織体制，手順書等が法令で求められる要件に適合しているかの確認 （2）　手順書等に基づき，業務が全社的に円滑に行われているかどうかの確認 （3）　その他必要と認める事項 3)　自己点検の計画及び実施の頻度 自己点検担当責任者は，自己点検の計画を定め，Xヶ月（又は細則等に定める期間）に一度，自己点検を行う。また，必要に応じ臨時に自己点検を行うことができる。 4)　自己点検の実施 自己点検担当責任者は，自己点検実施マニュアル等に基づき点検・確	自己点検担当責任者は安全管理責任者でもよい。 細則等：各社で定める。 自己点検実施マニュアル等：各社で定める。

5　第二種製造販売業者は，総括製造販売責任者に，第一項の自己点検の結果に基づく製造販売後安全管理の改善の必要性について検討させ，その必要性があるときは，所要の措置を講じさせるとともに，その記録を作成させなければならない。 6　第二種製造販売業者は，安全管理責任者に前項の記録を保存させなければならない。	認を行う。 5)　自己点検結果の記録の作成及び安全管理責任者への報告 自己点検担当責任者は自己点検の結果の記録を作成し，安全管理責任者に対し文書により報告する。 6)　総括製造販売責任者への報告 安全管理責任者は，自己点検の結果を製造販売業者及び総括製造販売責任者に文書により報告する。 7)　改善措置 （1）　総括製造販売責任者は，自己点検の結果に基づき改善が行われる必要があるかを判断する。 （2）　総括製造販売責任者は，改善の必要があると認めるときは，当該部門に指示し，必要な措置を講じるとともに，その記録の作成を指示する。 8)　自己点検の記録の保存 安全管理責任者は，自己点検の結果の記録内容を確認し，保存する。	安全管理責任者が自ら自己点検を行う場合には，安全管理責任者への報告は不要である。
第J条（製造販売後安全管理に関する業務に従事する者に対する教育訓練）第十二条の第一種製造販売業者を第二種製造販売業者に読み替え 第二種製造販売業者は，総括製造販売責任者に教育訓練計画を作成させ，保存させなければならない。 2　第二種製造販売業者は，製造販売後安全管理業務手順書等及び前項の教育訓練計画に基づき，あらかじめ指定した者に製造販売後安全管理に関する業務に従事する者に対して，製造販売後安全管理に関する教育訓練を計画的に行わせなければならない。 3　第二種製造販売業者は，前項のあらかじめ指定した者が安全管理責任者であるときは，安全管理責任者に前項の教育訓練の記録を作成させ，これを保存させなければならない。 4　第二種製造販売業者は，第二項のあらかじめ指定した者が安全管理責任者以外の者であるときは，当該者に第二項の教育訓練の記録を作成させ，	第八章　製造販売後安全管理に関する業務に従事する者に対する教育訓練手順 1．手順 1)　担当責任者の指定 製造販売業者は，教育訓練を実施する担当責任者を指定する。（以下，教育訓練担当責任者という） 2)　教育訓練の対象者 （1）　新たに製造販売後安全管理業務に従事する者 （2）　その他日常業務として製造販売後安全管理業務に従事する者 3)　教育訓練の実施 （1）　教育訓練の実施目的 ①　製造販売後安全管理業務の意義，重要性についての認識を高める。 ②　製造販売後安全管理業務における各担当の役割を認識させる。 ③　手順書等，薬機法等の関連法規，通知等の理解を深める。 （2）　教育訓練の実施計画 教育訓練担当責任者は，必要に応じ関係部門と協議の上，次に掲げる項目の教育訓練計画を作成する。	教育訓練担当責任者は，安全管理責任者でもよい。 その他日常業務として製造販売後安全管理業務に関わる者とは，臨床検査薬情報担当者，学術，使用者対応等の業務を行う者が考えられる。

安全管理責任者に対して文書により報告させるとともに，これを安全管理責任者に保存させなければならない。

5　第二種製造販売業者は，安全管理責任者に教育訓練の結果を総括製造販売責任者に対して文書により報告させ，その写しを保存させなければならない。

①　実施する教育訓練の内容

実施する教育訓練の内容は以下とする。

i　製造販売後安全管理業務の目的と意義

ii　製造販売後安全管理に必要とされる業務内容

iii　製造販売後安全管理の基準に関する省令（GVP）並びに薬機法，その他関連法規

iv　製造販売後安全管理業務手順

v　その他必要な事項

②　教育訓練に使用する資料

i　製造販売後安全管理の基準に関する省令（GVP）その他関連法令，通知等

ii　手順書等

iii　その他必要と認めるもの

③　教育訓練の実施時期

i　導入教育

ii　継続教育（定期教育）

iii　その他必要と認める時（臨時教育）

4)　教育訓練の実施並びに記録

（1）　教育訓練担当責任者は，教育訓練計画に基づきGVPに関する製造販売後安全管理業務に従事する者の教育訓練を実施し，また，必要に応じ他部門にその実施を文書により依頼する。

（2）　教育訓練担当責任者は，製造販売後安全管理業務に関わる者の教育訓練の実施状況及び受講状況の記録を作成する。なお，他部門に対し教育訓練の実施を依頼した場合は，その実施状況及び受講状況の記録の作成と報告を依頼し，その内容を確認する。

5)　教育訓練の実施状況の報告と確認

教育訓練担当責任者は，製造販売後安全管理業務に従事する者の教育訓練の実施状況等の記録を安全管理責任者へ文書により報告する。安全管理責任者は，その内容を確認し，総括製造販売責任者へ文書により報告する。また，総括製造販売責任者は，計画した教育訓練が未達成の場合は教育訓練担当責任者に補講等を指示し，その実施状況及び受講状況の記録の作成と報告を依頼する。

その他必要と認めるものとは，関連法規，通知・事務連絡，安全管理情報の収集事例などをいう。

製造販売後安全管理業務の適正かつ円滑な実施を図るため関連する法規・通知類の発出等があった場合には追加訓練が行われるよう配慮する。

教育訓練担当責任者が安全管理責任者である場合は，安全管理責任者への報告は不要である。

第五章　雑則 第十六条（安全確保業務に係る記録の保存） この省令の規定により保存することとされている文書その他の記録の保存期間は，当該記録を利用しなくなった日から五年間とする。ただし，次に掲げる記録の保存期間はそれぞれ当該各号に定める期間とする。 一　生物由来製品及び再生医療等製品（次号及び第三号に掲げるものを除く。）に係る記録　利用しなくなった日から十年間 二　特定生物由来製品及び法第六十八条の七第三項に規定する指定再生医療等製品に係る記録　利用しなくなった日から三十年間 三　特定保守管理医療機器及び規則百十四条の五十五第一項に規定する設置管理医療機器（前号に掲げるものを除く。）に係る記録　利用しなくなった日から十五年間 四　第十一条（第十四条において準用する場合を含む。）に規定する自己点検及び第十二条（第十四条において準用する場合を含む。）に規定する教育訓練に係る記録　作成した日から五年間 2　製造販売業者は，この省令の規定にかかわらず，第五条（第十四条において準用する場合を含む。）に規定する製造販売後安全管理業務手順書等（以下この章において「製造販売後安全管理業務手順書等」という。）に基づき，この省令の規定により記録を保存しなければならないとされている者に代えて，製造販売業者が指定する者に，当該記録を保存させることができる。	第九章　安全管理業務に係る記録の保存に関する手順 1．担当責任者の設置 製造販売業者は，この手順書で記録を保存しなければならないとされている者（安全管理責任者等）に代えて，あらかじめ指定した者に記録を保存させることができる。 2．手順 1）保存の対象となる記録 保存の対象となる文書，記録等は下記のとおりとする。 （1）　組織，責任者に関する記録 （2）　安全管理情報の収集に関する記録 （3）　安全管理情報の検討及びその結果に基づく安全確保措置の立案に関する記録 （4）　安全確保措置の実施に関する記録 （5）　自己点検に関する記録 （6）　製造販売後安全管理業務に従事する者に対する教育訓練に関する記録 （7）　国内品質業務運営責任者等その他製造販売に係る業務の責任者との相互の連携に関する記録 （8）　その他必要と思われる文書 2）保存期間 記録すべき文書の保存期間は，当該記録を利用しなくなった日から5年間とする。ただし，自己点検及び教育訓練に係る文書，記録の保存期間は，作成した日から5年間とする。 3）保存の場所 保存の場所は細則等に定める。	保存の対象となる記録の事例は，末尾を参照のこと。 利用しなくなった日とは，例えば当該品目について承認整理した日が該当する。 細則等：各社で定める。 文書，記録等の保存については，電子媒体を利用することができる。
第五条（製造販売後安全管理業務手順書等） 十一　品質保証責任者等その他の処方箋医薬品，高度管理医療機器又は再生医療等製品の製造販売に係る業務の責任者との相互の連携に関する手順	第十章　国内品質業務運営責任者等その他の処方箋医薬品，高度管理医療機器又は再生医療等製品の製造販売に係る業務の責任者との相互の連携に関する手順	

附則 この省令は，令和三年八月一日から施行する。	1．安全管理責任者と国内品質業務運営責任者等との相互の連携 1）安全管理責任者は，収集した安全管理情報が品質に関する事項であることが判明した場合，当該安全管理情報を国内品質業務運営責任者等に遅滞なく文書で連絡する。 2）国内品質業務運営責任者等は，収集した品質情報が製造販売後安全管理に関する事項であることが判明した場合，当該品質情報を安全管理責任者に遅滞なく文書で連絡する。 3）安全管理責任者は，製造販売後安全管理及び品質保証の両面から原因究明，改善等を行う必要があると思われる事項が発生した場合，国内品質業務運営責任者等と検討を行い，所要の措置を講ずる。 2．その他製造販売に係る業務の責任者との連携 1）安全管理責任者はその他の製造販売に係る業務の責任者と，製造販売後安全管理を適正かつ円滑に実施するために連携を図る。 2）上記の連携を図るために必要に応じて協議し，具体的な運用については細則等に定める。	細則等：各社で定める。
医薬品医療機器法施行規則 第百十四条の五十九（製造販売後安全管理業務を委託することができる範囲） 法第二十三条の二の十五第三項の厚生労働省令で定める業務は，次のとおりとする。 一　医療機器又は体外診断用医薬品の品質，有効性及び安全性に関する事項その他医療機器又は体外診断用医薬品の適正な使用のために必要な情報（以下この章において「安全管理情報」という。）の収集 二　安全管理情報の解析 三　安全管理情報の検討の結果に基づく必要な措置の実施 四　収集した安全管理情報の保存その他の前三号に附帯する業務	第十一章　その他製造販売後安全管理に関する業務を適正かつ円滑に行うために必要な手順 1．製造販売後安全管理業務の一部の委託に関する手順 法施行規則第114条の59各号に基づく，製造販売後安全管理業務の一部を委託する場合，その製造販売後安全管理業務を適正かつ円滑に行うため，その方法及び手順を以下のとおり定める。 2．安全管理責任者の業務 製造販売業者は，製造販売後安全管理に係る業務を委託する場合においては，手順書等及び契約書等に基づき次に掲げる業務を安全管理責任者に行わせなければならない。 1）委託安全確保業務を統括すること。 2）あらかじめ指定する者に委託安全確保業務の実施につき文書に指示するとともに，その写しを保存すること。（規則第114条の59第1号に掲げる業務を委託する場合を除く。） 3）あらかじめ指定する者に委託安全確保業務に関する記録を作成させ，文書により報告させること。 4）受託者が委託安全確保業務を適正かつ円滑に行っているかどうかを	その他製造販売後安全管理に関する業務を適正かつ円滑に行うために必要な手順としては，製造販売後安全管理業務の一部の委託に関する手順の他，副作用等報告に関する手順，回収に関する手順が考えられる。

第百十四条の六十（製造販売後安全管理業務を再委託することができる範囲）

医療機器又は体外診断用医薬品の製造販売業者は，製造販売後安全管理業務を受託する者（以下この章において「受託者」という。）に，当該製造販売後安全管理業務を再委託させてはならない。

2　前項の規定にかかわらず，医療機器の製造販売業者は，薬物と一体的に製造販売するものとして承認を受けた医療機器に関する製造販売後安全管理業務を当該薬物を供給する医薬品の製造販売業者に委託する場合には，受託者に，当該製造販売後安全管理業務を再委託させることができる。

3　医療機器の製造販売業者は，前項の規定により製造販売後安全管理業務を再受託する者に，当該製造販売後安全管理業務をさらに委託させてはならない。

第百十四条の六十一（高度管理医療機器又は処方箋体外診断用医薬品の製造販売後安全管理業務を委託する方法）

製造販売業者が高度管理医療機器又は処方箋医薬品たる体外診断用医薬品（以下「処方箋体外診断用医薬品」という。）の製造販売後安全管理業務のうち第百十四条の五十九第一号から第三号までに掲げる業務を委託する場合においては，受託者は，次に掲げる要件を満たさなければならない。

一　委託する業務（以下この条において「委託安全確保業務」という。）を適正かつ円滑に遂行しうる能力を有する者であること。

二　委託安全確保業務を適正かつ円滑に遂行しうる能力を有する当該業務の実施に係る責任者（以下この条及び第百十四条の六十五において「受託安全管理実施責任者」という。）を置いていること。

確認し，その記録を作成すること。

5)　3）の報告及び4）の記録を保存するとともに総括製造販売責任者に文書により報告すること。

3．委託の範囲

委託を行うことのできる範囲は以下のとおりである。

1)　体外診断用医薬品の品質，有効性及び安全性に関する事項その他医薬品の適正な使用のために必要な情報（安全管理情報）の収集

2)　安全管理情報の解析（但し，製造販売業者の責任等で行うべき評価等は含まれない。）

3)　安全管理情報の検討の結果に基づく必要な措置の実施

4)　安全管理情報の保存その他1）から3）に附帯する業務（但し，製造販売業者の責任下で行われるべき安全確保措置の立案等の業務は含まれない。）

4．再委託について

再委託の方法，範囲及び手順は「2.安全管理責任者の業務」，「3.委託の範囲」，「5.担当責任者の選定」，「6.受託者の確認」，「7.委託安全確保業務手順の作成」，「8.文書による契約の締結」，「9.手順書等の交付」，「10.委託の実施」，「11.連絡」，「12.調査・確認」，「13.指示」及び「14.関連事項」のとおりである。なおその際，委託を再委託と読み替える。

5．担当責任者の選定

安全管理責任者は，製造販売後安全管理業務の委託に関する担当責任者を定めることができる。

なお，担当責任者は，第一章　総則に定める「4.安全確保業務を実施する部門の業務」に従い以下の業務を実施する。

6．受託者の確認

安全管理責任者は，製造販売後安全管理業務の委託に係る契約に際して，業務内容に応じて，受託者に委託安全確保業務を適正かつ円滑に遂行する能力があるか否かを確認する。具体的な確認方法は，細則等に定め，確認した結果を記録し保存する。

7．委託安全確保業務手順書の作成

受託者の確認は，次のようなことが考えられる。

1)　委託安全確保業務を実施するための人員確保，組織確立を受託者はできるか。

2)　委託安全確保業務の実施に係るあらかじめ指定する者を受託者は設置できるか。

3)　委託者と受託者間の指示・連絡を円滑に実施する方法を受託者は確立できるか。

三　委託安全確保業務に係る次項の手順書その他委託安全確保業務に必要な文書（以下この条において「製造販売後安全管理業務手順書等」という。）の写しを委託安全確保業務を行う事務所に備え付けていること。

2　製造販売業者は，高度管理医療機器又は処方箋体外診断用医薬品の製造販売後安全管理業務のうち第百十四条の五十九第一号から第三号までに掲げる業務を委託する場合においては，次に掲げる手順を記載した委託安全確保業務に係る製造販売後安全管理業務手順書を作成しなければならない。

一　安全管理情報の収集に関する手順

二　安全管理情報の検討及びその結果に基づく安全確保措置の立案に関する手順

三　安全確保措置の実施に関する手順

四　受託安全管理実施責任者から医療機器等安全管理責任者への報告に関する手順

五　医療機器等リスク管理又は医薬品リスク管理に関する手順

六　委託の手順

七　委託安全確保業務に係る記録の保存に関する手順

八　国内品質業務運営責任者その他の高度管理医療機器又は処方箋体外診断用医薬品の製造販売に係る業務の責任者との相互の連携に関する手順

九　その他委託安全確保業務を適正かつ円滑に行うために必要な手順

3　製造販売業者は，高度管理医療機器又は処方箋体外診断用医薬品の製造販売後安全管理業務のうち第百十四条の五十九第一号から第三号までに掲げる業務を委託する場合においては，製造販売後安全管理業務手順書等に基づき，次に掲げる事項を記載した文書により受託者との契約を締結し，

製造販売後安全管理業務の一部を委託する場合，委託者は，委託する製造販売後安全管理業務に関する手順書を作成する。

1)　安全管理情報の収集に関する手順

2)　安全管理情報の検討及びその結果に基づく安全確保措置の立案に関する手順

3)　安全確保措置の実施に関する手順

4)　受託安全管理実施責任者から安全管理責任者への報告に関する手順

5)　医療機器等リスク管理又は医薬品リスク管理に関する手順

6)　委託の手順

7)　委託安全確保業務に係る記録の保存に関する手順

8)　国内品質業務運営責任者等その他の製造販売に係る業務の責任者との相互の連携に関する手順

9)　その他委託安全確保業務を適正かつ円滑に行うために必要な手順

8．文書による契約の締結

製造販売後安全管理の一部を委託する場合は，委託の範囲を明記した契約書等により委託するものとする。契約書中には少なくとも「14.関連事項」に記載の項目を盛り込むものとする。

9．手順書等の交付

委託者は，委託安全確保業務に係る製造販売後安全管理業務手順書その他委託安全確保業務に必要な文書を受託者に交付し，委託安全確保業務を行う受託者の事務所にその写しを備え付けさせるものとする。

10．委託の実施

安全管理責任者は，受託者が受託事項について業務が適正かつ円滑に遂行できるよう必要かつ充分な情報を提供し，受託者が当該受託業務の内容の理解に齟齬がないよう配慮する。

11．連絡

安全管理責任者は，受託者における責任者と連絡を密にとり，定期的あるいは必要に応じて協議することにより受託者の製造販売後安全管理業務の適正かつ円滑な遂行を図る。

特に，受託者においては，収集した全ての安全管理情報を入手後速やかに委託者の安全管理責任者に文書により連絡させるものとする。

細則等：各社で定める。

委託安全確保業務に係る製造販売後安全管理業務手順書その他委託安全確保業務に必要な文書としては，委託者が受託者に応じて作成した手順書あるいは受託者が製造販売後安全管理業務手順書を作成する上で必要とする事項を記載した書面及び添付文書が考えられる。

契約書等で受託者の手順を認めることも可能とする。

その契約書を保存しなければならない。
一　委託安全確保業務の範囲
二　受託安全管理実施責任者の設置及び当該者の実施する委託安全確保業務の範囲に関する事項
三　委託安全確保業務に係る前項各号（第五号を除く。）に掲げる手順に関する事項
四　委託安全確保業務の実施の指示に関する事項
五　次項第三号の報告及び同項第四号の確認に関する事項
六　第六項の指示及び第七項の確認に関する事項
七　第八項の情報提供に関する事項
八　その他必要な事項

4　製造販売業者は，高度管理医療機器又は処方箋体外診断用医薬品の製造販売後安全管理業務のうち第百十四条の五十九第一号から第三号までに掲げる業務を委託する場合においては，製造販売後安全管理業務手順書等及び前項の契約書に基づき，次に掲げる業務を医療機器等安全管理責任者に行わせなければならない。
一　委託安全確保業務を統括すること。
二　受託安全管理実施責任者に委託安全確保業務の実施につき文書により指示するとともに，その写しを保存すること（第百十四条の五十九第一号に掲げる業務を委託する場合を除く。）。
三　受託安全管理実施責任者に委託安全確保業務に関する記録を作成させ，文書により報告させること。
四　受託者が委託安全確保業務を適正かつ円滑に行つているかどうかを確認し，その記録を作成すること。
五　第三号の報告及び前号の記録を保存するとともに，製造販売業者及び医療機器等総括製造販売責任者に文書により報告すること。

5　製造販売業者は，高度管理医療機器又は処方箋体外診断用医薬品の製造販売後安全管理業務の

12. 調査・確認

安全管理責任者は，受託者の製造販売後安全管理業務が適正かつ円滑に行われていることを必要に応じて調査・確認するものとする。また，確認の結果の記録を作成する。

13. 指示

安全管理責任者は，受託者の製造販売後安全管理業務に問題点等が認められた際は改善のための指示を文書により行う。また，受託者からの改善結果について，文書による報告を受け，指示した事項について然るべき対応がなされたかを確認する。また，確認の結果の記録を作成する。

14. 関連事項

製造販売後安全管理業務の委託契約書には，少なくとも以下の項目を盛り込む。

＜規則第 114 条の 59 第 1 号から第 3 号に掲げる業務を委託する場合＞
1)　委託安全確保業務の範囲
2)　委託安全確保業務に係る手順に関する事項（委託の手順に関することを除く。）
3)　委託安全確保業務の実施の指示に関する事項
4)　委託安全確保業務に関する記録を受託者における責任者が作成し，文書により安全管理責任者に報告すること及び安全管理責任者により受託者が委託安全確保業務を適正かつ円滑に行っているかどうかを確認しその記録を作成することに関する事項
5)　安全管理責任者が委託安全確保業務の改善の必要があると認める場合製造販売業者が受託者に所要の措置を講じるよう文書により指示すること及び製造販売業者が当該指示を行った場合には当該措置が講じられたことを確認することに関する事項
6)　製造販売業者が委託安全確保業務を行う上で必要な情報を受託者に提供することに関する事項
7)　その他必要な事項

＜規則第 114 条の 59 第 4 号に掲げる業務を委託する場合＞
1)　委託安全確保業務の範囲
2)　その他必要な事項

付録

うち第百十四条の五十九第四号に掲げる業務を委託する場合においては，当該委託安全確保業務を適正かつ円滑に遂行しうる能力を有する者に委託しなければならない。この場合において，製造販売業者は，製造販売後安全管理業務手順書等に基づき，次に掲げる事項を記載した文書により受託者との契約を締結し，その契約書を保存しなければならない。

一　委託安全確保業務の範囲

二　その他必要な事項

6　製造販売業者は，医療機器等安全管理責任者に委託安全確保業務の改善の必要性について検討させ，その必要性があるときは，製造販売後安全管理業務手順書等及び第三項の契約書に基づき，受託者に所要の措置を講じるよう文書により指示し，その文書を保存しなければならない。

7　製造販売業者は，前項の規定に基づき指示を行つた場合においては，当該措置が講じられたことを確認し，その記録を保存しなければならない。

8　製造販売業者は，委託安全確保業務を行う上で必要な情報を受託者に提供しなければならない。

第百十四条の六十二（管理医療機器又は処方箋体外診断用医薬品以外の体外診断用医薬品の製造販売後安全管理業務を委託する方法）

製造販売業者が管理医療機器又は体外診断用医薬品（処方箋体外診断用医薬品を除く。）の製造販売後安全管理業務のうち第百十四条の五十九各号に掲げる業務を委託する場合においては，前条（第一項第二号，第二項第四号及び第三項第二号を除く。）の規定を準用する。この場合において，同条第四項第二号及び第三号中「受託安全管理実施責任者」とあるのは「あらかじめ指定する者」と読み替えるものとする。

第百十四条の六十四（委託安全確保業務に係る記録の保存）

前三条の規定により保存することとされている文書その他の記録の保存期間は，当該記録を利用しなくなつた日から五年間とする。ただし，次に掲げる記録の保存期間はそれぞれ各号に定める期間とする。

一　生物由来製品（次号及び第三号に掲げるものを除く。）に係る記録　利用しなくなった日から十年間

二　特定生物由来製品に係る記録　利用しなくなった日から三十年間

三　特定保守管理医療機器及び設置管理医療機器（前号に掲げるものを除く。）に係る記録　利用しなくなった日から十五年間

2　製造販売業者は，前三条の規定にかかわらず，製造販売後安全管理業務手順書等又はあらかじめ定めた文書に基づき，前三条の規定により記録を保存しなければならないとされている者に代えて，製造販売業者が指定する者に，当該記録を保存させることができる。

第百十四条の六十五（高度管理医療機器又は処方箋体外診断用医薬品の製造販売後安全管理業務を再委託する方法）

受託者が高度管理医療機器又は処方箋体外診断用医薬品の製造販売後安全管理業務のうち第百十四条の五十九第一号から第三号までに掲げる業務を再委託する場合においては，当該業務の再受託者は，次に掲げる要件を満たさなければならない。

一　再委託する業務（以下この条において「再委託安全確保業務」という。）を適正かつ円滑に遂行しうる能力を有する者であること。

二　再委託安全確保業務を適正かつ円滑に遂行しうる能力を有する当該業務の実施に係る責任者

（以下この条において「再受託安全管理実施責任者」という。）を置いていること。

三　再委託安全確保業務に係る次項の手順書その他再委託安全確保業務に必要な文書（以下この条において「製造販売後安全管理業務手順書等」という。）の写しを再委託安全確保業務を行う事務所に備え付けていること。

2　委託元である製造販売業者は，受託者が高度管理医療機器又は処方箋体外診断用医薬品の製造販売後安全管理業務のうち第百十四条の五十九第一号から第三号までに掲げる業務を再委託する場合においては，受託者に，次に掲げる手順を記載した再委託安全確保業務に係る製造販売後安全管理業務手順書を作成させなければならない。

一　安全管理情報の収集に関する手順

二　安全管理情報の検討及びその結果に基づく安全確保措置の立案に関する手順

三　安全確保措置の実施に関する手順

四　再受託安全管理実施責任者から受託安全管理実施責任者への報告に関する手順

五　医療機器等リスク管理又は医薬品リスク管理に関する手順

六　再委託の手順

七　再委託安全確保業務に係る記録の保存に関する手順

八　受託者の国内品質業務運営責任者その他の高度管理医療機器又は処方箋体外診断用医薬品の製造販売に係る業務の責任者との相互の連携に関する手順

九　その他再委託安全確保業務を適正かつ円滑に行うために必要な手順

3　委託元である製造販売業者は，受託者が高度管理医療機器又は処方箋体外診断用医薬品の製造販売後安全管理業務のうち第百十四条の五十九第一号から第三号までに掲げる業務を再委託する場合においては，受託者に製造販売後安全管理業務手順書等に基づき，次に掲げる事項を記載した文書により再受託者との契約を締結させ，その契約書を保存させなければならない。

一　再委託安全確保業務の範囲

二　再受託安全管理実施責任者の設置及び当該者の実施する再委託安全確保業務の範囲に関する事項

三　再委託安全確保業務に係る前項各号（第五号を除く。）に掲げる手順に関する事項

四　再委託安全確保業務の実施の指示に関する事項

五　次項第三号の報告及び同項第四号の確認に関する事項

六　第六項の指示及び第七項の確認に関する事項

七　第八項の情報提供に関する事項

八　その他必要な事項

4　委託元である製造販売業者は，受託者が高度管理医療機器又は処方箋体外診断用医薬品の製造販売後安全管理業務のうち第百十四条の五十九第一号から第三号までに掲げる業務を再委託する場合においては，受託者が，製造販売後安全管理業務手順書等及び前項の契約書に基づき，次に掲げる業務を受託安全管理実施責任者に行わせることを確認しなければならない。

一　再委託安全確保業務を統括すること。

二　再受託安全管理実施責任者に再委託安全確保業務の実施につき文書により指示するとともに，その写しを保存すること（第百十四条の五十九第一号に掲げる業務を委託する場合を除く。）。

三　再受託安全管理実施責任者に再委託安全確保業務に関する記録を作成させ，文書により報告させること。

四　再受託者が再委託安全確保業務を適正かつ円滑に行っているかどうかを確認し，その記録を

作成すること。

五　第三号の報告及び前号の記録を保存するとともに，受託者及び受託者の医薬品等総括製造販売責任者に文書により報告すること。

5　委託元である製造販売業者は，受託者が高度管理医療機器又は処方箋体外診断用医薬品の製造販売後安全管理業務のうち第百十四条の五十九第四号に掲げる業務を再委託する場合においては，当該再委託安全確保業務を適正かつ円滑に遂行しうる能力を有する者に再委託させなければならない。この場合において，委託元である製造販売業者は，受託者に，製造販売後安全管理業務手順書等に基づき，次に掲げる事項を記載した文書により再委託者との契約を締結させ，その契約書を保存させなければならない。

一　再委託安全確保業務の範囲

二　その他必要な事項

6　委託元である製造販売業者は，受託者に，その受託安全管理実施責任者に再委託安全確保業務の改善の必要性について検討させ，その必要性があるときは，製造販売後安全管理業務手順書等及び第三項の契約書に基づき，再受託者に所要の措置を講じるよう文書により指示させ，その文書を保存させなければならない。

7　委託元である製造販売業者は，受託者が前項の規定に基づき指示を行った場合においては，受託者に当該措置が講じられたことを確認させ，その記録を保存させなければならない。

8　受託者は，再委託安全確保業務を行う上で必要な情報を再受託者に提供しなければならない。

附則

この施行規則は，令和五年六月二十六日から施行する。

【保存の対象となる記録の事例】

保存の対象となる記録の事例は次のとおりである。

（1）　組織，責任者に関する記録
　①　総括製造販売責任者に係る記録
　　i　安全管理業務について総括製造販売責任者に提出した意見及び報告に関する記録
　　ii　前項の意見書及び報告書に基づき，総括製造販売責任者が指示した措置等（安全管理業務の改善，使用上の注意の改訂，回収等）に関する記録
　②　総括製造販売責任者以外の者に係る文書及び記録
　　i　GVP に関する組織図
　　ii　手順書等及びその改訂版

（2）　安全管理情報の収集に関する記録
　①　医療関係者等からの報告
　　i　連絡票
　　ii　再調査結果の報告文書
　　iii　詳細調査票
　②　学会報告，文献報告その他研究報告
　　i　所定の文献調査票
　　ii　再調査結果の報告文書
　　iii　詳細調査票
　③　厚生労働省その他政府機関，都道府県及び機構からの情報
　　i　所定の調査票
　　ii　再調査結果の報告文書
　　iii　詳細調査票
　④　外国政府，外国法人等からの情報
　　i　国外提携企業に対し，症例報告，措置情報などの提供を依頼する文書
　　ii　所定の調査票
　　iii　再調査結果の報告文書
　　iv　詳細調査票
　⑤　他の製造販売業者等からの報告
　　i　連絡票
　　ii　再調査結果の報告文書
　　iii　詳細調査票
　⑥　その他安全管理に関する情報
　　i　連絡票
　　ii　再調査結果の報告文書
　　iii　詳細調査票

（3）　安全管理情報の検討及びその結果に基づく安全確保措置の立案に関する記録
　①　安全管理情報の検討
　　i　安全管理責任者による健康被害の重篤度，予測性などに関する検討結果
　　ii　健康被害と当該製品との関連性の評価結果
　②　安全確保措置の立案
　　i　厚生労働省等から受けた安全確保措置の指示文書
　　ii　立案された安全確保措置案
　③　安全確保措置の決定
　　i　安全管理責任者が安全確保措置案を総括製造販売責任者へ報告した文書
　　ii　総括製造販売責任者から安全管理責任者への安全確保措置決定の指示文書

（4）　安全確保措置の実施に関する記録
　①　副作用等報告書
　②　安全確保措置実施計画書
　③　安全管理責任者が関連部門に安全確保措置の実施を指示した文書
　④　安全確保措置の結果を報告するための文書
　　i　安全管理業務実施者から安全管理責任者への報告文書
　　ii　安全管理責任者から総括製造販売責任者への報告文書
　⑤　厚生労働省へ提出した情報伝達完了の報告文書
　⑥　都道府県知事に提出した「回収着手報告書」及び「回収終了報告書」
　⑦　安全確保措置の開始から完了までの経過記録

（5）　自己点検に関する記録
　①　自己点検実施計画書
　②　自己点検結果の記録及び結果を報告するための文書
　　i　自己点検担当責任者から安全管理責任者への報告文書
　　ii　安全管理責任者から総括製造販売責任者への報告文書
　③　業務改善の必要性があると認められた場合，総括製造販売責任者が指示した文書
　④　講じられた措置についての記録

（6）　安全管理業務に従事する者に対する教育訓練に関する記録
　①　教育訓練計画書
　②　教育訓練及び補講等の実施状況及び受講状況の記録及び報告書

（7）　国内品質業務運営責任者等その他製造販売に係る業務の責任者との相互の連携に関する記録

（8）　その他必要と思われる文書

付録3

製造販売後安全確保業務委託契約書モデル

甲製薬工業株式会社（以下，甲という）と乙薬品株式会社（以下，乙という）とは，甲乙間で平成‥年‥月‥日付にて締結した製品供給契約（以下，原契約という）に基づき供給を受けて乙が販売する体外診断用医薬品（以下，本製品という）の製造販売後安全確保業務の一部を甲が乙に委託するにあたり，次のとおり契約を締結する。

第1条（目的）

医薬品医療機器法及び同法施行規則第114条の61（又は第114条の62）に基づき，甲は製造販売後安全確保業務の一部を乙に委託し，乙は，これを受託する。

第2条（委託業務）

1. 委託業務は，本契約に添付する「委託安全確保業務一覧表」記載のとおりとし，その内容，実施方法，及び期間等の詳細は，甲乙別途協議のうえ，甲が交付する委託安全確保業務手順書等に規定する。
2. 委託業務の内容等を変更する必要が生じた場合，甲及び乙は，協議のうえこれを変更することができる。

第3条（乙の実施義務）

1. 乙は，医薬品医療機器法，同法施行規則第114条の61（又は第114条の62）及びその他の関係法令を遵守し，甲の作成した製造販売後安全管理業務手順書等に基づき，必要な委託安全確保業務を行うものとする。

（注意：乙においても委託安全確保業務に係る手順書を作成することが望ましい。）

2. 乙は，委託安全確保業務を適正かつ円滑に遂行しうる能力を有する委託安全確保業務の実施に係る責任者（「受託安全管理実施責任者」という。）を置く。

（委託する体外診断用医薬品が処方箋体外診断用医薬品以外の体外診断用医薬品のみの場合は，以下の文言に変更）

3. 乙は，委託安全確保業務を適正かつ円滑に遂行しうる能力を有する委託安全確保業務の実施に係る責任者を予め指定する。

第4条（連絡及び連絡担当者）

1. 甲及び乙は，本製品に関する安全確保業務に必要な情報について，遅滞なく適宜相手方に文書にて連絡する。
2. 甲及び乙は，委託業務の適正且つ円滑な遂行を図る事を目的として，それぞれの連絡担当者を別紙のとおり定める。
3. 第1項の安全確保業務に必要な情報及び委託業務の実施において必要となる専門的，技術的な情報の交換及び委託業務の内容について検討を行うため，必要に応じ適宜に会合を開くものとする。
4. 第2項に規定する連絡担当者の変更等を生じた場合には，当該当事者は相手方に対し，速やかにその旨を文書で通知するものとする。

第5条（実施指示）

甲は，委託安全確保業務の実施の指示が必要と判断した場合，乙に対して，当該安全確保業務の実施指示を文書にて行う。

第6条（報告）

乙は甲に対し，適宜，委託業務の実施状況を文書により報告する。甲は，乙により提出された報告書の内容を速やかに確認する。

第7条（安全確保措置の完了報告）

1. 乙は，前条に規定する報告の他，個々の安全確保措置が完了する都度，甲にその旨を報告するものとし，甲は，当該安全確保措置の実施内容等を乙の報告により確認するものとする。
2. 個々の安全確保措置は，甲がその完了を認める旨を書面で乙に通知することにより完了したものとみなされ，甲が乙による当該安全確保措置の実施内容等に不備または不明な点を発見した場合には，甲は，乙に対し，当該安全確保の追加措置を要請することができる。

第8条（甲による確認）

甲は，委託した業務が乙により適正且つ円滑に行われているかについて確認することができる。また，甲は，かかる確認を行った場合には，その結果の記録を作成する。

第9条（改善指示）

1. 甲は，前条に規定する確認の結果，改善の必要があると認めるときは，乙に対し，必要な指示を文書にて行うことができる。
2. 乙は，前項の指示があった場合，当該指示に基づく措置を講じた結果を文書にて甲に報告するものとする。

3.　甲は，前項の報告に基づき，必要な措置が講じられたかどうか確認する。

第10条（秘密保持）

甲及び乙は，本契約を履行するにあたり，相手方より知り得た営業上または技術上の情報を当該相手方より事前に承諾を得ることなく，第三者に開示してはならない。但し，公知のもの及び行政当局の指示等により開示を求められたものはこの限りではない。

第11条（有効期間）

本契約は締結日に発効し，原契約の終了時まで有効に存続するものとする。ただし，甲及び乙が協議のうえ，原契約の終了後も存続させる必要があると合意した規定については，別途定める期間さらに存続させることができるものとする。

第12条（再委託）

（再委託を禁止する場合）

乙は，委託業務の全部または一部を第三者に再委託してはならない。

（再委託する場合）

1.　乙は，医薬品医療機器法及び同法施行規則第114条の65（又は第114条の66）に基づき，受託業務の全部又は一部を再委託することができる。
2.　乙は，再委託する場合，再受託者が医薬品医療機器法施行規則第114条の65（又は第114条の66で準用する第114条の65）第1項第1号から第2号に掲げる要件を満たすことを示し，事前に文書にて甲の承認を得る。
3.　乙は，医薬品医療機器法規則第114条の65（又は第114条の66）に基づき，再受託者と再委託契約を締結し，その契約書を保存する。
4.　乙は，再委託安全確保業務に係る製造販売後安全管理業務手順書等を作成し，再受託者に交付する。乙は，再受託者に再委託安全確保業務に係る製造販売後安全管理業務手順書等を，再委託安全確保業務を行う事務所に備え付けさせる。
5.　乙は，再委託安全確保業務に係る製造販売後安全管理業務手順書等及び契約書に基づき，再受託業者を管理し，適切に再委託安全確保業務を行わせる。
6.　乙は，再委託安全確保業務の実施の指示が必要と判断した場合，再受託者に対して，当該安全確保業務の実施指示を文書にて行うとともに，その写しを保存する。
7.　乙は，再受託者に対し，適宜，委託業務の実施状況を文書により報告させる。乙は，再受託者により提出された報告書の内容を速やかに確認する。
8.　乙は，再受託者に前項に規定する報告の他，個々の安全確保措置が完了する都度，乙にその旨を報告するものとし，乙は，当該安全確保措置の実施内容等を乙の報告により確認するものとする。
9.　個々の安全確保措置は，乙がその完了を認める旨を書面で再受託者に通知することにより完了する。乙が再受託者による当該安全確保措置の実施内容等に不備または不明な点を発見した場合には，乙は，再受託者に対し，当該安全確保の追加措置を要請する。
10.　乙は，再委託した業務が再受託者により適正且つ円滑に行われているかについて確認する。また，乙は，かかる確認を行った場合には，その結果の記録を作成する。
11.　甲は，第8条の確認に加え，乙が再委託業務を適正かつ円滑に管理していることについて，確認を行うことができる。
12.　乙は，再受託者が再委託安全確保業務改善を適切に行っているかを確認し，改善が必要と判断した場合，再受託者に改善の措置を講じるよう文書にて指示する。乙は，再受託者に改善結果を文書により報告させ，これを保存する。
13.　乙は，前項の改善結果を確認する。乙は確認結果の記録を作成し，保存する。
14.　乙は，再委託安全確保業務を行う上で必要な情報を再受託者に提供する。
15.　乙は，再受託者に再委託業務の全部または一部をさらに委託させてはならない。

第13条（協議事項）

本契約に定めのない事項，及び本契約の各条項の解釈に疑義を生じた場合には，原契約の規定に基づき，これを解決するものとする。

以上，本契約締結の証として本書2通を作成し，甲乙記名捺印のうえ各1通を保管する。

令和‥年‥月‥日

住　所
甲　会社名　　甲製薬工業株式会社
調印者　　　　　　　　印
(代表取締役，担当取締役，総括製造販売責任者，安全管理責任者等)

住　所
乙　会社名　　乙薬品株式会社
調印者　　　　　　　　印

委託安全確保業務一覧表

本契約第２条に基づく委託業務は，以下のとおりとする。
[○：委託する業務，△：両者で実施する業務，×：委託しない業務]

項　目	委託の有無	備　考
1.　安全管理情報の収集		
（1）　医療関係者からの情報収集		
①　収集	○	
②　再調査	○	
③　詳細調査	○	甲：必要な場合には乙に同行
（2）　学会報告，文献報告その他研究報告に関する情報の収集		
①　収集	×	
②　再調査	×	
③　詳細調査	×	
（3）　厚生労働省その他政府機関，都道府県及び独立行政法人医薬品医療機器総合機構からの情報収集		
①　収集	×	
②　再調査	×	
③　詳細調査	×	
（4）　外国政府，外国法人等からの情報収集		
①　収集	×	
②　再調査	×	
③　詳細調査	×	
（5）　他の製造販売業者等からの情報収集		
①　収集	○	
②　再調査	○	
③　詳細調査	○	甲：必要な場合には乙に同行
（6）　その他安全管理情報の収集		
①　収集	○	
②　再調査	○	
③　詳細調査	○	甲：必要な場合には乙に同行
2.　安全管理情報の解析	○	
3.　安全確保措置の実施		
（1）　適正使用情報の伝達		

①　伝達資料（お知らせ文書）の作成	△	お知らせ文書の作成
②　適正使用情報の配布	○	
③　情報伝達完了の報告	○	乙→甲
（2）　注意事項等情報を改訂した場合の情報伝達		
①　伝達資料（お知らせ文書）の作成	△	お知らせ文書の作成
②　改訂した注意事項等情報等の配布	○	「使用上の注意」の解説文書又は改訂注意事項等情報
③　情報伝達完了の報告	○	乙→甲
（3）　回収の実施		
①　伝達資料（お知らせ文書）の作成	△	お知らせ文書の作成
②　製品の引き上げ	○	
③　情報伝達及び製品の引き上げ完了の報告	○	乙→甲
4.　情報，記録等の保管		
①　収集した安全管理情報の記録（医療機関から収集した情報の記録，文献・学会情報調査票等）	○	
②　安全確保措置の実施記録（「適正使用情報」の配布等）	○	
③　各種経過記録類	○	
5.　注意事項等情報の提供		
①　提供資料原稿の作成	×	
②　初めて購入する者への注意事項等情報の提供	○	
③　改訂時の注意事項等情報の提供	○	
④　医療機関からの求めに応じた注意事項等情報の提供	○	

委託安全確保業務のうち，5．注意事項等情報の提供は，3．安全確保措置の実施（2）添付文書を改訂した場合の情報伝達業務以外の（ⅰ）初めて購入する者への注意事項等情報の提供業務，（ⅱ）安全確保措置以外の理由で注意事項等情報が改訂された際の情報提供業務及び（ⅲ）医療機関からの求めに応じた注意事項等情報の提供業務に適用する。

（注）令和3年2月19日事務連絡「「医薬品等の注意事項等情報の提供について」に関する質疑応答集（Q&A）について」Q28において，「注意事項等情報の提供を行うために必要な体制は，法第68条の2の2に基づき求められるものであり，GVP省令に基づく体制の一部として位置付けられるものではない。」とされているが，必要な要件を満たせば「現行のGVP省令に基づく体制の中で，併せて注意事項等情報提供を行うために必要な体制を取ることは差し支えない。」とされている。
GVP契約で安全管理情報の提供を委託する場合があると想定されることから，本契約書の雛形に注意事項等情報の提供を委託することを盛り込んだ。
不要な方は削除してください。
（契約概要）
本製品の製造販売する甲が行うべき製造販売後安全管理業務の一部を乙に委託して行うものです。「一覧表」の委託業務については，個々のケースによって異なります。

別紙

連絡担当者

甲：甲製薬工業株式会社　○○○部
　　　連絡担当者　　○○　○○
乙：乙薬品株式会社　○○○部
　　　連絡担当者　　○○　○○

付録

付録 4

管理薬剤師及びその兼務に関する業務管理要項

平成　年　月　日作成
令和　年　月　日改訂

〇〇〇〇製薬株式会社

〔作成の経緯〕

1. 医薬品製造販売業者である当社の各営業所等は，医薬情報活動の一環としてサンプル（注 1）（試用医薬品）のみを保管し，病院，診療所等に授与するため，卸売一般販売業の中のサンプル卸（注 2）の許可を取得しているが，その営業所の管理者（いわゆる管理薬剤師，以下「管理薬剤師」という。）の義務は，薬事法第 27 条の準用規定により，薬事法第 8 条「薬局の管理薬剤師の義務」の規定が準用されている。
2. 薬局には，調剤業務と医薬品等の一般消費者への対面販売業務があり，従業員も少人数の独立経営体であるのに対し，サンプル卸の場合は，製造販売業者等の一組織であり，その規摸も数名程度から数十名の組織までさまざまであるが，サンプルの医薬関係者への授与より，薬事法第 77 条の 3 の規定に基づく製造販売業者等の責務として課せられた情報の収集提供等が主要な業務である。
3. また，同じ卸売一般販売業であっても，いわゆる専業卸と製造販売業者等のサンプル卸とでは業務内容は大きく異なっている。専業卸では，大量の商品を取扱うのに対し，サンプル卸は少量のサンプルを取扱うにすぎない。またサンプル卸は製造販売業者等の一機能として，業態は卸売一般販売業に属しながらも医薬品製造販売業者としての側面を有し，情報の収集・提供においては質・量ともに高レベルである。そして医薬品にあってはGVPに基づく製造販売後安全管理や薬事法第 77 条の 4 の 2 の規定に基づく副作用（・感染症）等の報告のための情報収集活動など製造販売業者等としての責務を負わされている。

   また，特に品質の確保においては，サンプルといえども医薬品はGMPのもとに，製造供給され，サンプル卸に在庫するサンプルについても，製造販売業者等として品質保証部門を中心に全社的に一貫した品質保証体制のもとに置かれている。そして，サンプル卸において試験を必要とする場合には，自社の品質管理部門を随時容易に利用することが可能である。
4. 医薬品にあっては，平成 9 年 3 月 31 日薬発第 462 号通知をもって厚生省薬務局長から「医薬品の販売に関する規制緩和について」が通知されたことに伴い，サンプル卸の店舗の管理薬剤師のうち，複数店舗を兼務する場合の「業務管理要項（サンプル卸用）」を策定し，3 月 18 日，日本製薬団体連合会の自主申し合わせとされ各社に通知された。
5. 体外診断用医薬品にあっては，先に，医薬品の販売に関する規制緩和の一環として，平成 7 年 12 月 28 日薬発第 1177 号薬務局長通知により，体外診断用医薬品のサンプル卸の店舗の管理薬剤師が，複数店舗の管理薬剤師を兼務することを認められた。その後，さらに前項の平成 9 年 3 月 31 日薬発第 462 号薬務局長通知により，体外診断用医薬品のみを取扱う卸売一般販売業（以下「体外診断用医薬品卸」という。）においても同様に複数店舗の管理薬剤師を兼務する事が認められ，前項と同様に「業務管理要項（体外診断用医薬品卸用）」が日本製薬団体連合会の申し合わせ事項として平成 10 年 5 月 21 日通知された。
6. 当社の場合，前項の体外診断用医薬品卸には該当しないが体外診断用医薬品のサンプル卸には該当する営業所があることから，医薬品及び体外診断用医薬品のサンプル卸として，薬事法の一部改正及び規制緩和を機会に，管理薬剤師が，他の営業所の管理者を兼務する際の業務に支障を生ずることがないよう，適正な管理のために，日本製薬団体連合会の自主申し合わせ事項に基づき医薬品及び体外診断用医薬品のサンプル卸の管理薬剤師及びその兼務に関する業務管理要項を作成した。

（注 1）　サンプル
サンプルとは，医療用医薬品及び体外診断用医薬品たる製剤見本，臨床試用医薬品並びに一般用医薬品の試供品，商品見本等をいう。

（注 2）　サンプル卸
当社の営業所でサンプルのみを取り扱う卸売一般販売業である場合をいう。

（注 3）　代行者
本要項でいう代行者とは，「規制緩和推進計画の改定について」（平成 8 年 3 月 29 日閣議決定）に基づき，サンプル卸の管理薬剤師の兼務が認められた営業所において，管理薬剤師の業務を代行する者である。代行する者は営業所の長若しくは医薬品についての業務を経験する責任者が行う。

管理薬剤師及びその兼務に関する業務管理要項
（サンプル卸・医薬品及び診断薬用）

§1　開設者である○○製薬株式会社の遵守事項

1.　環境づくり
　○○製薬株式会社は，かねてよりサンプル卸の管理は管理薬剤師によるべきことを規定している薬事法の趣旨をよく理解したうえで，管理薬剤師による管理が適切かつ円滑になされるよう，環境づくりに努めるなど，管理薬剤師に充分な権限と責任を与えることを念頭に経営する。
2.　管理薬剤師の意見の尊重
　○○製薬株式会社は，薬事法第9条第2項に基づき，管理薬剤師が薬事法に規定する義務を円滑に遂行するために必要と認めて述べる意見を充分に尊重して，速やかに必要な措置を講ずるものとする。
3.　管理薬剤師に複数営業所の管理を兼務させる場合の体制
　○○製薬株式会社は，必要に際し各営業所ごとに管理薬剤師の代行者（注3）を定め，次のとおり管理薬剤師及びその代行者の業務を明確にする。

§2　管理薬剤師の業務

1.　管理薬剤師は，薬事法で店舗の管理が薬剤師によってなすべきことを規定している趣旨をよく認識し，営業所における薬事に関する最高責任者としての自覚をもち，代行者の業務内容を適正に管理し確認すること。
2.　就任時の留意点
　管理薬剤師は，新規開設時の就任又は前任者からの業務引継ぎに当たり，下記の事項に留意すること。
（1）　許可申請・届出内容と実態の把握
　1）　許可等取得状況
　2）　代行者の把握
　3）　事務室，冷暗貯蔵設備，鍵のかかる貯蔵設備，保管設備等，店舗の構造設備
　4）　兼営事業の種類
　5）　業務を行う役員等
（2）　下記に該当する薬事関連各種社内体制の確認
　1）　苦情処理・回収体制
　2）　副作用（・感染症）等情報処理体制
　3）　GVP「医薬品の製造販売後安全管理の基準」体制
　4）　試用医薬品（医療用）管理体制
　5）　記帳義務対象医薬品の記帳体制等（記帳義務対象医薬品等については薬事部から連絡）
（3）　許可に関わる書類，管理記録簿，記帳義務，向精神薬に関する書面又は伝票の保管状況の確認
3.　管理薬剤師の行う業務
（1）　代行者の業務の確認
　管理薬剤師が自ら行う場合を除き，代行者の実施した業務について定期的に確認すること。
（2）　開設者への意見具申
　代行者からの意見等を踏まえ，管理薬剤師の義務として定められた業務の円滑な遂行のために必要と認める意見を開設者に述べること。
（3）　行政機関からの指示，照会等
　行政機関から薬事に関する情報の指示，照会等を受けた場合には，速やかに開設者に報告すること。
（4）　薬事講習会等への出席
　管理薬剤師は，行政機関等が主催する薬事に関する講習会，説明会等には出席し，注意すべき情報があった場合には，開設者に速やかに報告すること。

§3代行者の業務

1.　代行者の心構え
　代行者は，本来管理薬剤師のすべき薬事法上の業務を代行する者としての自覚をもち，管理薬剤師との綿密な連携のもと，当該営業所を適切に管理するよう心掛けること。
2.　就任時の留意点
　代行者は，新規開設時の就任又は前任者からの業務引継ぎに当たり，下記の事項に留意すること。
（1）　許可申請・届出内容と実態の把握
　1）　許可等取得状況
　2）　事務室，冷暗貯蔵設備，鍵のかかる貯蔵設備，保管設備等，店舗の構造設備
　3）　兼営事業の種類
　4）　業務を行う役員等

（2） 下記に該当する薬事関連各種社内体制の確認
1） 苦情処理・回収体制
2） 副作用（・感染症）等情報処理体制
3）「医薬品の製造販売後安全管理の基準」体制
4） 試用医薬品（医療用）管理体制
5） 記帳義務対象医薬品の記帳体制等（医薬品及び体外診断用医薬品の記帳義務対照品：逐次連絡）
（3） 許可に関わる書類，管理記録簿，記帳義務，向精神薬に関する書面又は伝票の保管状況の確認

3. 代行者の行う業務
（1） 従業者の監督
保健衛生上支障を生ずるおそれがないように，その他の従業者を指導監督し，業務の円滑適正を期すること。
（2） 営業所の構造設備の管理
保健衛生上支障を生ずるおそれがないように，営業所の構造設備を管理し，必要と認められる場合は，管理薬剤師にその改善を求めて遺漏なきを期すること。具体的には薬局等構造設備規則第2条の2に規定する基準に合致しているか，下記のような点に留意して点検し，保守していくことが必要である。
1） 営業所内は整理整頓されているか。
2） 営業所の換気が充分であり，かつ，清潔であるか。
3） 営業所は常時居住する場所及び不潔な場所から明確に区別されているか。
4） 業務を適切に行うことができる広さ（おおむね13.2㎡以上）があるか。
5） 薬局等構造設備規則に規定されている照度（60ルックス以上）が確保されているか。
6） 冷暗貯蔵設備は正常に機能するか。
7） 鍵のかかる貯蔵設備（毒薬保管庫）に異常はないか。
8） 医薬品及び体外診断用医薬品のサンプル保管場所は，衛生的に，かつ，安全に保管するのに支障はないか。
9） 劇薬を他の医薬品と区別して保管するスペースがあるか。
10）医薬品及び体外診断用医薬品のサンプルの保管に適正な温度及び湿度が保たれているか。
（3） 医薬品，体外診断用医薬品及びその他の物品の管理
保健衛生上支障を生ずるおそれがないように，医薬品，体外診断用医薬品及びその他の物品を適正に管理すること。
1） 医薬品及び体外診断用医薬品は他の薬品等と区別して貯蔵し，又は陳列すること。
① 劇薬は，これを他の物と区別して保管すること。
② 毒薬は鍵のかかる貯蔵設備に入れ，施錠すること。
③ 向精神薬等医薬品及び体外診断用医薬品の特性に応じて定められた貯蔵方法，その他その保管，取扱いに関して必要な措置を講ずること。
④ 医薬品及び体外診断用医薬品等は製品情報概要，文献類と区別して保管すること。
⑤ 不良品，不正表示品，有効期間・使用期限切れ品，封・検定証紙の破損品，戻り品は隔離して保管し，所定の方法により措置すること。
⑥ 医薬品及び体外診断用医薬品以外の物品の保管，取扱いについても遺漏のないよう留意すること。
2） 先入れ先出しにより管理すること。
有効期間・使用期限表示品については，特に注意すること。
3） 貯法について特別の規定のあるものは，それぞれ適切な場所に保管し，また，配送の際にも品質の劣化を来たさないよう充分留意して取り扱うこと。
例えば
① 温度に関する注意
② 湿度に関する注意
③ 光に関する注意
④ 引火性に関する注意等
4） 医薬品及び体外診断用医薬品のサンプルの授与先が許可の範囲から逸脱することのないよう従業者を指導監督すること。特に習慣性医薬品，毒劇薬，要指示医薬品及び向精神薬については留意すること。
5） 添付文書改訂のお知らせ等が適正に添付されているかどうか確認すること。
（4） 試験検査の実施
貯蔵，陳列及び授与に係わる医薬品及び体外診断用医薬品が不良品とならないよう，昭和63年5月6日，薬企第21号「薬局等における医薬品の試験検査の実施要領について」の試験検査要項によって外装・外観検査等を行うこと。
（5） 行政機関からの指示，照会等
行政機関から薬事に関する報告の指示，照会等を受けた場合には，速やかに管理薬剤師に報告すること。
（6） 記帳義務に関する書面の点検
管理営業所における記帳義務に関する書面又は伝票が整備保存され，必要時には直ちに対応できるか点検すること。
（7） 業態の一般管理事務の点検
下記の業態に関する一般管理事務は開設者の業務であるが，管理業務を遂行するに当たって，これらが適切に行われているか必要に応じて点検し，更新漏れや届出漏れのないように注意監督すること。

1）許可証の掲示
2）許可の更新の申請
3）変更の届出
4）許可証の書換え交付の申請
5）許可証の再交付の申請
6）休廃止等の届出

（8）自己点検の実施

自己点検表により，定期的に点検を実施し，改善等を要するものについては，管理薬剤師に意見を述べるなど速やかに適切な処置を講ずること。

（9）管理薬剤師への意見

管理薬剤師の義務として定められた業務の円滑な遂行のために必要と認める意見を管理薬剤師に述べること。

（10）管理記録薄への記載

下記に関する事項を必要に応じて管理記録簿に記載し，定期的に管理薬剤師に報告すること。

1）店舗の構造設備の点検結果に関する事項
2）不良品，不正表示品の処理に関する事項
3）試験検査に関する事項
4）当社の業務を行う役員や管理薬剤師へ述べた意見に関する事項
5）情報の提供等に関する事項
6）その他薬事に関する管理上記載が必要と考えられる事項

（11）その他

1）常時勤務

その店舗に常時勤務し，その店舗を管理すること。

2）不在時の措置

不在にするときは，予め指定された内勤者に連絡先を告げ，緊急時連絡がとれるようにしておくこと。

3）行政機関等に対する業務

①　立入検査などがあった場合には管理薬剤師に連絡すること。また，薬事監視員からの改善等の指示事項等があれば管理薬剤師の指示に基づき，必要に応じて速やかに対処すること。

②　薬事講習会等への出席

行政機関等が主催する薬事に関する講習会，説明会等には努めて出席し，注意すべき情報があった場合には管理薬剤師に速やかに報告すること。

付録

自己点検表

点検年月日：　　年　　月　　日

店舗名	●●●●株式会社▲▲営業所
店舗所在地	
開設者名	●●●●株式会社　代表取締役社長　○○　△△
管理薬剤師名	○○　○○
代行者名	△△　△△
従業員数	名
販売業の形態	卸売一般販売業（サンプル卸）

1. 管理薬剤師又は代行者は定期的に点検し，その旨を管理記録簿に記入すること。なお，代行者が点検した場合は，管理薬剤師はそれを確認すること。
2. 点検項目の評価は，充分な項目には○印，改善中の項目には△印，不充分な項目には×印をつける。
   また，△，×の項目は改善後○で囲むこと。
3. この自己点検表は5年間保存しておくこと。

区分	点検項目	点検者印	
管理薬剤師又は代行者	(1) 代行者を定めているか。		
	(2) 代行者は常時店舗に勤務しているか。		
	(3) 代行者は医薬品及び体外診断用医薬品の管理に関する記録を作成しているか。		
	(4) 管理薬剤師は代行者が作成した管理記録を確認しているか。		
店舗	(1) 許可証を店頭その他事務所の見やすい場所に掲示しているか。		
	(2) 店舗は換気が充分であり，かつ清潔にしているか。		
	(3) 冷暗貯蔵のための設備があるか。また鍵のかかる貯蔵設備があるか。		
	(4) 常時居住する場所及び不潔な場所から明確に区別されているか。		
	(5) 医薬品及び体外診断用医薬品を衛生的に，かつ安全に保管するために適切な設備を有しているか。		
	(6) 店舗面積は概ね13.2平方メートル以上あるか。		
開設者の配慮等	(1) 開設者は，卸売一般販売業の管理者の義務の遂行に充分配慮しているか。		
	(2) 法第10条（第38条で準用）に定める変更届は遅滞なく行われているか。		
医薬品及び体外診断用医薬品等	(1) 不良医薬品等を貯蔵，陳列，授与等していないか。		
	(2) 不正表示医薬品等を貯蔵，陳列，授与等していないか。		
	(3) 毒薬，劇薬等の表示は正しく行われているか。		
	(4) 冷暗所に貯蔵すべきものは必ずそこに貯蔵しているか。		
	(5) 有効期間・使用期限のある医薬品及び体外診断用医薬品について充分注意をはらっているか。		
	(6) 毒薬は鍵をかけて貯蔵しているか。		
	(7) 劇薬は他のものと区別して貯蔵，陳列しているか。		
	(8) 医薬品及び体外診断用医薬品について虚偽又は誇大な広告等をしていないか。		
	(9) 医薬品及び体外診断用医薬品の授与に当たって譲渡，譲受の記録をつけているか。		
	(10) 毒薬，劇薬を医薬品販売業者，医師等に授与する場合，公務所の証明書（許可証等）を確認して渡しているか。		
	(11) 毒薬，劇薬の譲渡記録を2年間保存しているか。		
向精神薬等	(1) 入荷，出荷，配送の管理は適切に行われているか。		
	(2) 盗難又は紛失することを防ぐ措置を講じて貯蔵しているか。		
	(3) 盗難又は紛失等不測の事故が発生したときは，所轄官庁に届出ているか。		
	(4) 提供先は麻薬及び向精神薬取締法上適正な施設であるか。		
	(5) 向精神薬及び習慣性医薬品について，出入りの記録がされているか。		
その他	(1) 情報の収集・提供は適切に行われているか。		
	(2) 苦情処理は適切に行われているか。		

確認年月日	年　月　日	管理薬剤師		

付録 5

総合機構に納付する審査等手数料の取扱いについて

1. 審査等手数料の振込口座

総合機構の指定口座は,「医薬品・医薬部外品・化粧品」専用の指定口座,「医療機器・体外診断用医薬品・再生医療等製品」専用の指定口座,「再生医療等安全性確保法に基づく調査手数料」専用の指定口座に分かれている。体外診断用医薬品は「医療機器・体外診断用医薬品・再生医療等製品」専用の指定口座に振り込む。

医療機器,体外診断用医薬品及び再生医療等製品専用の指定口座一覧表 (総合機構指定の専用振込用紙を使用する場合は,茶色の用紙で振り込む。)			
銀　行　名	支　店　名	預金種別	口座番号
みずほ銀行	新橋支店	普通	8393075
三井住友銀行	東京公務部	普通	152489
三菱 UFJ 銀行	東京公務部	普通	1179123
りそな銀行	東京営業部	普通	3676472
こちらの専用指定口座には下記の手数料を振り込む。			
医療機器・体外診断用医薬品・再生医療等製品の承認審査,書面適合性調査,GCP 調査,QMS 調査,GCTP 調査,使用成績評価,使用成績評価書面適合性調査,再審査,再審査書面適合性調査,GPSP 調査,GLP 調査,構造設備調査,海外施設認定等調査,証明確認調査,基準適合証交付若しくは対面助言等の各手数料			

付録

2. 振込方法等について

(1) 総合機構の審査等が必要な承認申請等を行う場合には,申請前にあらかじめ,総合機構の指定する金融機関の普通預金口座に手数料を振り込み,総合機構宛の審査等申請書の裏面に「振込金受取書」のコピーを貼付する。

(2) 審査等手数料は,審査等申請書に記載した品目に応じた手数料の合計金額に対応する金額を振り込む。

(3) 実地調査で別途手数料に加算される旅費等については,調査終了後,総合機構の請求により指定の口座へ振り込む。

(4) 審査等手数料は,総合機構の指定する専用振込用紙,市中銀行備え付けの振込用紙,自動振込機もしくはインターネットバンキングで,総合機構の指定口座に振り込む。なお,郵便局からは振り込みできない。

(5) 総合機構の指定する専用振込用紙を使用し,総合機構の指定する銀行(みずほ,三井住友,三菱 UFJ,りそな)の本支店から同一銀行の指定口座に振り込む場合に限り,振込手数料は無料。

(6) 総合機構の指定する専用振込用紙は,都道府県の承認申請窓口又は総合機構(関西支部を含む。)の総合受付で配付されている。

総合機構の総合受付の受付時間は,月曜日から金曜日の 9:00~17:00。

(7) インターネットバンキングで振込む場合は「インターネットバンキングによる振込についてのお願い」に従う。

3.　振込用紙の記入方法

振込金額	「1. 審査手数料・対面助言等の手数料について」で確認する。	
振込口座	「2. 手数料の振込について」で確認する。	
受取人名フリガナ	ドク）イヤクヒンイリョウキキソウゴウキコウ	
受取人名	独立行政法人医薬品医療機器総合機構	
業者コード	業者コード（9桁）は，必ず記入する。 業者コードの下3桁は「000」とする。	
	(1)	(1) 機構で指定する専用振込用紙を使用する場合には，「業者コード」欄に業者コード（9桁）を記入する。
	(2)	市中銀行備え付けの振込用紙，自動振込機またはインターネットバンキングにより振り込む場合は，「依頼人名」欄の最初に業者コードを記入し，1文字空欄の後，法人名（社名）を記入する。 記載例：123456789　法人名
	(3)	業者コードを持たない新規申請業者または安全性試験実施者(GLP調査申請者）の場合は，「999999999」と記入する。 また，治験の相談申込者で，自ら治験を実施する者の場合は，「999999888」と記入する。
	(4)	申請書等の法人（社名）と，振込依頼人の法人名が異なる場合には，「払込金受理用証等の余白」または「払込金受領等の貼付面の余白に」，異なる法人同士の関係性が分かるように追記する。 「グループ会社」や「申請代行者等」による振込の場合は注意すること。
依頼人名	申請者（法人）名 ※個人名での振込等はしない。	
送金方法	「電信」，「文書」のいずれの方法でも構わない。	

4.　審査等手数料誤納額の還付

振り込んだ手数料が区分間違い等で，手数料額に超過が生じた場合は，その超過金額が還付されるので，速やかに還付請求手続きを行う。

還付請求は，「審査等手数料誤納還付請求書」に「振込受取書」の写しを添付し，総合機構宛郵送する。

・審査等手数料誤納還付請求書のダウンロード及び記入方法は，総合機構のホームページで確認できる。
　総合機構ホームページ：https://www.pmda.go.jp/

付録 6

都道府県・地方厚生局窓口一覧

1．都道府県窓口一覧

令和5年8月現在

都道府県名	担当部	担当課	郵便番号	住所	電話番号	FAX番号
北海道	保健福祉部	地域医療推進局医務薬務課	060-8588	札幌市中央区北3条西6丁目	011-204-5993(直)	011-232-4108
青森	健康福祉部	医療薬務課	030-8570	青森市長島1-1-1	017-734-9289(直)	017-734-8089
岩手	保健福祉部	健康国保課	020-8570	盛岡市内丸10-1	019-629-5467(直)	019-629-5474
宮城	保健福祉部	薬務課	980-8570	仙台市青葉区本町3-8-1	022-211-2652(直)	022-211-2490
秋田	健康福祉部	医務薬事課	010-8570	秋田市山王4-1-1	018-860-1401(直)	018-860-3883
山形	健康福祉部	健康福祉企画課	990-8570	山形市松波2-8-1	023-630-2333(直)	023-625-4294
福島	保健福祉部	薬務課	960-8670	福島市杉妻町2-16	024-521-7232(直)	024-521-7992
茨城	保健医療部	薬務課	310-8555	水戸市笠原町978-6	029-301-3393(直)	029-301-3399
栃木	保健福祉部	薬務課	320-8501	宇都宮市塙田1-1-20	028-623-3119(直)	028-623-3121
群馬	健康福祉部	薬務課	371-8570	前橋市大手町1-1-1	027-897-2668(直)	027-223-7872
埼玉	保健医療部	薬務課	330-9301	さいたま市浦和区高砂3-15-1	048-830-3627(直)	048-830-4806
千葉	健康福祉部	薬務課	260-8667	千葉市中央区市場町1-1	043-223-2621(直)	043-227-5393
東京	健康安全部	薬務課	163-8001	新宿区西新宿2-8-1　第一本庁舎	03-5320-4511(直)	03-5388-1434
	福祉保健局健康安全研究センター	広域監視部薬事監視指導課	169-0073	新宿区百人町3-24-1	03-5937-1027(直)	03-5937-1043
神奈川	健康医療局生活衛生部	薬務課	231-8588	横浜市中区日本大通1	045-210-4967(直)	045-201-9025
新潟	福祉保健部	感染症対策・薬務課	950-8570	新潟市中央区新光町4-1	025-280-5187(直)	025-280-5641
富山	厚生部	薬事指導課	930-8501	富山市新総曲輪1-7	076-444-3233(直)	076-444-3498
石川	健康福祉部	薬事衛生課	920-8580	金沢市鞍月1-1	076-225-1442(直)	076-225-1444
福井	健康福祉部	医薬食品・衛生課	910-8580	福井市大手3-17-1	0776-20-0354(直)	0776-20-0630
山梨	福祉保健部	衛生薬務課	400-8501	甲府市丸の内1-6-1	055-223-1491(直)	055-223-1492
長野	健康福祉部	薬事管理課	380-8570	長野市大字南長野字幅下692-2	026-235-7157(直)	026-235-7398
岐阜	健康福祉部	薬務水道課	500-8570	岐阜市薮田南2-1-1	058-272-1111(代)	058-271-5731

都道府県名	担当部	担当課	郵便番号	住所	電話番号	FAX番号
静岡	健康福祉部	生活衛生局薬事課	420-8601	静岡市葵区追手町 9-6	054-221-2414(直)	054-221-2199
愛知	保健医療局生活衛生部	医薬安全課	460-8501	名古屋市中区三の丸 3-1-2	052-954-6303(直)	052-953-7149
三重	医療保健部	薬務課	514-8570	津市広明町 13	059-224-2330(直)	059-224-2344
滋賀	健康医療福祉部	薬務課	520-8577	大津市京町 4-1-1	077-528-3634(直)	077-528-4863
京都	健康福祉部	薬務課	602-8570	京都市上京区下立売通新町西入薮ノ内町	075-414-4786(直)	075-414-4792
大阪	健康医療部	薬務課	540-8570	大阪市中央区大手前 2-1-22	06-6944-6305(直)	06-6944-6701
兵庫	保健医療部	薬務課	650-8567	神戸市中央区下山手通 5-10-1	078-362-3269(直)	078-362-4713
奈良	福祉医療部医療政策局	薬務課	630-8501	奈良市登大路町 30	0742-27-8673(直)	0742-27-3029
和歌山	福祉保健部健康局	薬務課	640-8585	和歌山市小松原通 1-1	073-441-2661(直)	073-433-7118
鳥取	福祉保健部	健康医療局医療・保健課	680-8570	鳥取市東町 1-220	0857-26-7636(直)	0857-26-8168
島根	健康福祉部	薬事衛生課	690-8501	松江市殿町 1	0852-22-5259(直)	0852-22-6041
岡山	保健医療部	医薬安全課	700-8570	岡山市北区内山下 2-4-6	086-226-7340(直)	086-224-2133
広島	健康福祉局	薬務課	730-8511	広島市中区基町 10-52	082-513-3223(直)	082-211-3006
山口	健康福祉部	薬務課	753-8501	山口市滝町 1-1	083-933-3020(直)	083-933-3029
徳島	保健福祉部	薬務課	770-8570	徳島市万代町 1-1	088-621-2231(直)	088-621-2842
香川	健康福祉部	薬務課	760-8570	高松市番町 4-1-10	087-832-3299(直)	087-861-1421
愛媛	保健福祉部	健康衛生局薬務衛生課	790-8570	松山市一番町 4-4-2	089-912-2390(直)	089-912-2389
高知	健康政策部	薬務衛生課	780-8570	高知市丸ノ内 1-2-20	088-823-9682(直)	088-823-9264
福岡	保健医療介護部	薬務課	812-8577	福岡市博多区東公園 7-7	092-643-3284(直)	092-643-3305
佐賀	健康福祉部	薬務課	840-8570	佐賀市城内 1-1-59	0952-25-7082(直)	0952-25-7285
長崎	福祉保健部	薬務行政室	850-8570	長崎市尾上町 3-1	095-895-2469(直)	095-895-2574
熊本	健康福祉部	薬務衛生課	862-8570	熊本市中央区水前寺 6-18-1	096-333-2245(直)	096-383-1434
大分	福祉保健部	薬務室	870-8501	大分市大手町 3-1-1	097-506-2650(直)	097-506-1828
宮崎	福祉保健部	薬務対策課	880-8501	宮崎市橘通東 2-10-1	0985-26-7060(直)	0985-44-2753
鹿児島	くらし保健福祉部	薬務課	890-8577	鹿児島市鴨池新町 10-1	099-286-2804(直)	099-286-5564
沖縄	保健医療部	衛生薬務課	900-8570	那覇市泉崎 1-2-2	098-866-2055(直)	098-866-2723

2．地方厚生局窓口一覧

令和5年8月現在

名　称	管 轄 区 域	担当部署	郵便番号	住　所	電 話 番 号	FAX 番 号
北海道厚生局	北海道	健康福祉部医事課	060-0808	北海道札幌市北区北8条西2-1-1 札幌第1合同庁舎8階	011-709-2311(代) 内線：3947	011-709-2709
東北厚生局	青森県，岩手県，宮城県，秋田県，山形県，福島県	健康福祉部医事課	980-8426	宮城県仙台市青葉区花京院1-1-20 花京院スクエア13階	022-726-9263(直)	022-380-6022
関東信越厚生局	茨城県，栃木県，群馬県，埼玉県，千葉県，東京都，神奈川県，新潟県，山梨県，長野県	健康福祉部医事課	330-9713	埼玉県さいたま市中央区新都心1-1 さいたま新都心合同庁舎1号館7階	048-740-0754(直)	048-601-1331
東海北陸厚生局	富山県，石川県，岐阜県，静岡県，愛知県，三重県	健康福祉部医事課	461-0011	愛知県名古屋市東区白壁1-15-1 名古屋合同庁舎第3号館3階	052-971-8836(直)	052-971-8876
近畿厚生局	福井県，滋賀県，京都府，大阪府，兵庫県，奈良県，和歌山県	健康福祉部医事課	540-0011	大阪府大阪市中央区農人橋1-1-22 大江ビル7階	06-6942-2492(直)	06-6942-5089
中国四国厚生局	鳥取県，島根県，岡山県，広島県，山口県，徳島県，香川県，愛媛県，高知県	健康福祉部医事課	730-0017	広島県広島市中区鉄砲町7-18 東芝フコク生命ビル2階	082-223-8204(直)	082-223-7889
九州厚生局	福岡県，佐賀県，長崎県，熊本県，大分県，宮崎県，鹿児島県，沖縄県	健康福祉部医事課	812-0013	福岡県福岡市博多区博多駅東2-10-7 福岡第二合同庁舎2階	092-472-2366(直)	092-472-2308

付録 7

体外診断用医薬品企業活動倫理要綱

一般社団法人　日本臨床検査薬協会（以下，臨薬協）は，体外診断用医薬品が，国民医療の中で果たしている重要な使命を認識し，優れた体外診断用医薬品の開発・生産・供給を通じ健康で豊かな社会の発展に貢献していることを自覚し，更に体外診断用医薬品が正しい情報提供活動により適正に使用されることを目的として，ここに会員会社の総意に基づき「体外診断用医薬品企業活動倫理要綱」を策定する。

会員会社はこの倫理要綱の策定意義を理解し，会員会社相互の信頼と協調の精神に基づき，本要綱により企業活動を行うものとする。

なお，本要綱は体外診断用医薬品に該当しないが臨床検査に用いる検査用試薬・機器（ソフトウエアを含む）にも適用するものとする。

1．研究開発努力と性能の確保

会員会社は医学・薬学等の科学の進歩に対応し，研究開発に努力するとともに，製品の性能の確保に努める。

2．品質保全

会員会社は品質の優れた体外診断用医薬品の生産に努めるのはもちろんのこと，流通過程における輸送・保管管理等においても品質が保全されるよう努める。

3．安定供給

会員会社は体外診断用医薬品を安定的に供給することの重要性を認識し，その態勢の整備に努める。

4．情報の収集・伝達

会員会社は体外診断用医薬品が医療機関等において適正に使用されるために，的確な情報の収集・伝達が重要であることを認識し行動する。

5．倫理基準

会員会社の行うプロモーションは，いついかなる場合においても，関連法令等を遵守し，かつ体外診断用医薬品の信用を損なうようなものであってはならない。

6．臨床検査薬情報担当者

臨床検査薬情報担当者は，各人がその所属する会社を代表するものである。したがって，会員会社は適切な者を臨床検査薬情報担当者に任ずるとともに，その教育研修に努めるべきである。その目的のため臨薬協は教育研修委員会を設置し運営する。

7．印刷物・広告

会員会社はプロモーション用印刷物および広告が情報伝達の重要手段であることを認識し，記載内容および表現の適正化に努める。

8．試用体外診断用医薬品

会員会社は試用体外診断用医薬品が体外診断用医薬品の適正な使用のための重要な手段であることを認識し，本来の目的に従って使用する。

臨薬協は「試用体外診断用医薬品に関する管理基準」を策定し，会員会社はこれを尊重する。

9．公正な競争原理に基づく販売姿勢

会員会社は体外診断用医薬品の販売にあたっては，公正な競争秩序を確保するために「医療用医薬品製造販売業における景品類の提供の制限に関する公正競争規約」ならびに「医療機器業における景品類の提供の制限に関する公正競争規約」等の趣旨を尊重する。

10．実施年月日

昭和 62 年 7 月 1 日より実施する。

平成 20 年 10 月 1 日改訂実施する。

2023 年 1 月 1 日改訂実施する。

付録8

試用体外診断用医薬品に関する管理基準

一般社団法人　日本臨床検査薬協会は，体外診断用医薬品の特殊性を考慮した具体的実践指針として「試用体外診断用医薬品に関する管理基準」を会員会社の総意に基づき自主的に策定する。

会員会社は試用体外診断用医薬品が体外診断用医薬品の適正使用のための重要手段であることの認識に基づき本基準を尊重する。

なお，本管理基準は体外診断用医薬品に該当しないが臨床検査に用いる検査用試薬にも適用するものとする。

1．試用体外診断用医薬品の定義と区分

試用体外診断用医薬品とは，人体外で臨床検査を目的として試用されるもので臨床的意義が確立されかつ汎用されており，その分析方法の分析学的評価が得られており，その結果が必要な正確性，再現性が得られるもの，すなわち体外診断用医薬品であって次に掲げるものをいう。

1)　体外診断用医薬品形状見本（剤型見本，製剤見本）（以下形状見本という）

検査担当者が当該体外診断用医薬品の使用に先立って形状，構造（剤型，色およびにおい）など外観的特性について確認することを目的とするもの。

2)　体外診断用医薬品試用品（以下試用品という）

検査担当者が当該体外診断用医薬品の使用に先立って，その正確性，再現性などについての確認評価に資するために試用することを目的とするもの。

2．包装形態および包装容量

1)　包装形態：商品と明確に区別できるような形態または表示とする。

2)　包装容量：剤型見本は当該商品の最小包装容量を超えないもの，試用品は当該商品の包装容量を超えないものとする。

3．表　示

試用体外診断用医薬品はその目的であることを明示する為，容器に貼付するラベルまたは外函等に，形状見本の場合は「形状見本」,「製剤見本」または「剤型見本」,試用品の場合は「試用品」と表示する。

4．品質保全

試用体外診断用医薬品の品質保全については商品と同じく十分に留意する。

5．提供基準

試用体外診断用医薬品の提供は当該体外診断用医薬品に関する情報を必ずともなうものとし，その提供基準を次のとおり定める。

1)　形状見本

ア．提供量はその目的により必要な最少量とする。

イ．臨床検査薬情報担当者が直接提供するものとする。ただし，新発売時または形状（剤型）変更時などの場合は卸を通じて提供できるが，その提供量は必要最少量とする。なお，いずれの場合も反復提供を行わない。

2)　試 用 品

ア．臨床検査薬情報担当者が直接提供するものとする。

イ．当該体外診断用医薬品をすでに使用している医療機関等に対しては，品質上のクレーム発生，ロット間のチェック等の場合を除き，当該体外診断用医薬品の試用品の提供は行わない。ただし提供する場合は必要最少量とする。

ウ．提供期限は特に定めないが，提供期間は，当該体外診断用医薬品についての試用目的を十分確認の上，それに必要な最短期間とする。

エ．提供量は試用目的・試用方法・試用検体数・試用期間を十分確認の上，それに必要な最少量とする。

オ．提供に際しては医療機関等からの受領書を必ず入手する。

カ．既に同一成分，同一剤型，同一方法論の体外診断用医薬品が使用されている医療機関等に対するこの試用品の提供については，その本来の目的から逸脱しないよう十分留意する。

3)　適用範囲

試用体外診断用医薬品の提供基準の適用範囲は医療機関および臨床検査を行う機関とする。

6．企業内管理

会員会社は試用体外診断用医薬品の提供に関する計画立案，記録，保管，分配，提供の各段階を適切に管理すること。

7．実施期日

この「管理基準」は昭和62年7月1日から実施する。

平成12年12月15日改訂実施する。

平成20年10月1日改訂実施する。

2023年1月1日改訂実施する。

付録 9

体外診断用医薬品プロモーションガイドライン

一般社団法人 日本臨床検査薬協会
平成 16 年 7 月 1 日 制定
平成 21 年 12 月 1 日 改訂
平成 25 年 1 月 1 日 改訂
平成 28 年 1 月 1 日 改訂
2023 年 4 月 1 日 改訂

関係法令を遵守し，公正な競争を維持するために，体外診断用医薬品及び検体検査に用いる医療機器を取り扱う企業がそのプロモーションを行う際の行動基準を提示し，もって遵守すべき行動基準を明示するものである。

1．会員会社の責任

会員会社は，臨床検査薬情報担当者の行動に関する責任を含め，自社のプロモーションに関する一切の責任を有する。この認識のもとに会員会社は，それぞれ公正なプロモーションのための行動基準や社内体制を確立する。

2．臨床検査薬情報担当者の行動基準

会員会社は，適切な者を臨床検査薬情報担当者に任命し，臨床検査薬情報担当者は医療の一端を担う者としての社会的使命を十分に自覚し行動する。

3．プロモーション用印刷物及び広告等の作成と使用

会員会社は，各自のプロモーション用に，各種印刷物，スライド，DVD 等の資材を作成，使用し，また専門誌・紙に広告を掲載するに際しては，その資材・広告が，体外診断用医薬品に関する情報を提供する重要な手段であることを認識し，その作成，使用，掲載に当たっては，医薬品医療機器等法，独占禁止法，景品表示法，著作権法等の関係法令に従うとともに，販売情報提供に関するガイドラインを遵守し，記載内容の正確性，公平性，客観性を担保する。

4．金銭類，物品及び役務の提供

会員会社は，医療機関等（衛生検査所を含む）に対し，体外診断用医薬品の取引を不当に誘引する手段として，これらの使用のために必要な物品又はサービスその他正常な商慣習に照らして適当と認められる範囲を超えて金銭類，物品及び役務等の景品類を提供してはならない。

5．医療機関等と医療機器の取引を行うときの留意点

会員会社は，医療機関等に対し，体外診断用医薬品の取引を不当に誘引する手段として，正常な商慣習に照らして適当と認められる範囲を超えて医療機器を無償で提供したり，不当廉売したりするようなことがないように留意し，取引の内容を契約書等で明示することが必要である。

6．試用体外診断用医薬品の提供及び医療機器の試用貸出し

会員会社は，医療機関等に対する試用体外診断用医薬品の提供や医療機器の試用貸出しは，これら体外診断用医薬品及び医療機器の外観，特性，性能，操作法及び取扱い上の注意等に関する情報提供の一手段，評価の一助として用いられていることを認識し，この目的に照らして合理的な範囲内でこれら体外診断用医薬品の提供及び医療機器の試用貸出しを行う。

7．講演会等の実施

会員会社は，医療関係者又は医療機関等を対象に製品に関する講演会等を行う場合には，出席者に専門的情報を提供する学術的なものとすることが望まれる。

8．飲食等の提供に係る留意点

会員会社は，体外診断用医薬品の情報提供を実施する際の飲食等の提供については取引を不当に誘引する手段とならないよう留意することが望まれる。

9．医療担当者に対するトレーニングの提供に関する基準

会員会社は，医療現場以外の施設等において，医療機器及び体外診断用医薬品等の適正使用の確保及び安全使用のために，その取扱い・操作説明及び模擬実技のトレーニングを実施する場合は，不当な取引誘引行為とならないよう留意することが望まれる。

10. 体外診断用医薬品等の臨床研究におけるガイドライン

会員会社は，自社体外診断用医薬品その他の開発等の活動において，生命倫理に十分に配慮しなければならない。また，会員会社は，自社体外診断用医薬品等に関係する臨床研究に対する資金提供や物品供与等の支援は，契約により実施すること。

更に，客観性と信頼性を確保するためには，研究者の独立性が極めて重要であることを認識し，利益相反関係に十分留意の上，支援を行うこと。労務提供においては，データ解析業務等，研究結果や研究の中立性に疑念を抱かせるような労務提供は行わないものとする。

一般社団法人　日本臨床検査薬協会の会員会社は，体外診断用医薬品が，国民医療の中で果たしている重要な使命を認識し，優れた体外診断用医薬品の開発・生産・供給を通じ健康で豊かな社会の発展に貢献していることを自覚し，更に体外診断用医薬品が正しい情報提供により適正に使用されることを目的として1987（昭和62）年7月に制定された「体外診断用医薬品企業活動倫理要綱」（2023年1月改訂）の基本理念を実践することが，社会的責務であることを認識しています。この認識に立って，2004（平成16）年7月に臨床検査薬プロモーションガイドラインを作成し，2009（平成21）年12月に名称を「体外診断用医薬品プロモーションガイドライン」と改め，解説書も作成しました。

会員会社は，医薬品医療機器等法，独占禁止法，景品表示法等の関係法令を遵守し，体外診断用医薬品情報を適切な手段で的確かつ迅速に提供・収集・伝達し，医療に役立てる責任があります。

本ガイドラインでは，そのプロモーションを行う際の行動基準を示しています。

会員会社は，本ガイドラインを尊重し，更に具体化，あるいは独自の項目を加えた「自社プロモーションコード」あるいは「自社プロモーションガイドライン」を制定し，社内体制を確立することが望まれます。

2023年4月1日

一般社団法人　日本臨床検査薬協会

索　引

英字

ア

イ

エ

オ

カ

キ

ク

ケ

コ

シ

セ

ソ

タ

チ

テ

索引

ト

ホ

ヤ

ユ

索引

ヨ

リ

読者アンケートのご案内

本書に関するご意見・ご感想をお聞かせください。

下記二次元コードもしくはURLから
アンケートページにアクセスしてご回答ください
https://form.jiho.jp/questionnaire/book.html

※本アンケートの回答はパソコン・スマートフォン等からとなります。
まれに機種によってはご利用いただけない場合がございます。
※インターネット接続料、および通信料はお客様のご負担となります。

体外診断用医薬品取扱い指針　第7版

定価　本体20,000円（税別）

2025年 4 月20日　発　行

編　集　一般社団法人　日本臨床検査薬協会

発行人　武田 信

発行所　株式会社　じ ほ う

101-8421　東京都千代田区神田猿楽町1-5-15（猿楽町SSビル）
振替　00190-0-900481
＜大阪支局＞
541-0044　大阪市中央区伏見町2-1-1（三井住友銀行高麗橋ビル）

お問い合わせ　https://www.jiho.co.jp/contact/

組版・印刷　大日本法令印刷(株)

ISBN 978-4-8407-5641-9

体外診断用医薬品取扱い指針　第７版

ご購入者様限定「関連通知・事務連絡閲覧サービス」のご案内

本サービスは，弊社ウェブサイト上で本書第６版刊行以降に発出された

関連通知・事務連絡をPDF形式で閲覧することができるご購入者様限定のサービスです。

下記URLよりアクセスしてください。

URL：https://www.jiho.co.jp/pages/taigaishin7ed

パスワード：taigaishin7ed